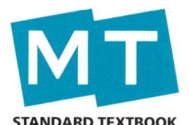

標準臨床検査学

シリーズ監修

矢冨　裕
国際医療福祉大学・大学院長

横田浩充
慶應義塾大学病院・臨床検査技術室室長

遺伝子検査学

編集

宮地勇人
新渡戸文化短期大学・学長

横田浩充
慶應義塾大学病院・臨床検査技術室室長

執筆（執筆順）

上野一郎
前 香川県立保健医療大学大学院教授・保健医療学研究科

横田浩充
慶應義塾大学病院・臨床検査技術室室長

佐藤優実子
東京大学医学部附属病院検査部

宮地勇人
新渡戸文化短期大学・学長

日髙惠以子
前 長野県立こども病院医療技術部長・臨床検査科長

佐藤裕子
前 日本赤十字看護大学教授・基礎看護学

糸賀　栄
千葉大学医学部附属病院検査部

医学書院

標準臨床検査学
遺伝子検査学

発　　　行	2013年 3月15日　第1版第1刷Ⓒ
	2023年11月15日　第1版第11刷

シリーズ監修　矢冨　裕・横田浩充
　　　　　　　　やとみ　ゆたか　よこた　ひろみつ

編　　　集　宮地勇人・横田浩充
　　　　　　みやち　はやと　よこた　ひろみつ

発 行 者　株式会社　医学書院
　　　　　　代表取締役　金原　俊
　　　　　　〒113-8719　東京都文京区本郷1-28-23
　　　　　　電話　03-3817-5600（社内案内）

印刷・製本　三報社印刷

本書の複製権・翻訳権・上映権・譲渡権・貸与権・公衆送信権(送信可能化権を含む)は株式会社医学書院が保有します．

ISBN978-4-260-01519-6

本書を無断で複製する行為（複写，スキャン，デジタルデータ化など）は，「私的使用のための複製」など著作権法上の限られた例外を除き禁じられています．大学，病院，診療所，企業などにおいて，業務上使用する目的（診療，研究活動を含む）で上記の行為を行うことは，その使用範囲が内部的であっても，私的使用には該当せず，違法です．また私的使用に該当する場合であっても，代行業者等の第三者に依頼して上記の行為を行うことは違法となります．

JCOPY〈出版者著作権管理機構　委託出版物〉
本書の無断複製は著作権法上での例外を除き禁じられています．複製される場合は，そのつど事前に，出版者著作権管理機構（電話 03-5244-5088，FAX 03-5244-5089，info@jcopy.or.jp）の許諾を得てください．

＊「標準臨床検査学」は株式会社医学書院の登録商標です．

刊行のことば

「標準臨床検査学」シリーズは，「臨床検査技師講座」(1972年発刊)，「新臨床検査技師講座」(1983年発刊)，さらには「臨床検査技術学」(1997年発刊)という医学書院の臨床検査技師のための教科書の歴史を踏まえ，新しい時代に即した形で刷新したものである．

臨床検査は患者の診断，治療効果の判定になくてはならないものであり，医療の根幹をなす．この臨床検査は20世紀の後半以降，医学研究，生命科学研究の爆発的進歩と歩調を合わせる形で，大きく進歩した．そして臨床検査の項目・件数が大きく増加し，内容も高度かつ専門的になるにつれ，病院には，臨床検査の専門部署である検査部門が誕生し，臨床検査技師が誕生した．臨床検査の中央化と真の専門家による実践というこの体制が，わが国の医療の発展に大きく貢献したこと，そして，今後も同じであることは明らかである．

このような発展めざましい臨床検査の担い手となることを目指す方々のための教科書となることを目指し，新たなシリーズを企画した．発刊にあたっては，(1) 臨床検査の実践において必要な概念，理論，技術を俯瞰できる，(2) 今後の臨床検査技師に必要とされる知識，検査技術の基礎となる医学知識などを過不足なく盛り込む，(3) 最新の国家試験出題基準の内容をすべて網羅することを念頭に置いた．しかしながら国家試験合格のみを最終目的とはせず，実際の臨床現場において医療チームの重要な一員として活躍できるような臨床検査技師，研究マインドが持てるような臨床検査技師になっていただけることを願って，より体系だった深い内容となることも目指している．また，若い方々が興味を持って学習を継続できるように，レイアウトや記載方法も工夫した．

本書で学んだ臨床検査技師が，臨床検査の現場で活躍されることを願うものである．

2012年春

矢冨　裕
横田浩充

序

　分子生物学的解析技術の進歩と疾患の分子病態解析研究の進展により，感染症や白血病を中心に診断に必要な病因遺伝子を検出する遺伝子関連検査が可能となった．さらに，ヒトゲノムシークエンスが解読され，その情報について，遺伝子構造と機能，細胞機能や疾患との関わり，単一遺伝子疾患のみならず，生活習慣など環境要因と遺伝要因が複雑に係る疾患の罹患性や薬物反応などの個人差との関係に関する研究が進められている．その結果，遺伝子関連検査の検出対象となりうる遺伝子情報は急激に増加している．遺伝子関連検査の開発と実用化により，診断，治療や予防への応用展開が著しい．すなわち，発症前の疾患リスク推定，早期診断，確定診断，病型診断や治療後モニタリング，さらに薬物治療における薬物の選択，副作用回避のための投与量調節の指標となる．

　本テキストは，臨床検査の卒前卒後の学生・初学者のために，遺伝子・染色体と検査技術についての基本，基本的な概念，体系的な知識・理論，必要な医学知識を整理した．本テキストは，本体部分と続く応用・実践編から構成される．本体部分（第1章～第9章）は，遺伝子・染色体の構造と機能に始まり，機器・試薬の基礎，検査技術の基礎と応用を記述した．記述内容は，シリーズコンセプトを踏まえ，以下の3点を執筆・編集のポイントとした．①遺伝子関連検査関係の体系的な知識を学ぶ．②臨床検査技師国家試験の内容を網羅する．③卒業後の臨床現場業務に必要な最低限の知識の理解につなげる．

　遺伝子・染色体検査の応用・実践編（第10章）の記述では，以下の3点を執筆・編集のポイントとした．①実習に臨む学生が使える実践的な内容を盛り込む．②臨床検査技師国家試験の範囲を網羅する．さらに，③臨床検査技師国家試験のみを最終目的とはせず，発展的な内容を含む．具体的には，4年制大学の卒業研究の素地に有用な内容とし，またレベルとしては，学生が受験可能な認定試験（初級遺伝子分析科学認定士制度試験等）の準備の副読本として知識の整理ができる記述である．

　本テキストは，執筆・編集のポイントに基づき，遺伝子や遺伝子関連検査，解析技術と応用や実際の検査手法まで必要な情報と知識を整理できた．遺伝子関連検査は様々な診療領域で，疾患の管理の様々な場面において，今後も利用拡大と普及が進むと予想される．医療の進歩にともない，遺伝子関連検査の重要性が高まり，検査の適正な実施と利用による良質な医療が求められる．そこで臨床検査技師の果たす役割は大きい．本テキストは，遺伝子関連検査を利用する新たな診療の展開にも対応できるように，今後の臨床検査技師に必要とされる体系的な知識，検査技術の基礎となる医学知識等を過不足なく盛り込むことができた．したがって，本テキストは，卒業後の臨床現場業務に必要な最低限の知識，理解を身につけ，実際の臨床現場においても医療チームの重要な一

員として活躍するための素地となるよう，活用いただけるものと確信する．遺伝子関連検査を理解した人材が，その適正な実施と検査業務，それに基づく良質な患者診療に寄与することを願い，序文の言葉とする．

2013年2月

宮地勇人
横田浩充

目次

第1章 細胞と染色体 ……………… 上野一郎　1

1　細胞の構造と機能 …………………………1
- **A　細胞の構造** ……………………………2
  - 1　細胞膜……………………………………2
  - 2　核…………………………………………3
  - 3　ミトコンドリア…………………………4
  - 4　小胞体……………………………………4
  - 5　ゴルジ体(装置)…………………………4
  - 6　リソソーム………………………………5
  - 7　ペルオキシソーム………………………5
  - 8　リボソーム………………………………5
  - 9　中心体……………………………………5
  - 10　細胞質……………………………………6
  - 11　細胞骨格…………………………………6
- **B　細胞周期** ………………………………7
  - 1　細胞周期の役割…………………………8
  - 2　細胞周期のチェック機構………………8
- **C　細胞分裂** ………………………………9
  - 1　体細胞分裂………………………………9
  - 2　減数分裂…………………………………10
  - 3　体細胞分裂と減数分裂の違い…………11

2　染色体の構造と機能 ……………………11
- **A　染色体の構造** …………………………12
- **B　染色体の機能** …………………………13
- **C　染色体の複製** …………………………13
- **D　染色体の形態** …………………………14
- **E　染色体異常** ……………………………14
  - 1　数的異常…………………………………15
  - 2　構造異常…………………………………16
  - 3　親由来の染色体異常……………………18
- **F　染色体地図** ……………………………19

第2章 遺伝子の基礎 ……………… 上野一郎　21

1　核酸の構造と代謝 ………………………21
- **A　核酸の構造** ……………………………21
  - 1　核酸の構成………………………………21
  - 2　DNAの構造………………………………21
  - 3　RNAの構造………………………………22
- **B　核酸の代謝** ……………………………23
  - 1　ヌクレオチドの合成……………………23
  - 2　ヌクレオチドの分解……………………23

2　遺伝子の構造と機能 ……………………24
- **A　遺伝子の構造** …………………………24
- **B　DNAの複製** ……………………………25
  - 1　半保存的複製……………………………25
  - 2　複製………………………………………25
- **C　遺伝情報・伝達(転写・翻訳)** ………27
  - 1　転写………………………………………27
  - 2　スプライシング…………………………27
  - 3　翻訳………………………………………27
- **D　遺伝子変異** ……………………………30
  - 1　欠失と挿入………………………………30
  - 2　一塩基置換………………………………30
  - 3　遺伝子変異の記載法……………………31
- **E　遺伝子の損傷と修復** …………………33
  - 1　遺伝子の損傷の原因……………………33
  - 2　損傷の種類………………………………34
  - 3　DNAの修復………………………………34
- **F　遺伝子発現の調節** ……………………35
  - 1　染色体レベルの調節機構………………35
  - 2　遺伝子レベルの調節機構………………35
- **G　エピジェネティクス** …………………35
  - 1　エピジェネティクスの機構……………35
  - 2　エピジェネティクスの対象とされている生命現象………………………………36

第3章 遺伝子・染色体検査に用いる機器・器具・試薬 ……… 横田浩充　39

1　機器・器具 ………………………………39
- 1　クリーンベンチ・安全キャビネット…39

		2	炭酸ガス培養装置（CO_2インキュベーター）……41
		3	染色体解析システム……41
		4	電気泳動装置……42
		5	遠心分離装置……43
		6	滅菌装置……43
		7	顕微鏡……44
		8	トランスイルミネーター……44
		9	写真撮影装置（ゲル撮影装置）……45
		10	水の精製装置……45
		11	分光光度計……45
		12	核酸増幅装置……46
		13	DNA シーケンサー……46
		14	その他の機器・器具……48
	2	試薬……50	
		1	試薬とその取り扱い：試薬の保存……50
		2	試薬の調製法……50

第4章 遺伝子検査の基礎技術
………横田浩充　55

1	検体の取り扱い方……55
A	遺伝子検査に供する検体の前処理および保存法……55
	1 末梢血，骨髄血……55
	2 感染症（HCV，HBV，HIV など）核酸検査用の血清……56
	3 尿，胸水，腹水，腹腔内洗浄液，気管支肺胞洗浄液，羊水，髄液など……56
	4 糞便……57
	5 口腔粘膜細胞……57
	6 喀痰……58
	7 組織，生検材料……58
	8 培養細胞……58
	9 ホルマリン固定パラフィン包埋組織ブロック……58
2	核酸抽出……60
	1 DNA の抽出法……60
	2 RNA の抽出法……62
	3 核酸抽出における注意点……64
	4 核酸（DNA，RNA）の保存……64
3	核酸増幅法……65

		1	PCR 法……65
		2	PCR 法の応用……67
		3	real-time PCR 法……69
		4	その他の核酸増幅技術……71
	4	検出技術……76	
		1	DNA プローブ法……76
		2	核酸の電気泳動……77
		3	サザンブロット法，ノーザンブロット法……78
		4	DNA シークエンス法……79
		5	一塩基多型解析……79
		6	マイクロサテライト解析……81
		7	パイロシークエンス……83
		8	DNA マイクロアレイ……84
	5	遺伝子検査の精度管理……86	
		1	感度・特異度……86
		2	遺伝子検査の正確度・精度……87
		3	誤差……88
		4	精度管理法……88

第5章 遺伝子工学と先端技術
………佐藤優実子　91

1	遺伝子工学……91
A	大腸菌培養法……92
	1 培地……92
	2 培養方法……92
	3 保存方法……92
B	プラスミドの取り扱い……92
	1 プラスミドベクターの特徴……93
	2 プラスミドの取り扱い……93
C	DNA の組み換え……94
D	クローニング……97
2	先端技術……97
A	ゲノミクス……98
	1 ゲノミクスとは……98
	2 ゲノミクスの応用……98
B	プロテオミクス……98
	1 プロテオミクスとは……98
	2 プロテオームの解析技術……99
	3 プロテオミクスの臨床応用……99
C	バイオインフォマティクス……99
	1 バイオインフォマティクスとは……99

2 バイオインフォマティクスの手法 ………… 99
3 バイオインフォマティクスの手順 ………… 99

第6章 遺伝子検査技術の応用
……………………………… 宮地勇人 101

1 感染症 …………………………………………… 101
A 抗酸菌感染症 ………………………………… 102
   1 抗酸菌感染症の核酸検査 ………………… 102
B MRSA感染症 ………………………………… 104
   1 MRSAの分子微生物学 …………………… 104
   2 MRSA感染症の核酸検査 ………………… 105
C VRE感染症 …………………………………… 105
D 血流感染症 …………………………………… 106
   1 血流感染症の診断 ………………………… 106
   2 核酸検査の意義 …………………………… 106
E 食品媒介感染症 ……………………………… 106
   1 食中毒の核酸検査 ………………………… 107
F HIV感染症 …………………………………… 107
   1 HIVの分子微生物学 ……………………… 107
   2 HIV感染症の核酸検査 …………………… 108
G B・C型肝炎ウイルス感染症 ………………… 108
   1 B型肝炎ウイルス ………………………… 108
   2 C型肝炎ウイルス ………………………… 109
H ヘルペス属ウイルス ………………………… 111
   1 ヘルペス属ウイルスの感染様式 ………… 111
   2 サイトメガロウイルス(CMV)の
     核酸検査 …………………………………… 111
   3 EBウイルス感染の核酸検査 …………… 112
I 性感染症 ……………………………………… 112
   1 淋菌と性器クラミジア・トラコマチス … 112
   2 ヒトパピローマウイルス ………………… 112
J 遺伝子型 ……………………………………… 112
K 分子疫学 ……………………………………… 113
2 血液疾患 ………………………………………… 114
A 白血病の遺伝子検査 ………………………… 114
   1 骨髄性白血病の病型診断 ………………… 114
   2 分子標的療法 ……………………………… 116
   3 治療後微小残存病変の検出意義 ………… 116
B 悪性リンパ腫 ………………………………… 118
C ヘモグロビン異常症 ………………………… 118
   1 遺伝学的検査 ……………………………… 118
   2 検査診断プロセス ………………………… 118
D 出血凝固系疾患 ……………………………… 120
3 固形腫瘍 ………………………………………… 121
A 悪性腫瘍関連遺伝子 ………………………… 121
B 分子病理 ……………………………………… 124
   1 遺伝子異常の検出の利用 ………………… 124
   2 存在診断 …………………………………… 124
   3 治療反応性診断 …………………………… 124
C 家族性腫瘍 …………………………………… 125
   1 網膜芽細胞腫 ……………………………… 125
   2 家族性大腸腺腫症 ………………………… 125
   3 遺伝性非ポリポーシス性大腸がん
     〔リンチ(Lynch)症候群〕 ………………… 125
   4 家族性乳がん ……………………………… 125
   5 多発性内分泌腫瘍症1型 ………………… 125
   6 多発性内分泌腫瘍症2型 ………………… 125
4 遺伝性疾患 ……………………………………… 126
A 責任遺伝子の探索 …………………………… 127
   1 遺伝的要因の探索 ………………………… 127
   2 塩基配列情報 ……………………………… 128
B 遺伝子異常と疾患 …………………………… 129
   1 単一遺伝子疾患の遺伝形式 ……………… 129
   2 遺伝子異常の検出 ………………………… 130
   3 再発率の推定 ……………………………… 130
   4 ミトコンドリア遺伝病 …………………… 131
   5 多因子疾患とは …………………………… 131
C 各領域の単一遺伝子疾患 …………………… 132
   1 神経筋疾患 ………………………………… 132
   2 代謝内分泌疾患 …………………………… 132
   3 循環器疾患 ………………………………… 133
   4 腎疾患 ……………………………………… 133
   5 眼疾患 ……………………………………… 134
   6 難聴 ………………………………………… 134
   7 骨・結合組織疾患 ………………………… 134
5 生活習慣病 ……………………………………… 135
A 生活習慣病と遺伝要因 ……………………… 135
B 多因子疾患の易罹患性(疾患感受性)の
   推定 …………………………………………… 136
C 多因子疾患としての糖尿病 ………………… 137
6 ファーマコゲノミクス ………………………… 138
A ファーマコゲノミクス検査 ………………… 139

B	薬物代謝酵素の遺伝子多型 139		第7章 染色体検査法	日髙恵以子 169
C	治療反応性遺伝子 141	1	染色体の分類と命名法	169
D	臨床応用の課題 143	A	染色体の形態による分類	169
E	適正利用のためのガイドライン 145	B	染色体のバンドパターンによる分類	170
7	個人識別 146	C	核型の命名法	171
A	HLA 146	2	染色体検査	172
B	DNA型鑑定 147	A	染色体検査の概要	172
	1 STR 147	B	染色体検査法	173
	2 ミトコンドリアDNA型鑑定 148	C	染色体異常の種類	173
8	遺伝医療 148	3	核型分析	175
A	遺伝学的検査の評価 149	A	顕微鏡観察	175
B	発症者検査・診断 150	B	写真撮影	176
C	発症前検査・診断 150	C	核型分析	176
D	保因者検査・診断 152	D	分染法による染色体検査の解析精度と検出限界	177
E	出生前検査・診断 152			
F	新生児スクリーニング検査 152	E	核型の記載法	178
G	遺伝カウンセリング 153			
H	遺伝子治療 153	第8章 染色体検査技術	日髙恵以子 181
9	遺伝子情報 154	1	細胞培養法	181
A	国内外のネットワーク 154	A	細胞培養の基本操作	182
	1 単一遺伝子疾患のネットワーク 154		1 必要な機器,機材	182
	2 単一遺伝子疾患の遺伝学的検査 155		2 培養液の作製	182
B	遺伝学的検査の精度保証 156		3 培養操作上の注意	182
	1 質保証システム 158	B	末梢血リンパ球培養	182
	2 施設技能試験 158	C	皮膚線維芽細胞の培養	183
	3 結果の報告の質 158	D	骨髄細胞の培養	183
	4 検査施設要員の教育と訓練の基準 159	E	固形腫瘍の細胞培養	184
C	遺伝子情報サービスの社会浸透 159	F	羊水細胞の培養	185
10	倫理 161	G	絨毛組織の培養	185
A	遺伝子検査の目的 161	H	リンパ球細胞株の樹立	186
B	遺伝倫理 162	2	標本作製	186
	1 単一遺伝子疾患の遺伝学的検査 162	A	低張処理	187
	2 遺伝学的検査の倫理の展開 164	B	固定	187
C	インフォームド・コンセント 164	C	展開	187
	1 医療倫理とインフォームド・コンセント 164	3	分染法	188
	2 遺伝学的検査とインフォームド・コンセント 166	A	分染法の目的	188
		B	G分染法	188
D	遺伝情報管理 167	C	Q分染法	190
	1 医療における個人遺伝情報の取り扱い 167	D	R分染法	191
		E	C分染法	191

F	NOR 分染法	192	B	化学物質	215
G	姉妹染色分体分染法	193	C	ウイルス	216
H	高精度分染法	193			

第 10 章 応用・実践編 …217

4 蛍光 in situ ハイブリダイゼーション（FISH）法 …194

A	FISH 法	194
B	方法（直接プローブ法）	196
C	染色体特異的領域の DNA プローブを用いた FISH 法	196
D	染色体ペインティング法	197

第 9 章 染色体検査技術の応用 …201

1 染色体異常症 …日髙恵以子 201

A	常染色体異常	201
	1 常染色体トリソミー	201
	2 常染色体部分モノソミー，部分トリソミー	202
	3 過剰マーカー染色体	203
B	性染色体異常	203
	1 数的異常	203
	2 構造異常	203
	3 脆弱 X 症候群	203
C	隣接遺伝子症候群	204
D	染色体不安定性症候群	204

2 腫瘍と染色体異常 …佐藤裕子 204

	1 慢性骨髄性白血病	205
	2 急性骨髄性白血病	206
	3 急性リンパ性白血病	207
	4 悪性リンパ腫	210
	5 固形腫瘍	211
	6 軟部肉腫	213

3 環境変異原と染色体異常 …日髙恵以子 214

A	放射線	214

1 遺伝子 …糸賀 栄 217

A	サザンブロットハイブリダイゼーション	218
	1 検査法	218
B	一塩基多型（SNP）解析	219
	1 検査法	219
	2 対象とする疾患	219
	3 実習	220
	4 精度管理	224
C	DNA シークエンス解析	224
	1 対象とする疾患	224
	2 実習	226
D	DNA マイクロアレイ	228
	1 測定原理	228
	2 対象とする疾患	228
	3 実習	229
E	RT-PCR 法	230
	1 原理	230
	2 実習	233

2 染色体 …佐藤裕子 241

A	染色体検査	242
	1 G バンド分染法	242
	2 Q バンド分染法	243
B	FISH 法	245
C	CGH 法	249
D	SKY 法	250

和文索引 …255
欧文索引 …263

第1章 細胞と染色体

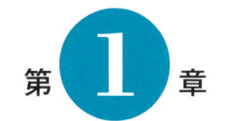

1 細胞の構造と機能

学習のポイント

❶ 細胞を構成する諸器官：生体におけるそれぞれの機能と役割を理解する．
❷ 細胞周期：細胞周期の各ステップで起きる事象とチェック機構を理解する．
❸ 細胞分裂（生殖細胞，体細胞）：生殖細胞と体細胞分裂の違いを理解する．

本項を理解するためのキーワード

❶ オルガネラ（organelles）
細胞内の細胞小器官をいう．それぞれ特殊な機能を有している．小器官の成分は細胞により数個から数千個あり，ミトコンドリアに代表されるように，細胞の活動が盛んなほどその数は多いとされる．

❷ 接着分子
細胞は隣接する細胞，あるいは，基底膜などに接着分子を介して結合している．細胞外から細胞内への流入を一切許さないタイトジャンクション，お互いが同種の細胞であることを認識し合っているアドヘレンスジャンクション，小孔を通して隣接する細胞の情報や，成分の一部を交換しているギャップジャンクションなどがある．接着分子は，体の恒常性を維持するために，個々の細胞が与えられた役割を果たす主役を演じている．がんは，こうした細胞が社会性を失うことにより，自律的に増殖を繰り返し，転移した結果といえる．

❸ エンドサイトーシスとエキソサイトーシス
細胞外異物は，細胞膜由来の膜に包まれて細胞内に取り込まれ食胞を形成する（エンドサイトーシス）．一方，取り込まれた異物は，ほとんどがリソソームで分解され細胞質に吸収されるが，残った未消化物質は液胞に包まれ再び細胞外に放出される（エキソサイトーシス）．

❹ サイクリン・CDK複合体
サイクリンは細胞周期を進めるために必須な蛋白質である．細胞周期のステップごとに種類の異なるサイクリンが活性化され，そのステップが終了すると直ちに活性は消失する．サイクリンはCDK（cyclin-dependent kinase）と結合して活性化される．CDKもまた結合するサイクリンが決まっている．

❺ チェックポイント
1つの親細胞からまったく同じ組成の2つの娘細胞を正確に複製するために，細胞周期の途中にあるチェックポイント．遺伝子に損傷がないかどうかチェックするポイント，遺伝子が2倍に複製されたかどうかチェックするポイント，染色体が細胞の赤道上に並び紡錘糸が正しく結合したかどうかチェックするポイントの3か所がよく知られている．

❻ 星状体
中心体に微小管が結合したもので，細胞分裂時に両極を構成する．

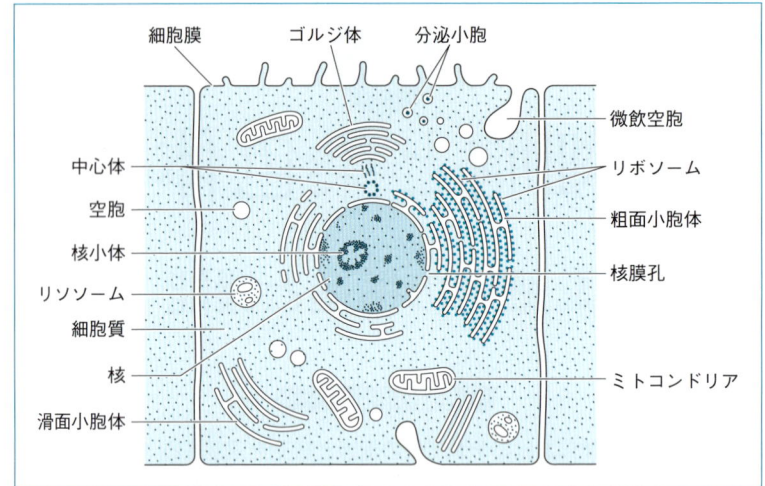

図1　細胞の基本構造

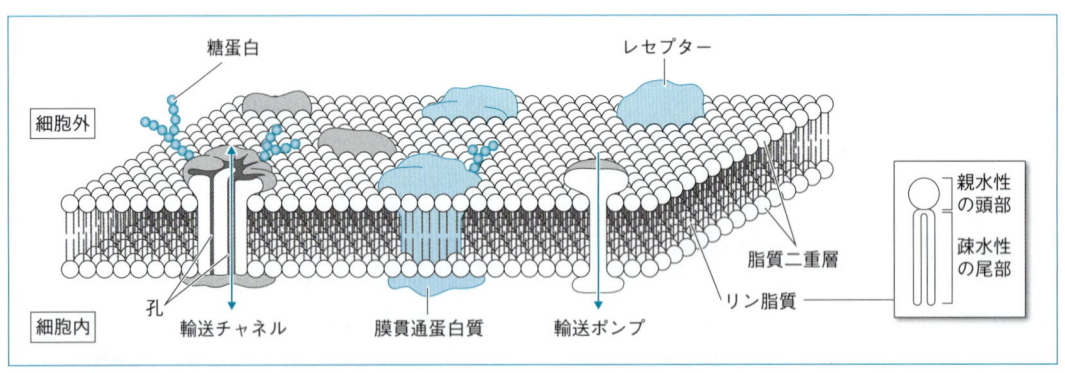

図2　細胞膜

A 細胞の構造

　細胞は生物を構成する基本単位であり，ヒトは新生児で約3兆，成体では約60兆個の細胞からなる．大きさとして細菌のような数μmのものからヒト神経細胞では軸索部分を含めて数十cmにわたる大きさのものまである．単細胞生物では1つの細胞が1個体の生命を意味するが，多細胞生物ではそれが集まって組織，器官という大きな機能単位を構成し，これらが相互に情報交換して安定した個体を形成している．細胞は組織や器官で分化しているため，同じ個体のなかでも形態は多様化している．しかし，細胞の基本構造はいずれの細胞でも同じで，細胞膜と細胞の空間を占める細胞質，核，および特殊な機能をもつ細胞小器官（オルガネラ；organelles）からなる（図1）．

1. 細胞膜（plasma membrane）

　細胞周囲を取り囲む5～10 nmの厚さの生体膜であり，膜構造に関してはシンガーとニコルソン（Singer SJ, Nicolson GL；1972）が提唱した流動モザイクモデルが支持されている（図2）．膜成分の大半を占めるリン脂質は，親水性頭部を細胞内外の両面に向け，一方，疎水性尾部を細胞膜の内側に向けて細胞周囲を取り囲むように脂質二重膜構造を形成している．膜には，コレステロール，蛋白

質，糖蛋白がモザイク状に埋め込まれ，流動的かつ変量的に，細胞内外への物質の輸送ポンプ，レセプター，抗原，抗体などとして存在している．細胞膜は細胞とそれを取り巻く周囲の環境との間で以下のような大切な役割を果たしている．

a. 細胞内外への物質の出入りの調節

・半透膜とチャネルの選択的透過性．

選択的透過性には，物質移動の際にATPのエネルギーを使用しない受動輸送と，エネルギーを使用して運ぶ能動輸送がある．

・膜流動による物質の輸送（分泌作用，食作用）．

細胞膜は，細胞小器官である小胞体やゴルジ体の膜と互いに融合したり分離することができる（膜流動）．ゴルジ体より分離した小胞の内容物は，細胞膜の融合とともに細胞外に排出される（分泌作用）．また，逆にアメーバやマクロファージは，細胞膜が物質を包み込んで取り込むことができる（食作用）．

b. 細胞膜受容体

細胞膜表面には，物質を通過させるためのチャネル以外に，外からのさまざまなシグナル（リガンド）を受け取るために多様な受容体（レセプター）が存在する．増殖因子やサイトカインの受容体，活性アミン受容体，アポトーシスに関与する受容体などがある．リガンドの量により受容体の量も増減し細胞内へのシグナル伝達を行う．

c. 抗原，抗体，接着分子

ほとんどの細胞は，表面に抗原を提示し自己と非自己を区別している（組織適合抗原）．また，体内に異物（抗原）が進入した場合，細胞表面に蛋白質（抗体）を表出して抗原を分解・中和する，いわゆる免疫反応もまた細胞表面で行われる．ヒトのからだは，細胞が集合して組織となり，組織が集合して器官をなし，これらが協働して機能ある個体を形成している．そのために，細胞間は接着分子により，タイトジャンクション，ギャップジャンクション，アドヘレンスジャンクション，デスモソームなどの多様な構造を築きながら隣接した

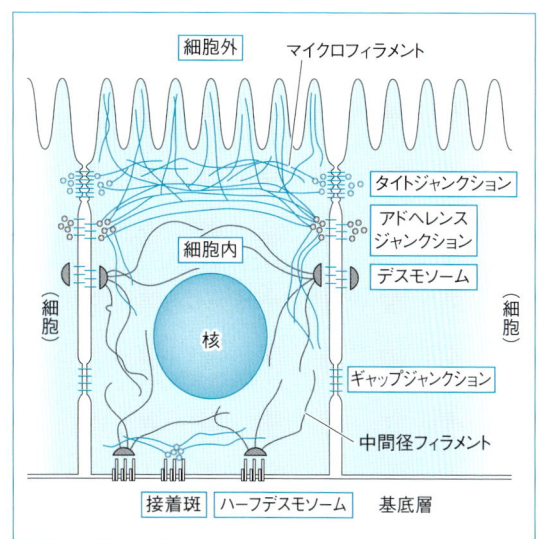

図3 細胞の接着機構

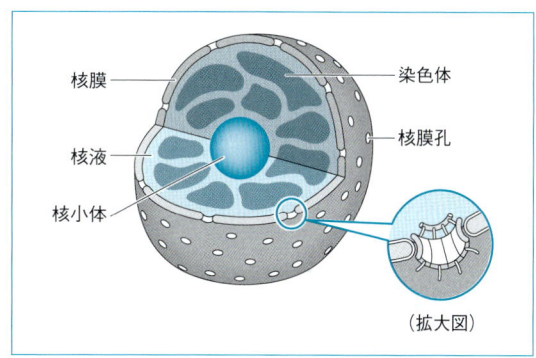

図4 核

細胞間で密に連絡を取り合っている（図3）．

2. 核 (nucleus)

通常，核は細胞に1つ存在し，平均5～7μmの球形あるいは楕円形をなす（図4）．核全体は核膜，核質（核液），核小体から構成される．

核膜は二層構造であり，外膜は小胞体に連続している．内膜は電子密度の高い薄い層の核ラミナ（中間径フィラメント）で支えられている．核膜には多数の核膜孔が開いており（通常3,000～4,000個），核膜孔複合体蛋白質（拡大図）により核内外の物質の出入りが調節されている．

核質はそのほとんどがDNAと蛋白質の複合体からなる染色質(クロマチン；chromatin)であり，核膜に添って，また，核小体の周囲に存在する．DNAの複製，転写が行われる細胞分裂期になると染色質が凝集して染色体(chromosome)として光学顕微鏡でも観察できるようになる．

核小体(仁；nucleolus)は，30〜50 nmの球形の小体で，通常，核内に1つまたは2つあり，その周囲には膜は認められない．核小体は遺伝子の翻訳に必要なリボソームRNA(rRNA)を合成する場でもある．

3. ミトコンドリア(mitochondria)

生命活動に必要なエネルギーの産生装置である(図5)．大きさは1〜2μmの棒状で，心筋や骨格筋細胞，肝細胞など活発に活動している細胞に多く，細胞あたり数百〜数千個ある．また，ミトコンドリア内には多数のミトコンドリアDNA(mtDNA)が存在する．ミトコンドリアは外膜と内膜からなる二重構造をとり，内膜の内側にはマトリックス(基質)がある．内膜は電子伝達系にかかわる酵素群を多く含み，ATP産生の場となっている．内膜が基質に向けてひだ状に屈曲している部分をクリステとよび，代謝活性の高い細胞ほどその数が多い．基質には，16,569塩基対(bp)からなる環状mtDNAとリボソームが存在し，ミトコンドリア蛋白質の合成を行っている．

ミトコンドリアの働きとして，基質ではピルビン酸の酸化，脂肪酸のβ酸化，好気的代謝経路であるトリカルボン酸(TCA)回路など電子伝達系へと続くエネルギー転移が行われる．内膜では，電子伝達系と共役した酸化的脱リン酸化反応が行われ，外膜ではピルビン酸や脂肪酸の取り込みのほか，アミンオキシダーゼによるアミンの酸化反応が行われる．

4. 小胞体 (endoplasmic reticulum；ER)

一重膜で，扁平嚢が層状に重なったものや，細管，小胞が網目状になったものなど多様な形態をとる(図6)．赤血球を除くほとんどすべての細胞にある．細胞膜，核膜，小胞体の膜は互いに連絡しており，細胞質内の物質の移動経路となっている．

小胞体は，膜の外側にリボソームが付着した粗面小胞体と，付着していない滑面小胞体がある(図1)．膜付着リボソームは，原則的に膜蛋白質や分泌酵素のように細胞から外に輸出される蛋白質の合成に関与し，遊離型リボソームは，細胞内小器官や細胞骨格の構成蛋白質など，その細胞で消費される蛋白質の合成を主に請け負っている．

小胞体の働きとして，細胞内部あるいは外部への物質の移動，薬物やステロイドの水酸化反応，グルクロン酸抱合，脂質合成および肝細胞におけるグリコーゲンの代謝，筋細胞におけるカルシウムの貯蔵など，重要な働きをしている．

5. ゴルジ体(装置)(Golgi body)

膜構造からなる扁平嚢が幾重にも配列したゴルジ層板からなる(図6)．成熟赤血球以外のすべての細胞に存在している．ゴルジ体は，粗面小胞体で合成された蛋白質を，移行小胞(輸送小胞)に包まれた状態で受け取り，濃縮，リン酸化，糖化な

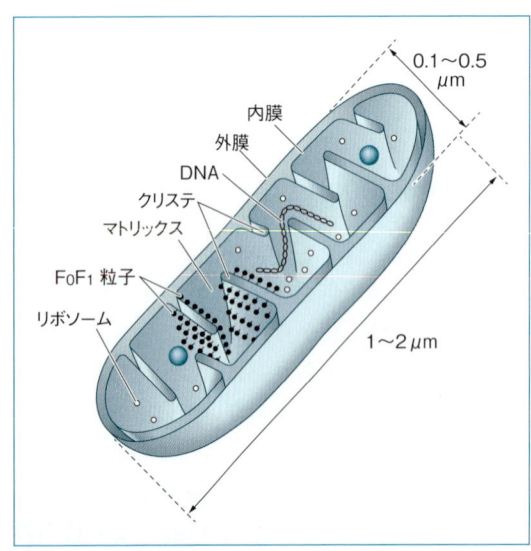

図5 ミトコンドリア

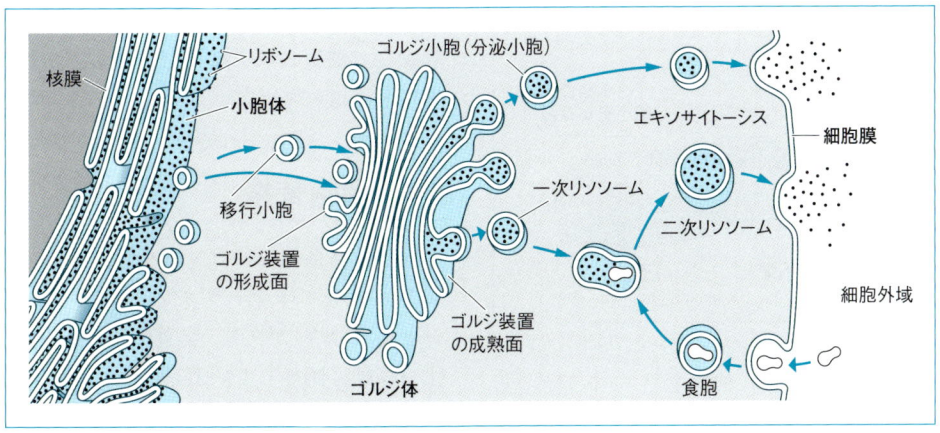

図6 小胞体，ゴルジ体，細胞膜の連続性

どを行う．その後，一部は分泌小胞(ゴルジ小胞)として細胞膜に融合し外に内容物を分泌し，一部は，リソソームとなって細胞内消化の働きをする．

6. リソソーム(lysosome)

　一層の膜に囲まれた 0.25～0.5 μm 大の細胞小器官である(図6)．リソソームは，細胞に取り込まれた異物や細胞内の不用物質を消化分解するためのプロテアーゼ，リパーゼなどの加水分解酵素を 60～70 種類含んでいる．これらの加水分解酵素は粗面小胞体で作られ，ゴルジ体に運ばれ，そこで分泌小胞(一次リソソーム)となったものである．細胞外異物は細胞膜由来の膜で包まれて細胞に取り込まれ食胞を形成する(食作用：エンドサイトーシス)．食胞は近くにある一次リソソームと融合し，中にある加水分解酵素を放出し細胞内消化が可能な二次リソソーム(異物貪食胞)を形成する．消化産物の大部分は細胞質に吸収され，未消化物質は液胞に包まれたまま細胞膜に移動し細胞外へ放出される(エキソサイトーシス)．

7. ペルオキシソーム

　直径 0.1～2 μm の，一層の膜に囲まれた小胞である．ミトコンドリア4個に1個くらいの割合で存在する．D-アミノ酸酸化酵素(D-amino acid oxidase)，L-2-ヒドロキシ酸酸化酵素(L-2-hydroxy acid oxidase)などの H_2O_2 産生酸化酵素と，H_2O_2 を消費するカタラーゼを含んでいる．極長鎖脂肪酸の代謝に関与しているといわれる．

8. リボソーム

　大きさは 20～30 nm で，60S と 40S の2つのユニットからなり，約60％のリボソーム RNA (rRNA)と約40％の蛋白質との複合体である．細胞内に 10^3～10^6 個含まれており，小胞体に付着しているものと，付着していないものがある(前頁参照)．メッセンジャー RNA(mRNA)の情報に対応したアミノ酸を転移 RNA(tRNA)が搬入し，ペプチドや蛋白質の合成の場となる．リボソームはミトコンドリア内にも存在している．

9. 中心体

　一方が開き，他方が閉ざされた直径約 0.2 μm，長さ約 0.4 μm の中空円筒形の中心小体が2個直角に配置している．中心小体は3本の微小管の束が9組並んで縦走している(図7)．自己増殖能があり，細胞核の周囲に存在して細胞分裂の際に両極に移動し，星状体を形成する．また，線毛，鞭毛の構造にも関係が深い．

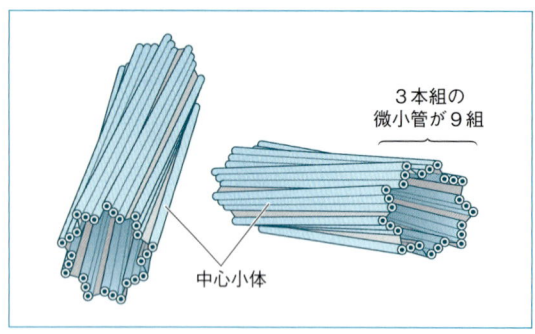

図7　中心体

10. 細胞質

　細胞質は，からだの成分の合成と代謝の場であり，解糖系，ペントースリン酸回路，グリコーゲンの合成と分解，脂肪酸やアミノアシルtRNAの合成が行われる．また，細胞外から取り込まれた物質やシグナル伝達物質，リボソームで合成された蛋白質の輸送の場でもある．また，細胞質には細胞に適度な強度と運動性を与えるために，線維性蛋白質が多く存在し，お互いにネットワークを形成して細胞の形を維持している．これらは細胞骨格とよばれている．

11. 細胞骨格

　細胞骨格系線維には，微小管，中間径フィラメント，マイクロフィラメント（アクチンフィラメントともいう）があり，物質の輸送，細胞の形態変化や移動に関与している（図8）．

a. 微小管

　αチュブリンとβチュブリンのヘテロ二量体が外周に13個並び，外径25 nmの中空管状構造をなしている．微小管には，チュブリン二量体が重合して微小管を伸長させるプラス（＋）端と，脱重合して微小管を短縮させるマイナス（－）端がある．中心体は3本の微小管の束が9組集まってできたものである．また，微小管は有糸分裂の際に多く出現して紡錘体を形成する．そのほか，神経

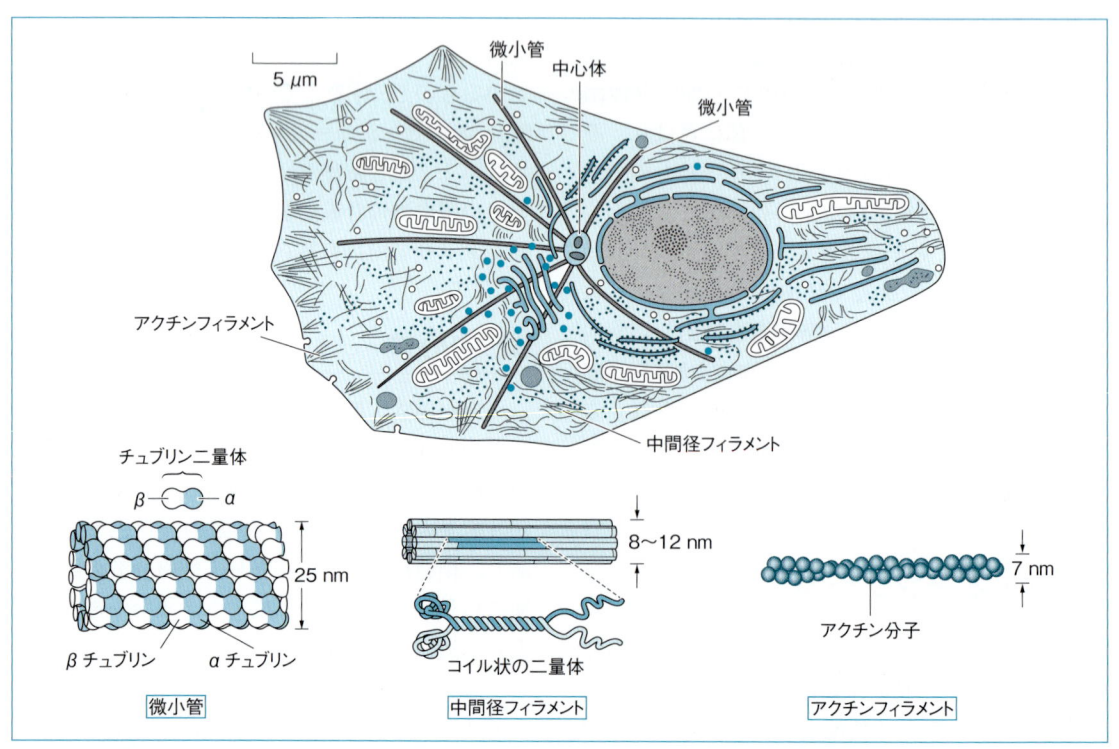

図8　細胞骨格

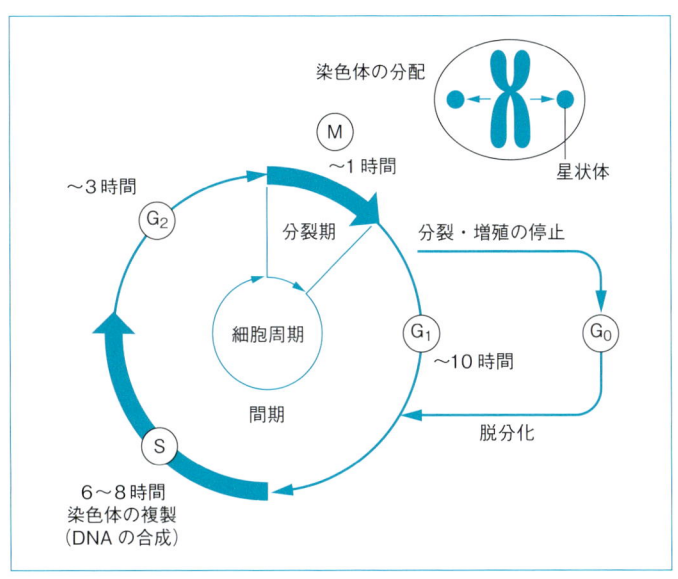

図9 細胞周期

細胞やその樹状突起に多くみられ，細胞の形態維持，細胞の運動に関与している．また，モーター蛋白質であるキネシンやダイニンと共働して細胞内の物質の輸送，細胞小器官の形や位置を決めるなど重要な役割を果たしている．

b. 中間径フィラメント

微小管とマイクロフィラメントの中間である9～10 nm前後の線維構造を総称してよぶ．

上皮性の細胞（毛髪，爪，羽毛など）にはケラチン，筋細胞にはデスミン，結合組織（線維芽細胞）にはビメンチン，神経細胞にはニューロフィラメントというように細胞の種類と密接に関係した線維が知られている．細胞接着機構の1つであるデスモソームにも多く分布している（図3）．

c. マイクロフィラメント（アクチンフィラメント）

直径約7 nmの細線維で，細胞質のあらゆる運動にかかわる．細胞内では最も多く含まれる線維性蛋白質である．上皮組織では，細胞間の接着部位（タイトジャンクション）の位置に接着帯として高い密度でみられ（図3），細胞分裂により細胞が2つに分かれる際には，くびれの位置に収縮環とよばれる構造が形成される．細胞がアメーバのように動くときにみられる葉状仮足や糸状仮足もアクチンフィラメントの働きによるものである．また，ミオシンと共働して筋肉の収縮にもかかわっている．

B 細胞周期

約60兆個もあるといわれているヒトの細胞は，もとは受精卵というたった1つの細胞が分裂して増殖した結果である．細胞周期は，複製された細胞が2つに分かれていく分裂期（mitotic phase；M期）と，その前後で外見上細胞の動きがみられない間期（gap；G期）とに分けられる．さらに間期は，複製の準備が行われている G_1 期（gap-one），分裂のためにDNAが複製されるS期（synthetic phase；合成期），細胞分裂前のチェックが行われる G_2 期（gap-two）に細分化される（図9）．一般的に，哺乳類の細胞のM期は1時間程度，S期は6～8時間程度，G_2 期は1～3時間程度であるが，G_1 期は細胞の種類によって著しい差があり，数十時間に及ぶものもある．G_1 期の期間は細胞の種類によって異なるだけではなく，細胞の生育環境によって変化することが特徴である．増殖

を停止した細胞や，終末分化細胞に至り，もはやこれ以上増殖しない細胞は，細胞周期から離脱しG_0期にとどまる．

1. 細胞周期の役割

a. G_1期
複製の準備のために，蛋白質の合成や物質の貯蔵が行われ，細胞小器官や細胞成分がほぼ倍化する．

b. S期
DNAの複製が開始され総量が2倍になる．この間，中心体も複製される．

c. G_2期
微小管が大量に合成され，細胞成分は倍化し染色体や動原体が出現し始める．

d. M期
複製された中心体がそれぞれ核の反対側に移動し，核膜が消失し，赤道上に集合した染色体は両極に移動し，細胞分裂が始まる．
細胞分裂後，核膜が再生されるとともに細胞が二分される．

2. 細胞周期のチェック機構

細胞周期を動かしているのは，サイクリン・CDK(cyclin-dependent kinase；サイクリン依存性キナーゼ)複合体である．サイクリンは15種類ほど知られているが，細胞周期に特異的に発現し，CDKと結合して活性化される．CDKも9種類(1～9)ほどあり，細胞周期の各ステップで結合するサイクリンとの組み合わせが決まっている(図10)．これらは作用を終えると直ちに分解される．一方，細胞周期の停止は，CDKインヒビター(CKI)がサイクリン・CDK複合体に結合し，キナーゼ活性を阻害することにより行われる．細

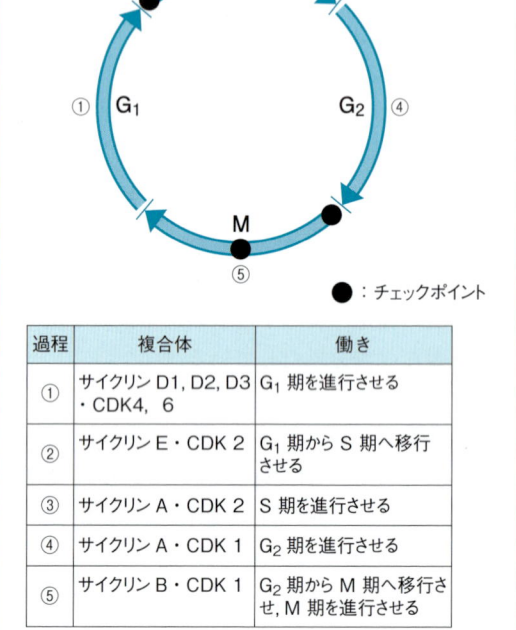

過程	複合体	働き
①	サイクリン D1, D2, D3・CDK4, 6	G_1期を進行させる
②	サイクリン E・CDK 2	G_1期からS期へ移行させる
③	サイクリン A・CDK 2	S期を進行させる
④	サイクリン A・CDK 1	G_2期を進行させる
⑤	サイクリン B・CDK 1	G_2期からM期へ移行させ，M期を進行させる

図10　細胞周期とサイクリン・CDK複合体の働き

表1　細胞周期のチェックポイントと働き(図10の●)

(1) G_1/S期チェックポイント
DNAに損傷がないかチェックする．もし損傷を検知したときは，細胞周期の進行を止めてDNAの修復を行う．それが不可能な大きな損傷の場合は，アポトーシスへと誘導する．

(2) G_2/M期チェックポイント
DNAの複製の完全性と，中心体の複製を確認する．

(3) M期チェックポイント
染色体の赤道面への配列状況と紡錘体の形成，および紡錘糸との結合状態をチェックする．

周期には少なくとも3か所のチェックポイントが明らかになっている(表1).

細胞周期が進行するためには，細胞外部からの増殖因子の刺激，細胞間接着の緩和，細胞と細胞外マトリックスの構造変化が必要である．

C 細胞分裂

分裂期(M期)の細胞にみられる分裂様式には，体細胞分裂(somatic mitosis)と減数分裂(meiotic mitosis)の2種類がある．

1. 体細胞分裂

一般的な体細胞で認められる細胞の分裂形態で，1つの母細胞から2つの娘細胞ができる(図11)．

a. 前期

染色体が太く短くスーパーコイル状になる．両親に由来する同じ形で同じ大きさの染色体(相同染色体)それぞれが2本ずつ明確にみえる．染色体数は2nでDNA量は4Cである．さらに進むと，染色体中央部に長軸方向に裂け目ができる．それぞれを染色分体または姉妹染色体という．核膜と核小体が消失し，2つの中心体に微小管が結合し星状体を形成する．星状体は両極に移動し，染色体も赤道面に集合し，動原体に結合した微小管の片端は星状体と結合する．

b. 中期

星状体と染色体を結ぶ動原体微小管(紡錘糸)の束と星状体間を結ぶ極微小管の束が紡錘形に配置し紡錘体が完成する．染色体の解析は，この時期に，紡錘体の形成を阻害して行われる．

c. 後期

動原体微小管が収縮し，染色体は2本の染色分体の裂け目から動原体とともに分離する．母由来の姉妹染色分体の半分と，父由来姉妹染色分体の半分ずつがそれぞれの極へ移動する．

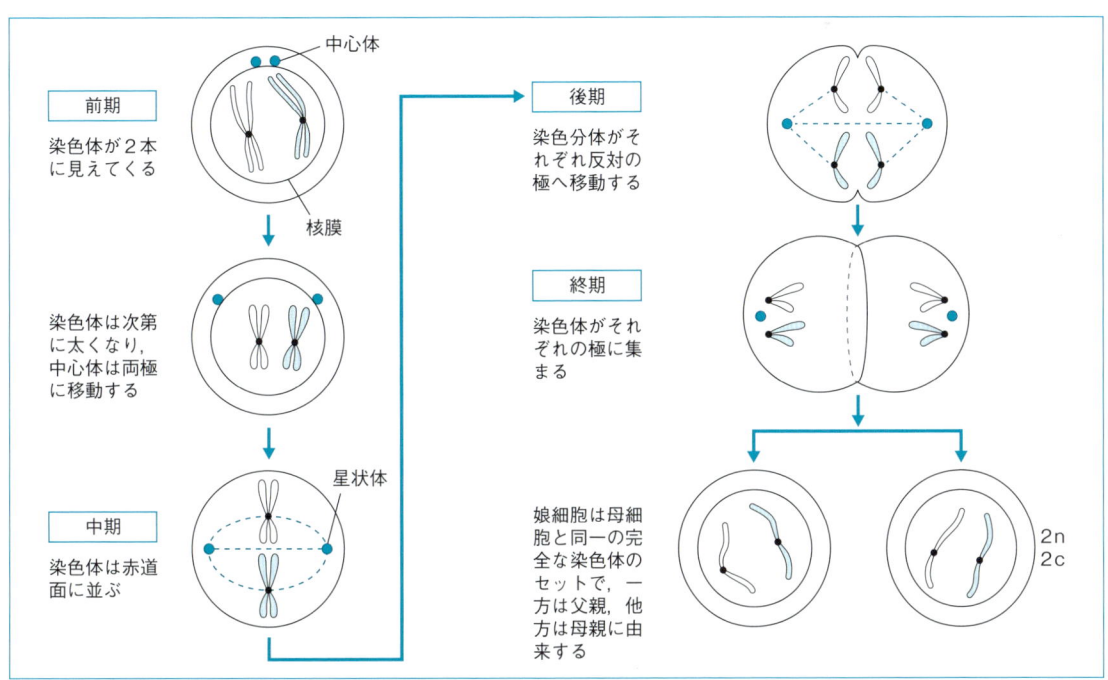

図11 体細胞分裂の模式図(1対の相同染色体例を示す)

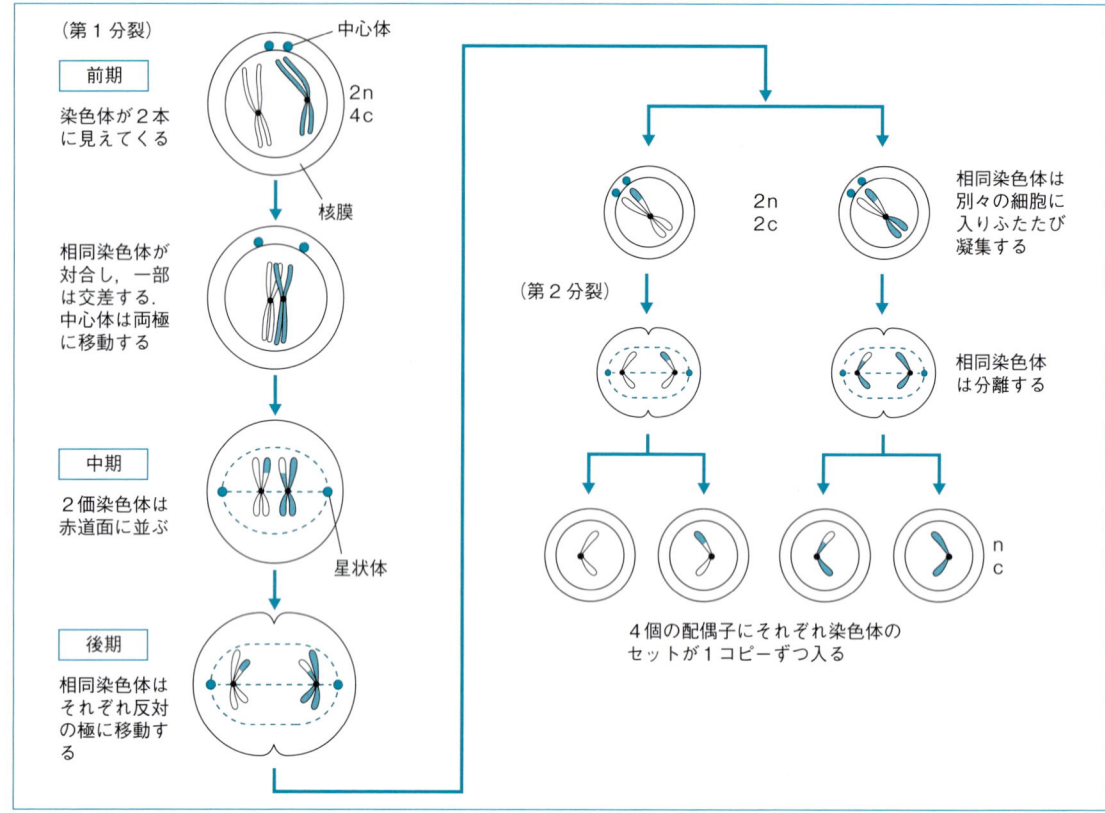

図 12 減数分裂の模式図（1 対の相同染色体例を示す）

d. 終期

両極に移動した娘染色体はスーパーコイルが緩み，細く長い紐状に変化する．動原体微小管と極微小管が分解し始め，赤道付近で外側からくびれが入り，細胞（質）分裂が起きる．核膜，核小体も形成され，元の組成と同じ2つの娘細胞ができる．

2. 減数分裂

生殖細胞分裂または成熟分裂ともいう（図12）．

a. 第1分裂

a) 前期

染色体がスーパーコイルを形成し，相同染色体が明らかになる．続いて相同染色体同士が対合し，2価染色体を形成して相同組み換えが起こる．その後，各相同染色体は縦裂し，2価染色体は2本ずつの染色分体から構成される．染色分体の1本を四分染色体という（染色体2n，DNA量4C）．

b) 中期

2価染色体は赤道面に配列し，動原体微小管と極微小管が紡錘体を形成する．

c) 後期

動原体微小管の収縮により2価染色体は対合を解消し，2本の相同染色体が分かれて反対方向の極に向かって移動する．染色体は分体化したまま移動し動原体の分離はみられない．すなわち母由来，父由来ごとに各染色体は分かれる（還元分裂という）．染色体によりどちらの極に分かれるかは独立した事象なので，第1減数分裂で分かれた細胞の染色体の組み合わせは，理論上 2^{23} 通りできることになる．

d) 終期

染色分体は細く紐状になり，動原体微小管と極微小管が分解し始め，赤道付近で外側からくびれが入り細胞（質）分裂が起きる．この間に核膜，核

小体も再形成され，G_1期の形態をした2つの娘細胞ができる．それぞれの娘細胞には母細胞がもつ相同染色体の片方ずつが含まれ，染色体数は母細胞の半分である（染色体数2n，DNA量2C）．この後，DNAの複製は起こらず，中心体の分裂だけが起こり第2分裂へと進む．

b．第2分裂

a）前期

第2分裂では，第1分裂後の2つの細胞は同期して進行する．核膜と核小体が消失し，中心体の両極への動きにつれ，動原体は赤道面に移動する．

b）中期

染色体は赤道面に並び，動原体微小管と極微小管により紡錘体が形成される．

c）後期

動原体微小管が収縮し，各染色体は2本の染色分体に分離して各極に移動する．すなわち，体細胞分裂中期と同じように，母または父由来染色体の半分ずつがそれぞれの極へ移動する．

d）終期

染色分体は細く紐状になり，動原体微小管と極微小管が分解し始め，赤道付近で外側からくびれが入り細胞（質）分裂が起きる．この間に核膜，核小体も再形成され，細胞は半数体（ハプロイド）となる（染色体数n，DNA量C）．

3. 体細胞分裂と減数分裂の違い

減数分裂は体細胞分裂と以下の点で異なっている．

1) S期で複製された染色体は，第1分裂前期に相同染色体が対合することにより，相同染色体が一部交差した部分で相同組み換えが起こる．その場合，第1分裂後の四分染色体に父由来の遺伝子と母由来の遺伝子が混在することがある．
2) 両親それぞれの複製後の姉妹染色分体は，第1分裂では対を形成したまま娘細胞に分配される．これを還元分裂という．
3) 第2分裂により，父親あるいは母親由来の1対の姉妹染色体が均等に分配される．これにより，これまで2倍体であった染色体が1倍体（半数体；n）となり，4つの娘細胞（配偶子）に分配される．

2 染色体の構造と機能

学習のポイント

❶ 染色体の形，部位の名称：染色体の形態的特徴（分類）と部位のよび方を理解する．
❷ 染色体の複製：複製のメカニズムの概略を理解する．
❸ 染色体異常：染色体異常の種類と形を理解する．
❹ 染色体地図：地図の種類と目的，使い方を理解する．

本項を理解するためのキーワード

❶ **テロメア**
染色体の短腕と長腕の末端領域をいう．染色体の構造を守るための反復配列があり，遺伝子が複製するたびに短くなり，細胞の分裂寿命を制御している．

❷ **数的異常と構造異常**
染色体異常には細胞内の染色体数の異常（数的異常）と，染色体上の遺伝子の位置や組成の異常（構

12　第1章　細胞と染色体

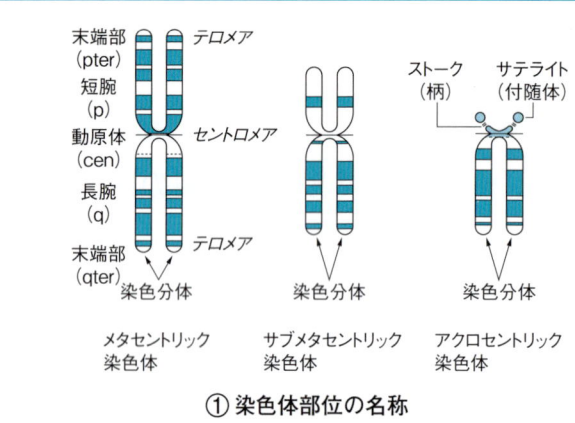

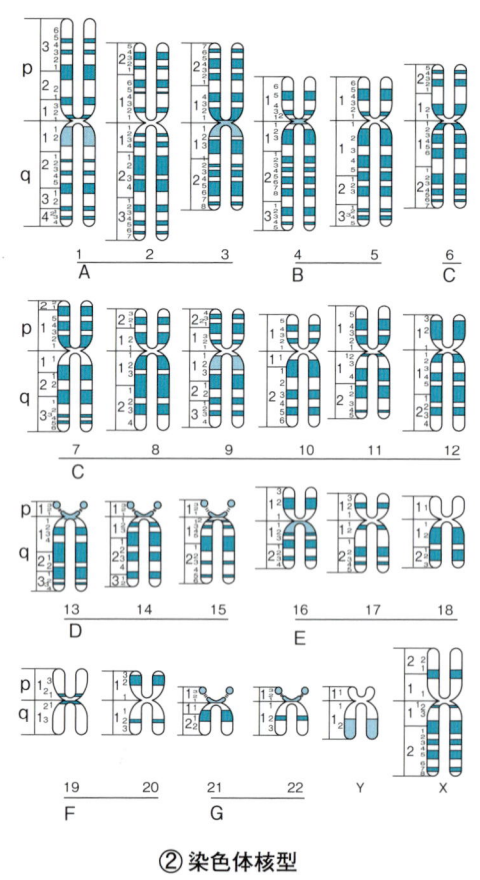

① 染色体部位の名称

- 染色分体：染色体を構成する遺伝子的に同等な2本の凝縮したクロマチン.
- メタセントリック(中部動原体)染色体：短腕と長腕の長さがほぼ等しい染色体.
- サブメタセントリック(次中部動原体)染色体：短腕と長腕の長さが異なる染色体.
- アクロセントリック(端部動原体)染色体：短腕が非常に短い染色体.

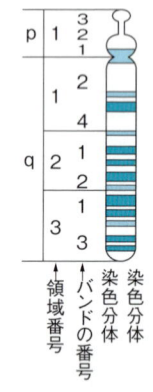

③ バンド記載方法

安定して出現するバンドを指標として領域番号を付し，さらに細かくバンド番号を連ねる．例えば，13番染色体の長腕の第1領域にある4番目のバンドは「13q14」と表記する．

② 染色体核型

半数体当たりの濃いバンドと明るいバンドの合計が350バンドレベルの解像度の分染像による核型．常染色体は大きさと動原体の位置によってA〜Gの7つのグループに分ける．

図13　染色体の部位の名称と核型

造異常)がある．

❸ **コヒーシンとセパリン**
染色分体の結合と分離を制御する蛋白質．

❹ **染色体地図**
遺伝子地図，遺伝病地図，遺伝的地図(連鎖解析地図)，物理的地図などがある．

A 染色体の構造

ヒトゲノムは，約 3×10^9 塩基対 (bp) の DNA が 22 種類の常染色体と，X または Y の性染色体に散在している．この最小限の遺伝子の組み合わせをハプロイドゲノムとよんでいる．実際には両親由来の配偶子が接合し，22 対の常染色体と X, X (女性)，または X, Y (男性) いずれかの性染色体の 2 倍体として存在している．染色体の各部分は国際命名規約により中央のくびれた部分をセント

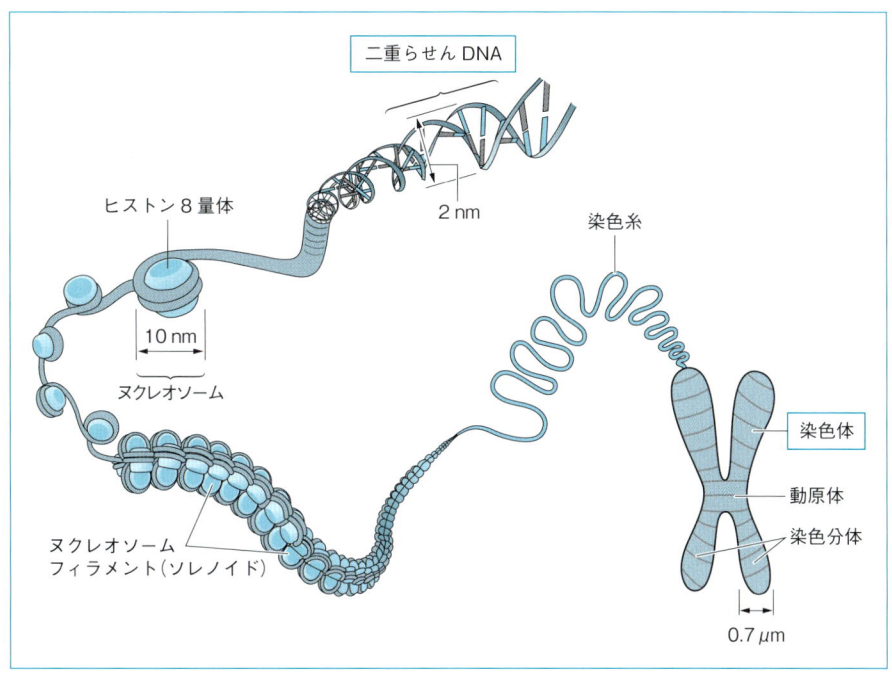

図14 DNAと染色体

ロメア（cen），短腕は p，長腕を q，両末端部をテロメア（pter, qter）とよぶ．染色体は，セントロメアの位置から3つに分類され（図13-①），さらにそれぞれの染色体は，大きさや動原体の位置により A～G の7グループに分類されている（図13-②）．DNA 鎖は塩基性蛋白質であるヒストン8量体〔（H2A，H2B，H3，H4）×2〕に巻き付いてヌクレオソームを形成し，それが6個を1単位にコイル状に巻き付きソレノイドという線維状の構造体を作り，さらに複雑に束ねられて染色体を形成している（図14）．

ントロメアは，動原体蛋白に覆われた染色体のくびれた DNA 領域であり，細胞分裂時の紡錘糸の着糸点となり，染色分体を均等に二分するために大切な役割を果たしている．テロメアは，染色体両端部（p 端，q 端）にある DNA 領域であり，ヒトでは AGGGTT の6塩基の繰り返し配列が，数千キロ塩基対（kb；キロベースペア）にわたり伸びている．細胞が分裂を繰り返すたびにテロメアは短くなり，ある一定以上短くなると安全な複製を行うことができず細胞分裂は停止する．すなわち，テロメアは細胞の分裂寿命を管理しているのである．

B 染色体の機能

染色体は遺伝子の担体として，間期では核内にゆるやかに分散しているが，分裂期には凝集してクロマチン（chromatin）になり遺伝子を娘細胞に均等に分ける役割をしている．さらに，染色体のヒストン蛋白は DNA と緊密に結合することにより，遺伝子発現の調節を行っている．染色体の機能部位としてセントロメア，テロメアがある．セ

C 染色体の複製

染色体の複製には，染色体構成蛋白質であるヒストン蛋白などの合成とゲノム DNA の複製が必要である．また，細胞分裂に備えて細胞質成分もほぼ倍に合成する．また，核の周囲にある中心体は M 期に入る前に複製され，M 期に入ると核の両極に分かれて分裂に備える．DNA の複製は S

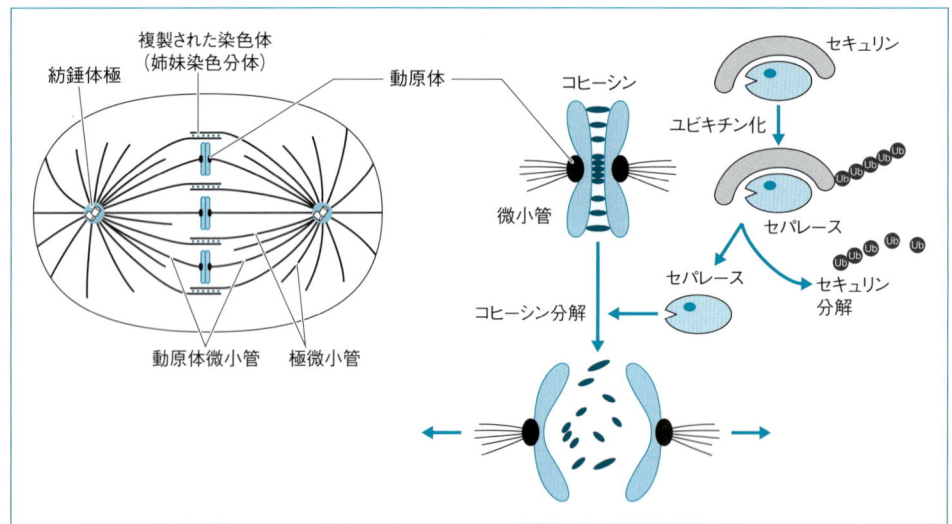

図 15　染色分体の解離

期に行われる．ヒトの場合，DNA の複製起点は1,000 か所以上あるといわれ，染色体単位に複製され制御されている．一般的に転写が盛んな真性クロマチン（ユークロマチン）領域が優先的に複製され，続いて転写のほとんど行われない異性クロマチン（ヘテロクロマチン）領域が複製されると考えられている．複製された相同染色体のそれぞれは染色分体とよばれ，2 本の染色分体はコヒーシン（cohesin）とよばれる蛋白質につなぎとめられたまま細胞の赤道上に移動する．その後，M 期のチェック機構をパスするとセキュリンの制御を解かれたセパレースがコヒーシンを分解して，染色分体は別々の極に移動し細胞分裂が完了する（図15）．

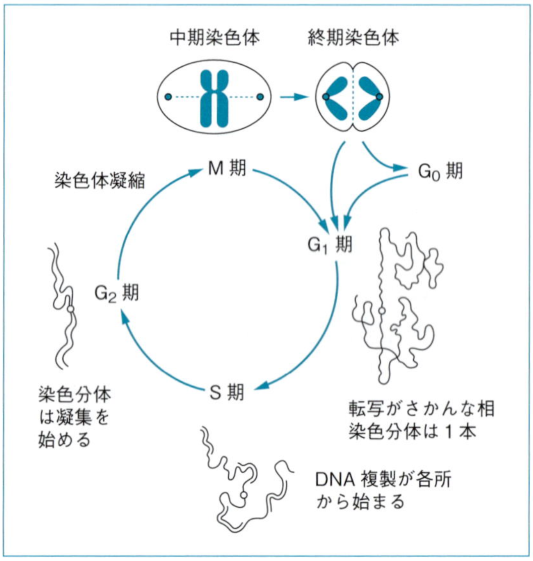

図 16　細胞周期と染色体

D　染色体の形態

　染色体の形態は細胞周期の各相で異なる．G_1 期では伸長した 1 本の染色分体からなり，S 期に至り DNA は複製され 2 本の染色分体をもつ．G_2 期では染色体が凝集を始め，長さを短縮して M 期の中期には核内の赤道上に並び，顕微鏡で観察できる太さに凝縮する（図 16）．

E　染色体異常

　染色体異常は，先天的で個体全体にみられる構成的染色体異常と，腫瘍細胞など一部の細胞に一時的に認められる一時的染色体異常がある．また，染色体異常は数的異常と構造異常に分類される．

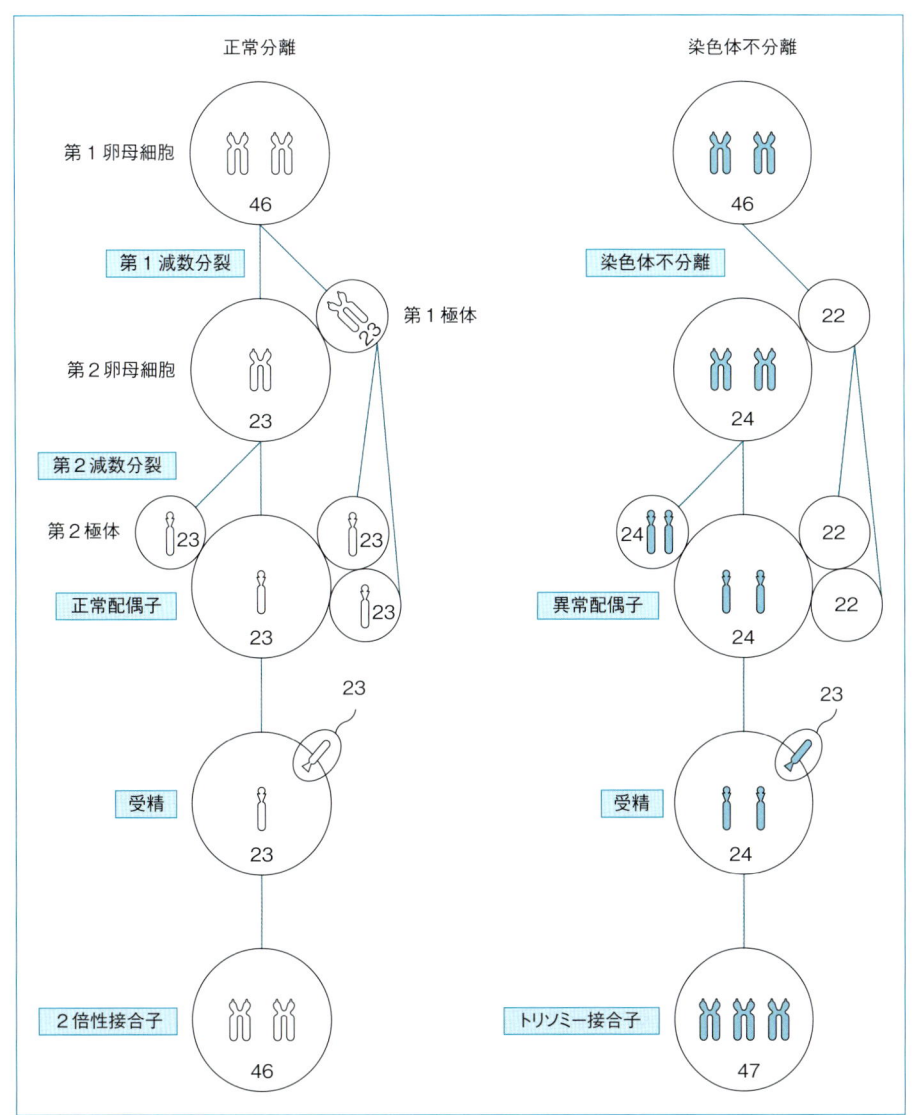

図17 染色体不分離と異数性異常（1対の相同染色体例を示す）
図は第1減数分裂時の不分離を示しているが，第2減数分裂の際に染色体不分離になる場合もある．

1. 数的異常

染色体数が増減する異常で，異数性異常と倍数性異常がある．

a. 異数性異常

ヒトの細胞には，22対の常染色体と2本の性染色体の合計46本の染色体が含まれているが，異数性異常はそれに1〜数本の染色体の増減を伴う異常である．細胞に3本の相同染色体が存在するトリソミー，1本しか存在しないモノソミーなどがある．これらは染色体不分離によるもので，生殖細胞の減数分裂時にその配偶子が受精すれば異数性異常をもつ構成的染色体異常の個体となる（図17）．また，トリソミーあるいはモノソミーは，相互転座の保因者の子にも生じることがある（図18）．細胞分裂後期に染色体の極への移動が遅れ，娘細胞に遅れた染色分体が分配されずモノソミーとなる場合もある．これを後期遅滞または核外喪失という．これらが体細胞レベルで起きると，固

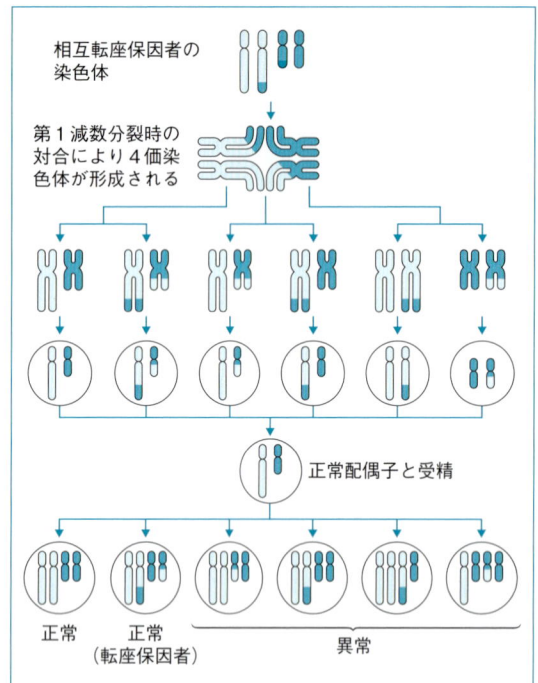

図18 相互転座保因者の次子の染色体

体としてはモザイクの形式をとる．代表的な染色体の数的異常症候群を表2に示した．

b. 倍数性異常

倍数性異常は，体細胞が2倍体(2n)ではなく，3倍体(3n)や4倍体(4n)などがある．3倍体のほとんどは2精子受精で起こる．

c. 混数性異常

1個体が2種以上の異なる染色体構成，あるいは遺伝子構成をもつ細胞から成る場合を混数性異常(mixoploidy)という．混数性の細胞が同一接合子由来の場合をモザイク(mosaic)，異なる接合子由来の場合をキメラ(chimera)という．

2. 構造異常

染色体に切断が生じそれが再結合するときに生じる異常で，主なものを図19に示した．

a. 相互転座

2つ以上の染色体にそれぞれ切断点が生じ，切断片が交換して再び結合したもので，細胞全体の遺伝子数に過不足を生じることのない均衡型相互転座である．約400人に1人の割合で存在し，構造異常保因者のなかで最も多い．保因者の表現型は正常であるが，配偶子に分配されて次子に受け継がれるときは，正常，または親と同じ転座保因者の組み合わせのほか，さまざまな部分トリソミーとモノソミーが合わさった接合子ができる（図18）．

b. ロバートソン型転座

端部着糸点染色体13番，14番，15番，21番，22番のいずれか同士が，遺伝子を含まない短腕を

表2　代表的な染色体の数的異常症候群

	染色体異常	症状
常染色体の数的異常	ダウン(Down)症候群 (21番染色体トリソミー)	精神遅滞，低身長，早期老化，つり上がった眼，低い鼻根，大きい舌，心奇形，消化管奇形
	エドワーズ(Edwards)症候群 (18番染色体トリソミー)	低出生体重，短命，高い鼻梁，小さな口と顎，指の重なり，心奇形，精神遅滞
	パトー(Patau)症候群 (13番染色体トリソミー)	精神遅滞，てんかん，無呼吸，脳奇形，短命
性染色体の数的異常	ターナー(Turner)症候群 (X染色体モノソミー)	低身長，翼状頸，外反肘，二次性徴欠如，無月経，大動脈狭窄症，リンパ浮腫
	トリプルX女性	無症状のことが多い
	クラインフェルター(Klinefelter)症候群 (XXYの性染色体)	比較的高身長，女性化乳房，精神遅滞，不妊
	XYY男性 (XYYの性染色体)	高身長，軽度の精神遅滞，犯罪行動傾向

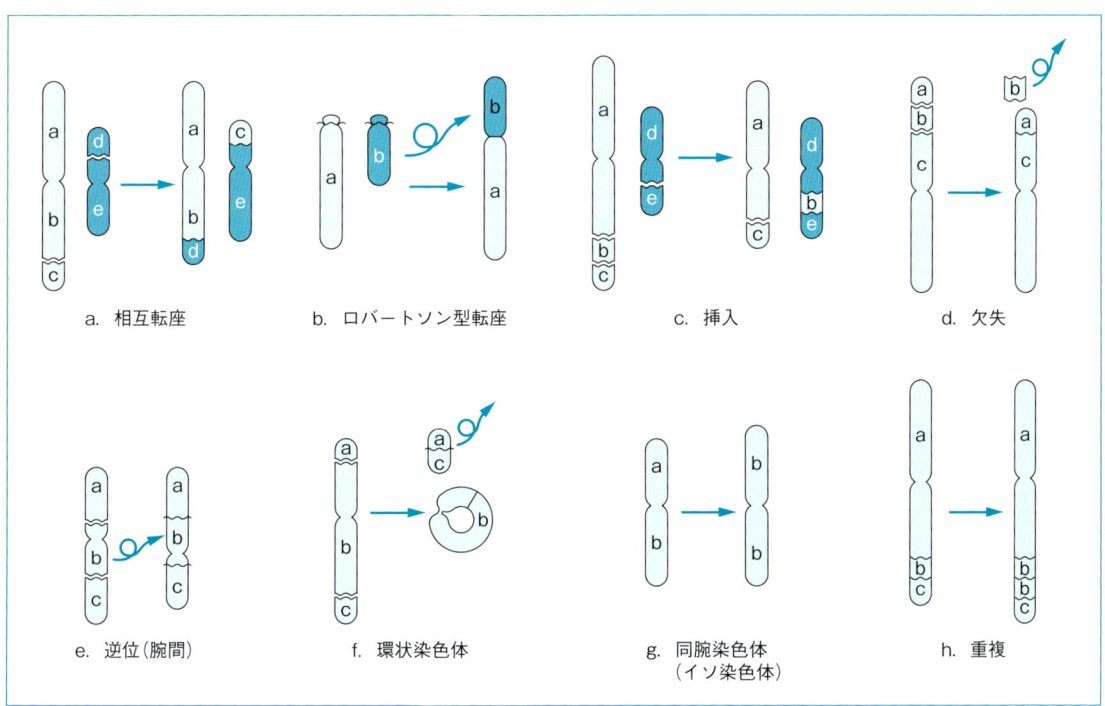

図19 染色体の構造異常

失って再結合したもので，保因者は配偶子への分配を通じて次の世代にさまざまな染色体異常を伝播する（図20）．

c. 挿入

切断片が他の染色体，または同一染色体の切断点に入り込んだもの．正位に入る場合と逆位に入る場合がある．配偶子への分配を通じて次世代に多様な染色体異常を伝播する．

d. 欠失

染色体の一部を失ったもので，染色体の末端を失った端部欠失と内部を欠失した中間部欠失がある．欠失している部分は部分的にモノソミーである．欠失は配偶子形成時に生ずることが多く，欠失保因者は欠失部位が非常に小さい場合以外は生存できない．欠失断片は由来不明なマーカー染色体として検出されることが多い．

e. 逆位

同一染色体において切断点が2か所生じ，切断

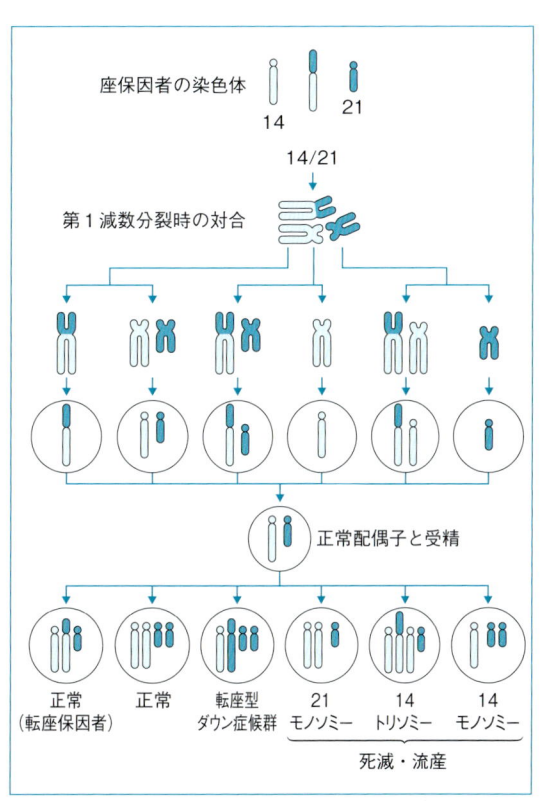

図20 ロバートソン型転座保因者の次子の染色体

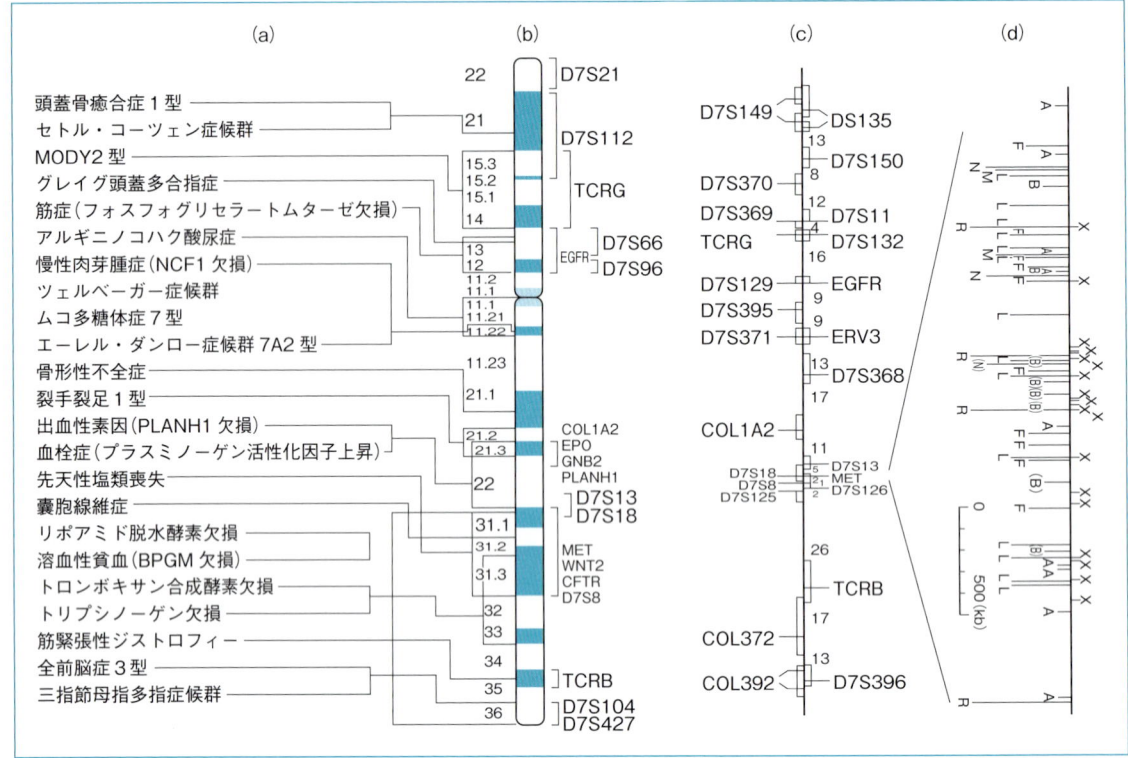

図 21　遺伝子地図（ヒト7番染色体）
(a)遺伝病地図　(b)染色体地図　(c)遺伝的地図　(d)物理的地図
〔新川詔夫，阿部京子：遺伝医学への招待，改訂第4版，p.104, 2008, 南江堂より許諾を得て転載〕

片が180°回転して再結合した染色体である．セントロメアを挟み短腕と長腕の間で起こる腕間逆位と，短腕または長腕内部で起きる腕内逆位がある．

f. 環状染色体

染色体の短腕と長腕の短部に切断が起き，内部が再結合した染色体である．

g. 同腕染色体（イソ染色体）

染色体の両腕が，短腕または長腕のみでセントロメアを挟んで鏡像的に配位したもので，短腕のトリソミーと長腕のモノソミー，長腕のトリソミーと短腕のモノソミーが生じ，表現型に異常を与える．

h. 重複

減数分裂時の不均等交差により，染色体の一部が縦列に重複したもので，同じ向きに入った正位と逆向きに入った逆位がある（図は正位）．

3. 親由来の染色体異常

染色体に数的異常や構造異常がなく，一見正常な核型をしていても，両親由来の染色体が正しく分配されていないと表現型に異常が現れることがある．これは，親の性によって発現する遺伝子があらかじめ決められているためである．この現象はゲノムの刷り込み（ゲノムインプリンティング）といい，DNAあるいはヒストン蛋白のメチル化などが関与している〔遺伝子発現の調節（→p.35）〕．

a. 片親性2倍体

受精卵の染色体セット（2倍体）が片親に由来する場合であり，正常な発生をみることができない．全胞状奇胎は雄核発生とよばれる特異な受精機序によって発生することが知られており，大部分は

核型46, XXである. 活性な雌性前核をもたない卵子にX精子が受精した後, 雄性前核が2倍体化することにより生ずる. また少数ながら存在する核型46, XYの例や一部の46, XX例は, 活性な雌性前核をもたない卵子に2個の精子が受精しその後2個の雄性前核が融合することによって発生する. 46, YY核型は発育せず死滅する. 一方, 雌核発生体(卵子由来の2倍体)は, 卵巣奇形腫となり胎児に育たない.

b. 片親性ダイソミー

2本の相同染色体の両方が片親に由来する場合である. 片親性2倍体とは異なり, 個体発生はするが, 関連する遺伝子により多様な異常を呈すると考えられる. 片親性ダイソミーは, 2本の染色体がまったく同じアイソダイソミーと片方の親から2本そのまま受け継いだヘテロダイソミーがある. 片親性ダイソミーの例として, プラダー・ウィリー(Prader-Willi)症候群の約20%が母由来の15番染色体を有し(母由来遺伝子の刷り込み), アンジェルマン(Angelman)症候群の5%が父由来の15番染色体を有し, 特徴的な症状を呈する.

F 染色体地図

分染法の進歩により, 各染色体が部位特有な縞模様(バンド)で染め分けられ, 染色体の位置(座位)が番号で表示されるようになった(図13-③). 染色体上に並んでいる遺伝子名とその位置, 目印となる短いDNA配列(DNAマーカー)の場所と順序, および他の遺伝子との距離などを図式化したものが染色体地図である. 染色体地図には, 染色体上に遺伝性疾患の責任遺伝子の記した遺伝病地図, DNAマーカーと遺伝子間の距離を相対的に現した遺伝的地図(連鎖解析地図ともいう), 遺伝子間の距離を塩基数(kb, Mb)など絶対的位置を示した物理的地図がある(図21).

参考文献

1) ZEROからの生命科学 改訂第3版. 南山堂, 2010
   ※生命を構成する細胞の構造と物質の代謝, 遺伝子の構造および複製と発現までの機構, 生体のホメオスタシスまでなど分かりやすく整理されている初心者向けの良書である
2) コンパス分子生物学. 南江堂, 2010
   ※遺伝子の構造, 複製と発現, シグナル伝達, 細胞の増殖, 分化, アポトーシスなどの細胞機能の調節, ヒトゲノムの構造を前半で解説し, 後半で遺伝子工学の技術説明に紙面を割いている. 薬学生向けの教科書である. 図がとてもわかりやすい
3) 人の生命科学 第2版. 医歯薬出版, 2006
   ※生命の起源, それを支える細胞, 組織の構造と, その成分の代謝, エネルギー産生などに始まり, 細胞周期にト増幅に大きな紙面を割き, 遺伝様式, ヒトの初期発生から分化, 進化まで詳細に書かれている
4) 重要ワードでわかる分子生物学超図解ノート. 羊土社, 2006
   ※細胞, 遺伝子, 遺伝情報, 転写制御, 細胞増殖, 発生と分化, 細胞周期, ゲノム, 遺伝子工学などにジャンルを分類し, 専門用語や重要語句を中心に大きな図解で示してあるため, 内容が理解しやすく知識の整理に役立つ
5) 生命科学. 東京化学同人, 2004
   ※生命を構成する物質から代謝, 細胞の構造と機能, 遺伝子とその働き, 卵から生体への分化誘導, ゲノム情報の医学への応用, 再生医療など幅広く解説されている

第2章
遺伝子の基礎

1 核酸の構造と代謝

学習のポイント

❶ DNAとRNAの組成と構造：核酸を構成する糖，塩基，リン酸とDNA高次構造を理解する．
❷ 核酸の合成と分解を理解する．

本項を理解するためのキーワード

❶ プリンとピリミジン
核酸を構成する塩基の骨格．プリン骨格を有する塩基はアデニン，グアニン，ピリミジン骨格を有する塩基はシトシン，チミン(RNAはウラシル)がある．

❷ 二重らせん構造
DNAは，アデニンとチミン，グアニンとシトシンが水素結合で対をなし，二重らせん構造を形成している．この構造は，半保存的複製や遺伝子の修復に必要な構造である．

A 核酸の構造

1. 核酸の構成

核酸にはデオキシリボ核酸(deoxyribonucleic acid；DNA)とリボ核酸(ribonucleic acid；RNA)がある．DNAは遺伝子の最小構成単位であり，RNAは遺伝子の情報に基づいて蛋白質の働きを調節する．核酸は塩基，糖，リン酸からなり，塩基と糖が結合した分子をヌクレオシド，それにリン酸が結合した分子をヌクレオチドとよんでいる(図1-a)．糖の部分は，DNAが2′-デオキシリボースであるのに対し，RNAはリボースである(図1-b)．塩基としてDNAはアデニン(A)，グアニン(G)，シトシン(C)，チミン(T)が用いられるのに対し，RNAはチミン(T)の代わりにウラシル(U)が用いられている．塩基は構造の違いからプリン塩基とピリミジン塩基に分類され，プリン塩基にはAとG，ピリミジン塩基にはC，T，Uが含まれる(図1-c)．核酸は，DNA，RNAともにホスホジエステル結合により前後のヌクレオチドと結合し，ポリヌクレオチドを形成している．

2. DNAの構造

DNAは右巻きの二重らせん構造をとり，二本鎖はお互いに逆向きに並び，塩基の部分でAとTが二点で，GとCが三点で水素結合により結びついている．この塩基同士がペアとなったものを塩基対 base pair(bp)といい，ヒトの体細胞には46本の染色体上に約60億塩基対($6×10^9$ bp)が散らばっている．二重らせんの直径は2 nm，1回転(ピッチ)は3.4 nmであり，そのなかに約10塩基対が含まれる(図2)．この水素結合による二本鎖構造でDNAは安定している．

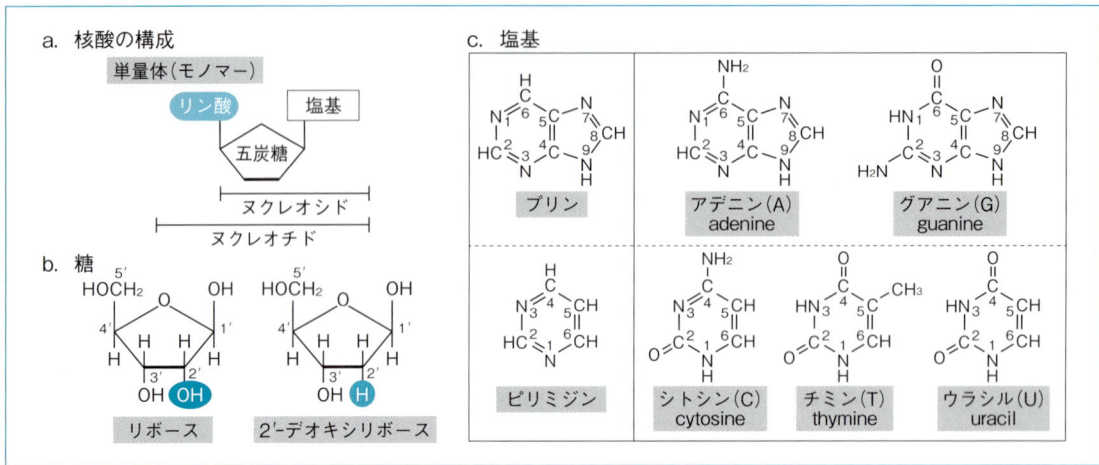

図1 核酸の基本構造

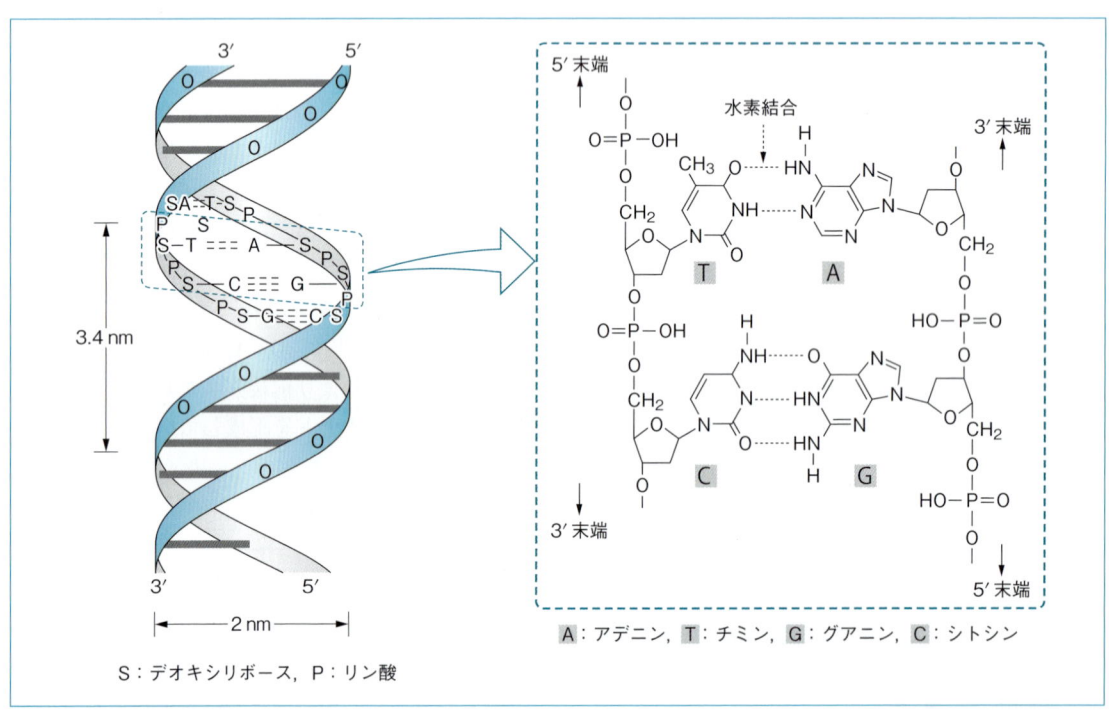

図2 DNAの構造

3. RNAの構造

　DNAが二本鎖で存在するのに対して，RNAは基本的に一本鎖で存在し機能している．RNAには，遺伝子情報を核内DNAから蛋白質の合成（翻訳）の場であるリボソームまで運ぶメッセンジャーRNA（mRNA，伝令RNAともいう），翻訳の場であるリボソームを構成するリボソームRNA（rRNA），mRNAの情報に基づいてアミノ酸をリボソームまで運ぶトランスファーRNA（tRNA，転移RNAともいう）があり，それぞれRNA全体の約3％，70％，30％程度の割合で存在している．その他にも，ゲノムDNAからmRNAが合成される際にイントロンの除去にかかわる

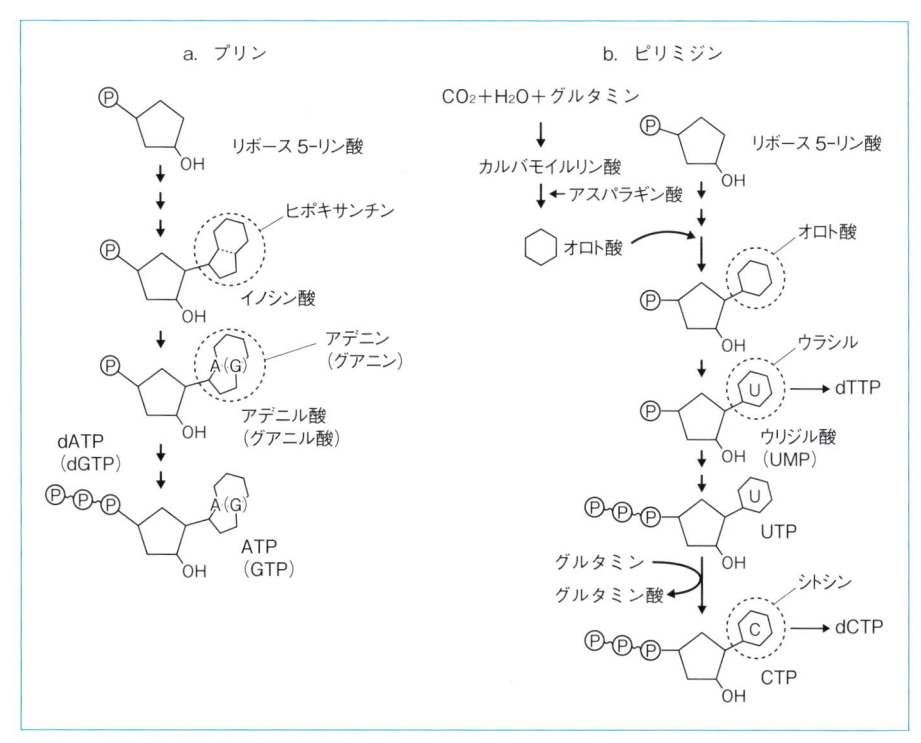

図3 ヌクレオチド合成（概略図）

small nuclear RNA（snRNA），遺伝子の発現調節にかかわる micro RNA（miRNA）など，多くの RNA が知られている．

B 核酸の代謝

1. ヌクレオチドの合成

a. プリン体

リボース5-リン酸に，グルタミン，グリシン，テトラヒドロ葉酸（THF），アスパラギン酸などから合成されたヒポキサンチンが結合してイノシン酸ができる．ここからアデニル酸（アデノシン5′-1リン酸；AMP）とグアニル酸（グアノシン5′-1リン酸；GMP）に枝分かれし，RNA を構成するヌクレオチドの原型となる．AMP や GMP が ADP や GDP になった段階で，リボースが還元されて，デオキシアデノシン3リン酸（dATP），デオキシグアノシン3リン酸（dGTP）になる（図3-a）．

b. ピリミジン体

二酸化炭素（CO_2）にグルタミンと水が反応してカルバモイルリン酸を生成し，アスパラギン酸と反応してオロト酸ができる．これにリボース5-リン酸が結合し脱カルボン酸化したものがウリジル酸（ウリジン5′-1リン酸；UMP）である．これがリン酸化されウリジン2リン酸（UDP）になり，ここを起点に，ウリジン3リン酸（UTP）を経てシチジン3リン酸（CTP）に進み，さらにデオキシシチジン3リン酸（dCTP）に行く経路と，UDPからリボースが還元されてデオキシウリジン2リン酸（dUDP）を経てチミジン3リン酸（dTTP）を合成する経路がある（図3-b）．

2. ヌクレオチドの分解

a. プリン体

AMP はヒポキサンチンに，GMP はグアニンになる．これらは，ともにキサンチンを経て尿酸になり尿中に排泄される．

b. ピリミジン体

シチジル酸(CMP), ウリジル酸(UMP), チミジル酸(TMP)はリン酸とリボースがはずれ, CMPはUMPを経てウラシルになり, TMPはチミンとなり, その後アンモニア, 二酸化炭素およびβ-アラニンなどに分解される.

2 遺伝子の構造と機能

学習のポイント

❶ DNAの全体構造とそれぞれの名称, 役割：遺伝子DNAと非遺伝子DNA, 翻訳領域と非翻訳領域を理解する.
❷ DNAの複製および転写, 翻訳への流れを理解する.
❸ 遺伝子変異の種類を理解する.
❹ 遺伝子の損傷と修復機構について理解する.
❺ 遺伝子発現の調節機構について理解する.

本項を理解するためのキーワード

❶ 岡崎フラグメント
DNAの複製では, 複製の進行(二本鎖の開裂)方向に連続的に合成される新生鎖(リーディング鎖)ができる一方, その反対鎖では, 複製の進行方向とは逆方向に, 短い合成断片(ラギング鎖)を作っては下流の合成断片と結合して全体的に新生二本鎖が完成される. このラギング鎖の短い断片のことを, 発見した岡崎怜二博士の名にちなんで岡崎フラグメントとよんでいる.

❷ RNAのプロセシング
hnRNAからスプライシングによりmRNAができる過程をいう.

❸ エピジェネティクス
遺伝子の変異を伴わないが, 細胞レベルで表現型に変化が現れ, 子孫の細胞に伝わる変化や現象をいう. DNAのメチル化はその主役である.

❹ DNAのメチル化
CpG(シトシン-リン酸-グアニンの並び)配列のシトシンの5位がメチル化される. ヒト遺伝子上流の転写調節領域にはCpG配列が多くみられ(CpGアイランドという), 細胞特異的に, あるいは選択的にメチル化されることにより蛋白質の発現を抑制し, 細胞固有の特徴を提示している.

❺ ゲノムの刷り込み
ゲノムインプリンティング(genome imprinting)という. 一般的に常染色体遺伝子は両親に由来する遺伝子は等価に発現するが, いくつかの遺伝子では, 配偶子の形成過程で父母由来のいずれかの対立遺伝子がメチル化され, 発現が抑制されている.

A 遺伝子の構造

ヒトの細胞には, 約60億塩基対(6×10^9 bp)の核酸が46本の染色体に分配されている. 46本の染色体は両親に由来する2倍体(2n)であり, 遺伝情報に必要な1セット(約3×10^9 bp)をゲノムという. ゲノムには, 蛋白質の発現にかかわる遺伝子DNA領域と, 役割が十分明確でない非遺伝子DNA領域があり, ゲノム全体の約30％と70％を占めている. さらに, 遺伝子DNA領域のうち, アミノ酸への翻訳領域は約10％程度であり, 残りの約90％は非翻訳領域である. 非翻訳領域には, 転写調節領域(プロモーターなど), エクソンを分断しているイントロン, RNA転写領域, エクソンの5′および3′非翻訳領域などがある(図4). ま

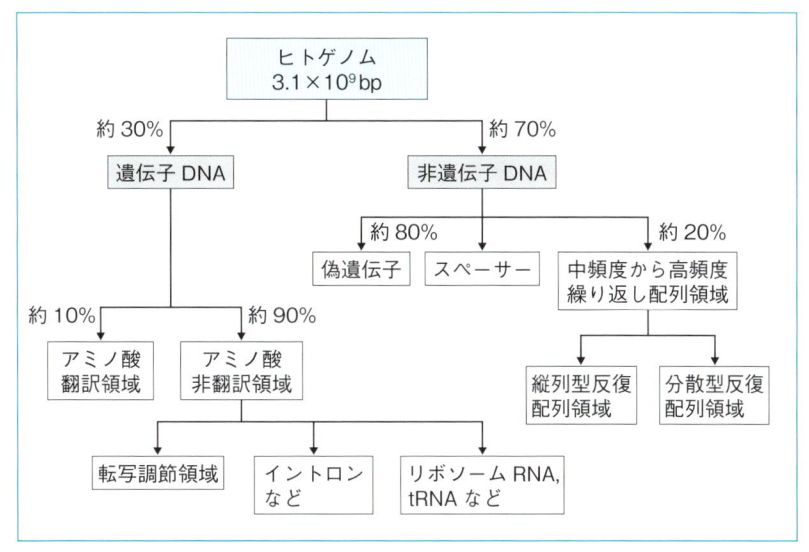

図4　ヒトゲノムの構成

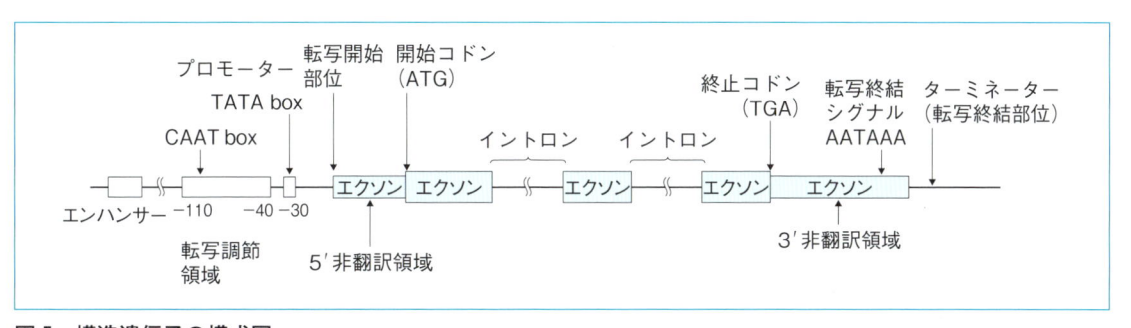

図5　構造遺伝子の模式図

た，1つの蛋白質を発現するのに必要な遺伝子のユニットを構造遺伝子とよぶ．構造遺伝子を構成するエクソンには，エクソン1の5′側と最終エクソンの3′側に非翻訳領域がある．そのほか，構造遺伝子の上流にはプロモーターを含む転写調節領域のほか，エンハンサー（転写促進因子結合配列）などが存在する（図5）．

B DNA の複製

1. 半保存的複製

遺伝子情報を娘細胞に忠実に伝達するためには，親細胞がもつ遺伝子情報を正確に複製し，それを均等に二分する仕組みがなくてはならない．

そこでDNAの複製の際には，まず，二本鎖DNAの水素結合が解かれて一本鎖DNAになり，その一本鎖DNAのそれぞれが鋳型となり，それと相補的な新生鎖DNAが合成され2本の二本鎖DNAが生成する．新生二本鎖DNAの一方の鎖は親細胞のDNAであることから，半保存的複製とよばれる（図6）．

2. 複製（replication）

DNAの複製は，複製開始点（ヒトには1,000か所以上ある）とよばれる特別な塩基配列をもつDNA領域から開始される．このとき，二本鎖DNAはヘリカーゼにより，水素結合が切り離さ

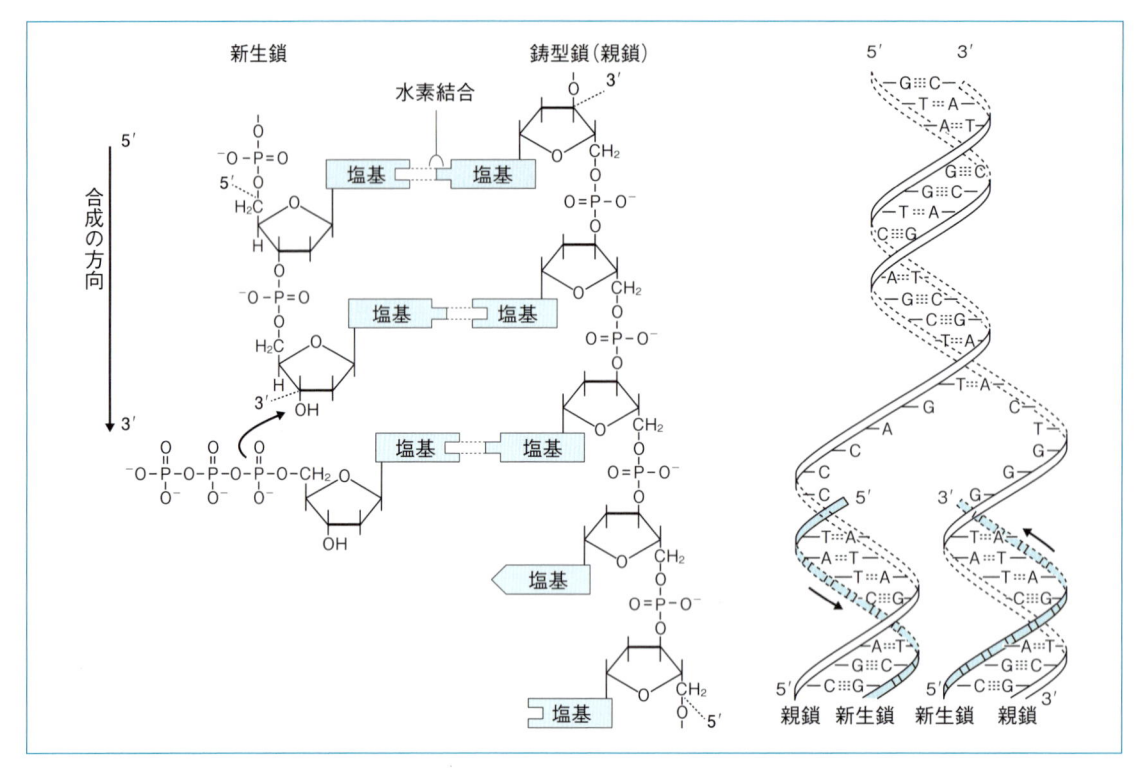

図6　DNAの半保存的複製

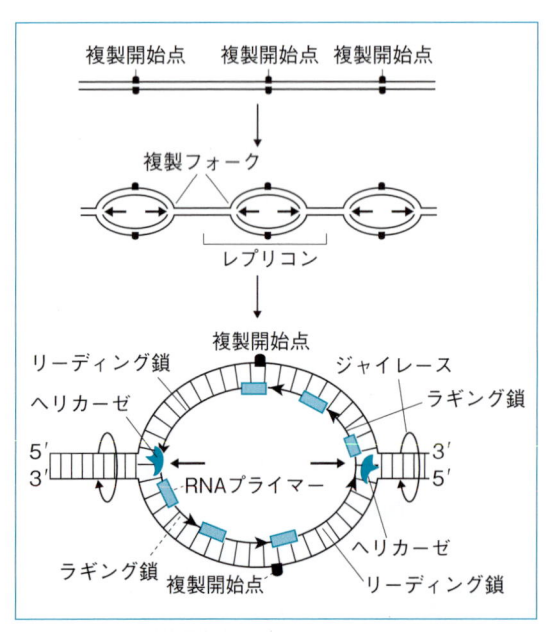

図7　DNAの複製

れて一本鎖になり，そこにRNAプライマーを起点にDNAポリメラーゼにより新生鎖が相補的に合成される．二本鎖がほぐれ複製が進行する方向に合成される鎖をリーディング鎖，複製の進行方向とは逆方向に合成される鎖をラギング鎖といい，ラギング鎖にできる増幅断片を岡崎フラグメントという．岡崎フラグメントは，下流にあるRNAプライマーをRNaseHで分解除去し，DNAリガーゼで下流の岡崎フラグメントと結合しDNA鎖を伸長させていく．合成が進むと複製の進行方向に蓄積されたねじれの圧力は，ジャイレース（トポイソメラーゼともいう）が作用し，二本鎖DNAの片方を一時的に切断することで解消される．このようにして，複製開始点を中心に両側に形成される複製バブルを複製フォーク，それぞれの複製単位をレプリコンとよぶ（図7）．

C 遺伝情報・伝達（転写・翻訳）

1. 転写（transcription）

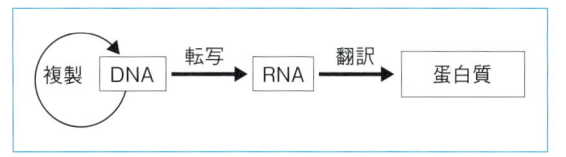

図8 セントラルドグマ

遺伝子の情報はDNAに蓄えられているが、そのままでは何の働きもしない。まず、DNAの遺伝情報は、RNAポリメラーゼⅡにより鋳型DNAに相補的なRNAにそのまま読み取られたプレメッセンジャーRNA（ヘテロ核RNA：hnRNAともいう）になる。その後、翻訳に不要なイントロン部分が取り除かれてメッセンジャーRNA（mRNA）に変化する。mRNAは核を抜け出し細胞質にあるリボソームに運ばれ、そこでアミノ酸に翻訳され長いペプチドとなって機能を発揮する。この流れをセントラルドグマという（図8）。

転写は、細胞外から伝えられたシグナル伝達物質が転写調節領域に結合し、その刺激によりプロモーター領域にRNAポリメラーゼ複合体が結合することで始まる。転写開始点より20〜30 bp上流にはTATA box（TATAAAなど）があり、さらに上流にはGC box、CAAT boxなど、転写因子が結合する部位が存在している。hnRNAの合成はDNAを鋳型とするが、mRNAと同じ配列をもつセンス鎖とは反対のアンチセンス鎖を鋳型鎖とする（図9）。RNAの合成にはプライマーを必要としない。RNAポリメラーゼは3種類知られており、RNAポリメラーゼⅠはrRNAを、RNAポリメラーゼⅡはmRNAを、RNAポリメラーゼⅢはtRNAやsnRNAの合成にかかわっている。

RNAポリメラーゼⅡによりhnRNAが合成されると、5′末端は7メチルグアノシン3リン酸が結合したキャップ（Cap）構造を形成する。この役割は、mRNAをリボソームに結合させるほか、5′エキソヌクレアーゼからRNAを保護している。一方、3′末端にはアデニル酸が繰り返し付加したポリA配列ができ、細胞質におけるmRNAの安定化に寄与している。ポリAテイルの長さは数十から数千まで多様である（図10）。

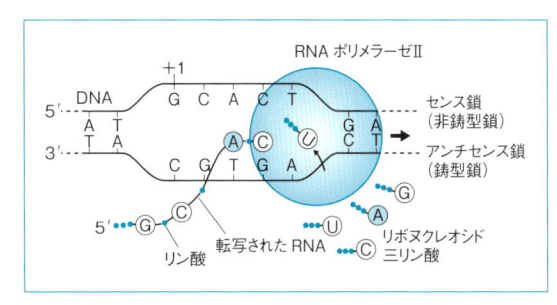

図9 転写

2. スプライシング（splicing）

転写されたhnRNAは、エクソン以外にイントロンも含み、これが各エクソンを分断している。転写されたhnRNAが翻訳の鋳型になるためには、イントロン部分を削り取り、エクソンだけで再結合させる必要がある。このプロセスをスプライシングという。イントロンの5′端にはgt、3′端にはagという保存された配列があり、この部分にsnRNAが相補的に結合し、自身の酵素活性によりここを切断する（図11）。スプライシングはすべてのイントロンで起きるとは限らず、時には選択的に起きることもある。一次転写産物hnRNAから、スプライシングの仕方で複数のmRNAができることを選択的スプライシング（alternative splicing）といい、この結果、1つの遺伝子から機能の異なる複数の蛋白質ができることになる（図12）。

3. 翻訳（translation）

スプライシングを完了した成熟mRNAは、細胞質にあるリボソームに運ばれ、そこでアミノ酸に変換される。この過程を翻訳という。mRNAの情報に基づいてリボソームRNAにアミノ酸を運ぶのはトランスファーRNA（tRNA）である。

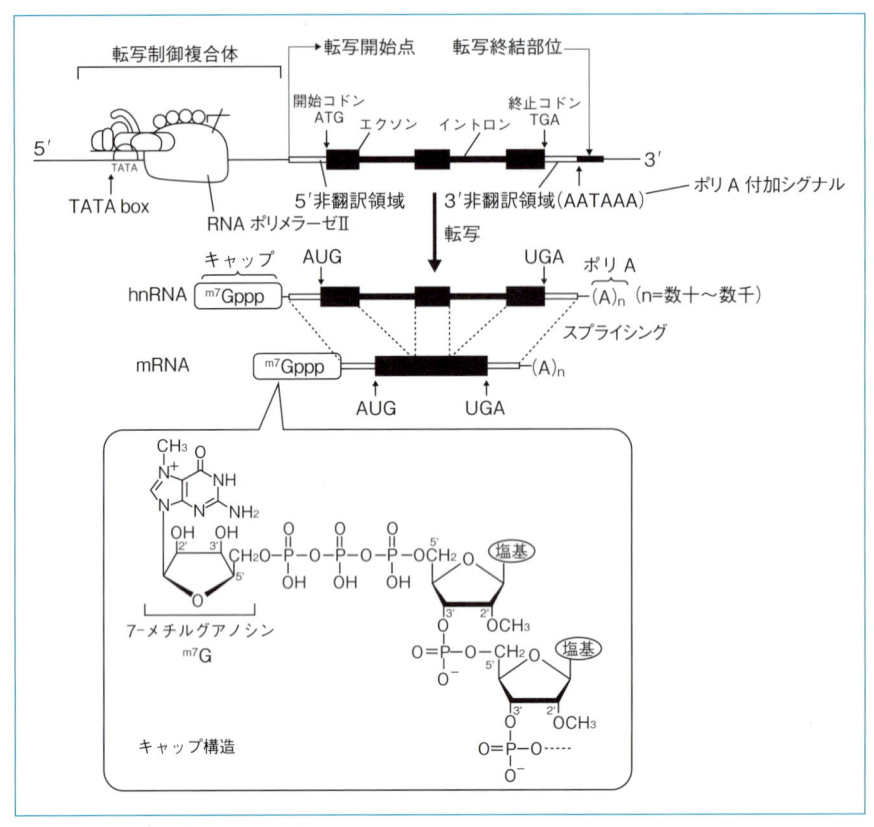

図10 RNA のプロセシング

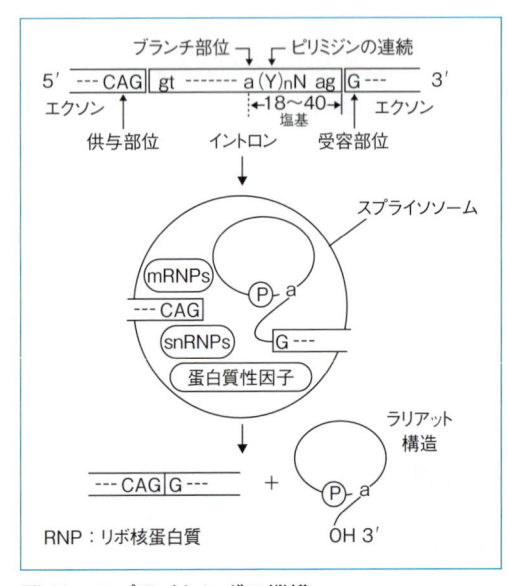

図11 スプライシングの機構

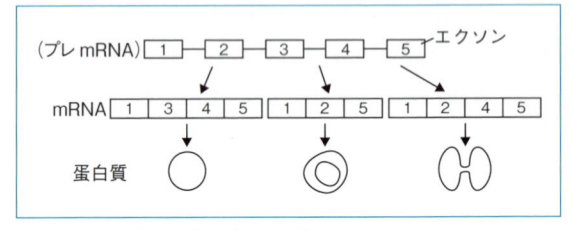

図12 選択的スプライシング

a. 遺伝暗号

mRNA は4種類のヌクレオチドのうち，3種類のヌクレオチドの組み合わせにより20種類のアミノ酸をコードしており，これをコドン（またはトリプレットコドン）という（表1）．4種類のヌクレオチド（A, G, T, C）から任意に3種類のヌクレオチドを組み合わせると $64(4^3)$ 個のアミノ酸ができるはずであるが，1アミノ酸に対して複数のコドンが対応している．また，AUG（メチオニン）を開始コドンといい，ここから翻訳が開始される．

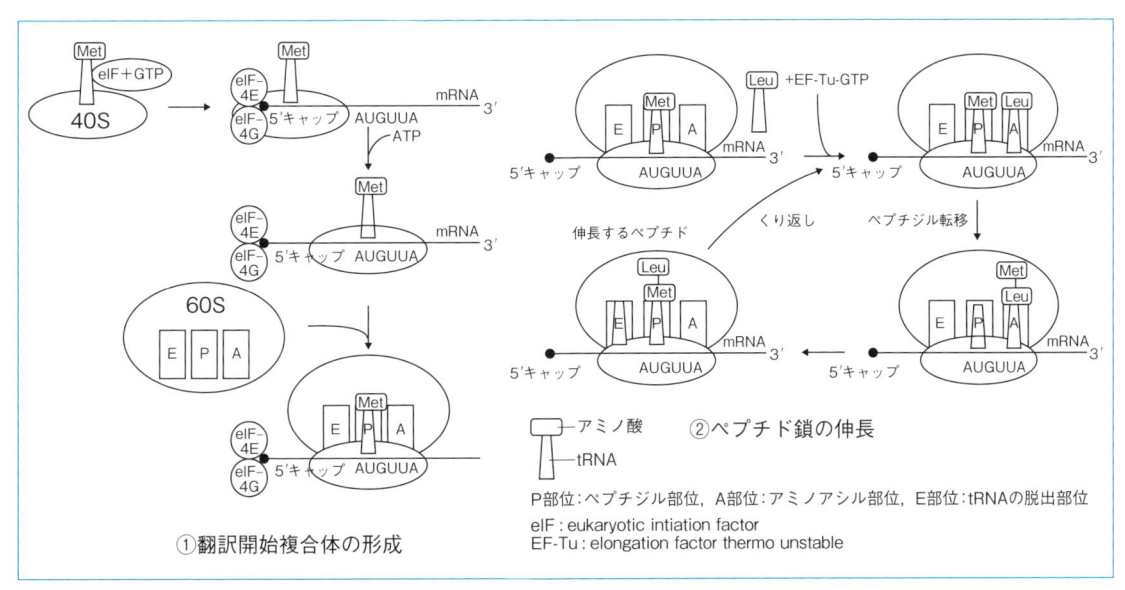

図13 翻訳

表1 遺伝暗号表（コドン表）

第一塩基	第二塩基				第三塩基
	U	C	A	G	
U	UUU ┐Phe UUC ┘ UUA ┐Leu UUG ┘	UCU ┐ UCC ├Ser UCA ┤ UCG ┘	UAU ┐Tyr UAC ┘ UAA 終止 UAG 終止	UGU ┐Cys UGC ┘ UGA 終止 UGG Trp	U C A G
C	CUU ┐ CUC ├Leu CUA ┤ CUG ┘	CCU ┐ CCC ├Pro CCA ┤ CCG ┘	CAU ┐His CAC ┘ CAA ┐Gln CAG ┘	CGU ┐ CGC ├Arg CGA ┤ CGG ┘	U C A G
A	AUU ┐ AUC ├Ile AUA ┤ AUG Met（開始）	ACU ┐ ACC ├Thr ACA ┤ ACG ┘	AAU ┐Asn AAC ┘ AAA ┐Lys AAG ┘	AGU ┐Ser AGC ┘ AGA ┐Arg AGG ┘	U C A G
G	GUU ┐ GUC ├Val GUA ┤ GUG ┘	GCU ┐ GCC ├Ala GCA ┤ GCG ┘	GAU ┐Asp GAC ┘ GAA ┐Glu GAG ┘	GGU ┐ GGC ├Gly GGA ┤ GGG ┘	U C A G

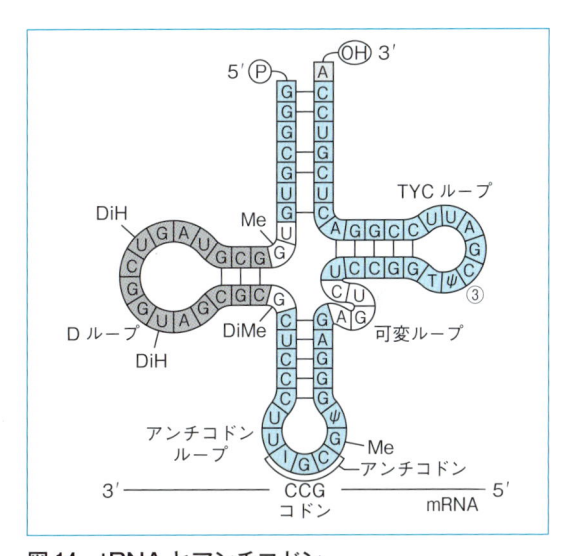

図14 tRNAとアンチコドン

また，UAA，UAG，UGAを終止コドンといい，この配列をリボソームが認識したら，そこで翻訳が終了する．この表から，コドンの3番目の塩基に置換があってもアミノ酸が変化しない場合が多いことがわかる．

b. 翻訳のプロセス（図13〜15）

① 翻訳開始複合体の形成

メチオニンと結合しているメチオニルtRNAが，GTPのエネルギーを利用して開始因子（eukaryotic initiation factor；eIF）とともに，リボソームの小サブユニット（40S）に結合する．小サブユニットは，mRNAのキャップ構造とそれに結合しているeIF-4E，eIF-4Gを目印にmRNAの5′から3′に移動し開始コドンAUGを認識する．ここに大サブユニット（60S）が結合し，そのペプチジル部位（P）にメチオニルtRNAが結合して翻訳開始複合体（ポリソーム）が完成する．

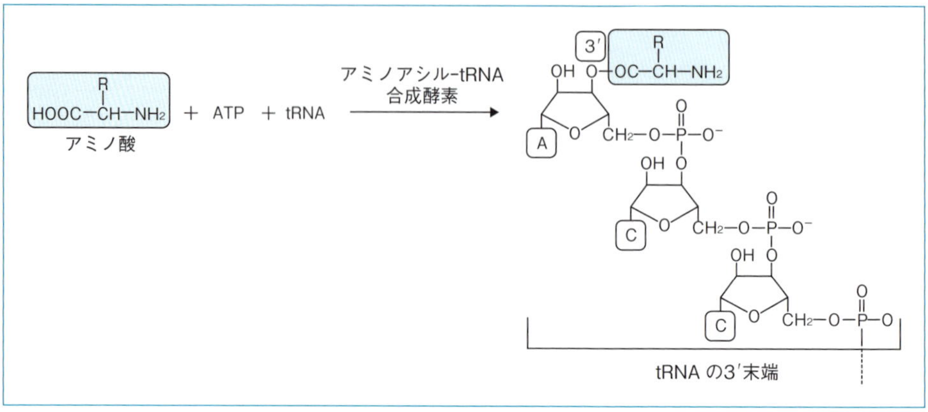

図15　tRNAへのアミノ酸の結合

② ペプチド鎖の伸長

続いて，リボソームのアミノアシル部位（A）に次のアミノアシル-tRNA が運ばれてきて結合する．tRNA には，mRNA と相補的な配列（アンチコドン）があり（図14），mRNA に対応したアミノ酸を tRNA の 3′ 末端に結合させ（図15），A 部位に結合する．P 部位のメチオニンは，ペプチジル転移酵素により A 部位にあるアミノ酸（図13ではロイシン）に結合しポリペプチドが合成される（ペプチジル転移）．P 部位のフリーになった tRNA は脱出部位（E）に移動し，A 部位でできたペプチジル tRNA はトランスロカーゼにより P 部位に移動する（トランスロケーション）．これを繰り返してペプチド鎖を伸長する．

③ 合成の終結

終止コドンが A 部位に来ると，tRNA の代わりに解離因子（RF）が結合し翻訳は停止する．膜結合型リボソームで合成されたペプチド蛋白は，小胞体に運ばれゴルジ体で修飾を受けた後，細胞膜，細胞外へ移動する．一方，遊離型リボソームで合成された蛋白質は，N 末端にあるシグナルペプチドを頼りに細胞内の各オルガネラに局在する．

D 遺伝子変異

遺伝子変異とは，親（または母細胞）と異なる DNA が子（娘細胞）に伝わることであり，組換え（交差，転位），逆位，重複，欠失，挿入，塩基置換などがある．生体に異常のない変異から，器官や生体に大きな影響を及ぼす変異まで多様である．ほとんどが配偶子の形成，遺伝子の複製，遺伝子修復時のエラーによるものである．ここでは，遺伝子レベルで起きる小さな変異について示す．

1. 欠失と挿入

一塩基程度の欠失から遺伝子全体が失われる大きな欠失まである．たとえ一塩基の欠失でも，それが翻訳領域に起きるとトリプレットコドン（3塩基）の読み枠がずれて，異常な蛋白質ができ，やがては終止コドンが現れて蛋白質の合成が停止する．これを，フレームシフト変異とよぶ．挿入の場合もまったく同じことがいえる．

2. 一塩基置換

遺伝子を構成する塩基には，プリン塩基であるアデニン（A）とグアニン（G），ピリミジン塩基であるシトシン（C）とチミン（T）がある．プリン塩基（AとG），あるいは，ピリミジン塩基（CとT）の間で起きる変異をトランジション（transition）変異，プリン塩基とピリミジン塩基との間で起きる変異をトランスバージョン（transversion）変異という．一塩基置換が転写調節領域で起きるとその遺伝子発現に影響を及ぼす場合があり，スプラ

表2 遺伝子変異の種類

	イントロン	エクソン	イントロン
(もとの塩基配列) (もとのアミノ酸配列)	＝＝ag	G^{131}TACG＝＝＝//＝＝—GAG^{234}—CAC^{237}—CGA^{240}—GAT^{243}—TTA^{246}—ACC^{249}//——G 　　　　　　　　　　　Glu^{78}　His^{79}　Arg^{80}　Asp^{81}　Leu^{82}	gt＝＝
サイレント変異 (silent mutation)	＝＝ag	G^{131}TACG＝＝＝//＝＝—GAG^{234}—CAC^{237}—CGG^{240}—GAT^{243}—TTA^{246}—ACC^{249}//——G 　　　　　　　　　　　Glu^{78}　His^{79}　Arg^{80}　Asp^{81}　Leu^{82}	gt＝＝
ミスセンス変異 (missense mutation)	＝＝ag	G^{131}TACG＝＝＝//＝＝—GAG^{234}—CAC^{237}—CAA^{240}—GAT^{243}—TTA^{246}—ACC^{249}//——G 　　　　　　　　　　　Glu^{78}　His^{79}　Gln^{80}　Asp^{81}　Leu^{82}	gt＝＝
ナンセンス変異 (nonsense mutation)	＝＝ag	G^{131}TACG＝＝＝//＝＝—GAG^{234}—CAC^{237}—TGA^{240}—GAT^{243}—TTA^{246}—ACC^{249}//——G 　　　　　　　　　　　Glu^{78}　His^{79}　Stop　以下，合成されない．	gt＝＝
フレームシフト変異(欠失) (frame-shift mutation)	＝＝ag	G^{131}TACG＝＝＝//＝＝—GAG^{234}—CAC^{237}—CGA^{240}—GTT^{243}—TAA^{246}—CCC^{249}//——G 　　　　　　　　　　　Glu^{78}　His^{79}　Arg^{80}　Val^{81}　Stop	gt＝＝
	イントロン	エクソン	
ミススプライシング変異 (missplicing mutation)	＝＝ac	gtacg ＝＝＝//＝＝—gag—CAC—CGA—GAT—TTA—AC//——G 　　　　　　　　　　　　　His　Arg　Asp　Leu	ga＝＝

＊塩基の右肩の数字は，開始コドンATGのAを1として数えた塩基数
＊＊アミノ酸の右肩の数字は，開始メチオニン(ATG)から数えたアミノ酸数

　　サイレント変異：塩基置換によりアミノ酸が変化しない変異．できる蛋白質には変化がない．
　　ミスセンス変異：塩基置換によりアミノ酸が変化する変異．できる蛋白質の構造や活性が変化することがある．
　　ナンセンス変異：塩基置換によりストップ(終止)コドン(TAA，TAG，TGA)が生ずる変異．これ以後はペプチドができず蛋白の欠失となる．
　フレームシフト変異：塩基の欠失や挿入により3塩基の読枠(トリプレットコドン)がずれることにより，異常な蛋白質ができ，やがてストップコドンが生ずる(out of frame)．3塩基単位で塩基が挿入したり欠失した場合は，1次構造の異なる蛋白質が生成される(in frame)．
ミススプライシング変異：エクソン-イントロンジャンクションのうち，イントロンに5′末端はgt，3′末端はag配列が保存されており，この配列に変異が起きると，エクソンの一部がスキップしたり，イントロンの一部が削られる結果，異質な蛋白質を合成する．

イシング部位に起きると，スプライシング異常が起きて異質な蛋白質を産生することがある(ミススプライシング変異)．また，翻訳領域に起きる塩基置換がアミノ酸に与える影響により，変異の種類を表2のように分類している．

3. 遺伝子変異の記載法

　遺伝子変異にはさまざまな種類があり，変異の種類や部位により，蛋白質レベルにも多様な影響を与える．ここでは，科学論文などで一般的に広く使われている変異の記載法について説明する(表3)．

1) DNAレベル

・塩基置換(substitution)の c. 239 G＞A は，"c"でアミノ酸をコードしているDNA(coding DNA)であることを示し(以下同様)，"239"は置換している塩基が先頭の coding DNA である ATG の A を1番と数えた場合，239番目にあたることを示し，"＞"はその塩基が G から A に置換していることを表している．

・一方，イントロンに塩基置換がある場合，c. 131-1 G＞C は，そのエクソンの最上流の塩基131番目からイントロン上流へ1塩基目(−1)にGからCへの置換があったことを示す．反対に，そのエクソンの最下流の塩基番号からイントロン下流へ何塩基目に変異があるかをプラス(＋)塩基数で表す．

・欠失(deletion)の場合は，欠失した部分の塩基番号の後に欠失した塩基を書く(c. 242delT)．広域に欠失した場合は，欠失した"最初の塩基番号"アンダーバー(＿)"最後の塩基番号"delとする(c. 35_38del)．

・挿入(insertion)の場合は，挿入部分の前後の塩基番号をアンダーバー(＿)でつなぎ，その後に"ins"とし，続けて挿入されている塩基配列をすべて並べる(c. 71_72insA)．

・重複は(duplication)，重複塩基の塩基番号をアンダーバー(＿)でつなぎ，その後に繰り返されている塩基を書くが，これを省略することもある(c. 71_73dupATG)．

表3 変異の記載法(表2の具体例を参照)

1. DNAレベルでの記載法

変異の種類		記載法	解説
塩基置換 (substitution)	エクソン	c. 239 G>A	c.: coding DNAの239番目の塩基がGからAに置換. 表2のミスセンス変異を参照.
	イントロン	c. 131-1 G>C	エクソンの始まりの131番目の塩基から1塩基上流のイントロンの塩基がGからCに置換. また, エクソンの終わりの315番目の塩基から2塩基下流のイントロンの変異は, 315+2T>Aと表す. 表2のミススプライシング変異を参照.
塩基の欠失 (deletion:del)		c. 242delT	241番目の塩基Tが欠失. 表2のフレームシフト変異を参照. また, 例えば35~38番目の塩基が欠失した場合は, c. 35_38delと表す.
塩基の挿入 (insertion:ins)		c. 71_72insA	71番目と72番目の塩基の間にAが挿入. また, 複数塩基が挿入されている場合, 71_72insAGTと挿入された塩基を並べて示す.
塩基の重複 (duplication:dup)		c. 71dupA	71番目の塩基Aが繰り返されていることを示す. また, 71番目と73番目の3塩基が重複されている場合, c. 71_73dupATGと表す. ATGは省略されることもある.

2. 蛋白質レベルでの記載法

変異の種類		記載法	解説
アミノ酸置換 (substitution)	ミスセンス変異	p. Arg80Gln (p. R80Q)	開始メチオニンを1番として, 80番目(コドン80)のアルギニンがグルタミンに置換. 表2のミスセンス変異を参照.
	ナンセンス変異	p. Arg80* (p. R80*)	コドン80のアルギニンが終止コドンに変化. 表2のナンセンス変異を参照.
アミノ酸の欠失 (deletion:del)		p. Lys51del (p. K51del)	コドン51のリジンが欠失. また, コドン51のリジンからコドン53のグルタミンまで3アミノ酸が欠失している場合はp. Lys51_Gln53del (p. K51_Q53del)と表す.
アミノ酸の挿入 (insertion:ins)		p. Lys51_Leu52insGlnSer (p. K51_L52insQS)	コドン51のリジンとコドン52のロイシンの間にグルタミンとセリンが挿入.
アミノ酸の重複 (duplication:dup)		p. Lys51dup (p. K51dup)	コドン51のリジンが重複. コドン51のリジンからコドン53のグルタミンまで3アミノ酸が重複している場合はp. Lys51_Gln53dup (p. K51_Q53dup)と表す.
フレームシフト変異 (frameshift:fs)		p. Asp81fsX1 (p. D81fsX1)	コドン81のアスパラギン酸にフレームシフト変異が生じ, そこからコドン1番目で終止コドンとなることを表す. Xは表記しないこともある. 表2のフレームシフト変異(242番目のAが欠失した結果, アスパラギン酸がバリンに変化)を参照.

URL: (http://www.hgvs.org/mutnomen/examplesDNA.html)
(HUMAN MUTATION 15:7.12(2000)を参考に作成)

なお, 論文では, 記載法の頭に付される"c."を省略する場合がある.

2) 蛋白質レベル

蛋白質レベルでの変異は, 塩基の番号の代わりに開始メチオニンを1とし, そこからのアミノ酸数(コドン)で位置が表示される. 表中の記載法の下段(括弧内)はアミノ酸の1文字表記で表しており, よく使用される.

コーディング領域における塩基置換によるアミノ酸変異は, ミスセンス変異と, ナンセンス変異がある. アミノ酸置換のp. Arg80Glnは, "p."で蛋白質(protein)であることを示し, 開始メチオニンより80番目のアミノ酸(コドン80)がアルギニンからグルタミンに変化したミスセンス変異であることを示している. p. Arg80*は, コドン80のアルギニンが終止コドンに変化したナンセンス変異を表す. p. Arg80Xと表すこともできる. また, 論文ではArg80StopやArg80Termと表現される場合もある. 欠失, 挿入, 重複は塩基レベルの記載方法に準じて記載されている. フレームシフトのp. Asp81fsX1は, コドン81がフレームシフトによりアスパラギン酸からバリンに変異し, 次の1番目で終止コドンが生じたことを表している.

なお, 論文では, 記載法の頭に付される"p."を省略する場合が多い.

E 遺伝子の損傷と修復

1. 遺伝子の損傷の原因

遺伝子の損傷の原因として化学的要因と物理的要因がある.

a. 化学的要因

発がん物質（Carcinogen）が,直接,塩基の構造に変化を与える場合のほか,腸内での化学反応,腸内細菌の代謝,肝臓での代謝・解毒酵素（チトクローム p450 など）により発がん性を獲得する.グアニンの 6, 7, 8 位に発がん物質が結合することが多い.活性酸素は,体内で常に産生されており,フリーラジカルが塩基を酸化して分解する.

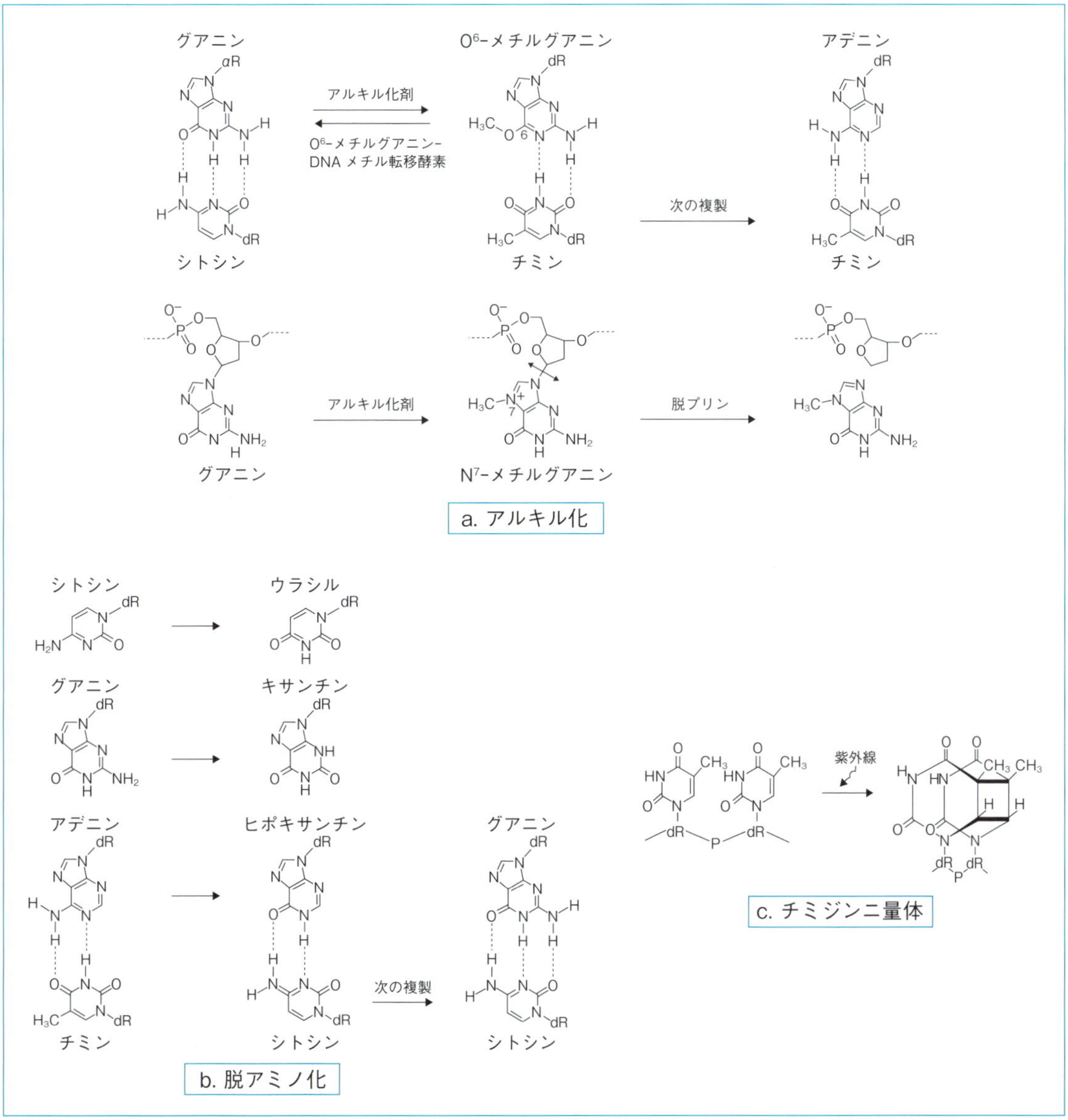

図 16　DNA の損傷
dR：デオキシリボース

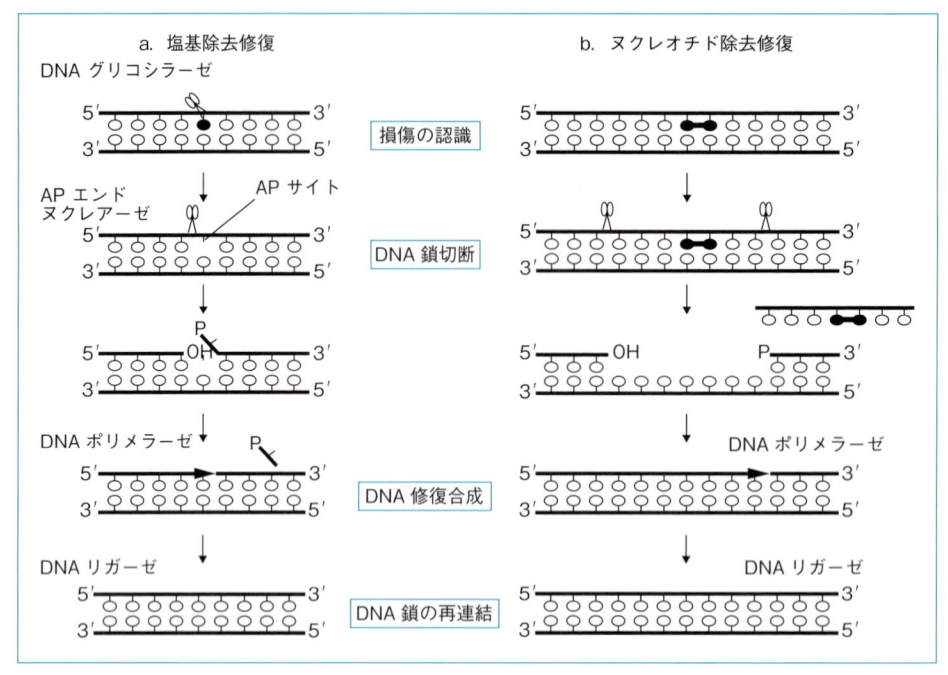

図17 塩基・ヌクレオチド除去修復　　APサイト：apurinic/apyrimidinic サイト

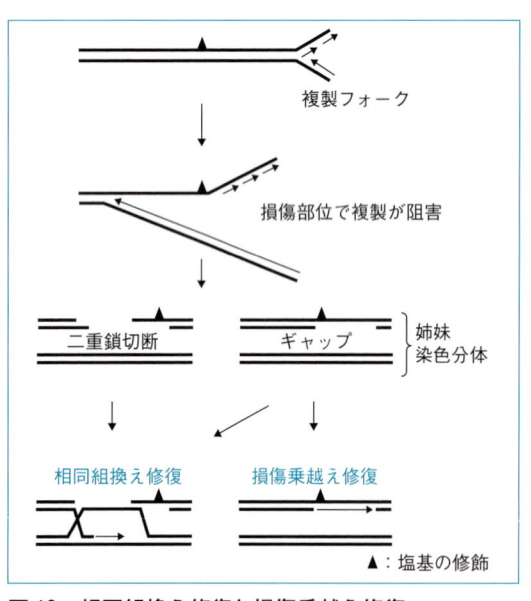

図18 相同組換え修復と損傷乗越え修復

2. 損傷の種類

アルキル化とそれに続く脱プリン反応，脱アミノ化，ピリミジン二量体の形成などがある（図16）．

3. DNAの修復

a. 塩基除去修復

修飾された塩基とデオキシリボースに特異的に作用するDNAグリコシラーゼが多種存在する．デオキシリボースから塩基を切り離し，エンドヌクレアーゼでその部分の糖鎖を削り取り，DNAポリメラーゼとリガーゼを用い，新たなヌクレオチドで埋める（図17-a）．

b. ヌクレオチド除去修復

チミン二量体など，異常のヌクレオチドの周囲を広く切り取り，DNAポリメラーゼとリガーゼで修復する（図17-b）．

b. 物理的要因

X線やγ線，紫外線がDNAの化学構造を変化させる．

c. 相同組み換え修復と損傷乗越え修復

鋳型鎖の塩基修飾によりDNA複製が妨害される．この場合，相同遺伝子の未損傷部分を鋳型に自己を複製する（相同組換え修復）．また，損傷部位を一旦いずれかの塩基で埋めて通過し，後で修復する損傷乗越え修復もある（図18）．

その他，転写と共役した修復機構があり，RNAポリメラーゼがDNA修復蛋白を直接よび込み修復する．DNA修復の失敗や，やり残しはDNA複製を通じて固定され，発がんの原因となる．

F 遺伝子発現の調節

DNAからmRNAに情報が転写され，その情報に基づいて蛋白質が作られることを遺伝子発現という．ヒトの細胞はすべて同じ遺伝子で構成されているが，組織あるいは細胞特異的に発現したり，個体の発生と分化の過程で発現がコントロールされている遺伝子が数多くある．遺伝子発現は染色体レベルと遺伝子レベルで調節されている．

1. 染色体レベルの調節機構

この調節機構は標的遺伝子のプロモーター領域にRNAポリメラーゼが結合する環境をつくる過程であり，マクロなチューニング機構である．まず，塩基性残基（$-NH_3^+$）を表面にもつヒストン蛋白をアセチル基で中和し，リン酸イオン$\left(O=\overset{|}{\underset{|}{P}}-O^-\right)$をもつDNAとの結合力を低下させる．DNAとヒストン蛋白の結合がゆるむと，その部分に転写因子，転写調節因子が結合して転写のための足場が整う．

2. 遺伝子レベルの調節機構

遺伝子単位で行われるミクロなチューニング機構で，マクロなチューニング機構と密接に関連している．すなわち，マクロなチューニング機構で標的遺伝子周辺のヒストン蛋白と遺伝子の結合がゆるむと，転写開始点上流のプロモーター領域周辺に細胞外から刺激により伝達された転写因子が結合しRNAポリメラーゼがリクルートされる．転写された遺伝子は蛋白質を発現する．

G エピジェネティクス

遺伝子の塩基配列の変化により，個体から個体へ，また，細胞から細胞へ表現型が変化することはよく知られているが，遺伝子の塩基配列に変化がないのに表現型が異なり，体細胞レベルで子孫の細胞に伝達されることが日常の営みの中でよくみられる．これは，遺伝子発現の違いによるもので，エピジェネティクスな変化という．これに深く関与しているのがDNAのメチル化である．最も身近な例として，すべての体細胞はたった1つの受精卵を起点に発生と分化を繰り返し，機能の違うさまざまな器官を形成し，皮膚細胞は皮膚に変化し，ヘモグロビンは赤血球細胞でしか作れなくなった．これはエピジェネティクスの典型的な一例である．

1. エピジェネティクスの機構

哺乳類ではCpG（塩基配列でシトシン-リン酸-グアニンの並び）の約70％がメチル化されており，転写していない領域のCpGの約80％以上がメチル化されているといわれている．CpGのCがメチル化されて5-メチルシトシンとなる．遺伝子上でCpGが集中している部位を"CpGアイランド"といい，遺伝子上流の発現調節領域に多くみられる．メチル化されていない"CpGアイランド"は，遺伝子発現が活発であり，細胞の生命維持に必要で，どの細胞でも発現しているハウスキーピング遺伝子の転写調節領域によくみられる．

CpGアイランドのシトシンがメチル化を受けると，メチル化DNA結合蛋白（MDB）がこの部分を認識して結合する．さらに，MDBはヒストン脱アセチル化酵素（HDAC）をともない，ヒストン

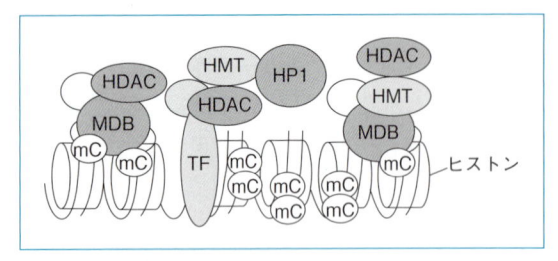

図19 メチル化領域の模式図
mC：メチル化シトミン
MDB：メチル化 DNA 結合蛋白
HDAC：ヒストン脱アセチル化酵素
HMT：ヒストンメチル化酵素
HP1：ヘテロクロマチン蛋白質群
TF：転写因子

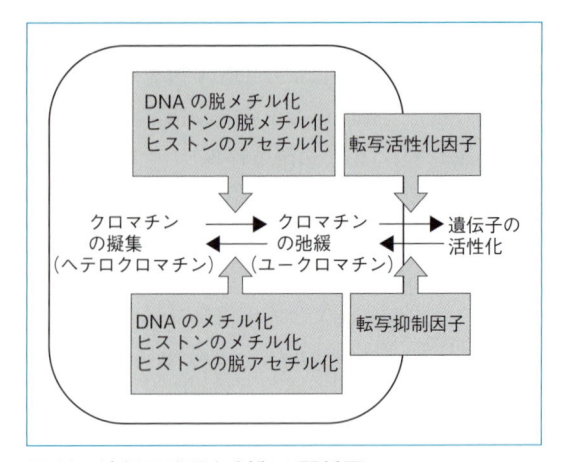

図20 遺伝子発現と制御の関係図

蛋白のN末端側のリジン残基に結合しているアセチル基を引き抜く．これによって，中和されていたヒストン蛋白のN末端側は陽性荷電となり，陰性荷電のDNAと強く結合することになり転写が抑えられる．一方，MDBはヒストンメチル化酵素(HMT)とも結合し，アセチル基が取り除かれたヒストン蛋白はメチル化され，その部分を認識するヘテロクロマチン蛋白質群(HP1)が結合し，お互い同士が重合することにより，その領域は凝縮して転写が抑えられる（図19）．遺伝子が発現する場合は，これと逆のコースをたどると考えられている．すなわち，遺伝子上流の転写調節領域に転写活性化因子が結合することでヒストンアセチル化酵素(HAT)が遺伝子に接近してヒストンをアセチル化し，ヒストンとDNAの結合を弱める．その後，メチル化が解消され，転写因子が結合して転写が開始されると考えられている．遺伝子発現と制御の関係を図20に示した．詳細についてはまだ不明な点が多い．

2. エピジェネティクスの対象とされている生命現象

a. X染色体の不活化（ライオニゼーション：lyonization）

1961年，イギリスの遺伝学者ライオン(Lyon)は，X染色体上のG6PDHの活性に性差がないことを見出した．その理由として，女性の2本のX染色体の1本が細胞分化のある時期にランダムにメチル化されることを見いだした．

b. ゲノムの刷り込み

メンデルの遺伝の法則では，両親に由来する1対の対立遺伝子の発現は等価であるという前提がある．しかし，配偶子の形成過程で父母由来のいずれかの遺伝子が後天的にメチル化される結果，父親あるいは母親由来のみの遺伝子が発現する現象が起きている．これをゲノムの刷り込み（ゲノムインプリンティング）という．ライオニゼーションのように1つ多いX染色体がランダムにメチル化されるのではなく，親の性に依存してメチル化される．その好例としてプラダー・ウィリー(Prader-Willi)症候群(PWS)とアンジェルマン(Angelman)症候群がある．

プラダー・ウィリー症候群は乳児期の筋緊張低下，特異顔貌，幼児期の過食と肥満などを特徴とする疾患である．父性発現しており，母由来の遺伝子はメチル化されている．原因の約70％は父由来の染色体15q11-q13上の遺伝子の欠失，約25％が1対の染色体双方が母親に由来する母性片親性ダイソミー(UPD)で，そのほか3〜5％が父由来遺伝子のメチル化や変異が考えられている（図21）．

これに対し，アンジェルマン症候群は母性発現であり，母由来15q11-q13上の遺伝子の欠失，父性片親性ダイソミー，遺伝子変異が原因として考

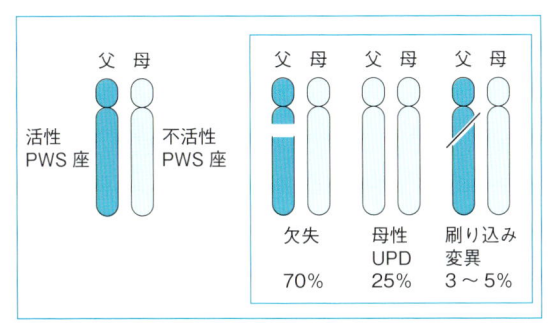

図 21 プラダー・ウィリー症候群の染色体異常
PWS：Prader-Willi syndrome
UPD：uniparental disomy

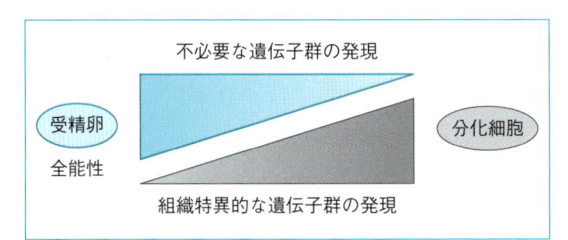

図 22 発生・分化とエピジェネティクス

に分化を続け，その組織や器官に特徴的な形態や機能を獲得する．こうした分化誘導を進めているのは，幹細胞状態を維持している転写因子の活性をDNAのメチル化などにより抑制し，代わりに細胞が分化するために幹細胞では抑制されていた転写因子の活性をDNAの脱メチル化などにより活性化させるエピジェネティックな調節機構である（図22）．

同様なことが，アポトーシスやがんの進展など，分化後の細胞の生理的・病理的作用にもかかわっていることが知られている．

参考文献
1) 医薬分子生物学 改訂第2版. 南江堂，2009
 ※遺伝子の複製，転写翻訳，細胞周期と細胞分裂の機構がより詳細に書かれている．そのほか，さまざまなシグナルと受容体，その細胞内伝達機構について詳しく書かれている．また，遺伝子のクローニング技術や最新のおもな遺伝子工学について紹介している．医学生，薬学生を対象とした教科書である
2) 遺伝医学への招待 改訂第4版. 南江堂，2008
 ※遺伝子と染色体の構造と，それぞれの変異や異常について説明している．最後に病気の遺伝学として疾患ごとに説明している．遺伝学を中心に平易な言葉で書かれており，本書で使われている専門用語は同じページで解説を加えているので理解しやすい
3) 遺伝カウンセリングマニュアル 改訂第2版. 南江堂，2006
 ※遺伝学に関する必要な知識と単一遺伝子疾患別に症状，責任遺伝子や再発率等が詳細に書かれており，遺伝学専門医または遺伝カウンセラー必携の著である
4) 分子生物学講義中継 part 1〜3. 羊土社，2004
 ※生物の進化，生命の発生分化，遺伝子の構造と複製，転写，翻訳その後のプロセシング，シグナル伝達機構，エピジェネティクス，最新のモレキュラーテクノロジーなど，筆者が行った講義を再現する形で書かれ，3冊からなる．1冊に集約した本も販売されている

えられている．

c. 発生から分化・形態形成

生命の誕生はたった1つの胚細胞（受精卵）より始まる．分割により数を増やしあらゆる細胞に分化できる全能（万能）細胞，すなわち，胎生幹細胞（embryonic stem cell；ES細胞）になる．ES細胞は半保存的複製を繰り返しながら，次子に遺伝情報を受け渡す生殖幹細胞と体性幹細胞（組織幹細胞）へと分化していく．さらに組織幹細胞は，造血幹細胞，神経幹細胞，肝幹細胞，皮膚幹細胞など

第3章
遺伝子・染色体検査に用いる機器・器具・試薬

1 機器・器具

学習のポイント
❶ 遺伝子・染色体検査にはそれぞれに特有かつ専用の機器・器具が必要となる.
❷ 遺伝子検査に用いる機器・器具・試薬を理解しておこう.

本項を理解するためのキーワード

❶ **クリーンベンチ**
細胞・組織培養に必要.

❷ **安全キャビネット**
病原微生物試料からの核酸抽出時など,病原体や有害物質の拡散防止に必要.

❸ **炭酸ガス培養装置**
染色体検査の細胞培養に必要.

❹ **電気泳動装置**
遺伝子の分離検出に使用.各種の装置を使い分ける.

❺ **遠心分離装置**
核酸抽出,試薬の混合に使用.

❻ **顕微鏡**
細胞培養時の細胞の増殖状態を観察する際に位相差倒立顕微鏡が使用され,染色体検査のFISH法において蛍光顕微鏡が使用される.

❼ **水の精製装置**
遺伝子・染色体検査にそれぞれ専用の純水が必要となる.水の種類,その精製法を理解しておく.

❽ **分光光度計**
核酸の濃度の定量に特化した専用の装置(抽出される核酸は微量であるため)が必要となる.

❾ **核酸増幅装置**
サーマルサイクラーはPCR法に使用される.Real-time PCR装置は遺伝子定量解析や遺伝子多型解析に使用される.

❿ **DNAシークエンサー**
DNAの塩基配列を自動的に読み取るための装置である.

1. クリーンベンチ・安全キャビネット

1) クリーンベンチ(図1)
染色体・遺伝子を扱う検査や実験,特に細胞・

サイドメモ：ドラフトチャンバー

ドラフトチャンバー(ドラフト)：強制排気装置を有する箱形の実験台.引火性や揮発性のある試薬(フェノール,クロロホルムなど),あるいは毒物などを取り扱う場合に使用する.使用するときは,ファンを回し,ガラス戸を下げて,手だけ入れて操作する.

バイオハザード：有害な生物による危険性を規定したもの.病院の検体試料や廃棄物,病原微生物,遺伝子組み換え生物,雑草や害虫を強化しかねない農薬耐性遺伝子や遺伝子組み換え作物も含まれる.

感染性微生物を取り扱う場合の準備：危険度に応じた施設および設備の基準を遵守する.例えば,結核疑いの喀痰からの核酸抽出など,拡散の恐れのある操作は,安全キャビネット内で行う.さらには扱う検体に応じて,ゴーグル,マスクを着用する.病原微生物の遺伝子検査ではバイオハザードを考慮したクラスⅡ以上の安全キャビネットが必要となる.

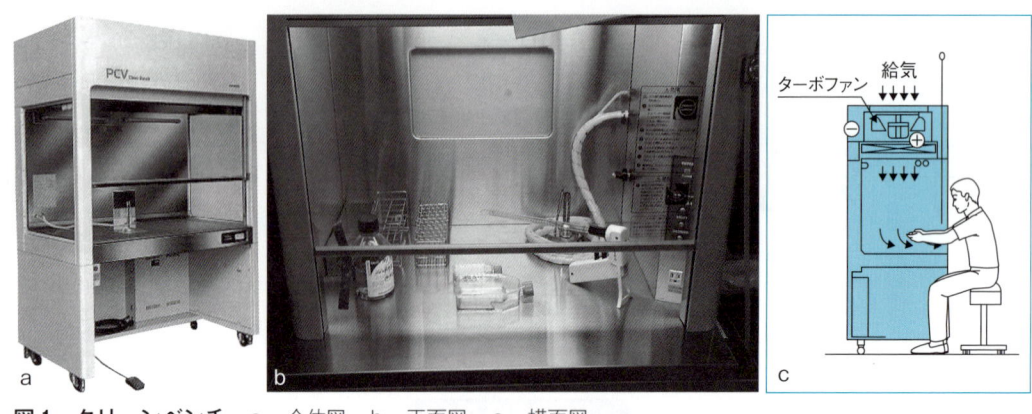

図1　クリーンベンチ　a. 全体図，b. 正面図，c. 横面図

表1　バイオハザード対策用キャビネット

クラス	クラスI	クラスII	クラスIII
構造	HEPAフィルタ／ファン	HEPAフィルタ／ファン	建屋給気ダクト／建屋排気ダクト／ファン／HEPAフィルタ
設備	P2, P3レベル		P4レベル
特徴	実験者への感染防止の性能が良い．キャビネット内には外部雑菌が混入する．無菌操作を必要としない実験に適する．	実験者への感染防止とキャビネット内の清浄度の性能を合わせ持つ．無菌操作が行え用途が広い．	最高危険度の生物材料を取り扱うことができる．密閉形のため操作性がかなり制限される．
主要試験項目	風速・風量試験 HEPAフィルタ透過率試験	（NSFおよびJIS規格）細菌試験，気密度試験 風速・風量試験，HEPAフィルタ透過率試験	気密度試験 HEPAフィルタ透過率試験

組織培養にかかわる作業では，無菌操作が必要である．クリーンベンチは外部からの埃や環境微生物の混入（コンタミネーション）を避けながら，無菌操作を行うための装置である．その構造は作業台と作業台をカバーする前面ガラスと屋根，左右の壁からなる．作業台上は常に清浄に保ち，開閉するガラス戸内で作業を行う．裏面あるいは下面から空気を取り込み，ファンを使ってHEPAフィルタ（HEPA：high efficiency particulate air）で濾過した清浄空気を流入させ，ベンチ内の作業スペースを無菌的に保持している．正面より前方へ吹き出される水平送風形と天井面により下方に垂直に吹き出される垂直送風形の2種類がある．使用前後にはアルコール綿でベンチ内を拭いて，清潔を保持する．使用後は殺菌灯をつける．

2）安全キャビネット（表1）

病原体や遺伝子組み換え生物を取り扱う者は，これらの検体から感染を起こしたり，有害物質（ヒトの病原微生物感染試料，遺伝子組換え体など）を外部へ拡散する危険がある．これを回避するには，拡散防止（封じ込め）した上での作業が必要となる．安全キャビネットは，ドラフトチャンバーの排気口にHEPAフィルタを取り付け，濾過し

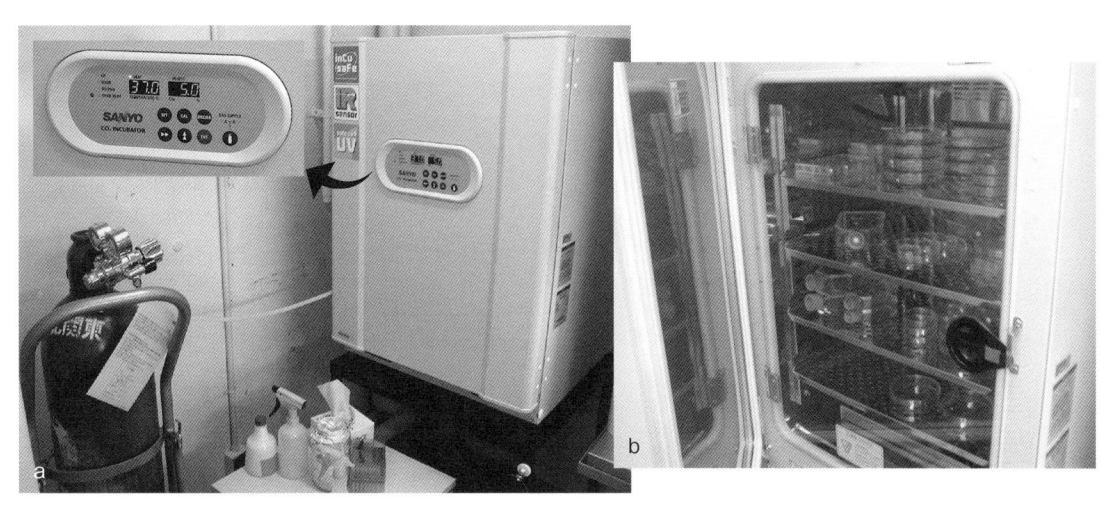

図2 炭酸ガス培養装置(CO$_2$インキュベータ)　a．全体図，b．内部

た排気を行うことにより，作業台内部を常に陰圧に保ち，作業中に発生するエアロゾルなどが外部へ拡散しないようにしたバイオハザード対策の装置である．

バイオハザード対策用キャビネットは構造によりクラスⅠ，Ⅱ，Ⅲの3種類に分類される．バイオハザード対策の設備レベルと扱う生物材料に応じて選択する．

2. 炭酸ガス培養装置（CO$_2$インキュベーター）(図2)

細胞の培養（染色体検査のリンパ球培養や各種細胞株の培養など）や組織の細胞増殖に使用する．一般的な細胞培養は炭酸ガス濃度を5％，温度を37.0℃の条件で設定し，培養容器（プラスチック製のシャーレやフラスコ）の蓋は緩めた状態で通気して行う．炭酸ガスは培養液のpHを一定にする目的で使用される．本装置最下段の貯留水皿には適量の蒸留水を入れておく．CO$_2$濃度検出器は湿度がほぼ100％の状態でのみ正しい測定を行うので貯留水がなくならないよう注意する．

最近では湿度コントロール機構が装着され，貯留水皿が不要な装置もある．装置内は高湿度の環境であるため雑菌が繁殖しやすい．したがって，定期的に内部を清掃し，使用する必要がある．

3. 染色体解析システム(図3)

主に染色体検査（核型分析）に使用する．本システムは顕微鏡と染色体解析装置で構成される．蛍光顕微鏡を使用することにより，FISH(fluorescence *in situ* hybridization)解析，CGH(comparative genomic hybridization)解析，M-FISH(multicolor-FISH)解析を行うことができる．顕微鏡に電動ステージを付設し，メタフェーズファインダー（自動分裂中期核検索取り込み機能），FISH自動カウント機能を有するシステムもある．顕微鏡からCCDカメラにより高精度の画像取り込み

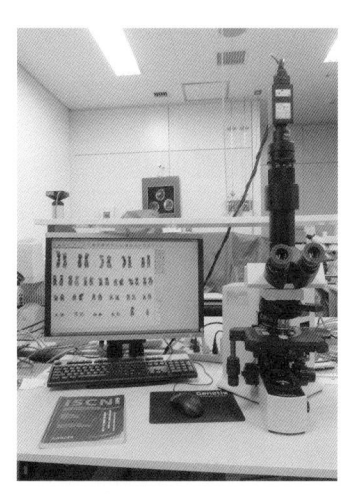

図3 染色体解析システム

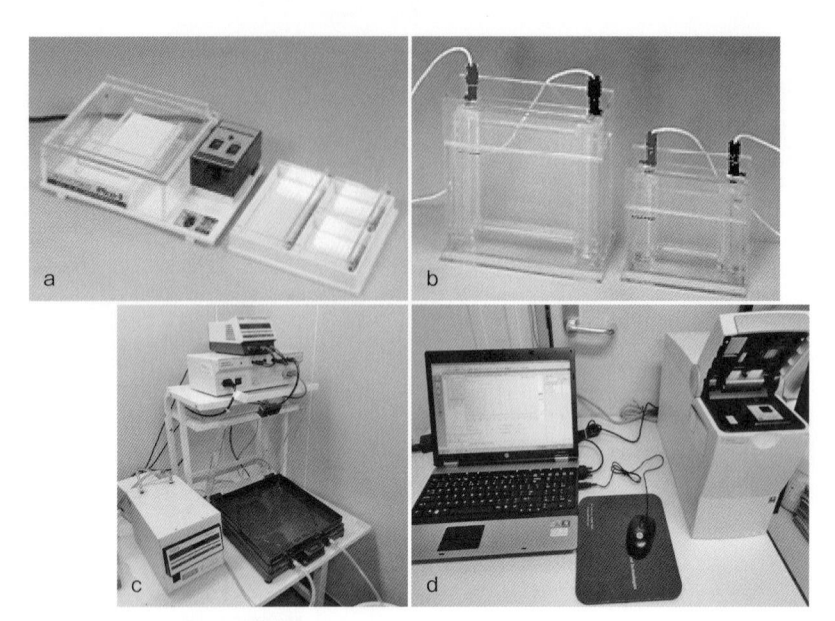

図4 電気泳動装置
　a．サブマリン型電気泳動装置
　b．垂直スラブ型電気泳動装置
　c．パルスフィールドゲル電気泳動装置
　d．核酸電気泳動システム Agilent 2100 バイオアナライザ

を行い，従来，核型分析で行われてきたフィルム現像，印画紙への焼き付け，はさみによる切り離しの手順なしに，そのままコンピュータの画面上で染色体を自在に並べ直すことができる．各種バンドレベルのイデオグラム画像を使用することが可能で，部分核型の作成も容易である．CCDカメラは，通常，白黒カメラで，FISH法ではシングルバンドパスフィルタの画像を取り込み，疑似カラーを付け，それぞれの画像を重ね合わせて表示する仕組みになっている．

4. 電気泳動装置(図4)

1) サブマリン型電気泳動装置(図4-a)

アガロースゲル(アガロース 0.5～3.5%)を用いる．PCR産物の確認やDNA(1 kb以下)の電気泳動確認に広く使用される．水平型の電気泳動装置である．サブマリン型ミニゲル電気泳動装置が広く使用されている．ゲル作製のための専用トレイとコームが付属されており，安価で操作が簡便，分離能も優れている．

2) スラブ型電気泳動装置(図4-b)

ポリアクリルアミドゲル(アクリルアミド3.5～20%)を用いる．100 bp以下のDNA分離能が高い．分子量の小さいPCR産物やオリゴヌクレオチドの分離・確認に適する．

3) キャピラリー電気泳動装置

高速液体クロマトグラフィー(HPLC)と同様に分離部と検出部からなる分析装置である．毛細管(キャピラリー)内で電気泳動を行う方法．キャピラリーの内径は100 μm以下で長さ80 cm程度のシリカ製キャピラリーに泳動液を満たし，両端に電圧をかけて電気泳動を行う．

応用例として，自動塩基配列解析装置(DNAシークエンサー)がある．キャピラリー電気泳動の利点は，径が小さいことから発熱の制御が容易である点にある．この結果，高電圧で電気泳動することが可能で高速・高分解能になる．

4) パルスフィールドゲル電気泳動装置(図4-c)

巨大な分子量のDNA分離を可能にした電気泳

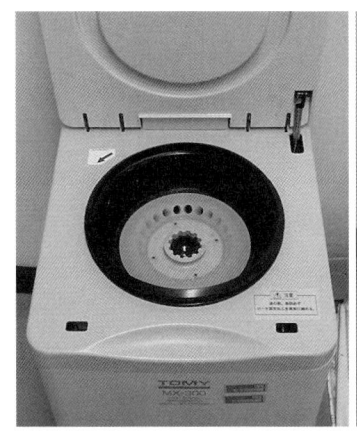

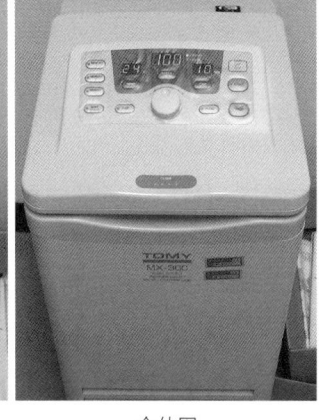

内部　　　　　　　　　　　全体図
図5　小型高速冷却遠心機

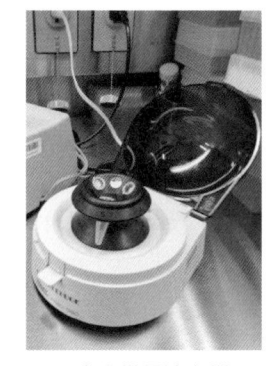

図6　卓上微量遠心機

動法である．本法では 50 kb〜10 Mb の DNA 断片の分離解析が可能である．現在では，ヒトや種々の微生物のゲノム解析に利用されている．

5. 遠心分離装置

1）小型高速冷却遠心機（図5）
核酸抽出を行う際に使用するなど，広く利用される．1.5〜2.0 mL のマイクロチューブの遠心を行う．回転数は 15,000 rpm まで可能である．

2）卓上微量遠心機（図6）
マイクロチューブの壁に付着した検体や試薬を管底に落とす際など，広く利用される．卓上の小型遠心機で，作業台に設置する．商品としてチビタン（トミー精工）などがある．

3）中型低速遠心機
染色体検査の細胞回収や検体（培養細胞，血液）から細胞を分離する際に使用する．回転数は 5,000 rpm まで可能である．スイングバケットを交換することで 10 mL，50 mL 用の遠心チューブに対応できる．

4）高速遠心機
アングルローター型とスイングローター型，床置き型と卓上型がある．回転数は 25,000 rpm まで可能である．超高速で回転させるので加熱を防ぐため，真空中での運転を行うタイプが多い．チューブのバランスを正確に行うことが重要である．

5）減圧濃縮遠心機
エタノール沈澱後の核酸のチューブ内での減圧乾燥に使用する（図7）．

6. 滅菌装置

1）乾熱滅菌装置
ガラス性の試薬瓶，メスシリンダー，フラスコ，ガラスピペット，滅菌缶などを滅菌する．可燃性器具には不適である．180℃，1〜3 時間加熱する．インジケータテープを貼っておき，色の変化により滅菌処理の確認を行う．

2) 高圧蒸気滅菌装置(オートクレーブ)(図8)

試薬調整器具, 試薬保存容器, チューブ, チップ, 溶液などの滅菌に使用する.

121℃, 2気圧, 20分の条件下で高圧蒸気滅菌を行う.

滅菌終了後の装置の取り扱いに注意が必要である. 装置内の圧と温度が十分下がってから蓋を開け滅菌物を取り出す.

臨床検体や病原微生物に使用したシャーレの廃棄処理にも使用される.

7. 顕微鏡

1) 光学顕微鏡

検体(骨髄血, 末梢血など)の細胞数算定や染色した細胞の形態観察, 染色体分析の標本観察に用いる.

2) 位相差倒立顕微鏡(図9)

染色体・遺伝子検査に関連した細胞培養において細胞の増殖状態を培養容器(シャーレやフラスコ)のまま観察することができる.

3) 蛍光顕微鏡

In situ ハイブリダイゼーションや染色体検査のFISH法において, 細胞または染色体上に標識された核酸を蛍光シグナルとして観察する際に用いる. 蛍光シグナルの観察には適切なフィルタを用いる. また, フィルタを組み合わせることで数種類の蛍光色素の観察ができる.

8. トランスイルミネーター

トランスイルミネーター(図10)は核酸を検出する際に使用する. 遺伝子検査においてPCR産物や核酸は, ゲル電気泳動後, 核酸の染色(エチジウムブロマイド, SYBR グリーン, など)を行い, トランスイルミネーター上でUV(短波長:254 nm, 中波長:302 nm, 長波長:365 nm)を照射して, 蛍光励起し検出される.

紫外線照射で蛍光を見る場合は暗室で行う. トランスイルミネーターが発する紫外線を直視すると目の障害をきたすため, 必ず紫外線対策用フェイスマスクなどをつけ作業を行う.

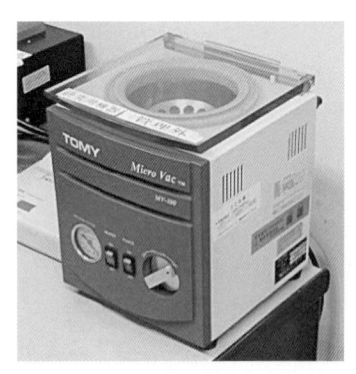

図7 減圧濃縮遠心機

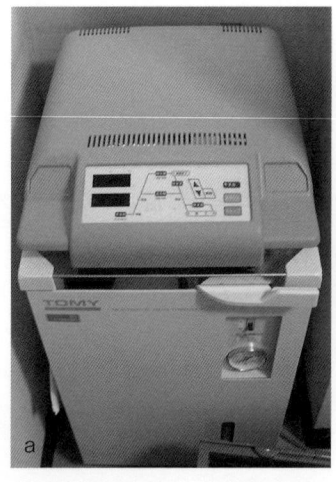

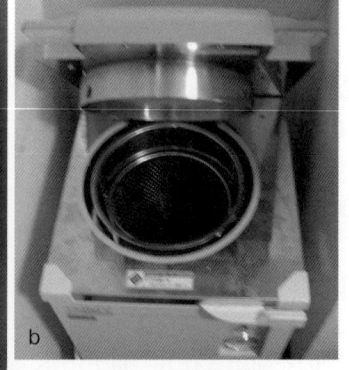

図8 高圧蒸気滅菌装置
a. 全体図
b. 内部

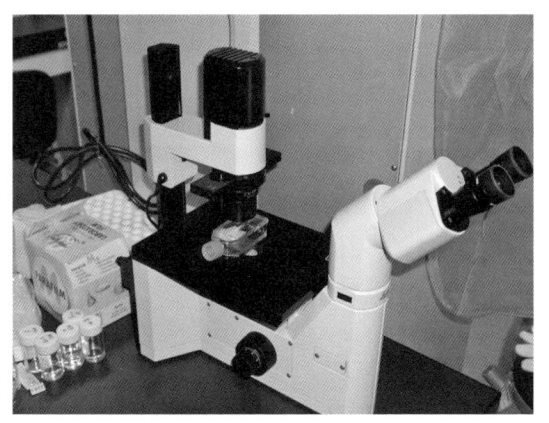

図9　位相差倒立顕微鏡

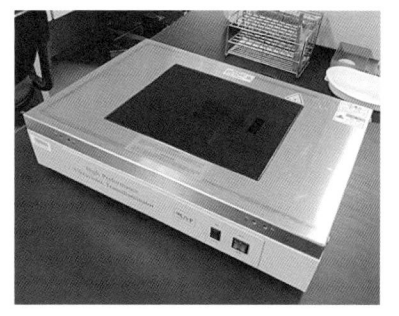

図10　トランスイルミネータ

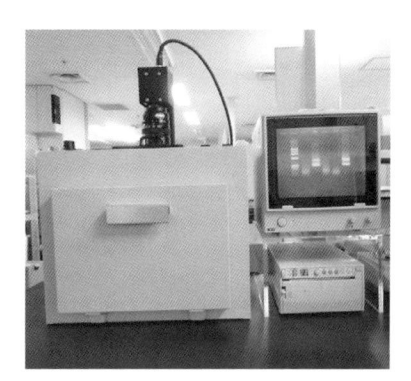

図11　電気泳動ゲル撮影装置

9. 写真撮影装置(ゲル撮影装置)(図11)

トランスイルミネータで紫外線を照射し,蛍光励起した核酸のバンドは写真撮影(ポラロイドカメラやデジタルカメラを使用)を行い,記録する.

近年では,デジタルカメラとコンピュータが装備され,画像はファイルとして記録できる.落射式蛍光読取装置では染色後のゲルを所定の位置にセットすると,モニタでゲルの像を確認することができる.また,フォーカス,コントラストの微調整が可能で,像をプリントできる.

10. 水の精製装置(図12)

一般試薬の調製や電気泳動用バッファーは純水・蒸留水が使用されるが,染色体・遺伝子検査に用いる試薬や細胞培養液の調製に超純水が使用される(表2).超純水の精製には水道水から純水および脱イオン水を精製する超純水精製装置が必要となる.水道水から超純水まで一段階の工程で精製できる方法はない.一般的に純水は水道水をイオン交換樹脂に通した後,蒸留を行い精製される.超純水はさらに逆浸透,限外濾過を繰り返し,精製したものである.

11. 分光光度計

遺伝子検査では核酸の濃度定量に専用の分光光度計が必要である(図13-a).核酸の極大吸収波長は260 nmであるため,260 nmの紫外光を試料に照射し,透過した光の量を測定して,試料の吸光度を求める.同時に,核酸の純度を調べるために280 nmの吸光度を測定する.蛋白質やフェノールは280 nmに極大吸収をもつので,核酸にこれらの混入があるかを判断する指標として280 nmの吸光度測定が重要になる.

吸光度の測定に使用するセルにはガラスやプラスチック製は不適であり,石英ガラス製が使用される.核酸の抽出量は微量であるため,その吸光度測定には5～100 μL容量のセルが必要となる.近年では,セルを使用することなく,1～2 μLの核酸試料を短時間で測定できる装置が利用されている(図13-b).

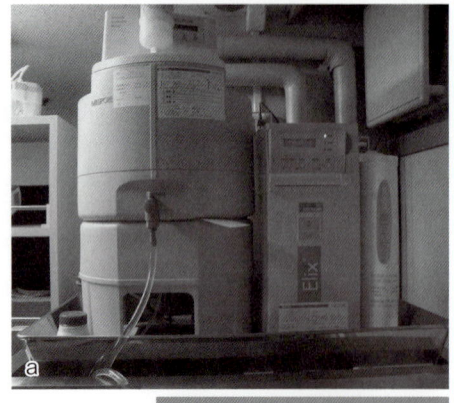

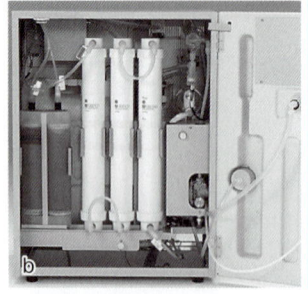

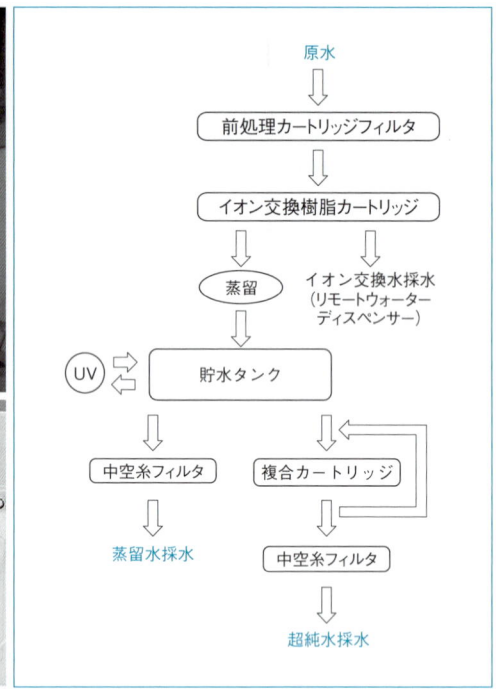

図12 純水精製装置(ミリQ) a. 外観, b. 内部

表2 水の種類と用途

水の種類	用途
精製水(イオン交換水)	実験器具の洗浄
純水	一般試薬の調製,電気泳動バッファーの作製など
超純水	染色体・遺伝子関連検査に用いる試薬の調製,細胞培養液

12. 核酸増幅装置

1) サーマルサイクラー(図14)

金属製のヒートブロックに反応チューブ(200 μL, 500 μL)をセットし,ブロックの温度を自動制御(加温および冷却による温度制御)し,PCRを行う装置である.この金属板はヒーターやペルチェ素子などからなり,設定された温度プログラムに従い,速やかに反応液の温度を上下させることができる.

反応液がチューブ内で気化して反応条件が変わるのを防ぐため,反応チューブの蓋を加熱する「加熱蓋」がついている.

2) real-time PCR装置(図15)

real-time PCR法はサーマルサイクラーと蛍光検出器を一体化した装置を用い,ターゲットとする遺伝子に設定したプライマーでPCR増幅と同時に,蛍光標識したプローブとの反応を行い,標的核酸の増幅過程をリアルタイムに検出・解析する方法である.本装置のサーマルサイクラー部分はアルミブロックタイプとエアーサーモ方式の2つに大別される.本法による遺伝子解析の用途は多岐にわたる.短時間で簡便に核酸定量や遺伝子変異を検出できる.

13. DNAシークエンサー

DNAの塩基配列を自動的に読み取るための装置である.まず塩基配列を決定したいDNA鎖を通常のPCR法を用いて蛍光標識したオリゴヌクレオチドで増幅させる.この際,1種類の蛍光物質のみを用いる場合と4種類の蛍光物質を用いる場合の2つの方法がある.DNAシークエンサーでは蛍光色素で標識された反応産物(DNA断片)

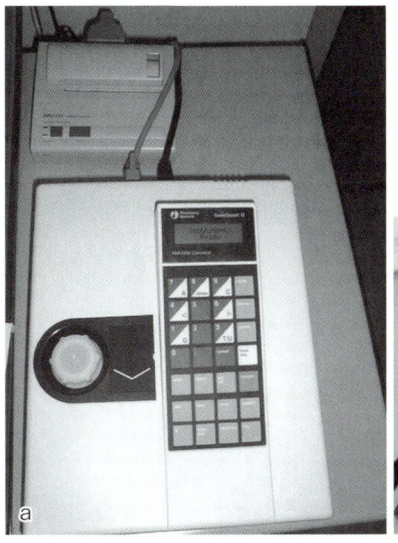

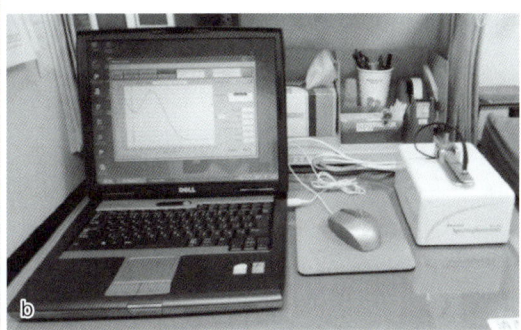

図13 a．DNA/RNA 分光光度計（GeneQuant），
　　 b．DNA/RNA 分光光度計（Nano Drop 1000）

> **サイドメモ：超純水と純水の定義**
>
> 　水の純度は水の中をどの程度電気が流れるかによって決まる．純度を示す指標として電気抵抗率（MΩ・cm）と電気伝導率（μS/cm）が用いられる．抵抗が大きく伝導度が低いほど純度の高い水である．
> 　純水は，主に塩類や残留塩素がほとんどすべて除去された状態を指し，不純物を取り除く方法により，RO 水（逆浸透膜を通した水），脱イオン水（イオン交換樹脂などによりイオンを除去した水），蒸留水として区別される．
> 　純水は 1～10 MΩ・cm，1.0～0.1 μS/cm の範囲にある．日本薬局方に定められた「精製水」は純水である．超純水は 15 MΩ・cm 以上，0.06 μS/cm 以下の水とされる．
> 　＊逆浸透（reverse osmosis；RO）法：浸透圧以上の圧力を逆向きに逆浸透膜にかけることで水分子のみ通過させ，純水を精製する方法．逆浸透膜は，水以外の不純物（イオンや塩類など）は透過しない性質をもつ濾過膜である．孔の大きさ（孔径）は 2 nm 以下で限外濾過膜よりも小さい．
> 　＊限外濾過法：孔径が数 nm の微細な膜を用いて，水を精製する方法．限外濾過では目的とするさまざまな粒子の大きさに対応した多孔性の高分子膜が利用される．限外濾過膜の孔径は 0.01～0.001 μm で，逆浸透膜（RO 膜）より大きい．すべての病原性細菌やウイルスを除去できる孔径は 0.01 nm 以下とされる．

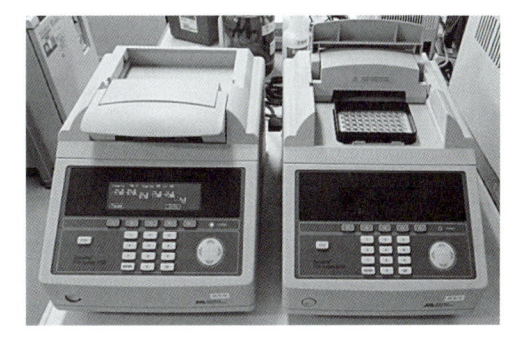

図14　サーマルサイクラー
GeneAmp® PCR System 9700（Life Technologies）

> **サイドメモ：核酸の純度**
>
> 　核酸の純度は試料中の吸光物質の濃度に比例する．
> 　蛋白質やフェノールの混入があると 280 nm の吸光度が上昇する．A260（260 nm の吸光度）/A280（280 nm の吸光度）比（レシオ）を算出することで核酸の純度を判断することができる．A260/A280 比は，純度の高い核酸溶液（10 mM Tris，pH 8.5）では 1.8～2.0 である．

図15　real-time PCR 機器

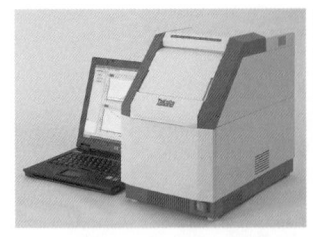

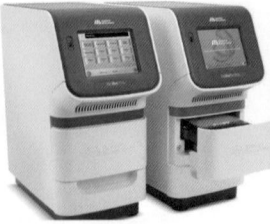

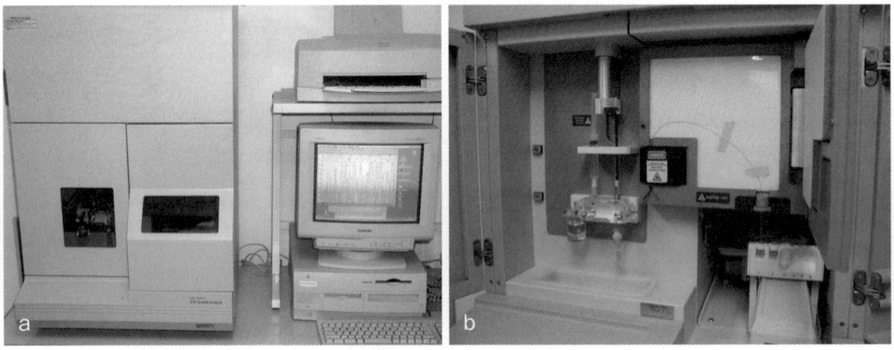

Thermal Cycler Dice® Real Time System MRQ (TAKARA)
StepOnePlus™ リアルタイム PCR システム (Life Technologies)
RotorGene Q (QIAGEN)
Mx3000 リアルタイム PCR システム (Agilent Technologies) 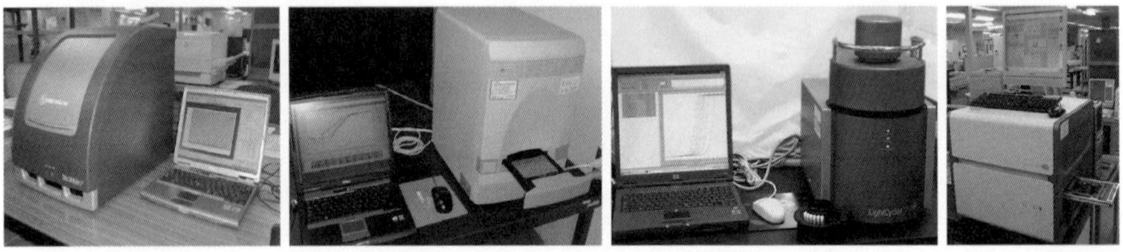
ABI 7500 リアルタイム PCR システム (Life Technologies)
Lightcycler v. 1.0 (Roche)
Lightcycler 480 (Roche)

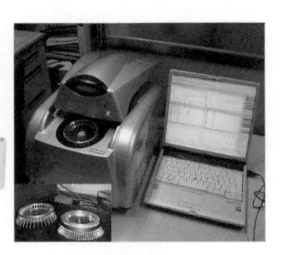

図16　DNA シークエンサー（ABI PRISM 310 Genetic Analyzer）
a．外観図，b．内部構造（キャピラリー電気泳動）

をポリアクリルアミドゲル（変性剤あり）で電気泳動し，ポリアクリルアミドゲルの終端近くにレーザー光を照射して，ゲル内部で移動中のDNA断片の蛍光色素を励起し蛍光発光させる．この蛍光を検出器で検出する．これはG, A, T, Cの各塩基に対応するDNA断片の泳動パターンを反映しているので，この検出データを装置内部のコンピュータが，塩基配列データに変換する仕組みである．現在では，ポリアクリルアミドゲル電気泳動に代わりキャピラリー電気泳動を利用した装置が広く普及している（図16）．

14. その他の機器・器具

1) pH メーター

染色体・遺伝子検査の試薬，主にバッファーのpH調整に用いる．
pH 標準液で校正した後，使用する．

2) 直視型の電子天秤

試薬の重量を量る（秤量）．

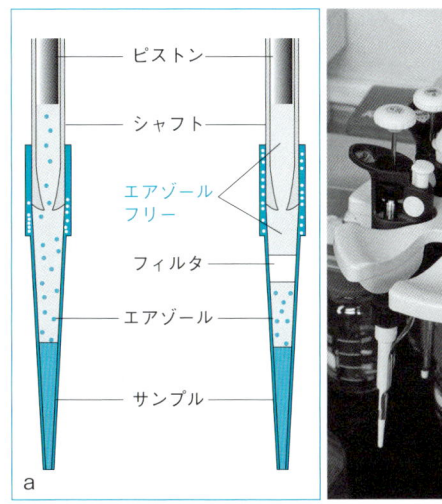

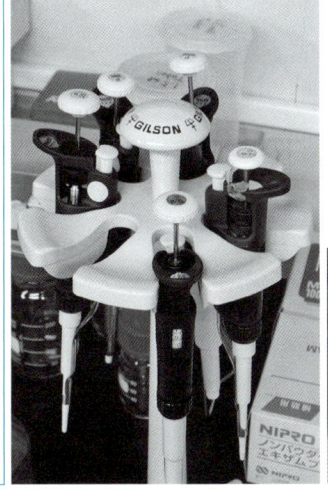

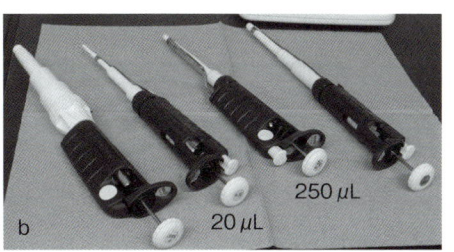

図17　a．マイクロピペット，チップの構造，b．マイクロピペット

3）ボルテックスミキサー

試験管やチューブ内の検体および試薬の混合，撹拌に使用する．

4）電子レンジ

アガロースゲルの作製に使用する．アガロースとバッファーを混和した後，電子レンジで加温すると，数分間で溶解できる．

5）メディウムビン

ビンの材質はガラス，ポリプロピレン，ポリエチレンなど多種である．乾熱滅菌，オートクレーブが可能であるか，酸，アルカリに耐性があるかを調べ，用途に応じて使い分ける．

6）プラスチック製チューブ

一般的に10 mL，25 mL，50 mL容量が使用される．材質はポリプロピレン製が使用される．ポリプロピレン製チューブは高速遠心や有機溶剤に耐性をもつ．遺伝子検査で最も汎用されるのがマイクロチューブ（0.2 mL，0.5 mL，1.5 mL，2.0 mL）である．核酸抽出時には1.5 mL，2.0 mL容量が，核酸増幅には0.2 mLあるいは0.5 mL容量が使用される．

7）マイクロピペット（図17）

1 mL以下の微量の検体，試薬を測り採る器具．ピストンの上下する距離を細かく調整できるため，必要とする量を正確に調節できる．遺伝子検査では2 μL，20 μL，100 μL，200 μL，1,000 μLの容量可変式マイクロピペットが汎用される．必要とする容量に合うマイクロピペットを適宜選択し使用する．コンタミネーションを防ぐため，各工程別にマイクロピペットを準備することが望まれる．

8）ピペットチップ

各マイクロピペットの容量に合致したものを使用する．コンタミネーションの防止策としてフィルタ付きチップが使用される．ピペットチップは専用ラックに保管し，オートクレーブ滅菌してから使用する．現在では滅菌済みのフィルタ付きチップ（市販品）が汎用されている．

9）エレクトロポレータ

エレクトロポレーション法の遺伝子導入装置．プラスミドの形質転換に使用する．例えば大腸菌に電気パルスを与えることで菌膜に瞬時に穴を開け，外液中のプラスミドを取り込みやすくする．

2 試薬

> **学習のポイント**
> ❶ 遺伝子検査には特有の試薬が必要となる．代表的な試薬類を理解しておきたい．

本項を理解するためのキーワード

❶ 試薬の取り扱い
酵素試薬，遮光保存試薬，冷蔵試薬，それぞれの保管条件を理解する．

❷ 試薬の調製法
遺伝子検査の試薬調製には超純水や滅菌水を用いる．pH調整も重要となる．

❸ RNase free 超純水（DEPC 処理水）
遺伝子検査の対象が RNA の場合は RNA 分解を防止するために RNase free の水を用意する．

1. 試薬とその取り扱い：試薬の保存

酵素試薬：−20℃で保存
一般試薬：室温保管
遮光保存試薬：茶褐色の専用試薬瓶に保管されていることが多い．そのまま冷蔵庫あるいは戸棚に保管する．
冷蔵試薬：4℃で保存する．実験用の冷蔵庫に保存する．

2. 試薬の調製法

遺伝子検査の試薬調製には，超純水や滅菌水を用いる．

1) 精製水
a) 純水
イオン交換水や蒸留水を意味する．
b) 超純水：滅菌水：ddH₂O
超純水の作製にはミリポア社製の装置が利用されている．ミリQ水として知られている．活性炭，イオン交換，限外濾過などを4～5回行い精製された水である．滅菌水は純水や超純水をオートクレーブ（121℃，20分）で高圧滅菌したものである．無菌操作の実験や細胞培養に必須である．

c) RNase free 超純水（DEPC 処理水）
対象が RNA の場合，RNA 分解を防止するために RNase free の水を用意する．

ddH$_2$O	1,000 mL
DEPC（diethylpyrocarbonate）	1 mL

37℃，120分，混和しながら加温．DEPCを除くため，容器の蓋を緩めてオートクレーブを行う（2回）．その後，24時間放置し，DEPCを完全に除去してから使用する．DEPC臭が残るようならば再度オートクレーブにかける．

2) 一般試薬

＊TE buffer（pH 8.0）

1 mol/L Tris-HCl（pH 8.0）		1 mL
0.5 mol/L EDTA・2Na（pH 8.0）		0.2 mL
＋ddH$_2$O	total	100 mL

オートクレーブ滅菌後，室温保存．

＊1 M Tris-HCl（pH 7.4 or pH 8.0）

Tris（TRIZMA base）		121.1 g
ddH$_2$O		800 mL
conc. HCl（pH 調整用）		
＋ddH$_2$O	total	1,000 mL

オートクレーブ滅菌後，室温保存．

＊0.5 mol/L EDTA(pH 8.0)

EDTA・2Na・2H$_2$O	93.1 g
ddH$_2$O	400 mL
conc. NaOH(pH 調整用)	
＋ddH$_2$O total	500 mL

オートクレーブ滅菌後，室温保存．

＊5 mol/L NaCl

NaCl	292.2 g
＋ddH$_2$O total	1,000 mL

オートクレーブ滅菌後，室温保存．

＊10% SDS(Sodium dodecyl sulfate)

SDS	10 g
＋ddH$_2$O total	100 mL

0.22 μm フィルタで濾過後，室温保存．
オートクレーブ滅菌はしない．

＊3 mol/L 酢酸ナトリウム(pH 5.2)

CH$_3$COONa・3H$_2$O	40.8 g
ddH$_2$O	80 mL
CH$_3$COOH(pH 調整用)	
＋ddH$_2$O total	100 mL

オートクレーブ滅菌後，室温保存．

＊TE 飽和フェノール

特級フェノールを 65℃の温浴中で溶解後，2-メルカプトエタノール(終濃度 0.2%)を含む等量の TE buffer(pH 8.0)を加え撹拌，室温静置．
上層(水層)を捨て，8-ヒドロキシキノリン(終濃度 0.1%)を加える．
遮光して 4℃保存．

＊クロロホルム/イソアミルアルコール

・DNA 抽出用(クロロホルム：イソアミルアルコール＝24：1)

クロロホルム	48 mL
イソアミルアルコール	2 mL
	50 mL

遮光して室温保存．

・RNA 抽出用(クロロホルム：イソアミルアルコール＝49：1)

クロロホルム	49 mL
イソアミルアルコール	1 mL
	50 mL

遮光して室温保存．

＊フェノール/クロロホルム

(フェノール：クロロホルム：イソアミルアルコール＝25：24：1)

TE 飽和フェノール	50 mL
クロロホルム/イソアミルアルコール(核酸抽出用)	50 mL
	100 mL

遮光して 4℃保存．

＊20 mg/mL Proteinase K

Proteinase K	200 mg
＋ddH$_2$O total	10 mL

37℃，30 分　インキュベート
凍結融解不可，小分けして−20℃保存．

＊10 mg/mL RNaseA

RNaseA	100 mg
1 mol/L Tris-HCl(pH 7.5)	0.1 mL
5 mol/L NaCl(pH 7.5)	0.03 mL
＋ddH$_2$O total	10 mL

100℃，15 分加熱
自然に冷ます．凍結融解不可，小分けして−20℃保存．

＊10×PBS

NaCl	80 g
Na$_2$HPO$_4$・12H$_2$O	29 g
KCl	2 g
KH$_2$PO$_4$	2 g
＋ddH$_2$O total	1,000 mL

オートクレーブ滅菌後，室温保存．

* Lysis buffer

1 mol/L Tris-HCl (pH 8.0)		10 mL
5 mol/L NaCl		4 mL
0.5 mol/L EDTA・2Na (pH 8.0)		2 mL
8 mol/L Urea		50 mL
10% N-Lauroylsarcosine		5 mL
+ddH$_2$O	total	100 mL

室温保存.

* 70%エタノール

エタノール(特級)	350 mL
ddH$_2$O	150 mL
	500 mL

$-20℃$ 保存.

* 20×SSC (pH 7.0)

NaCl	175.3 g
C$_6$H$_5$O$_7$Na$_3$・2H$_2$O (クエン酸ナトリウム)	88.2 g
conc. HCl (pH 調整用)	
+ddH$_2$O total	1,000 mL

オートクレーブ滅菌後, 室温保存.

* 20×SSPE (pH 7.4)

NaCl	175.3 g
NaH$_2$PO$_4$・2H$_2$O	30.7 g
EDTA	7.4 g
10N NaOH (pH 調整用)	
+ddH$_2$O total	1,000 mL

オートクレーブ滅菌後, 室温保存.

3) 核酸の電気泳動用試薬

* 10×TBE buffer (pH 8.3)

Tris (TRIZMA base)	108 g
ホウ酸	55 g
0.5 M EDTA (pH 8.0)	40 mL
+ddH$_2$O total	1,000 mL

pH 調整, オートクレーブ滅菌後, 室温保存.

* 10×TAE buffer

Tris (TRIZMA base)	48.4 g
氷酢酸	11.4 mL
0.5 M EDTA (pH 8.0)	20 mL
+ddH$_2$O total	1,000 mL

pH 調整, オートクレーブ滅菌後, 室温保存.

* Gel Loading buffer

1% BPB (bromophenol blue)	2.5 mL
1% XC (xylene cyanol FF)	2.5 mL
0.5 mol/L EDTA	0.02 mL
グリセロール	3.0 mL
+ddH$_2$O total	10 mL

小分けして $-20℃$ 保存可.

* 1%アガロースゲル

アガロース	1.0 g
1×TAE or TBE buffer	100 mL

電子レンジで加温溶解.
1%エチジウムブロマイド 1 μL 加える.

* 3.5%アガロースゲル (数百 bp DNA 分離用)

Seakem GTG アガロース	1.0 g
Nusieve GTG アガロース	2.5 g
1×TAE or TBE buffer	100 mL

電子レンジで加温溶解.
1%エチジウムブロマイド 1 μL 加える.

* 20×MOPS buffer (pH 7.0)

MOPS〔3-(N-morpholino) propanesulfonic acid〕	83.7 g
CH$_3$COONa・3H$_2$O	13.6 g
EDTA・2Na・2H$_2$O	7.45 g
ddH$_2$O	800 mL
2N NaOH (pH 調整用)	
+ddH$_2$O total	1,000 mL

0.22 μm フィルタで濾過後, 遮光して室温保存. オートクレーブ滅菌はしない.

参考文献

1) 中山広樹, 西方敬人：バイオ実験イラストレイテッド ①分子生物学実験の基礎. 秀潤社, 1995
 ※遺伝子検査に必要な機器・器具・試薬の取り扱いについて記述されている

2) 田村隆明：遺伝子工学実験ノート 上 DNA実験の基本をマスターする 改訂第3版. 羊土社, 2009
 ※遺伝子検査技術に必要な基本的事項が記述されている

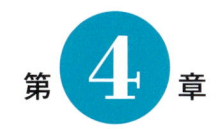

第4章 遺伝子検査の基礎技術

1 検体の取り扱い方

学習のポイント

❶ 遺伝子検査は検体の採取・保存(運搬も含む),検体の前処理に始まる.これらの工程が適切に行われないと誤差要因となり正確な結果が得られない.対象(検体の種類)に合わせて適切に行う必要があることを理解する.

本項を理解するためのキーワード

❶ 検体の採取
感染症を対象とした喀痰の採取は感染部位の状態が反映するように確実に実施されていなければならない.また,悪性腫瘍を対象とした組織,生検材料の採取は正常組織の混入をできるかぎり少なくすることが重要である.これらの検体は状態をよく観察しておくことが必要である.抗凝固剤として使用されるヘパリンはPCRを阻害する.

❷ 検体の保存
細胞は生存能力を失うとヌクレアーゼが作用し始めるため,検査の施行まで細胞が壊れないよう採取し,採取後,目的の成分(有核細胞,細胞沈渣など)に分離して低温または必要に応じて−80℃以下で保存する.不適切な保存法により核酸が断片化した場合は偽陰性などの原因となる.

❸ 検体の前処理
検体の前処理工程が最も遺伝子検査結果に誤差を与えやすい.不完全な前処理は核酸抽出の効率低下を招く.核酸抽出前に細胞膜や組織は十分破壊し除去する必要がある.喀痰や胃液など粘性の高い物質は抽出前に可溶化しておく.また,糞便などは食物残渣を取り除く前処理が必要となる.

A 遺伝子検査に供する検体の前処理および保存法

主な遺伝子検査の対象(検体の種類)を**表1**に示した.

1. 末梢血,骨髄血

白血病を代表としたヒト体細胞遺伝子検査では,末梢血あるいは骨髄血の有核細胞を対象に核酸(DNA・RNA)を抽出する.有核細胞は白血球分離剤による比重遠心法(**図1**)や赤血球溶血除去法などにより分離する.

1) 検体の採取と保存

ヘパリンはPCR反応を阻害することから,

表1 遺伝子検査の対象(検体の種類)

1) 病原体遺伝子検査(核酸検査)
   血清,血漿,尿,喀痰,糞便および患部ぬぐい液など
2) ヒト体細胞遺伝子検査(遺伝子検査)
   血液(白血球),骨髄,胸水,腹水,心嚢液,膵液,喀痰,気管支肺胞洗浄液(BALF),尿(沈渣),リンパ節,固形組織(生検,手術),剖検材料(組織),ホルマリン固定パラフィン包埋組織ブロック,細胞診検査材料,培養細胞,*CD34*移植細胞など
3) 生殖細胞系列遺伝子検査(遺伝学的検査)
   口腔粘膜,毛髪(毛根細胞),爪,臍帯など

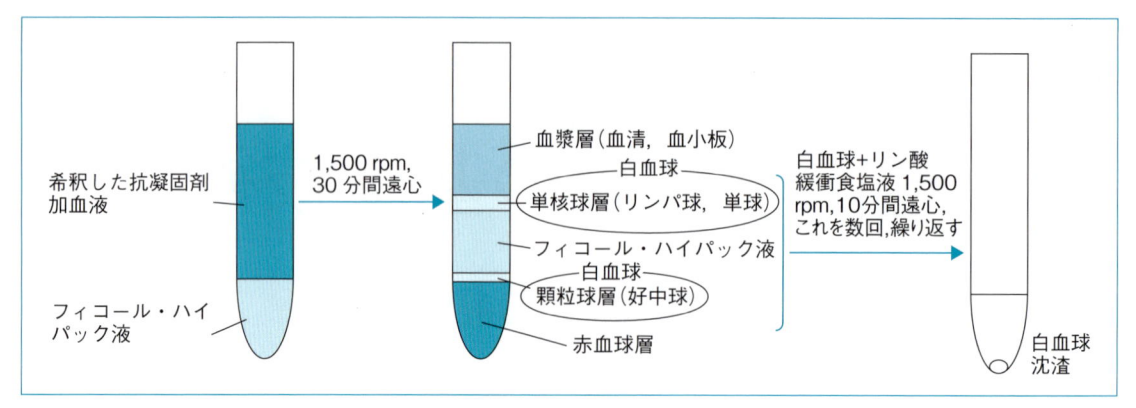

図1 比重遠心法(Ficoll-Paque Plus)による白血球の分離

EDTA真空採血管(EDTA-2Kなど)に採取する．また，直ちに検査を実施しない場合や末梢血・骨髄血の有核細胞を保存する場合は，下記の方法で有核細胞を分離後，−80℃以下で凍結保存する．

2) 有核細胞の分離

a) 白血球(単核球)分離剤を用いる方法

Ficoll-Paque Plus(GEヘルスケア　バイオサイエンス)，Lymphoprep(コスモバイオ)などの白血球分離剤を用いてプロトコールに従い白血球層を分取後，リン酸緩衝食塩液(PBS)で数回洗浄し，白血球沈渣を得る．

b) 赤血球溶血除去法

SV RNA Red Blood Cell Lysis Solution(Promega)などを用いて，5分間の溶血後，1,500 rpm，5分間遠心．上清の溶血液を除去後，残った白血球をPBSで2〜3回洗浄することにより白血球沈渣を得る．赤血球のヘモグロビンなど，血球内蛋白成分はPCR反応を阻害することがあるため，ヘモグロビンを完全に除去することが重要である．

> **サイドメモ：赤血球溶血除去法の留意点**
>
> 末梢血，骨髄血からRNA抽出を行う場合は，白血球分離剤を用いて単核球細胞を分離してから抽出したほうが良質なRNAを得られることが報告されている．また，検査前に検体の凍結融解を繰り返すことは，ヌクレアーゼの影響が大きくなるので避けなければならない．

2. 感染症(HCV, HBV, HIVなど)核酸検査用の血清

a) 血清の採取と保存

全血を血清分離剤入真空採血管に規定量を採取する．室温で20分前後，放置して血液の凝固を完了させる．その後，24時間以内に遠心分離(1,190 G(重力加速度)[半径170 mmローターでは2,500 rpm]，4℃，10分間)する．分取した血清は検査施行まで−20℃以下で凍結保存(全血での凍結は厳禁)する．採血後，全血のまま36時間以上放置すると血球から遊出する酵素などにより影響を受ける場合がある．血清は−80℃凍結により長期間(1年間)の保存が可能で，1〜2回の凍結融解は問題ない．

3. 尿，胸水，腹水，腹腔内洗浄液，気管支肺胞洗浄液，羊水，髄液など

1) 検体の採取と保存

無菌的な容器に採取した後，各検体は冷蔵(2〜8℃)して保存する．これらの粘性の低い体液は遠心することにより細胞を集める．以下の手順で進める．

2) 細胞の分離

① 検体を遠心(760 G 重力加速度)[半径170

mm ローターでは 2,000 rpm] し細胞を沈殿させる．
② 上清を除去し PBS を加え遠心（上記に同じ）する．
③ 上清を除去し細胞沈渣をサンプルとする．
　検査までに長時間を要する場合は，この細胞沈渣を −80℃ 以下で凍結保存する．なお，凍結融解は繰り返さない．また，尿中には種々の蛋白分解酵素が含まれているため保存性は悪いことが報告されている．

4. 糞便

1）検体の採取

自然排泄便を使用．採取できない場合は直腸スワブにて採取される．無菌容器に採取する．

2）細胞の分離

正常便や下痢便など検体の性状は大きく異なる．また，残渣物が多く含まれるので，残渣物がなくなるまで，リン酸緩衝食塩水で繰り返し洗浄を行うことが必要となる．

以下の手順で行う．
① 下痢便：糞便 1 g に 4.5 mL の PBS を加え混和
　正常便：糞便 1 g に 9 mL の PBS を加え混和
② ① で作製した便を遠心（3,000 rpm, 10 分間）し，細胞を沈殿させる．
③ 上清を除去し PBS を加え遠心（3,000 rpm, 10 分間）．
④ 上清を除去し細胞沈渣を得る．
　また，便中のウイルス DNA を検出する場合は，ポリエチレングリコールで沈殿させた細胞沈渣を用いる．

5. 口腔粘膜細胞

1）検体の採取と保存

以下の 2 つの方法が代表的である．これらの方法は，非侵襲的で細胞の安定性にも優れていることから検診などにも利用されている．

a）うがい法

10〜15 mL の生理食塩水を口に含んでゆすいだ後，その液を容器に採取する．採取した液を遠心後，細胞沈渣を PBS で数回洗浄し，試料とする．

サイドメモ：血清の分離・保存

血液を採取後，HCV および HIV では 6 時間以内，HBV では 24 時間以内に血清に分離する．この条件下においては，検査結果に影響のないことが確認されている．また，血清に分離後は冷蔵（2〜8℃）で 5 日間程度保存できるが，長期保存する際は凍結保存が推奨される．HBV を測定する場合は −20℃ 以下，HCV，HIV の RNA 測定用検体は −70℃ 以下に凍結することが望ましい．

1）不適切な性状

沈殿物が発生している，色調が異常であるなど．この原因として高温下での長時間の放置，凍結融解の繰り返しなど正しい条件下で保存されなかったことがその原因として報告されている．

2）対処方法

不適切な状態での保存が確認された場合は，再採血が必要である．

試料の保存温度および保存日数を規定し，試料に保存日を付記して正しい温度条件で保存する．

サイドメモ：尿検体の採取と DNA の保存

病原微生物の遺伝子検査用に採取される尿検体は，そのほとんどが淋菌やクラミジアなどの STD（性感染症）の診断を目的とするものである．通常は起床時の早朝第一尿を用いる．クラミジアや淋菌の核酸検査には尿（男性）が用いられる．

尿は冷蔵（2〜8℃）で保存し，4 日以内に核酸抽出を行う．抽出済みの核酸の安定性は抽出条件に依存するが，標準的な方法で正しく抽出が行われた場合，DNA は冷蔵（2〜8℃）で 2 週間以内で安定である．なお，長期間保存する場合には凍結保存する．

1）不適切な性状

細菌などが繁殖し，白濁した状態など．

2）対処方法

再採取が必要となる．

3）検査の対象

癌細胞（膀胱癌細胞など）の有無，緑膿菌，腸球菌，ブドウ球菌，クラミジア，淋菌，カンジダなど．

b）擦過法

婦人科細胞診用ナイロンブラシで口腔粘膜を擦過後，ブラシについた細胞を生理食塩水の入った容器中に撹拌しながら溶解する．採取した液を遠心後，細胞沈渣を PBS で数回洗浄し，試料とする．

2）検体の保存

検査までに長時間を要する場合は，この細胞沈渣を –80℃以下で凍結保存する．

6. 喀痰

1）検体の採取と保存

採取は無菌容器に無菌的な方法で行う．長期間検体を保存する場合は細胞を –80℃以下で凍結保存する．

2）検体の処理

対象とする菌種にもよるが，粘性の高い検体は NALC-NaOH*，スプータザイム（宝酒造）などで粘性を下げた後，以下の処理を行い細胞を回収する．

① 喀痰に等量の NALC-NaOH を加え検体の均一化を行う．粘性の溶解が不十分な場合は，さらに NALC-NaOH を加え，粘性がなくなるまで繰り返し行う．

② 粘性を除去した検体に PBS または生理食塩水を加え遠心（3,000 rpm，10 分間）し細胞および菌体の沈渣を得る．

③ 沈渣に PBS を加え遠心（3,000 rpm，10 分間）後，上清の除去を行い，細胞沈渣を試料とする（洗浄）．

*NALC-NaOH：0.1 M クエン酸 3 ナトリウム（50 mL）+ 4% NaOH（50 mL）+ N-アセチルシステイン（0.5 g）を氷中で溶解し，24 時間以内に使用する．

3）検査の対象

結核菌，肺炎球菌，マイコプラズマ，アスペルギルスなど

7. 組織，生検材料

検体（手術標本，組織・生検材料など）は氷上で冷却し，2～3 mm^3 の組織片（数百 mg 程度）に細断し滅菌シャーレへとり，少量の生理食塩水に浸す．ブレンダーやペッスルあるいはホモジナイザーを用いて，検体を破砕し均一化（ホモジナイズ）する．その後，滅菌水を加え，3,000 rpm，15～20 分間遠心，細胞沈渣を PBS で数回洗浄し，試料とする（図 2）．検体を長期間保存する場合は 2.0 mL チューブに移し，–80℃以下に凍結保存する．

遺伝子定量検査を目的とする場合は，検体採取後，2 時間以内に RNA 抽出を行う．

8. 培養細胞

培養細胞を遠心管に回収した後，遠心分離（300 G（重力加速度）［半径 170 mm ローターでは 1,250 rpm］，室温，5 分間）し，細胞沈渣を PBS で数回洗浄し，試料とする．長期保存する場合は細胞沈渣を –70℃以下にて凍結保存する．

9. ホルマリン固定パラフィン包埋組織ブロック

生検または手術により組織を採取した後，直ちに 10（～20）% ホルマリン固定液に浸し適切な固定処理を行う．固定後の組織はパラフィン包埋し，組織ブロックを作製する．ホルマリン固定パラフィン包埋ブロックを用いる場合には，薄切標本

サイドメモ：糞便検査のポイント

1) 検査の対象

癌細胞（大腸癌細胞など）

ウイルス性下痢症の診断：サルモネラ，赤痢菌，下痢性大腸菌，コレラ菌，腸炎ビブリオなど．

2) 注意点

糞便中には DNA が存在し，癌の検査などに使用可能である．また，糞便中に排出される DNA や RNA を用いた結腸直腸癌の検査も実施されているが，糞便には食物由来成分や雑菌が多く存在し，これらが遺伝子増幅反応を阻害することが報告されている．検体の前処理などに十分注意する必要がある．

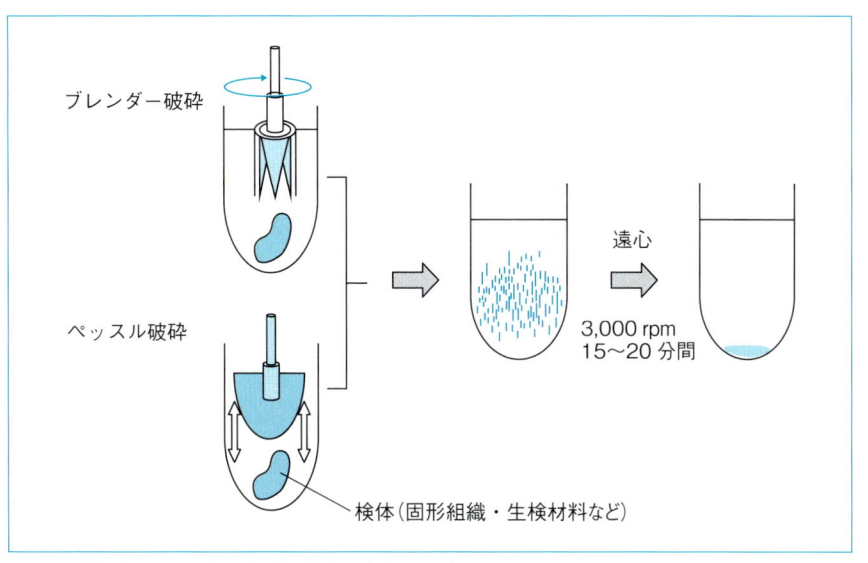

図2 手術標本，組織・生検材料の破砕と細胞の回収

はミクロトームにより5～10 μm程度で作製する．一般に推奨される固定液は10％中性緩衝ホルマリンであり，固定時間の目安は手術材料では室温で18～36時間，生検材料では室温3～6時間程度である．

室温もしくは低温（4℃）で保存されたパラフィン包埋組織ブロック中では核酸は分解されることは少ないと報告されている．

サイドメモ：ホルマリン固定処理の注意点

① ホルマリン固定処理は組織中の核酸の断片化を伴うため，一般にサザンブロット法などの高分子DNAを用いる検査には適さない．
② 低分子の核酸を対象とするPCRを用いた検査においても検査結果に影響を与えることがある．
③ PCR反応において不正確な増幅が起こることがあるため，検査結果の判定は慎重に行わなければならない．
④ 検査対象となる病変部の細胞成分に比較して正常細胞や非腫瘍細胞などの混在が多い検体では，結果の偽陰性化を伴う．HE染色などによる形態学的検査で病変部分を確認しておく必要がある．

サイドメモ：各種検体の前処理・保存法

① 胸水，腹水などの穿刺液は血液が混入しフィブリンが析出することがあるため，EDTA採血管に採取する．
② 尿中には種々の蛋白分解酵素が含まれるため保存性が悪い．
③ 末梢血以外の検体では，検体採取量が結果に影響を与える．適切な検体採取量が望まれる．
④ 細胞あるいは検体の凍結融解（繰り返し）はRNAの破壊が進むため，検体を小分けして保存する．
⑤ ホルマリン固定した組織は固定方法や固定時間によりDNAが断片化する．例えば，1週間以上ホルマリン固定された場合は，200 bp以上のPCR増幅が困難となる．
⑥ 組織の採取後，すぐに核酸抽出できない場合は，液体窒素かドライアイスを用いて，速やかに急速冷凍を行い，－80℃以下で保存する．

2 核酸抽出

> **学習のポイント**
>
> ❶ 従来からの代表的な DNA 抽出法はフェノール・クロロホルム法，RNA 抽出法はチオシアン酸グアニジンフェノール・クロロホルム（AGPC）法である．この原理を理解しておきたい．日常の遺伝子検査では核酸抽出キットや全自動核酸抽出装置を用いることが多い．

本項を理解するためのキーワード

❶ 核酸（DNA, RNA）抽出の原理
RNA を構成するリボースは DNA を構成するデオキシリボースに比べ，水酸基が 1 つ多くある（2 位の炭素に）ため，酸性下でフェノール処理すると DNA は疎水性のフェノール層に分配され，RNA は水相に分配される．この性質を利用して RNA は抽出される．

❷ DNA 抽出の工程
細胞・組織→細胞膜，核膜の破壊→ヒストンなどの蛋白質の分解→ DNA をフェノール・クロロホルム抽出→高速遠心分離→ DNA のイソプロパノール・エタノール沈殿→エタノール洗浄により回収．

❸ RNA 抽出の工程
細胞・組織→チオシアン酸グアニジン（蛋白質変性剤）・フェノール・クロロホルム抽出→高速遠心分離→ DNA や蛋白質と分離→ RNA のイソプロパノール・エタノール沈殿→エタノール洗浄により回収．

1. DNA の抽出法

DNA 抽出法の代表としてフェノール・クロロホルム法が広く知られている．しかしながら，本法は試薬の調製が煩雑であり，DNA 抽出には相当の時間を要する．このため，実際の現場では市販キットの DNA 抽出試薬を用いることが多い．これにはスピンカラムを用いた方法として QIAamp DNA 抽出キット（QIAGEN）や非フェノール性試薬と蛋白質凝集剤を使用し，比重の違いにより中間に凝集層を形成させる凝集分配法を原理とした SepaGene（エーディア）などがある．詳細は各社のホームページを参照されたい．

1）フェノール・クロロホルム法（図 3）

準備する試薬

以下，試薬の調製法の項（→ p.000）を参照のこと．

① 20 mg/mL Proteinase K
② TE 飽和フェノール
③ フェノール・クロロホルム・イソアミルアルコール（25：24：1）
④ クロロホルム・イソアミルアルコール（24：1）
⑤ 10％ SDS 溶液
⑥ 3 M 酢酸ナトリウム（pH 5.2）

操作手順

① 試料（細胞沈渣や組織など）に TritonX，Proteinase K buffer（終濃度 50 mM Tris-HCl pH 7.4，100 mM NaCl，1 mM EDTA）を加え，よく攪拌する．次に 10％ SDS（終濃度 1％）を加えてゆるやかに転倒混和し，20 mg/mL Proteinase K 溶液，RNA 分解酵素を加えて室温で静置する（4 時間以上一晩以内）．
② これに等量の TE 飽和フェノールを加え，シェーカーなどでゆっくり混和する（4 時間以上一晩以内）．
③ 室温で 3,000 rpm，10 分間遠心すると，DNA を含む上層（水層），蛋白質を含む中間層，フェノールを含む下層に分かれるので，水層部分を分取・回収する．
④ この水層（DNA を含む上層）に等量のフェ

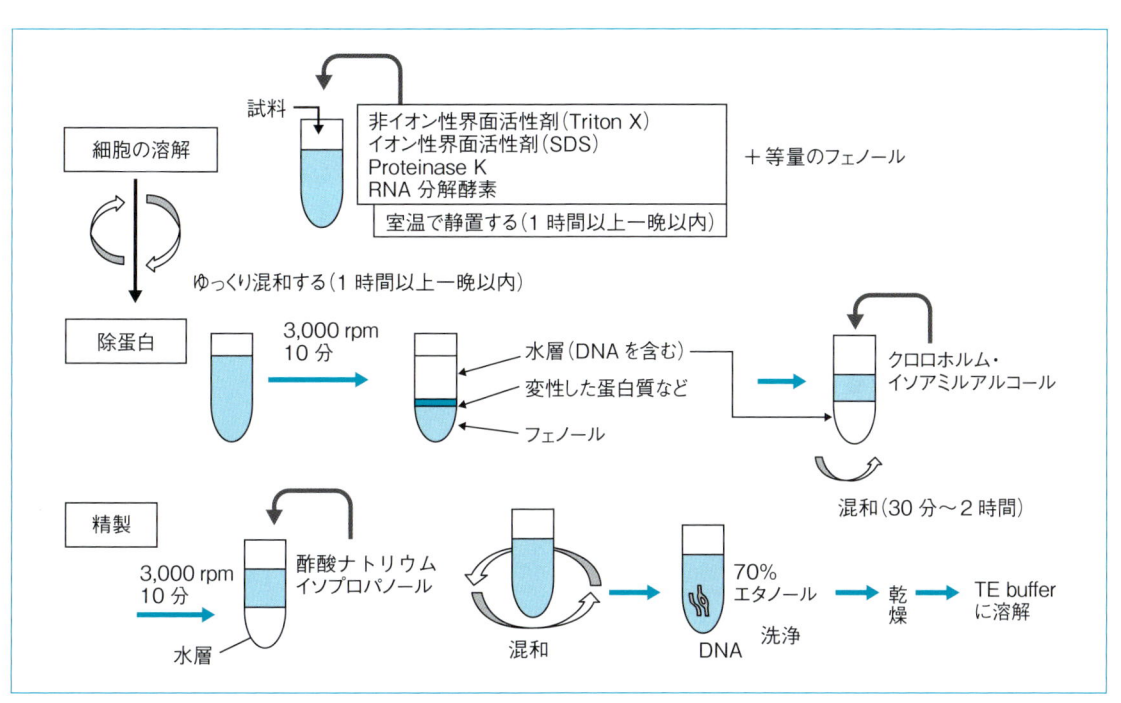

図3 DNA抽出(フェノール・クロロホルム法)操作手順

ノール・クロロホルム・イソアミルアルコール混合液(25:24:1)を加え、シェーカーなどで2時間から一晩ゆっくり混和する．
⑤ 室温で3,000 rpm、10分間遠心し、DNAを含む上層(水層)を分取・回収する．
⑥ このDNA溶液に等量のクロロホルム・イソアミルアルコール混合液(24:1)を加えて、30分～2時間混和する．
⑦ 室温で3,000 rpm、10分間遠心し、上層を分取・回収する．
回収したDNA溶液の1/10量の3M酢酸ナトリウム(pH 5.2)と等量のイソプロパノールを加えて緩やかに転倒混和すると、DNAは糸状の析出物(白色)として確認できる．
⑧ DNAを70%エタノールと転倒混和(残存する塩や夾雑物の除去)後、70%エタノールを除去し、風乾する．TEバッファー(pH 8.0)に溶解(4℃)する．
⑨ DNA濃度の定量・保存
抽出したDNA濃度は、260 nm吸光度の測定を行い算出する．

DNAは光路長1 cmのセルで、260 nmの吸光度を測定すると吸光度が1.0の場合、50 μg/mLに相当する．したがって、DNA濃度(μg/mL)＝260 nm OD×50 μg/mLで計算される．回収したDNAの純度は、A260/A280比(ratio)で1.8～2.0が望ましい．

2) シリカメンブレン法(図4)

次の4つの工程(① 核酸洗浄、② 細胞の溶解、③ 核酸のシリカメンブレンへの吸着、④ 核酸溶出)を遠心分離または吸引を用いた用手法で行う．
① 核酸洗浄では、蛋白質やその他の夾雑物、カオトロピック剤は2回の洗浄操作で除去される．
② 細胞の溶解では、溶解液で細胞を溶解・可溶化し、プロテアーゼにより蛋白質を分解し、DNAと蛋白質の結合を外してDNAを遊離させる．
③ 核酸のシリカメンブレンへの吸着では、DNAはカオトロピック剤の存在下でシリカを基盤にしたメンブレンに結合し、夾雑物は

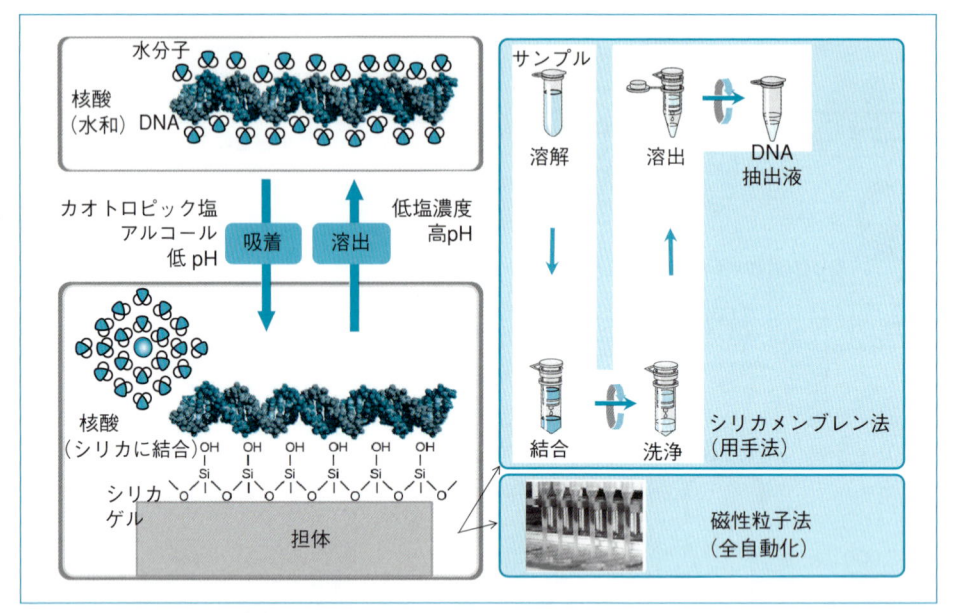

図4　シリカを用いた核酸抽出法

そのまま流出する.
④ 核酸溶出では，シリカメンブレンに結合したDNAを低塩濃度緩衝液あるいは水で溶出する.

2. RNAの抽出法

RNA抽出法の代表としてAcid Guanidinium-Phenol-Chloroform（AGPC）法が知られている．しかしながら，本法も試薬の調製が煩雑であり，RNA抽出には相当の時間を要する．したがって，実際の現場では市販キットのRNA抽出試薬を用いることが多い．市販のRNA抽出キットとしてQIAamp RNA抽出キット（QIAGEN），ISOGEN（ニッポン・ジーン）などがある．

これらを用いた抽出法については各社の取扱説明書やホームページを参照されたい．

1）AGPC法

準備する試薬

① DEPC処理水

② Stock solution
65℃に温めたDEPC処理水 50 mLを撹拌しながら，チオシアン酸グアニジン 50 g，1.52 mLの 0.75 M クエン酸ナトリウム，pH 7.0，5.28 mLの 10%（w/v）サルコシル（N-ラウロイルサルコシン・ナトリウム）を加え溶解後，全量をDEPC処理水で 100 mLに調整する．保存は室温 3 か月．

③ Sol. D
50 mLのStock solutionに 0.36 mLの 2-メルカプトエタノール（7.2 μL/mL）を加える．保存は室温 1 か月．
注：2-メルカプトエタノール（2-ME）は直前に入れる．2-MEを入れていない溶液は室温で 3 か月程度の保存が可能である．2-ME入りの溶液は室温で 1 か月の保存可能．

④ 飽和酸性フェノール
60～65℃の温浴でフェノール（20～30 g）を溶解し，50 mLのコニカルチューブに計り取り，等量のDEPC処理水と 8 ヒドロキノリン（酸化防止剤，最終濃度 0.1%）を加え，激しく混和する．緩やかな混和では白色沈殿が生じることがあるので注意が必要．静置後，水層（上層：無色）を吸引除去し，下層（黄色）を使用する．4℃で遮光保存する．

⑤ 2 M 酢酸ナトリウム（pH 4.0）
⑥ クロロホルム：イソアミルアルコール
　＝49：1 混合液

操作手順　（図5）

① 2.0 mL のマイクロチューブに試料（血液細胞や組織など）を入れ，0.5 mL の sol. D を加えよく混和（細胞融解）する．
② 50 µL の 2 M 酢酸ナトリウム（pH 4.0）を加える．
③ 0.5 mL の飽和酸性フェノールと 0.1 mL のクロロホルム：イソアミルアルコール（49：1）を加え，10 秒間程度激しく混和する．
④ 氷中に 15 分放置する．
⑤ 4℃ 12,000 rpm で 15 分間遠心する．
⑥ 上層（水層）を新しい 2.0 mL マイクロチューブに移す（夾雑物が混ざり RNA の純度が低くなるため中間層を混入させないよう注意する）．
⑦ 上層と等量のイソプロパノールを加え，−20℃ で静置（1 時間以上）し RNA を析出させる．
⑧ 4℃ 12,000 rpm で 10 分間遠心する．
⑨ 上清を除去し，沈殿した RNA に 1.5 mL の 70% エタノールを加え，転倒混和し洗浄する．
⑩ 4℃ 10,000 rpm で 10 分遠心する．
⑪ 上清を除去し，RNA を乾燥（エバポレータなどを使用，完全には乾燥させない）させる．
⑫ 抽出された RNA 量に応じて，20～100 µL の DEPC 処理水を加えて溶解する．
⑬ RNA 濃度の定量
　抽出した RNA 濃度は，260 nm 吸光度の測定を行い算出する．
　RNA は光路長 1 cm のセルで，260 nm の吸光度を測定すると吸光度が 1.0 の場合，40 µg/mL に相当する．したがって，RNA 濃度（µg/mL）＝260 nm OD×40 µg/mL で計算される．回収した RNA 純度は，A260/A280 比で 1.8～2.0 が望ましい．

サイドメモ：AGPC 法の原理

RNA を構成するリボースは DNA を構成するデオキシリボースに比べ，2 位の炭素に水酸基が 1 つ多くある．このため，酸性下でフェノール処理すると DNA は疎水性のフェノール層に分配され，RNA は水相に分配される．AGPC 法に用いられるチオシアン酸グアニジン溶液は強力な蛋白質変性剤である．細胞膜破壊と可溶化に加えて，RNA 分解酵素を失活させる．この溶液を酸性化でフェノール処理すると蛋白質，DNA がフェノール層や中間層に分配され，RNA が水層に分配される．

デオキシリボース（DNA）

リボース（RNA）

サイドメモ：RNA の取り扱い注意点

RNA は非常に不安定で分解されやすい．作業中に RNA が入ったチューブの中に空気中のホコリが入ったり，チューブのフタの内側に手を触れたりするだけで，RNA が分解されてしまうことがある．会話しながらの作業においても同様のことが起こる．なぜなら，指先や汗，唾液，空気中のホコリなどから容易に RNA 分解酵素が混入してしまうからである．RNA 分解酵素は非常に安定な蛋白質であり，熱にも耐性で失活しない（121～180℃でオートクレーブしても活性が残る）．したがって，RNA の取り扱いには十分な注意が必要となる．器具は他の実験や DNA 検査と共用せず，RNA 専用として取り扱いディスポーザブル製品を使用する．

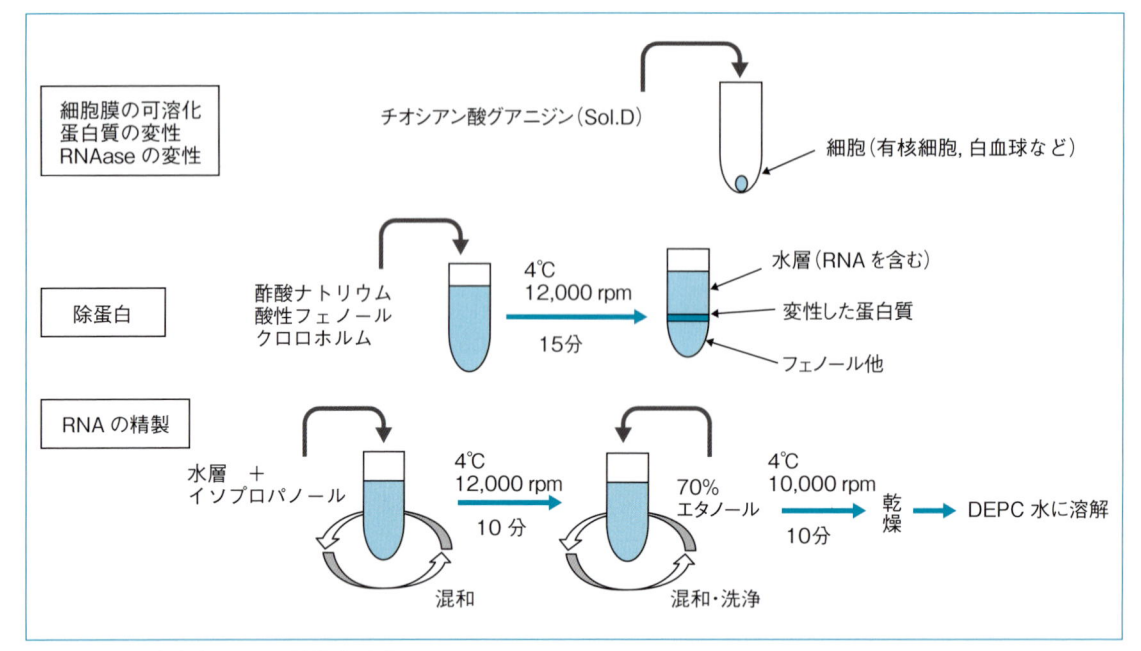

図5 RNA抽出(AGPC法)操作手順

3. 核酸抽出における注意点

検体の操作においては，感染防止や核酸や核酸分解酵素の混入防止のため，マスクと手袋を着用する．

4. 核酸(DNA, RNA)の保存

① 精製後のDNAは，エタノール沈殿(エタ沈)するか，TEバッファーに溶解後，-20℃以下で保存する．また，DNAは乾燥状態では長期間安定なため室温でも保存可能．
② 精製後のRNAは，DEPC処理水に溶解後，RNaseインヒビター存在下で-20℃以下に凍結すると1か月程度保存可能．さらに，長期間保存する場合は，エタ沈後，-80℃の冷凍庫に保存する．保存の際には，凍結融解・凍結乾燥を避けるために，小分けして密閉保存することが推奨される．
③ 保存容器としては，ポリプロピレン製の小型チューブが推奨される．

3 核酸増幅法

学習のポイント

❶ 核酸増幅法は，感度・特異度，迅速性に優れ，多岐にわたり利用されている．なかでも DNA を対象とする PCR 法，RNA を対象とする RT-PCR 法が頻用されている．また，近年の医療現場においては迅速に遺伝子定量や遺伝子多型の検出が可能な real-time PCR 法が普及してきている．
❷ 医療現場における応用例として，結核菌，肝炎ウイルス（C 型肝炎，B 型肝炎），HIV ウイルスなどの感染症，造血器腫瘍や固形腫瘍の原因遺伝子の検出・定量がある．
❸ PCR 法以外の核酸増幅法として LAMP 法，NASBA 法，TMA 法，TRC 法，ICAN 法，SDA 法，SmartAmp 法が開発されている．

本項を理解するためのキーワード

❶ PCR（polymerase chain reaction）法
PCR は特定の核酸配列（DNA）を増幅し検出する技術．二本鎖 DNA を増幅する．PCR は「熱変性（94℃）→アニーリング（55℃；50〜60℃）→伸長（72℃）」を 1 サイクルとし，20〜30 サイクル行う．これにより遺伝子は $2^{20〜30}$ 倍に増幅される．

❷ dNTP
4 種類のデオキシリボヌクレオチド三リン酸（dATP, dCTP, dGTP, dTTP）を混合したものである．核酸増幅反応において必要となる．

❸ RT-PCR（reverse transcription-PCR）法
RNA を対象とした PCR 法．RNA は一本鎖であり，そのままでは PCR 法に適用できない．逆転写酵素を用いて cDNA に変換する．この cDNA を鋳型として PCR を行う．RNA は DNA に比較して細胞あたりのコピー数が高いため遺伝子を高感度に検出することができる．転座型白血病キメラ mRNA の検出など，広く利用されている．

❹ real-time PCR 法
サーマルサイクラーと蛍光検出器を一体化した装置を用い，ターゲットとする遺伝子に設定したプライマーで PCR 増幅と同時に，蛍光標識したプローブとの反応を行い，PCR 産物の増幅過程をリアルタイムに検出，遺伝子の定量・変異を解析する方法．

1. PCR 法

PCR（polymerase chain reaction；ポリメラーゼ連鎖反応）法は特定の核酸配列（DNA）を増幅する技術である．二本鎖 DNA を増幅する．DNA を増幅するには調べたい DNA の配列に相補的に結合する 20 塩基前後の短い DNA 鎖（プライマー：primer）を用意し，このプライマーおよび耐熱性 DNA 合成酵素，dNTP などを用いる．「熱変性（94℃）→アニーリング（55℃；50〜60℃）→伸長（72℃）」を 1 サイクル（図 6）とし，20〜30 サイクル行う．これにより目的の核酸配列は $2^{20〜30}$ 倍に増幅される．

1）PCR 法による DNA の増幅

a）熱変性
DNA の二本鎖を一本鎖にすることである．DNA を入れた反応液を約 94℃ にし，二本鎖 DNA を一本鎖 DNA に変性する．

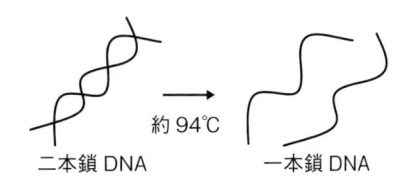

約 94℃
二本鎖 DNA → 一本鎖 DNA

b）アニーリング
一本鎖 DNA は温度を下げることによりプライマーとの相補的結合をする．プライマーが DNA と結

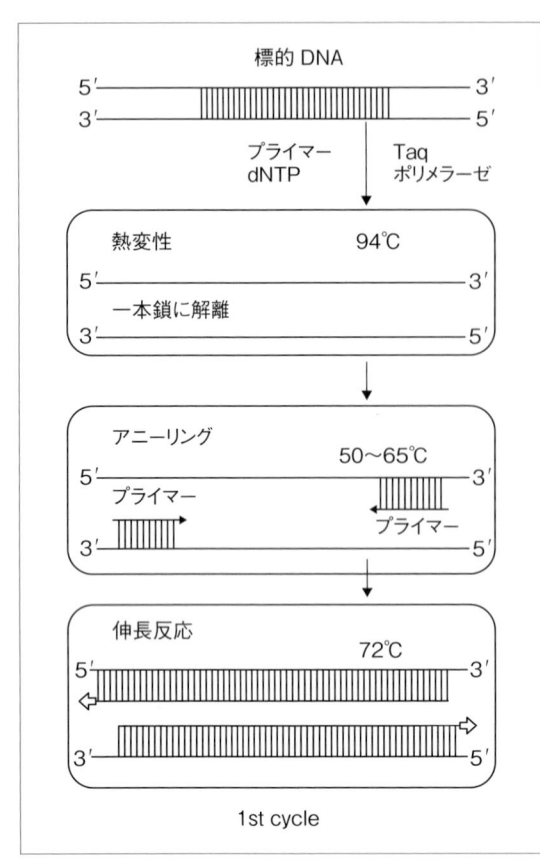

図6　PCR法

合することをアニーリングという．アニーリングは約50〜65℃で行うが，設計したプライマーの融解温度（Tm；melting temperature）によって温度が異なる．

*Tm値：Tm値とは，二本鎖DNAの50%が一本鎖DNAに解離するときの温度（Tm；melting temperature）である．

c) 伸長
　DNAポリメラーゼを反応させ，プライマーを鋳型に相補結合したDNAを伸長させる．耐熱性DNAポリメラーゼ（Taq DNA Polymerase）を使用する場合，72℃で行う．

d) a)〜c)を繰り返してDNAを増幅させる．
　PCR反応に影響する因子として，プライマーの設定部位，アニーリング温度，各反応試薬の濃度などの条件があげられる．またDNAポリメラーゼは，DNA合成の活性をもつ以外にエキソヌクレアーゼ活性などをもち，PCR合成，校正機能，合成反応速度に影響を与えることがある．以下にプライマー合成およびPCR反応条件を示した．

2) プライマー合成およびPCR反応条件

a) プライマーの設計
　プライマーの設計を行う場合，核酸増幅産物の大きさは150〜400塩基以内で設計する．設計にあたっての注意事項を以下に記載する．

b) プライマーのサイズ
　プライマーのサイズは，18〜23塩基．プライマーのTmは上流プライマーと下流プライマーで揃え，58〜65℃に設計する．特異性を高めるには，通常，Tm値の高いプライマー対が選択される．

c) GC，AT含量
　プライマー設計部位の塩基配列GC含量が40〜60%前後にする．部分的にGCあるいはATが多くにならないようにする．また，プライマーの3′末端と鋳型DNAが安定して結合するように，プライマーの3′側にATが多くならないように設計する．

d) プライマー間の相補性
　2つのプライマー同士がアニーリングしないように設計する（図7）．特に3′末端に3塩基以上相補的な配列をもつプライマー設計を避ける．これにより，プライマーダイマーの形成による増幅効率の低下を防ぐ．

e) プライマー内の二次構造形成
　プライマー同士の二次構造形成（図8）を避けるために，4bp以上の相補配列を含まないようにする．

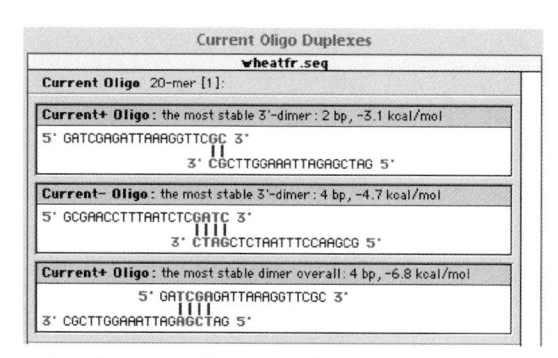

図7 プライマーダイマー形成の例
OLIGO 6.0 Primer Analysis Software(TAKARA)による解析結果

図8 プライマー同士の二次構造形成の例
OLIGO 6.0 Primer Analysis Software による解析結果

3) PCR 反応の条件

a) 反応液

① Mg 濃度：終濃度 2～5 mM の範囲において最適な濃度を検討する．

② プライマー濃度：終濃度 0.1～1 μM の範囲で最適な濃度を検討する．
プライマー濃度が高いほど反応性がよくなるが，プライマーダイマー生成率が高くなる．

③ アニーリング温度：プライマーが DNA にアニーリングし，伸長するためには，アニーリング温度をプライマーの Tm 値以下に設定する必要がある．

・Tm を下げすぎると非特異的なアニーリングが起こり，特異的な増幅効率が低下する．

・プライマー遺伝子配列から計算（例：2℃×(A+T)+4℃×(C+G)．0.5×% GC+30 など）し，設定する．

・適切なアニーリング温度の検討は 54～66℃の範囲で 2℃間隔で試行し設定する．増幅しにくい場合は温度を下げる．

b) アニーリングおよび伸長反応の時間
使用する DNA 合成酵素の添付文書の記載を参考に設定する．

2. PCR 法の応用

1) PCR-RFLP（restriction fragment length polymorphism）法

遺伝子変異や遺伝子多型の検出に用いる．RFLP とは制限酵素断片長多型を意味する．遺伝子多型の多くはヒトの遺伝子配列の制限酵素認識部の中にあることから，制限酵素を使用して配列を切断・断片化することにより同定できる．制限酵素の認識配列に遺伝子変異や多型が生じていた場合，その部位を挟むように 2 種類のプライマーを設計し PCR を行う．この PCR 産物を制限酵素処理後，アガロースゲル電気泳動を行う．正常遺伝子では制限酵素の認識配列がないため，PCR 産物は 1 本のバンドとして検出されるが，遺伝子変異があれば制限酵素の作用・反応により，2 本のバンドとして検出される（図 9）．

2) PCR-SSCP（single-stranded conformational polymorphism）法

遺伝子変異・挿入・欠失などを検出する際のスクリーニング検査に用いる．PCR 増幅産物（DNA）は加熱して変性（一本鎖化）すると，一本鎖 DNA はその塩基配列に基づき高次構造をとる．この構造は遺伝子変異，挿入，欠失などの塩基配列の違いがあると変化（多型現象）が生ずる．この構造的多型現象が SSCP とよばれる．熱変性した一本鎖 DNA をポリアクリルアミドゲルで電気泳動すると，高次構造は 1 塩基の差でも変化するので電気泳動距離の差として検出できる（図10）．なお，異常の詳細を検出するには，DNA シークエンスにて塩基配列の決定を行う．

3) ASP-PCR（allele specific primer-PCR）法

アレル特異的プライマー PCR 法と称し，特定された箇所の遺伝子変異の検出に用いる．特異的な遺伝子変異のみを PCR 法で簡便に検出できる．

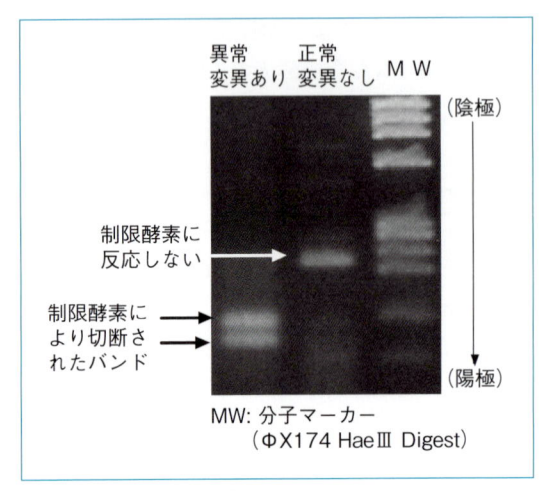

図9 PCR-RFLP法

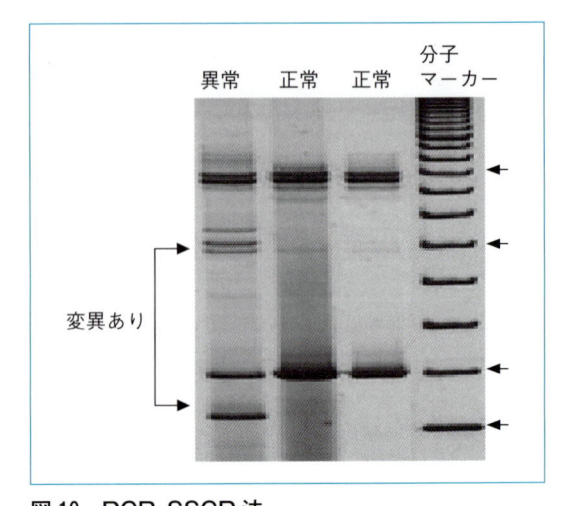

図10 PCR-SSCP法
PCR-SSCP法による遺伝子変位の検出例．正常遺伝子の電気泳動パターンを対照に変異遺伝子を検出する．

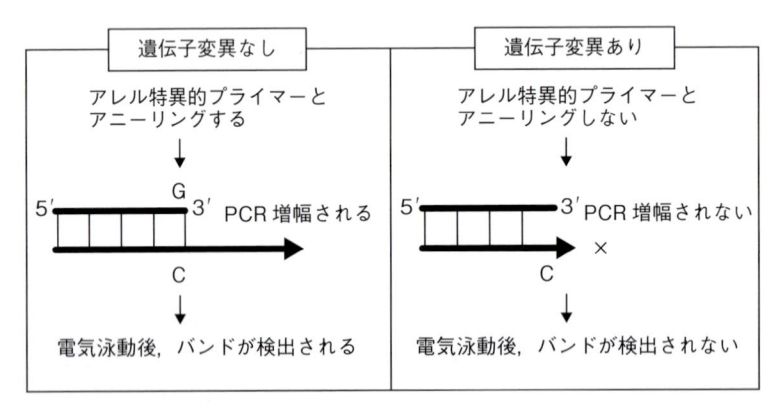

図11 ASA-PCR法の原理図

PCRプライマーのうち，一方のプライマーの3'末端を遺伝子変異部位に一致させた2種類のプライマー（正常遺伝子に一致させたもの，異常遺伝子に一致させたもの）を用意し，変異部位に特異的な核酸増幅を行う．正常遺伝子に一致させたプライマーでは，変異がなければプライマーが結合するのでPCR増幅され，アガロースゲル電気泳動でバンドとして検出される（図11）．

4）RT-PCR（reverse transcription-PCR）法

RNAを対象としたPCR法である．RNAは一本鎖であり，そのままではPCR法に適用できない．そのため逆転写酵素を用いてRNAをcDNAに変換し，このcDNAを鋳型としてPCRを行う方法である．本法の利点は，数百kbの遺伝子（DNA）でもRNAに転写されるとイントロンがないため数kbと短くなり，PCR法の適用範囲を広げることができることである．また，RNAはDNAに比較して細胞あたりのコピー数が高いため遺伝子を高感度に検出することができる．RT-nested-PCR法（図12）はRNAをcDNAに逆転写後（RT），目的核酸配列を検出する特異的プライマーを用い，1回目のPCRを行う．その増幅産物に対して2回目のPCRを行い，目的の核酸配列をさらに増幅する（nested-PCR）方法である．これにより感度と特異性が上がる．2回目のPCRに

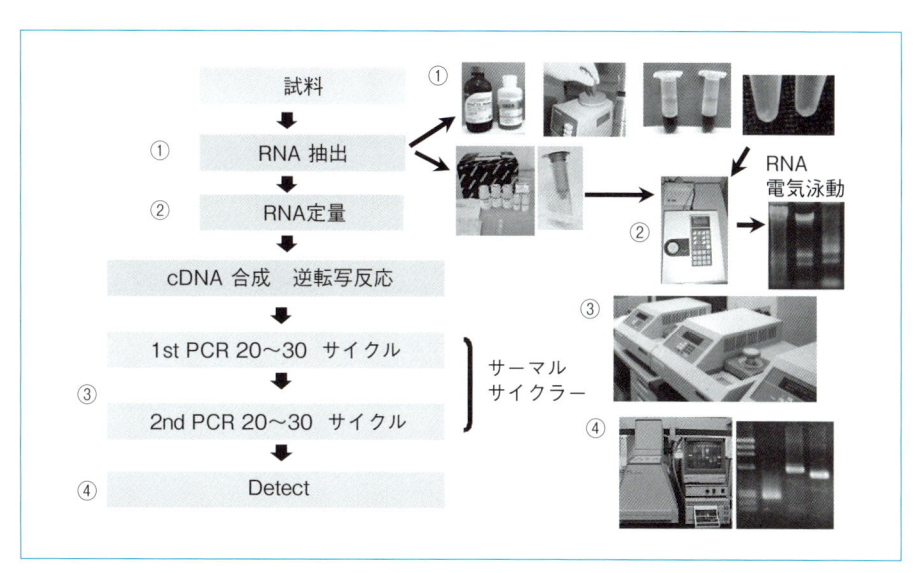

図12 RT-nested-PCR 法の工程

使用のプライマーは1回目に使用したプライマーの内側に設定する入れ子の原理から nested とよばれる．転座型白血病のキメラ mRNA の検出など，広く利用されている．

3. real-time PCR 法

通常の PCR では，増幅産物が反応の限界を超えると増加が停止してしまい，鋳型量を反映できなくなる（プラトー効果，表2）．すなわち，増幅産物量が必ずしも元の鋳型量を反映せず，単純に増幅産物量から鋳型量を算出すると，誤った結果となる．この問題点の解決策として real-time PCR 法が開発された．real-time PCR 法はサーマルサイクラーと蛍光検出器を一体化した装置を用い，標的とする遺伝子に設定したプライマーで PCR 増幅と同時に，蛍光標識したプローブとの反応を行い，PCR 産物の増幅過程をリアルタイムに検出，遺伝子の定量・変異を解析する方法である．real-time PCR 法は，電気泳動が不要である，正確に定量できるなどの利点があり，簡便性，迅速性にも優れた方法である．PCR 反応による核酸の指数関数的増幅と PCR 産物は PCR サイクル数に比例するため，遺伝子を定量することができる（図13）．

表2 PCR プラトー効果の原因
① DNA ポリメラーゼの失活
② 試薬，プライマーの枯渇
③ 反応副産物のピロリン酸による合成反応の阻害
④ 生成した DNA 同士の再結合による反応の阻害

1) real-time PCR 法の核酸増幅検出原理
a) TaqMan プローブによる検出原理（図14）

これは標的とする核酸（target gene）を増幅させるための PCR プライマーと，その内側の遺伝子配列に設計したプローブ（TaqMan プローブ）を使用する．TaqMan プローブは，5′末端に R：reporter（発光基），3′末端に Q：quencher（消光基）の2つの蛍光色素をもった20～24塩基のオリゴヌクレオチドプローブである．R の蛍光色素は Q の働きにより発光が抑えられている．プローブの3′末端はリン酸化させておりプローブ自体から伸長することはない．PCR 反応の過程で DNA 合成酵素によってプライマーから伸長反応が進むと，5′→3′エキソヌクレアーゼ活性により TaqMan プローブが分解・遊離する．この結果，蛍光色素 R が強い光を発する．この反応で TaqMan プローブが標的核酸に結合し，その分解・遊離が起こらなければ，蛍光は検出されないので，目的核酸の有無を判定，測定できる．

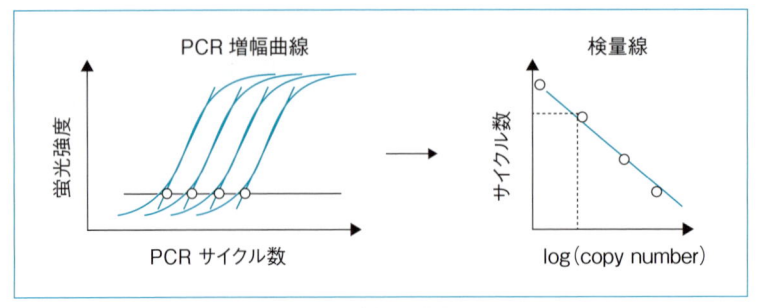

図13 real-time PCR 法による遺伝子定量の原理
核酸量(copy number)既知のスタンダードを調製・測定し，その PCR 増幅曲線から real-time PCR システムにより検量線が作成される．これを基準に核酸が定量される．

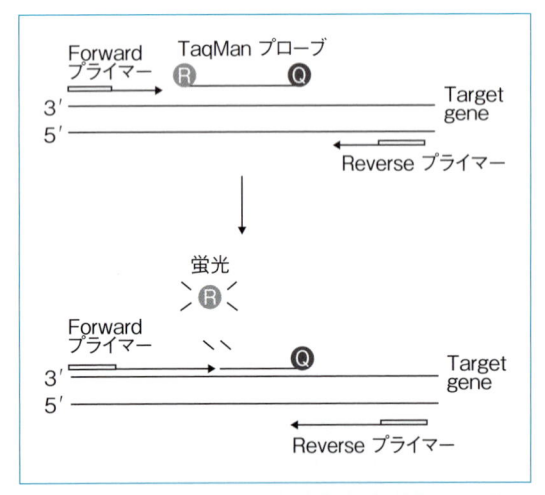

図14 TaqMan プローブを用いた蛍光検出の原理

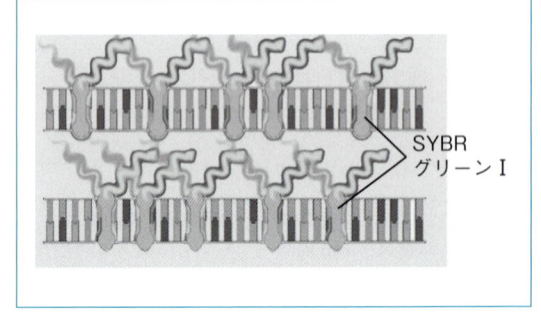

図15 SYBR グリーンⅠを用いた蛍光検出の原理

b) SYBR グリーンⅠによる検出原理

　SYBR グリーンⅠは二重鎖(ds)DNA の溝に特異的に結合し(図15)，この際に強い蛍光を発する．したがって，目的とする核酸を増幅させるための PCR プライマーのみを用意すれば PCR 反応に伴い，蛍光を発する核酸を増幅できる．この色素だけで核酸を定量できるため簡便であり，コストも安価である．しかしながら，非特異的に二本鎖 DNA に結合するのでプライマーダイマーなどの非特異的産物が形成され，その非特異的産物の蛍光シグナルが正誤差となるので注意が必要となる．

c) ハイブリダイゼーションプローブによる
　　検出原理

　本法は目的とする遺伝子を増幅させるための PCR プライマーと，これに加えて相補的に2つのオリゴヌクレオチド(ハイブプローブ)を用い，それぞれに異なる蛍光色素をラベルする．ハイブプローブはお互いのプローブの遺伝子配列が1～5 bp 離れて隣接するようデザインし，一方のプローブの3′末端にはフルオレセイン(fluorescein isothiocyanate；FITC)，他方のプローブの5′末端には LC Red 640 をラベルする(図16)．

　遺伝子増幅の反応過程で real-time PCR 装置の LED 光源(470 nm)が当たると，プローブの FITC が励起され，緑色の蛍光を放出する．ここで生じた蛍光エネルギーにより，隣接する LC Red 640 が励起され，赤色の蛍光(640 nm)が放出される．この現象は蛍光共鳴エネルギー転移(fluorescence resonance energy transfer；FRET)とよばれ，この現象により放出される赤色の蛍光を real-time PCR 装置で検出することで，目的とする遺伝子を特異的に検出する．

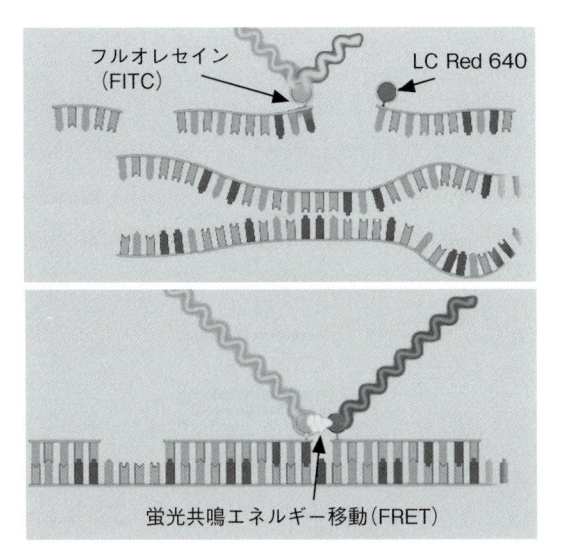

図16 ハイブプローブによる蛍光検出

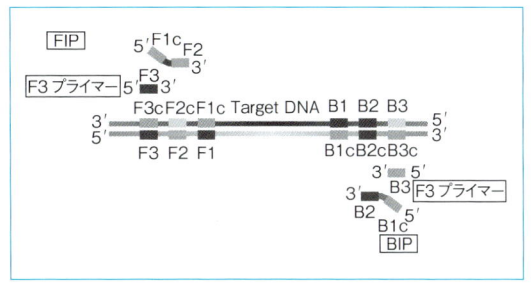

図17 LAMP法の遺伝子増幅
FIP プライマー：F2cと相補的な配列であるF2領域を3'末端側にもち、5'末端側にはF1cと同じ配列をもつようにプライマーを設計する．
F3 プライマー ：F3cと相補的な塩基配列であるF3プライマー設計する．
BIP プライマー：B2cと相補的な配列であるB2領域を3'末端側にもち、5'末端側にはB1cと同じ配列をもつようにプライマーを設計する．
B3 プライマー ：B3cと相補的な配列であるB3領域をもつようにプライマーを設計する．
原理図は栄研化学(株)ホームページ(http://loopamp.eiken.co.jp/lamp/)を参照．

4. その他の核酸増幅技術

1) LAMP (loop-mediated isothermal amplification)法

栄研化学が開発した核酸増幅法である．標的核酸の配列から6か所の領域に対して2種類のinnerプライマー(FIP，BIP)と2種類のouterプライマー(F3プライマー，B3プライマー)の計4種類を用い，DNA鎖を剥がしながら合成する酵素(鎖置換型DNAポリメラーゼ)を用いて定温(60〜65℃)で保温することにより，核酸を増幅する．

この反応は65℃の加熱によりDNAの二本鎖構造が緩んだ際にinnerプライマー(FIP)がアニーリングし伸長反応を起こすと，さらにouterプライマーの伸長反応により，剥がされたDNA鎖の両端がループ構造を形成する．これが増幅反応の起点となる．

a) LAMP法の特長
① 増幅効率が非常に高い．核酸を15分〜1時間で10^9〜10^{10}倍に増幅することができる．
② 6領域を認識する4種類のプライマーを必要とすることから特異性が高い．
③ DNA合成酵素は1種類の鎖置換型合成酵素で済み，専用機器も必要としない．
④ 対象がRNAの場合でも逆転写酵素を加えればワンステップで増幅できる．

標的核酸に対して，3'末端側からF3c，F2c，F1cの3つの領域を，5'末端側からB1，B2，B3の3つの領域をそれぞれ規定し，この6つの領域を用いて4種類のプライマーを設計し核酸を増幅する(図17)．

2) NASBA (nucleic acid sequence based amplification)法(図18)

オランダのオルガノンテクニカが開発したRNA増幅法である．RNAを対象としてT7 RNA合成酵素(T7 RNAポリメラーゼ)により41℃の一定温度で，標的とする核酸(RNA)を増幅する方法である．増幅反応に用いる酵素は逆転写酵素(Avian myeloblastosis virus-Reverse transcriptase；AMV-RT)，RNA分解酵素(RNaseH)，T7 RNA合成酵素である．AMV-RTは，一本鎖の標的RNAを鋳型とし5'→3'方向に相補的なcDNAを合成する．RNase Hは合成されたcDNAの標的RNAのみを分解し，T7 RNAポリメラーゼは二本鎖DNAを鋳型に相補的なRNAを合成

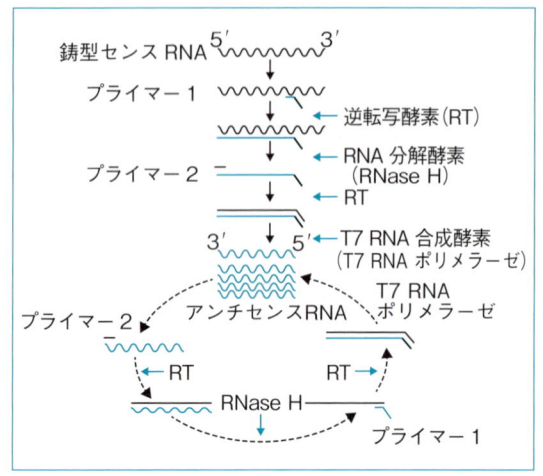

図18 NASBA法の原理図
(シスメックス・ビオメリューのホームページ http://www.sysmex-biomerieux.jp/servlet/srt/bio/japan/home より引用)

する．

　本法の原理は，標的RNAにT7プロモーター配列を付加したプライマー1をアニーリングさせAMV-RTによりcDNAを合成することに始まる．合成されたRNA-cDNAの標的RNA（センス）はRNase Hにより分解され，一本鎖cDNAとなる．次に，プライマー2をアニーリングさせAMV-RTにより，二本鎖DNAを合成する．ここまでが初期工程となる．続いて増幅工程となる．T7 RNAポリメラーゼはT7プロモーター配列を認識して，プライマー2の5′末端までのアンチセンス配列を持つRNAを合成（増幅産物）する．新しく合成されたRNAにはプライマー2がアニーリングし，AMV-RTによってcDNAが合成される．RNA-cDNAのRNAは，RNase Hにより分解され，cDNAは一本鎖となる．このcDNAの3′末端にプライマー1がアニーリングしAMV-RTにより伸長される．そして，T7プロモーター配列は二本鎖となり，多数のアンチセンスRNAが順次，特異的に増幅される．

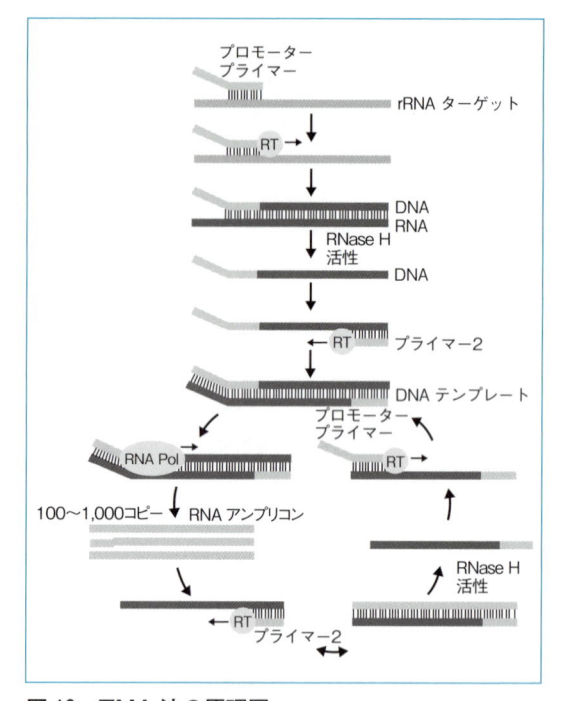

図19 TMA法の原理図
(http://www.gen-probe.com/pdfs/tma_whiteppr.pdf)より引用

3) TMA（transcription-mediated amplification）法（図19）

　本法はGEN-PROBE社が開発した．2種類のプライマーとT7 RNAポリメラーゼと逆転写酵素を使用し，等温でRNAを増幅する方法である．標的とするRNAにT7プロモーター配列を付加したプライマーをハイブリダイズし，逆転写酵素によりRNA-cDNAを合成する．RNAは逆転写酵素のもつRNaseH活性により分解され，一本鎖cDNAとなる．これにプライマー2が結合し逆転写酵素のDNAポリメラーゼ活性によりT7プロモーター配列をもつ二本鎖DNAが合成される．このDNAからRNAポリメラーゼの転写反応によりRNAが合成される（100～1,000コピー）．このRNAを元に一時間で100万コピーまでRNAが増幅される．

4) TRC（transcription reverse transcription concerted reaction）法（図20）

　東ソーにより開発された．逆転写反応と転写反

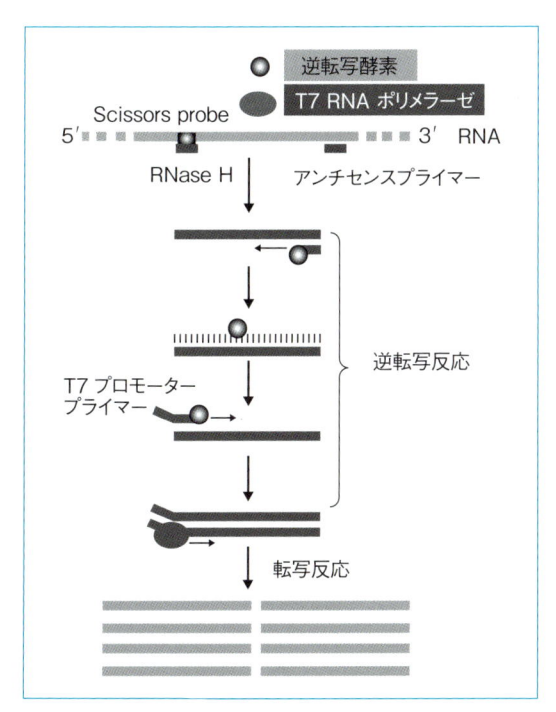

図20 TRC法の原理図
http://www.tosoh.co.jp/science/trc/trc.html を改変

応を繰り返すことで標的とする核酸(RNA)を一定温度で増幅させる方法である．RNAの切断，増幅，検出の3つの工程からなる．すべての反応は1本のチューブで連続的に行われ，RNA増幅は蛍光によってリアルタイムに検出される．RNAの切断では標的RNAの特定位置にDNAオリゴマー(Scissors probe)が結合する．結合部位のRNAはRNase Hにより消化され，標的RNAは増幅領域の5'末端がトリミングされる．Scissors probeは伸長反応を防止するため3'末端がアミノ基で修飾されたものである．5'末端がトリミングされたRNAはアンチセンスプライマーと逆転写酵素によりRNAからcDNAに逆転写され，さらにT7プロモータープライマー，逆転写酵素のDNAポリメラーゼ活性でプロモーター配列をもつ二本鎖DNAが合成される．続いてT7 RNAポリメラーゼによりRNAに転写・合成される．合成されたRNAは再び，逆転写酵素と反応し，このサイクルの繰り返しによりRNAが増幅される．増幅されたRNAは蛍光増感を示す

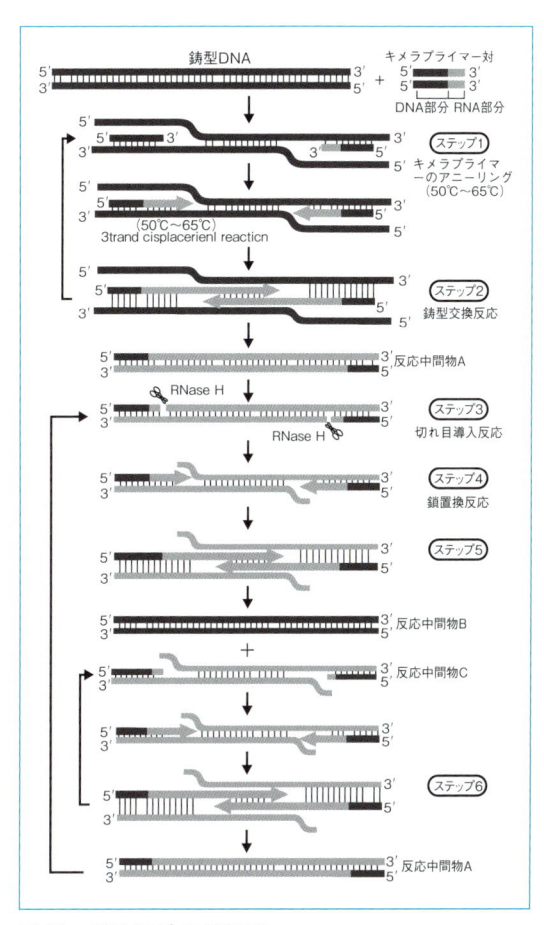

図21 ICAN法の原理図
原理図はタカラバイオのホームページから引用

プローブと特異的に結合することで，リアルタイムに検出される．原理の詳細は東ソーのホームページを参照されたい．

本法の特長として，反応が41～44℃の一定温度であり簡便であること，10～30分の短時間で核酸増幅可能であることがあげられる．

5) **ICAN (isothermal and chimeric primer initiated amplification of nucleic acids)法**(図21)

タカラバイオが開発した等温核酸増幅法である．核酸増幅反応は5'側がDNAで3'側がRNAからなるキメラプライマー，鎖置換型DNA合成酵素(BcaBEST DNAポリメラーゼ)，DNA-RNAハイブリッド部位を切断するヌクレアーゼ(RNase H)，基質となるデオキシヌクレオシド3

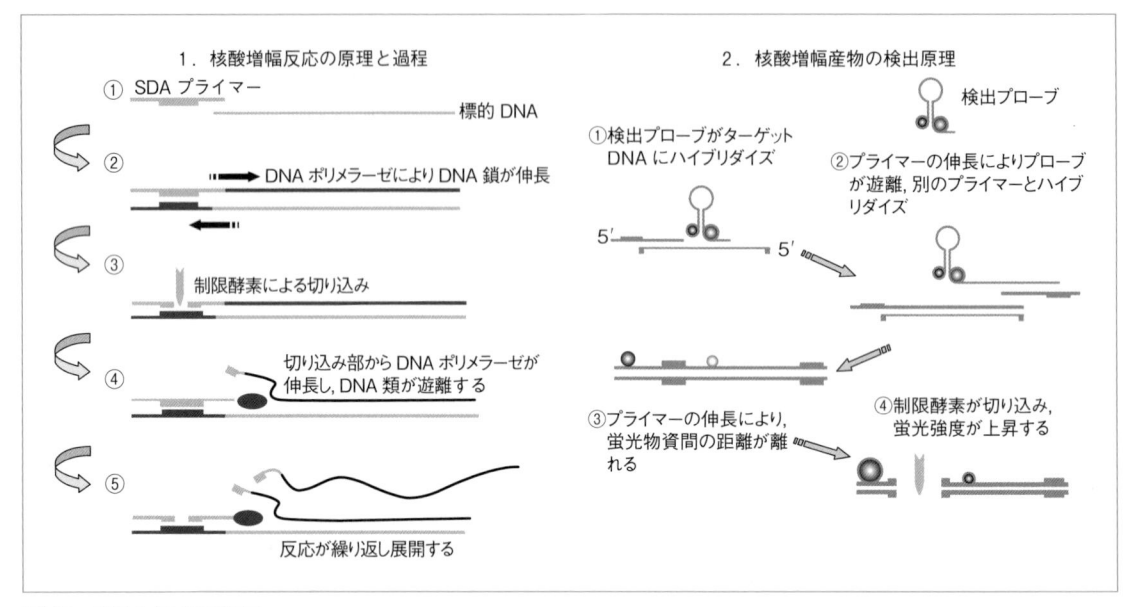

図 22　SDA 法の原理図
(ベクトン・ディッキンソン株式会社ホームページより引用)

リン酸を用いて行われる．標的とする DNA は 50～65℃の一定温度で増幅される．ICAN 法による DNA 増幅は以下のステップによる．

　ステップ①鎖伸長反応：一対のキメラプライマーが，鋳型 DNA の特定の部分にアニールし，その 3′ 端から DNA 鎖が伸長する．

　ステップ②鋳型交換反応：上流側と下流側から伸長してきた両鎖が元の鋳型 DNA から離れ，その 3′ 部分で伸長鎖同士がアニールする．このアニールした伸長鎖同士がさらに伸長して二本鎖の反応中間物 A が形成される．

　ステップ③切れ目導入反応：反応中間物 A のキメラプライマーに由来する DNA/RNA ハイブリッドの RNA 側に RNase H が作用し，RNA を含む片方の鎖のみを切断し切れ目を入れる．

　ステップ④鎖置換反応：切れ目の部分から鎖置換型 DNA 合成酵素により鎖置換反応が起こる．

　ステップ⑤鋳型交換反応：ステップ②と同様に鋳型交換反応が起こり，反応生成物 B と反応中間物 C が生成．

　ステップ⑥鋳型交換反応：反応中間物 C よりステップ②およびステップ⑤と同様な鋳型交換反応が起こる．そして，反応中間物 A と反応中間物 C の生成が繰り返され，2 つのキメラプライマーによって挟まれた領域が特異的に増幅される．

　ICAN 法の特徴として①PCR 法と同等以上の検出感度を有する．②一定温度で反応させることができる．③高価な温度サイクル装置が不要で，大量の検体を高速で処理できる，などがあげられる．

6）SDA（standard displacement amplification）法（図 22）

　ベクトン・ディッキンソンが開発した核酸増幅法である．4 種類のプライマーと DNA ポリメラーゼ，制限酵素を利用する．これにより標的核酸（DNA）を増幅しながら蛍光プローブでリアルタイムに検出する方法である．

　標的核酸に特異的な 4 種のプライマーとエキソヌクレアーゼ（−）DNA ポリメラーゼによる DNA 伸長反応，制限酵素により目的の核酸配列の片側の鎖に nick（切れ目）を入れる反応を基本原理とする．制限酵素による切れ目部分がプライマーと同等の働きをし，標的 DNA 配列をもつ一本鎖 DNA（核酸増幅産物）が遊離する．切断部位から再度相補的な DNA が伸長し，遊離した一本鎖 DNA を鋳型とした相補的な DNA 鎖の伸長も

同時に起こり，切断，伸長を繰り返し，指数的に核酸増幅産物が生成される．以上が原理である．続いて，増幅産物の検出が行われる．SDAにより大量に増幅された核酸増幅産物には2種類の蛍光色素（フルオレセイン：FAM，ローダミン：ROX）で標識されたプローブが結合する．この蛍光標識プローブはFRET（蛍光共鳴エネルギー転移）の現象によって蛍光発光せず，SDA反応が進展するとプローブ内部構造の変化により蛍光色素の距離が離れ，FRET現象が生じなくなる．これにより特定波長の蛍光を発する．この蛍光を検出することにより，標的DNAの有無を検出する．

7）SmartAmp法（smart amplification process）

ダナフォームと理化学研究所が共同開発した核酸増幅および遺伝子変異検出法である．PCR法のような温度の上下が不要なため，装置の簡便化と増幅時間の短縮化が実現している．Smart Amp法の原理図を**図23**に示した．プライマーの5′末端にヘアピン構造をもつfoldingプライマー（FP）と標的の目的の核酸配列を増幅したときのみプライマーの5′末端が折り返し構造を形成できるturn-backプライマー（TP）が，目的の核酸配列を特異的に増幅する．

さらに，その内側には増幅速度を高めるboostプライマー（BP）と外側の2種のouterプライマー（OP）が増幅を補う．以上の5本のプライマーが使用される．鋳型に対し，FPまたはTPがアニーリングし，その後，OPがアニーリングし，鎖置換型DNAポリメラーゼにより先に合成された鎖を剥がしながらDNA合成が進む．続いて，剥がされたDNA鎖に同様のDNA合成が進み，FPとTPに挟まれた核酸配列が増幅される．この増幅産物（中間体1と2）は末端に折り返しの構造をもつため，増幅産物自身の3′末端が自ら折り返し，その3′末端を鎖置換型DNAポリメラーゼが認識して増幅が繰り返される．

本法の特徴を以下に示す．

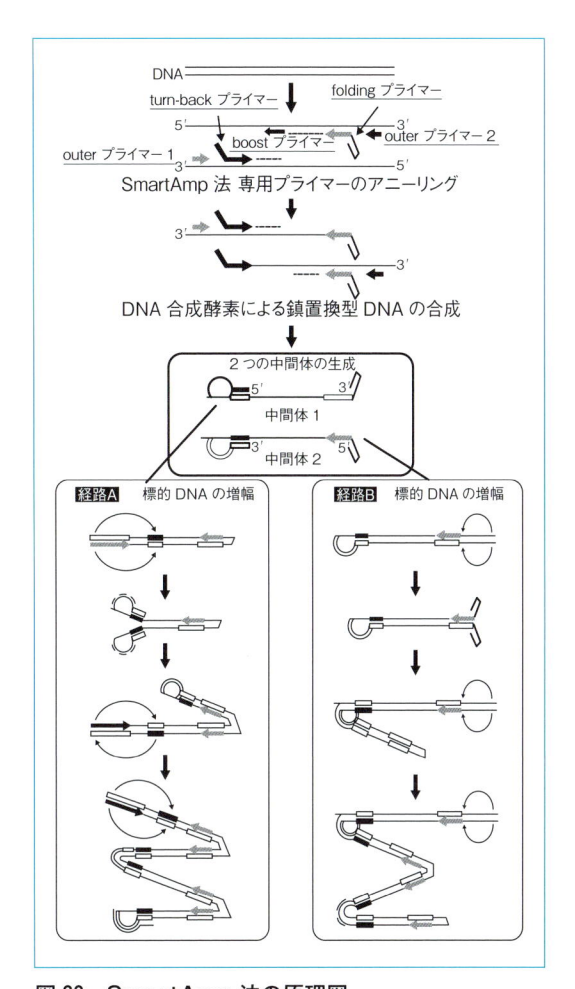

図23　SmartAmp法の原理図

① 核酸増幅反応が一定温度（60℃）で進行する．
② 5本のプライマーセット（outerプライマー1，outerプライマー2，foldingプライマー，turn-backプライマー，boostプライマー）および鎖置換型DNA合成酵素（*Aac* DNA Polymerase）を用い，増幅反応が30分程度で終了．
③ ミスマッチ結合蛋白の存在下で増幅反応を行うため，非特異的な増幅が抑制され，特異性が高い．
④ 試薬に逆転写酵素を加えることで，RNAの増幅検出が可能である．

4 検出技術

学習のポイント

❶ 遺伝子を直接検出する技術としてサザンブロット法，ノーザンブロット法が古くから利用されている．
❷ サザンブロット法はDNAを解析の対象とし，ノーザンブロット法はRNAを対象とする．それぞれ対象が異なる点に注意したい．
❸ 各種の遺伝子検出技術について，その目的を理解する．

本項を理解するためのキーワード

❶ **サザンブロット法**
遺伝子を制限酵素で切断後，アガロースゲル電気泳動，分画されたDNA断片をブロッティングする．その後，標的遺伝子を検出するための標識プローブと反応させ，ハイブリッドするか否かで特定の遺伝子の異常の有無を検出する方法．

❷ **ノーザンブロット法**
RNA解析法である．対象とする特定のRNA塩基配列と相補的なプローブ（標識した塩基配列）を用い，その特定の遺伝子の異常の有無を検出する方法．方法はサザンブロット法に同じ．

❸ **PCR-RFLP (restriction fragment length polymorphism)法**
RFLPとは制限酵素断片長多型を意味する．遺伝子変異や遺伝子多型（遺伝的な個体差）の検出に汎用される．

❹ **PCR-SSCP (single-strand conformation polymorphism)法**
遺伝子の変異，挿入，欠失などのスクリーニング検査に用いられる．

❺ **DNAシークエンス法**
遺伝子の塩基配列を決定する方法．一塩基の遺伝子変異を確実に検出できる．ダイデオキシ法が一般的に用いられている．未知の遺伝子異常を検出することにも利用される．

❻ **パイロシークエンシング法**
DNAポリメラーゼによる塩基伸長反応を原理とした塩基配列解析法．目的の遺伝子配列を直接判読することができる．

❼ **DNAマイクロアレイ**
ガラスやシリコン製の基盤上にDNA分子を数千〜数十万の高密度に配置（アレイ）したものの総称である．対象とするRNAまたはDNAを基盤上のプローブとハイブリダイゼーションすることで，網羅的に同定・定量的に検出できる．

1. DNAプローブ法

　DNAプローブ法はサザンブロット法や，ノーザンブロット法のほか，*in situ* ハイブリダイゼーションなどのハイブリダイゼーションに必須なDNAプローブの標識法である．

　DNAプローブの標識には，従来から^{32}Pなどの放射性同位元素を用いることが多く，この操作はRI実験室で行われている．病院検査室においては安全性，廃棄物処理等のデメリットを考慮し，非放射性物質標識法が汎用されている．これにはペルオキシダーゼやアルカリ性ホスファターゼなどの酵素をDNAに間接的に結合させ標識化する酵素標識法，ジゴキシゲニンを用いる方法，horse radish peroxidase (HRP) 標識プローブを用いる方法などがあり，数種類の標識キットが試薬メーカー（ロシュ・ダイアグノスティックス，タカラバイオなど）から市販されている．なかでもジゴキシゲニンを用いるランダムプライマー法が普及している．同法ではまず，検出目的とするDNA配列（プローブ）を熱変性により一本鎖とし，ランダ

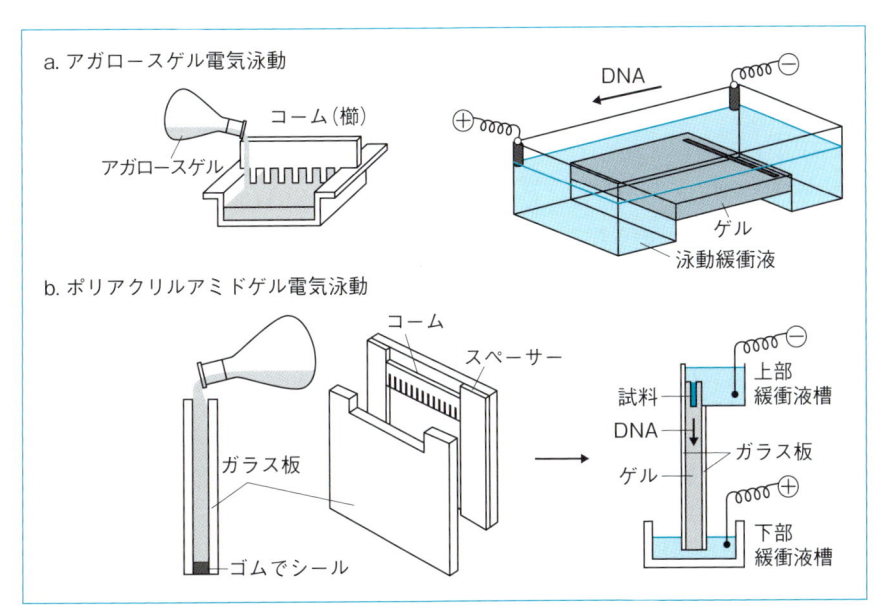

図24　ゲル電気泳動の原理

ムな配列を有するプライマーをアニール結合させる．その後，クレノーフラグメント（DNA合成酵素）により相補鎖を合成するのが同法の原理である．この際にジゴキシゲニン標識のデオキシウリジン三リン酸（DIG-dUTP）が取り込まれ，DNAプローブが非放射性に標識される．

2. 核酸の電気泳動

核酸の検出法としてゲル電気泳動が用いられる．ゲルにはアガロースやポリアクリルアミドを使用する．アガロースやポリアクリルアミドに水を加え沸騰に近い温度で溶解した後，常温化するとゲル化する．これは細孔の網目構造をとるため，ゲルに電圧をかけることで，核酸は荷電しているゲルの網目構造を移動する．この際に，分子の構造や大きさに違いがあると移動速度に差が生じるので，この移動度の差を利用して核酸を分離する（図24）．

DNAはその分子量が大きいものほどゲルの網目にかかり移動度が遅く，小さいものほど速い．その結果，DNA分子の大きさに比例した電気泳動像が得られる．一方，RNAや一本鎖DNAでは塩基の荷電や，ヘアピンループなどの分子内の水素結合により複雑な立体構造を形成するため，移動度に影響を及ぼす．したがって，RNAや一本鎖DNAを正確に分離するには，ゲルと電気泳動用緩衝液に変性剤（尿素やホルムアルデヒドなど）を加え，電気泳動する必要がある．

1）DNAの荷電について

DNAを構成するヌクレオチドは塩基とリン酸基が荷電している．二本鎖DNAにおいて各塩基の電荷は相補鎖の水素結合によって消失し，リン酸基の荷電のみであり，負（－）に荷電している．したがって，電気泳動を行うとDNAは陽極（＋）に向かって移動する．

2）アガロースゲル電気泳動

数百bpから1 kbのDNAを電気泳動する際に使用する．PCR産物の検出をはじめとして最も広く用いられている．

3）ポリアクリルアミドゲル電気泳動

ポリアクリルアミドゲルはアガロースゲルに比較してゲルの網目が細かいため，短い核酸の分離に優れている．1 kb以下のDNAを正確に分離することができ，オリゴヌクレオチドや100 bp以

下の短い PCR 産物の分離に適している．PCR-SSCP 法，DNA シークエンスにおいて頻用される．

4) パルスフィールドゲル電気泳動

50 kb～10 Mb の高分子 DNA の分離にはパルスフィールドゲル電気泳動が用いられる．
細菌の核酸検査において頻用される．

3. サザンブロット法，ノーザンブロット法

a. サザンブロットハイブリダイゼーション (Southern blot hybridization) 法

特定遺伝子の検出などに用いるハイブリダイゼーションには，サザンブロット法やノーザンブロット法がある．サザンブロット法は，1975 年に開発された古典的な検出法であるが，PCR 法（数 kb まで）と FISH 法（数十 kb から）との間をつなぐ方法として現在でも有用である．数百 bp から 10 kb の範囲で遺伝子の重複と欠失（コピー数の異常）および，逆位・転座など構造異常の検出を目的とする．

1) ハイブリダイゼーション用プローブの標識

ハイブリダイゼーションを溶液内，あるいは，膜などに固定した状態で行い，特定の配列を検出したり，その量を測定することができる．このとき，特定の配列をもつ DNA 断片を標識してプローブとする．

> **サイドメモ：ハイブリダイゼーションとは**
>
> DNA は水素結合により相補的に二本の鎖を形成しているが，この二本鎖・水素結合は物理的な条件（熱処理やアルカリ処理）を加えることにより一本鎖に解離させることができる．そして，この条件を止めれば再び二本鎖 DNA に戻すことができる．この性質を利用して，RNA あるいは一本鎖にした DNA に，別の RNA あるいは一本鎖にした DNA（ラジオアイソトープ，蛍光物質などで標識したプローブ：RNA プローブ，DNA プローブと称する）と結合させ二本鎖の DNA を作ることができる．このような反応をハイブリダイゼーション（雑種形成）という．

プローブに用いるのは，PCR 産物，ベクターを取り除いたクローン化 DNA 断片，T7 プロモーターにて発現させた RNA などである．いずれの場合もプローブの標識は，DNA（または RNA）ポリメラーゼの核酸合成反応により標識ヌクレオチド（放射性同位元素，ジゴキシゲニン，ビオチン，蛍光物質などが結合）を取り込ませて行う．DNAへの取り込ませ方は 2 法あり，DNA ポリメラーゼを用いたランダムプライム法と，DNase I と DNA ポリメラーゼを組み合わせたニックトランスレーション法である．RNA プローブの作製は，目的プローブに対応する DNA を T7 プロモーターを含むベクターにサブクローニングし，RNA ポリメラーゼを用いて行う．

2) 利点

① PCR ダイレクトシークエンス法では検出できない数 kb におよぶ欠失を検出できる．
② 数 kb 程度の転座・逆位などの構造異常を知ることができる．特に，数 kb 程度の逆位に関しては，サザンブロット法以外に簡単に検出できる方法は現在の臨床検査法にはみられない．
③ トリプレットリピート病においてリピート数が数百回以上となり PCR 法で増幅できない場合でも検出できる．

3) 欠点

① PCR 増幅を行わないため DNA 量が多く必要である．
② 測定手技が煩雑である．
③ 変異部位の正確な塩基配列の異常はわからない．

> **サイドメモ：ダイデオキシ法**
>
> PCR の DNA 合成反応ではデオキシヌクレオチド (dNTP) を用いて，DNA ポリメラーゼにより，DNA が伸長される．ダイデオキシヌクレオチド (ddNTP：ddATP, ddCTP, ddGTP, ddTTP) は DNA 合成に利用されるが，ヌクレオチド三リン酸の 3′ 位置の -OH 基が -H 基に置換されており，DNA に結合するとそれ以上，伸長反応が起こらないよう工夫されたものである．

b. ノーザンブロットハイブリダイゼーション（northern blot hybridization）法

　サザンブロット法が開発された後，試料中のRNAを同定・半定量化する方法として開発された．開発当初，サザンブロット法と同様の方法でRNAのブロッティングを試みたが，RNAはDNAほど効率よくメンブレン（ニトロセルロースフィルタ）に吸着されなかった．このため，スタンフォード大学のG. Starkらのグループはリボブロッティング用の特殊なDBM（ジアゾベンジルオキシメチル）紙を開発した．この方法はSouthernの逆という意味でNorthern（ノーザン）法という名称が使われるようになった．

　現在ではRNA吸着効率のよい専用のメンブレンが使用され，DBM紙は使われなくなった．RNAは一本鎖のため分子内の塩基同士が水素結合により結合し複雑な高次構造を形成しやすい．したがって，グリオキサール，ホルムアルデヒドなどの変性剤の入ったゲルで立体構造を壊し電気泳動を行う．泳動後はゲルをサザンブロット法と同様にセットし，メンブレンに移行させる．これを熱処理（80℃，2時間）でフィルタに転写した後，サザンブロット法と同様に標識した目的遺伝子のプローブとハイブリダイズさせる．これにより試料のRNA中に目的遺伝子発現が存在するか否か，またその発現量や大きさを検出することができる．

　対象とする核酸がRNAであるため取り扱いには細心の注意が必要である．また，蛋白質を完全に除去しておくことが重要である．

4. DNAシークエンス法

　遺伝子の塩基配列を決定する方法である．これにはマキサム・ギルバート法とDNAポリメラーゼを用いる酵素法であるサンガー法の2つがある．サンガー法は伸長反応を停止させるダイデオキシヌクレオチド（ddNTP）を使用することで簡便な塩基配列を可能にした（ダイデオキシ法）．従来は目的遺伝子断片をベクターに組み込み増幅したのち塩基配列を決定していた．ダイデオキシ法の登場により耐熱性DNAポリメラーゼを用いたサイクルシークエンス法が開発され，クローニングせずにPCR産物から直接塩基配列（ダイレクトシークエンス）を決定できるようになった．

　ダイレクトシークエンスではPCR産物からDNA精製後，プライマー（senseかanti senseのどちらか一方）にシークエンス反応試薬（BigDye terminator：Applied Biosystemsなど）を用いて，サーマルサイクラーでシークエンス反応を行う．これにより塩基配列に対応したさまざまな長さのDNAが生成される（サイクルシークエンス反応）．先に泳動されたバンドが5′末端側となり，順に読んでいくことで塩基配列が決定できる（図25）．図26にDNAシークエンサー（ABI 310 Genetic Analyzer：Applied Biosystems）によるALDH2 exon12変異解析の結果を示した．

5. 一塩基多型解析

　SNP（一塩基多型；single nucleotide polymorphisms）は一塩基の置換（点変異）によって生じた遺伝子多型である．ゲノム中に高頻度に分布する．SNPによりアミノ酸配列や転写調節領域の配列に変化がみられると遺伝子の性質や量および蛋白質の機能に影響する．SNP解析は遺伝的背景の連鎖解析や関連解析に用いられ，特に疾患関連遺伝子の研究において注目されている．近年では「オーダメイド医療」に向けた薬物代謝酵素の遺伝子多型解析が臨床の現場で利用されつつある．

【検査方法】
1) PCR-RFLP法

　遺伝子多型を有する領域をPCRで増幅し，増幅産物を制限酵素で切断し，生じたDNA断片をアガロースゲル電気泳動で分離する．断片の有無からSNPを検出する．本法では，多型部位に制限酵素認識部位が存在することが必要であり，その用途には制約がある．

2) SNaPShot法

　SNaPShot法では，まず目的とするSNP部位を含む領域をPCRで増幅する．このPCR産物を鋳

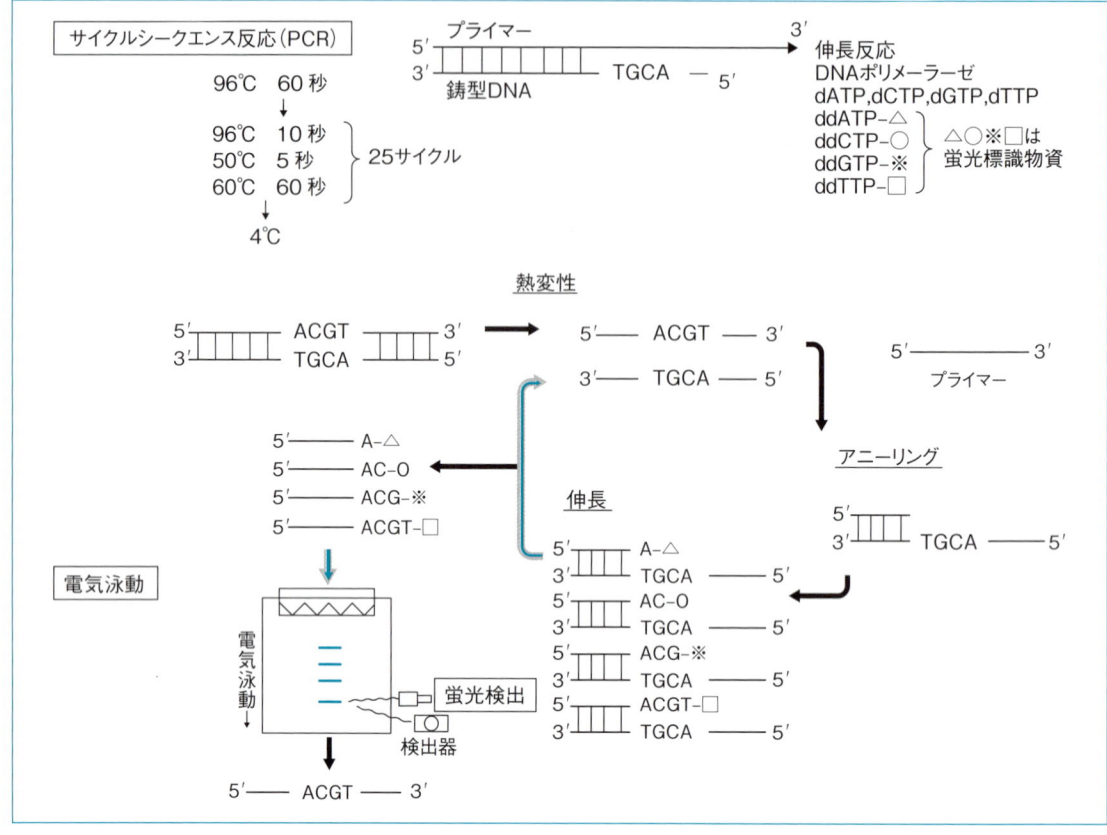

図25 蛍光DNAシークエンス法の原理

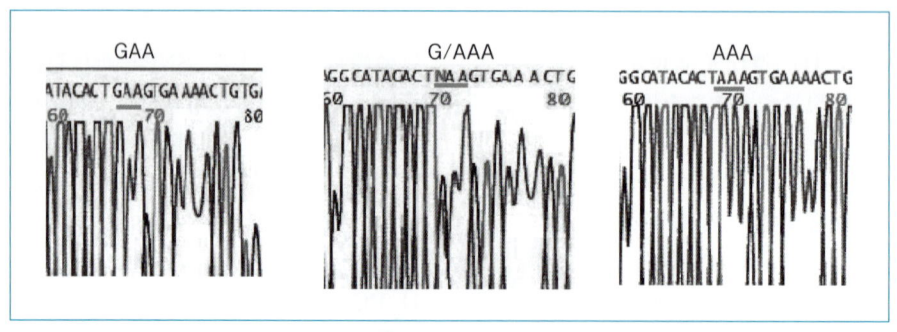

図26 DNAシークエンス結果：ALDH2 exon12遺伝子変異解析の結果
GAA：正常配列，G/AAA：変異型 ヘテロ接合体，AAA：変異型 ホモ接合体

型として，目的とするSNPの直前に3′末端が位置するように設計したプライマーと，塩基ごとに異なる蛍光色素で標識したダイデオキシヌクレオチド（ddNTP）を用いて，DNAポリメラーゼで一塩基伸長反応を行う．この産物をDNAシークエンサーなどのキャピラリー電気泳動装置で解析しSNPを同定する．

3) TaqManPCR法

本法はReal-time PCR装置を用いる．2種の異なる蛍光色素で標識したアレル特異的オリゴヌクレオチドプローブを用いる．これらのプローブは目的とするSNP部位を中央付近に設計し，5′末端を蛍光色素（Reporter色素），3′末端を消光物質（Quencher色素）で標識する（TaqManプロー

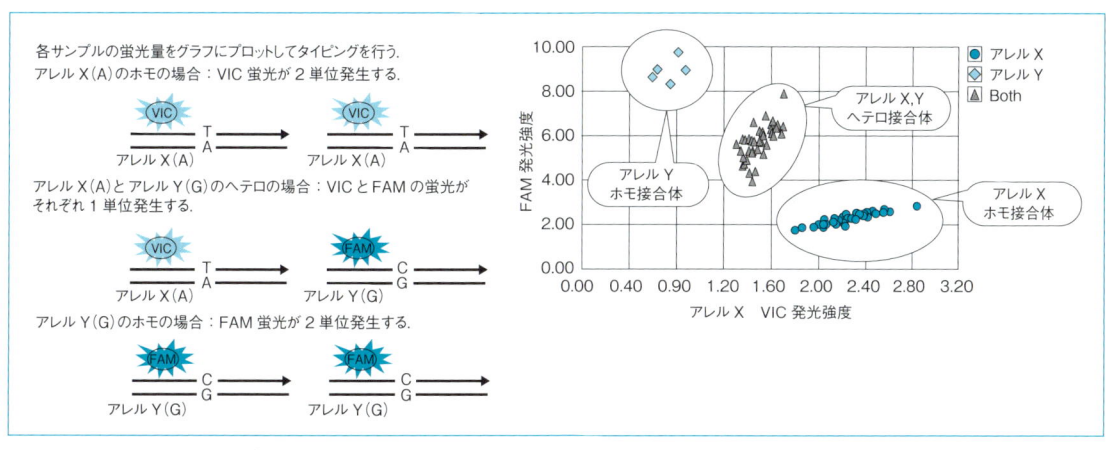

各サンプルの蛍光量をグラフにプロットしてタイピングを行う．
アレル X（A）のホモの場合：VIC 蛍光が 2 単位発生する．

アレル X（A）とアレル Y（G）のヘテロの場合：VIC と FAM の蛍光がそれぞれ 1 単位発生する．

アレル Y（G）のホモの場合：FAM 蛍光が 2 単位発生する．

図 27　TaqMan PCR 法

ブ）．2 種の TaqMan プローブの存在下に目的の SNP 部位を含む領域を増幅すると鋳型 DNA に一致するプローブのみがハイブリダイズし，TaqDNA ポリメラーゼの 5′ ヌクレアーゼ活性により TaqMan プローブが分解され，SNP に対応した蛍光色素が遊離し蛍光を発する．TaqManPCR 法では増幅反応に伴いアレルに特異的発光が生ずることから，増幅反応終了後に蛍光を測定し SNP を同定することができる（図 27）．

4）ハイブリダイゼーションプローブを用いた方法

ハイブリダイゼーションプローブ（ハイブプローブ）を用いた（real-time PCR 装置による）融解温度解析でも SNP 検出が可能である．ハイブプローブの原理は前項（→ p.70）のとおりである．以下の工程で SNP 検出を行う．DNA 溶液（5～10 ng）2 μL を試料として，SNP 部位を含む遺伝子領域に設定したプライマーで PCR 増幅を行う．同時に，FITC および LCRed640 で蛍光標識したハイブプローブとの反応を行う．反応終了後，40℃ 付近まで温度を下げ，リアルタイムに蛍光をモニター検出しながら，温度を上昇させる．これにより変異が存在する場合，その部分に設計した変異検出プローブ（LC Red ラベル）とターゲット遺伝子間のミスマッチが起こり，そのハイブリダイゼーションは不安定となり，プローブが解離する．そして，FITC 標識したプローブと遊離して FRET 現象が起こらなくなり蛍光が減衰する．一

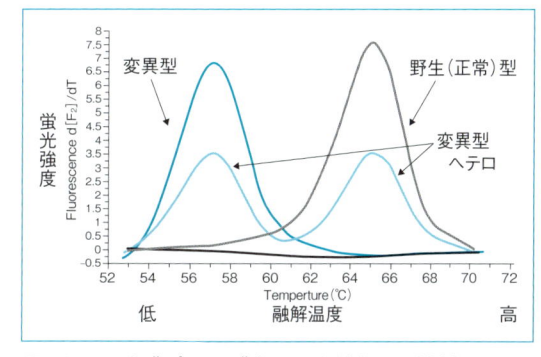

図 28　ハイブプローブを用いた遺伝子型判定
融解温度解析

方，野生（正常）型ではミスマッチが起こらないため，プローブはそれより高い融解温度（Tm）でハイブリダイゼーションしている．この結果，野生型と変異型での Tm の差を利用し遺伝子型を判定できる（図 28）．

6. マイクロサテライト解析

マイクロサテライト配列はヒトゲノム上に散在する 2～数塩基の繰り返し配列であり，縦列型反復配列（short tandem repeat；STR）あるいは単純反復配列（simple sequence repeat；SSR）ともいわれる．2～数塩基の配列 代表例として CACACA…などの 2 塩基（タンデム）リピートや CAGCAGCAG…などの 3 塩基（トリプレット）リピートがある が 2～数十回反復するもので，この反復

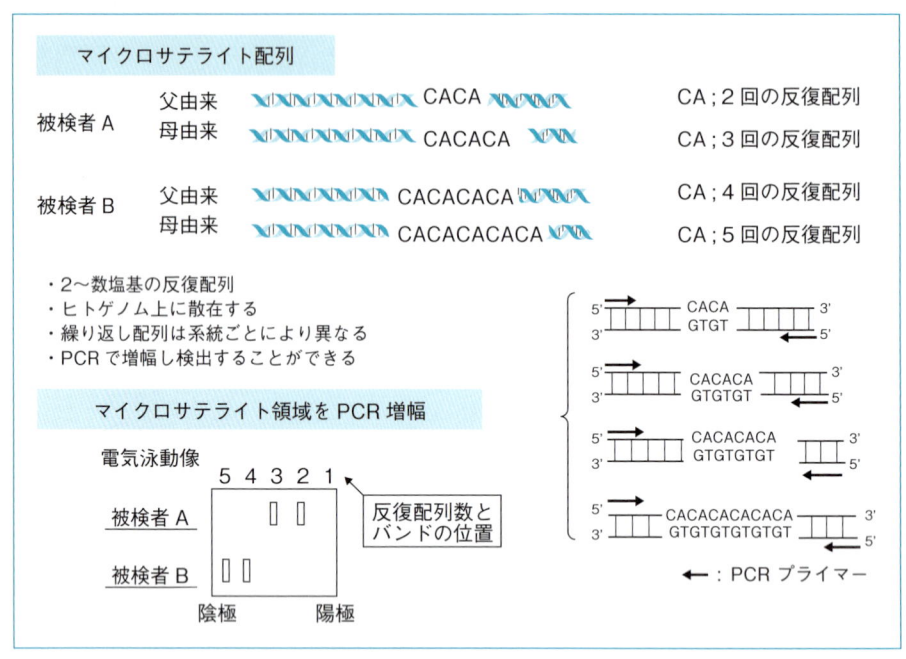

図29 マイクロサテライト解析(個人識別)の原理図

回数に多型がみられる．反復の広がる領域は150 bp以下の小領域である．ゲノム中に広く散在しており，DNA鑑定のための遺伝マーカーとして利用されている．なお，翻訳領域などの反復回数が多くなると遺伝子あるいはその産物である蛋白質が変化し，疾患の原因となる．たとえば，トリプレットリピート病として脆弱X症候群のCGG，ハンチントン病のCAG，筋緊張性ジストロフィーのCTGの繰り返し配列が知られている．

ヒトゲノムは，父親由来の染色体と母親由来の染色体を受け継いでいるが，その個人のマイクロサテライト配列の長さは，両親のゲノム上のマイクロサテライトの繰り返し配列の長さを反映している．この繰り返し配列の長さは，メンデルの遺伝形式をとるため，親子鑑定では親子のDNAのマイクロサテライト領域を挟んでPCR増幅し，増幅産物の長さを比較することでその鑑定ができる．この解析法をマイクロサテライト解析と称する(図29)．

診療の領域ではがん研究のミスマッチ修復遺伝子異常の指標となるRER(replication error)の解析やがん抑制遺伝子の異常を示唆するLOH(loss of heterozygosity)の解析に必須の手法となっている．例えば腫瘍部位のDNAと正常組織部位のDNAを試料として，マイクロサテライト領域を挟みPCR増幅を行い，その増幅産物の長さを対

サイドメモ：ミスマッチ修復遺伝子

細胞では，細胞分裂に伴うDNA複製時に塩基の不対合(ミスマッチ)がある場合，ミスマッチ修復機構が働いて，それを修復する．この修復機構の機能低下により，さまざまな遺伝子の異常が積み重なり，細胞ががん化することが知られている．この修復機能を担う蛋白質をコードしている遺伝子がミスマッチ修復遺伝子である．リンチ症候群(遺伝性非ポリポーシス大腸癌，hereditary nonpolyposis colon cancer；HNPCC)は，ミスマッチ修復遺伝子である*MLH1*，*MSH2*，*MSH6*などの生殖細胞系列の変異が原因であることが知られている．ミスマッチ修復機構の機能低下によって腫瘍部位と非腫瘍部位でマイクロサテライトの反復回数に違いが生じる．これはマイクロサテライト不安定性(microsatellite instability；MSI)とよばれ，リンチ症候群の腫瘍の約90%でMSIが認められる．MSI検査は，ミスマッチ修復遺伝子が機能しているかどうかを予測する検査で，リンチ症候群の補助診断として有用と考えられている．

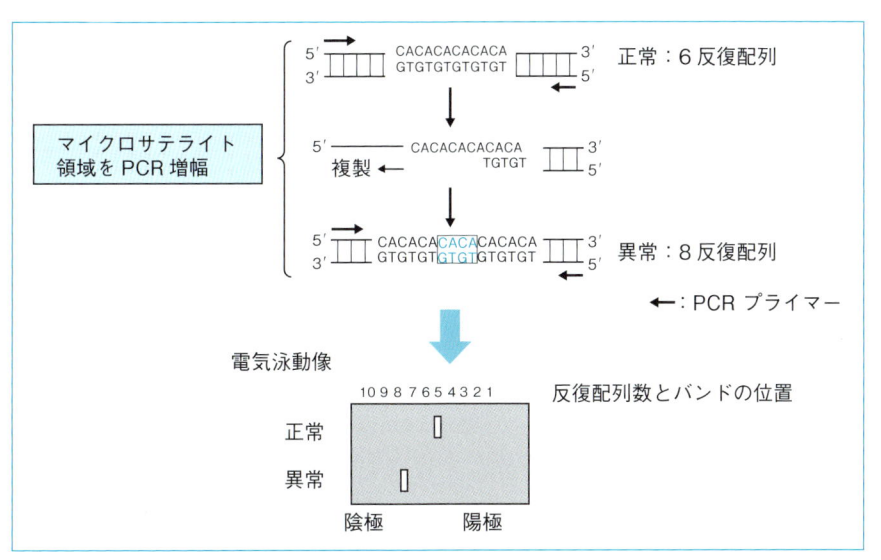

図30 ミスマッチ修復遺伝子の異常

比することで腫瘍部位のDNAの欠失(LOH)の有無がわかり，腫瘍の診断が可能となる．また，本解析法はマイクロサテライト不安定性(microsatellite instability；MSI)の有無の診断にも利用される(図30)．

MSIはミスマッチ修復機構の機能低下によって腫瘍部位と非腫瘍部位でマイクロサテライトの反復回数に違いが生じることが知られている．したがって，MSIの解析は家族性大腸癌などの診断に応用されている．

7. パイロシークエンス

1) パイロシークエンス法(図31)

次世代ゲノムシークエンサーが実用化されDNA塩基配列の解析スピードと費用が大きく改善された．その結果，同時に多数サンプルのDNA塩基配列の解析が可能となり，新たな遺伝子変異の同定が可能となった．パイロシークエンス法(表3)も次世代ゲノムシークエンサーの1つである．

本法はDNAポリメラーゼによる塩基伸長反応を原理とした塩基配列解析法である．目的の遺伝子配列を直接判読することができる．ポリメラーゼが伸長反応するときに生じるピロリン酸(PPi)を，酵素反応によりアデノシン三リン酸(ATP)に変換し，次に生成したATPとルシフェラーゼ(luciferase)によりルシフェリン(luciferin)が反応することによって生じた蛍光をCCDカメラで測定する．この際，蛍光の強度とそのパターンからDNAの塩基配列を決定する．

伸長反応の際に生成されるピロリン酸とその蛍光強度が比例関係にあるため精度の高い定量解析も可能で，遺伝子変異の定量解析にも利用されている．測定までに要する前処理時間が短く簡便な方法である．現状では一度に数十塩基から100塩基程度しか決定できないが，低コストで配列を決定できるため一塩基多型(SNP)の解析に汎用されている．

2) パイロシークエンス法の工程

ステップ1

鋳型となる一本鎖DNA(PCR産物を熱変性などで一本鎖にする)にシークエンス用プライマーをアニーリングさせた後，DNAポリメラーゼ，ATPスルフリラーゼ(ATP sulfurylase)，ルシフェラーゼとアピラーゼ(apyrase)および基質となるAPS(adenosine 5′phosphosulfate)とともにインキュベートする．

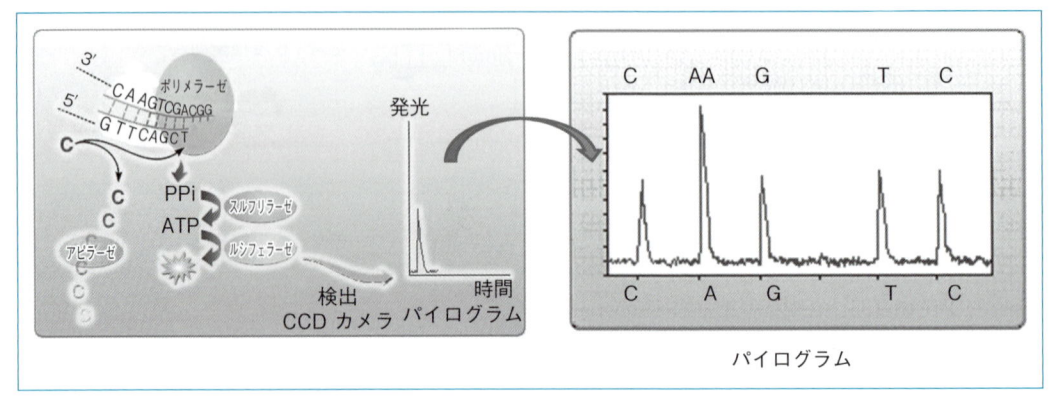

図31 パイロシークエンス法の原理　上図のパイログラムから遺伝子配列はCAAGTCと判読される.

表3　パイロシークエンス法の用途
① SNP/遺伝子変異解析
② SNP/遺伝子変異の定量解析
③ 未知の遺伝子配列における数十から100塩基の配列を決定

ステップ2

上記の反応液にdNTP (deoxynucleotide triphosphate: dATP・dGTP・dCTP・dTTPのいずれか1種類)を加える. 鋳型DNAに相補するdNTPの場合, DNAポリメラーゼによる伸長反応でdNTPが取り込まれ, 取り込まれた量に比例し, ピロリン酸が遊離する.

ステップ3

ATPスルフリラーゼは, APSと遊離したピロリン酸によりATPを生成する. ルシフェリンは, ルシフェラーゼを触媒として, このATPと反応し発光する. 生じた発光は, CCDカメラにより検出され, ピーク波形(パイログラム)として記録される. 各ピーク波形の高さは, 取り込まれた塩基の数に比例する. パイログラムにおける各発光ピークから塩基配列が決定できる.

8. DNAマイクロアレイ

DNAマイクロアレイは1990年代後半に短時間に大量の遺伝子発現の変化を検出できる技術として登場した. DNAチップともよばれ, ガラスやシリコン製の基盤上にDNA分子を数千〜数十万の高密度に配置(アレイ; array)したものである. 基本原理は基盤上のDNAプローブと検出目的とするRNAまたはDNAをハイブリダイゼーションにより, 定量的かつ定性的に検出するものである(図32).

DNAマイクロアレイ(DNAチップ)はアレイの作製原理によりスタンフォード方式とAffymetrix方式の2つに大別される.

スタンフォード方式は, あらかじめ合成した数十merのオリゴヌクレオチドやcDNA(相補的DNA)断片を数十〜数百 μm の大きさで, スライドガラス上の決まった位置に高密度にスポットし作製する方法である. このスポット方式は, 従来, ピン先端から固相への機械的な接触によるピン方式が用いられていたが, ミススポットを生ずることからインクジェット方式やバブルジェット方式, キャピラリー方式など, より正確にプローブDNAをスポットする方法に改良されている. 本方式による遺伝子検出・解析方法は以下の通りである.

① 比較解析の対象となる2つの異なる試料からRNAを調製した後, 逆転写反応でcDNAを合成する際に, 2種の異なる蛍光色素(通常Cy3およびCy5)を標識することで調製する.
② これら2つをアレイ上で競合的にハイブリダイゼーションさせ, 各プローブDNA(Cy3およびCy5)の蛍光シグナルを数値化し解析する.

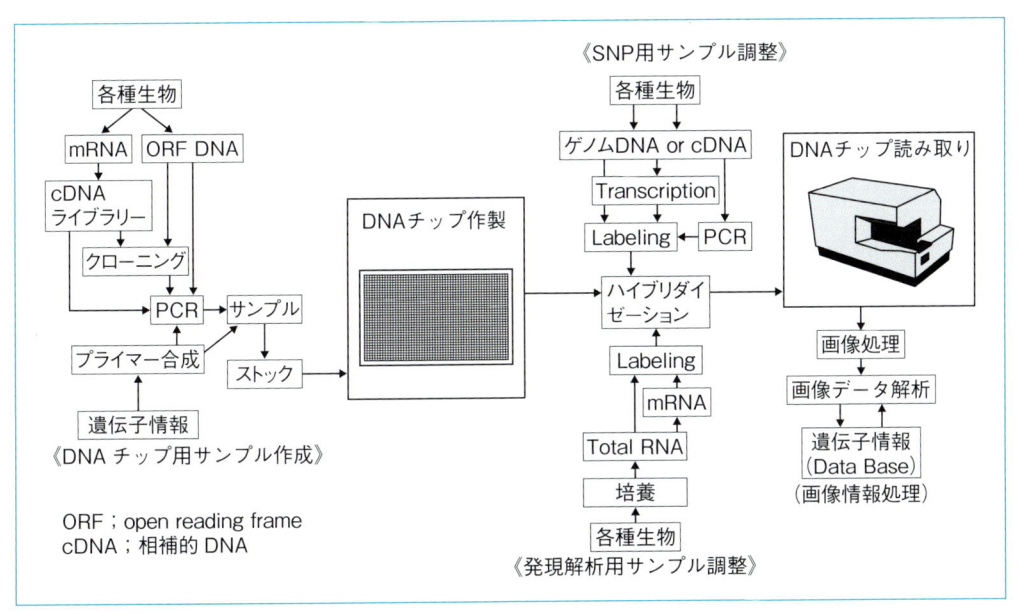

図32 DNAマイクロアレイ（DNAチップを用いた実験フローチャート）

　本法は正常組織と腫瘍組織の遺伝子発現の比較解析に有効であるが，感度の面で低発現遺伝子の解析には不向きとされる．

　Affymetrixのオリゴヌクレオチドアレイ（GeneChip™）は，フォトリソグラフィ技術（半導体作製技術による）により基盤上でオリゴヌクレオチド（20～25 mer程度）を合成し作製するものである．実際には試料から調製したRNAを逆転写反応によってcDNAを合成し，これを鋳型としてビオチン標識cRNAを合成，アレイにハイブリダイゼーションした後，アビジンで蛍光色素標識し，専用スキャナーによる蛍光イメージの測定を行う．

　本法は高密度なアレイを作製でき，多数の遺伝子を同時に解析できるが，短いオリゴヌクレオチドしか合成できない．また，特殊な合成技術であるため自家調製ができず製品化されたものを使用するため解析コストが高価となるなどの短所がある．

　スタンフォード方式とAffymetrix方式の，それぞれに長所短所があるため，どちらを使用するかは目的によって使い分けられている．

　DNAマイクロアレイは遺伝子発現，SNP，Genotypingなどさまざまな遺伝子解析に応用されている（図33）．また，近年では，CGH解析や転写因子解析などをDNAマイクロアレイで網羅的に解析する技術が開発され，遺伝子発現以外での利用が拡大している．

　DNAマイクロアレイは多数の遺伝子発現を広く迅速に解析できるため，種々の病態に対して特異的な遺伝子発現パターンを同定することができる．この結果，疾患・治療関連遺伝子群を絞り込め，これら候補遺伝子群の細胞生物学的機能解析，それらを標的とする医薬品の開発が期待できる．

　これまでDNAマイクロアレイは研究的な用途が中心であったが，近年，フォトリソグラフィ方式を採用した体外診断用医薬品「アンプリチップCYP450」が開発された．これはCYP 2C19（消化管潰瘍治療薬など多数の薬物代謝に関与）およびCYP 2D6（抗うつ薬，抗精神病薬，β遮断薬，抗不整脈薬，乳がん治療薬などの代謝に関与）の2種類のチトクロームP450について，それぞれ遺伝子多型を判定し，個人の薬物代謝酵素の能力を判定する検査試薬である．DNAマイクロアレイの臨床検査への実用化が現実のものになりつつある．

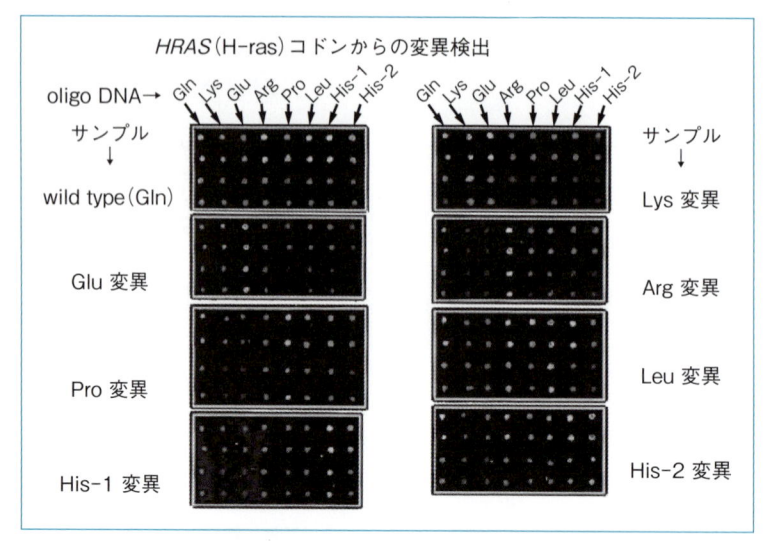

図33　DNAマイクロアレイによる遺伝子変異解析

5 遺伝子検査の精度管理

学習のポイント

❶ 体外診断薬として承認されている遺伝子検査項目は一部に限定されている．多くは標準的な方法が存在せず，外部精度管理も実施されていない．研究試薬を用い，各施設が独自の手法で実施していることから，検査結果の施設間差，分析誤差の是正が課題となっている．
❷ 精度の高い遺伝子検査を施行するには他の臨床検査と同様の精度管理が必要である．これには検査手順の文書化，検査結果の妥当性の証明，機器・試薬の管理，文書・記録の管理などが含まれる．
❸ 遺伝子検査は同定・定量検査と変異・多型検査に大別されるが，それぞれ精度管理の手法も異なる点を理解しておきたい．

本項を理解するためのキーワード

❶ **感度・特異度**
ある疾患に罹患している集団に対して遺伝子検査を行ったとき，陽性（異常値）を示す割合（真の陽性率）が感度．これに対して，罹患していない集団に対して遺伝子検査を行ったとき，陰性（正常値）を示す割合（真の陰性率）が特異度である．
❷ **正確度・精度**
正確度は検査結果が「真の値」に近い値であること．精度は再現性ともよばれる．
❸ **精度管理法**
遺伝子同定・定量検査の精度管理に陽性・陰性・内在性コントロールが利用される．遺伝子変異・多型検査の精度管理に野生型・変異型コントロールが利用される．

1. 感度・特異度

　遺伝子検査の感度と特異度は，その信頼性を評価するうえで用いられる．特定の病気に罹患している集団に対して遺伝子検査を行ったとき，陽性（異常値）を示す割合（真の陽性率）が感度である．

これに対して，特定の病気に罹患していない集団に対して検査を行ったとき，陰性（正常値）を示す割合（真の陰性率）が特異度を指す（表3）．

遺伝学的検査や遺伝子検査による易罹患検査を行う場合にはその検査がもつ根拠（分析的妥当性，臨床的妥当性，臨床的有用性）が確保されていなければならない（表4）．

2. 遺伝子検査の正確度・精度

遺伝子検査の現状として，臨床検査試薬として市販キット化されている検査項目は全体の一部（白血病検査項目：*BCR1-ABL* mRNA・*WT1* mRNA　感染症検査項目：結核菌・HCV・HBV・HIVなど）にすぎない．多くは，医療機関，検査センター，民間企業等で独自に検査法が開発され，独自の方法で実施されている場合が多い．すなわち，白血病や固形腫瘍を対象とした体細胞遺伝子検査や，単一遺伝子疾患・個人識別等の遺伝学的検査では，測定器具・試薬のキット化や測定作業の自動化がなされていない．測定精度を保証する標準物質や外部精度管理は，核酸検査の一部にとどまっている．

標準化された検査法がないため，遺伝子検査の精確度・精度の保証は極めて重要な課題となっている．

遺伝子検査は大きく2つに分けられる．特定した核酸を検出する定性（同定）検査および数値的に定量する検査と，遺伝子の変異・多型を解析・検出する検査がある．検査の正確度・精度を保証するためには検体の採取・保存，検体の前処理と核

> **サイドメモ：遺伝子検査による易罹患検査**
>
> 疾患感受性検査や体質検査を指す．単一遺伝子疾患に比べて，浸透率あるいは個々の遺伝子の表現型に及ぼす効果がそれほど高くない疾患（がん，心臓病，糖尿病など）について，予測的な遺伝子検査を指す．易罹患性検査は可能性・確率的な検査である．結果が陽性であっても罹患するとは限らない．また，陰性であっても罹患しないとは断言できない．臨床に応用するためには，この検査の感度，特異度，陽性的中率，陰性的中率が重要になる．

表3　検査結果と疾患の有無

	疾患あり	疾患なし
遺伝子検査陽性	a	b
遺伝子検査陰性	c	d

a〜dは人数を表す．
感度＝（真）陽性率＝a/(a+c)
特異度＝（真）陰性率＝d/(b+d)
偽陽性率＝b/(b+d)
偽陰性率＝c/(a+c)

表4

分析的妥当性	検査法が確立しており，再現性の高い結果が得られるなど精度管理が適切に行われていること
臨床的妥当性	検査結果の意味づけが十分になされており，感度，特異度，陽性的中率などの情報が確立していること
臨床的有用性	検査によって疾患の診断が確定し，その後の見通しについての情報が得られたり，適切な予防法や治療法に結びつけることができるなど，臨床上の利点があること

酸抽出，核酸の増幅・検出の工程が精度管理されていなければならない．

1）遺伝子検査の正確度（accuracy）

検査結果が「真の値」に近い値であること．系統誤差*が小さいことが求められる．これには正確性の指標となる標準物質を用いて検査の正確性を管理しなければならない．しかしながら，遺伝子検査は対象となる検体種が多様で，検体ごとに形状や性状も異なる．すべての検査・検体に対する標準物質を入手することは不可能なため，市販キット化されている遺伝子検査以外は測定済みの核酸を精度管理試料に用いたり，目的遺伝子配列を挿入したプラスミドが使用されている．さらには，目的の遺伝子検査を実施している他施設とのクロスチェックを行い正確度を評価している．

2）遺伝子検査の精度（precision）

複数回の検査結果（特に核酸定量検査など）は一致していることが望まれる．精度は再現性ともよ

---
*遺伝子検査の系統誤差には検体の採取・保存，検体の前処理と核酸抽出，核酸の増幅・検出の各工程において生じる誤差が含まれる．

ばれる．実際の臨床検査の現場では肝炎ウイルスや白血病のキメラ遺伝子の定量検査が行われるが，これらには相当の精度が要求される．したがって，精度保証の観点から，陰性コントロールのほかに，既知濃度の陽性コントロールを用いた内部精度管理が行われる．また，定期的な他施設とのクロスチェックも行われている．

3. 誤差

遺伝子検査の精度向上のためには，検体の採取・保存，検体の前処理と核酸抽出，核酸の増幅・検出工程における誤差要因を除くための注意が必要である．検体採取とその後の検体処理の方法は手作業（用手法）で行うことが多く，作業担当者・測定者により技術差を生じ，測定誤差の一因となる．

以下に，検査工程における主な誤差要因を記載する．

1）検体の採取・保存

検体の採取は，検出する目的や対象に合わせて適切に行わなければならない．例えば結核菌など病原微生物を対象とする核酸検査では，感染病変の状態が反映するように確実に採取することが必

> **サイドメモ：内部コントロールによる normalization**
>
> 臨床検体において，個々の患者の経時的な遺伝子発現量は，治療の程度で異なる．特に，白血病における化学療法や造血幹細胞移植の施行により，細胞数が極度低値にコントロールされた症例では，抽出されるRNAの質により，内部コントロールの遺伝子発現量が異なる．また，RNAの抽出効率，逆転写反応効率などの分析誤差要因により，偽陰性や低値を生じる．内部コントロールの基準値を考慮したうえで結果を解釈する必要がある．正確な遺伝子定量を行うには，サンプル間のDNA，RNA濃度の差，抽出したDNA，RNAの質的な差，さらにはRNAを対象にした場合，逆転写反応の差などを考慮しなければならない．これらを最小限にするため，内部コントロールによるnormalization（補正）が行われる．

須条件となる．また，固形腫瘍の遺伝子検査では，正常組織の混入をできるだけ少なくすることが重要となる．測定前の工程（プレアナリシス）は，核酸抽出工程に影響し，測定精度低下の要因となっている．

検体の採取保存の詳細は前項の検体の取り扱い方を参照．

2）検体の前処理と核酸の抽出

特定の核酸配列の同定・定量検査では，この工程が最も検査値に誤差を与えやすい〔詳細は本章②核酸抽出（→ p.60）〕．

3）核酸の増幅・検出

核酸の増幅方法，試薬の種類，反応条件は検査の精度，安定性，特異性に影響を与える．すなわち誤差要因となる〔詳細は本章③核酸増幅法（→ p.65）〕．

4. 精度管理法

1）核酸増幅同定・定量検査の精度管理

a）陽性コントロール

核酸抽出，逆転写反応，PCR反応など，各検査工程に対する精度管理の指標として用いる．陽性コントロールは，確実に陽性が検出されるものを使用するが，遺伝子発現量・ウイルス量・菌量の高いものを使用するより，検出下限域に調整した陽性コントロールが使用される．陽性コントロールの使用により，検体・試薬の分注ミスなど操作上の誤りや試薬の劣化による検出感度の変動を監視することができる．

b）陰性コントロール

核酸増幅検査では核酸配列は数百万倍に増幅されるため，エアロゾルによるコンタミネーションが大きな問題となる．コンタミネーションの確認のために陰性コントロールが使用される．陰性コントロールの使用により，全操作過程においてランダムに起こるコンタミネーションの監視が可能となる．したがって，各検査工程のすべてにおいて陰性コントロールを入れることが信頼性の向上

に有用とされる．陰性コントロールには検体の形状や性状が類似した試料(健常者からの検体，HCV，HBVなどの核酸検査では陰性血清)，これが入手できない場合は滅菌精製水が代用される．

c) 内部コントロール

RNAを対象とした遺伝子検査ではRNAの抽出効率，逆転写反応の効率が検査結果に大きな影響を及ぼす．この工程における精度管理の指標として内部コントロールのハウスキーピング遺伝子(β-アクチンや*GAPDH* mRNAなど)の検出が行われる．これらの内部コントロールの発現が確認されれば，検体からのRNA抽出，cDNA合成およびPCR反応が正しく行われたと判断される．

2) 遺伝子変異・多型検査の精度管理

遺伝子変異・多型検査はさまざまな検出法(PCR法，PCR-SSCP法，PCR-RFLP法，Real-time PCR法による融解温度解析，DNAシークエンス法など)が利用されている．試薬の種類，反応条件，測定手法，装置の特性により分析誤差を生ずる．したがって，野生型(正常型)コントロールおよび変異型コントロールを精度管理の指標として用いる．

a) 野生型コントロール

正常の遺伝子型を有するコントロール(検体，細胞，核酸など)を用いる．これらが入手できない場合は正常遺伝子配列を挿入したプラスミドDNAを合成し用いる．

b) 変異型コントロール

遺伝子変異型を有するコントロール(検体，細胞，核酸など)を用いる．これらが入手できない場合は変異遺伝子配列を挿入したプラスミドDNAを合成し用いる．

c) 外部精度管理

日常の遺伝子検査で外部精度管理が可能な項目は，臨床検査試薬として市販キット化されているHCV定量，結核菌定性(1回/年)に限定されている．臨床検査試薬として市販キット化されていない遺伝子検査では外部精度管理の実施が困難である．この場合でも，他施設とのクロスチェックや数施設で実施する定期的なサーベイランスで代用することが可能である．この場合，外部精度管理の記録をファイルに保管しておくことが重要である．

参考文献

1) 野島博：ゲノム工学の基礎．東京化学同人
　※遺伝子工学に必要な基本知識が記述されている
2) 渡辺直樹(編)：臨床病理レビュー　特集第128号　臨床検査Yearbook 2004　図説　臨床化学と遺伝子検査に必要な基本技術と理論，臨床病理刊行会，2004
　※核酸増幅法の原理等，遺伝子検査に必要な基本技術と理論が記述されている
3) 日本臨床検査同学院遺伝子分析科学認定士制度委員会(編)：遺伝子分析科学．宇宙堂八木書店，2011
　※遺伝子・染色体検査に必要な基本知識が記述されている
4) 中井利昭(編)：検査室のためのわかりやすいSNP解析マニュアル．日本臨床検査自動化学会誌36，2011
　※遺伝子検査・SNP解析に必要な基本技術が記述されている
5) 渡邊清明(編)：遺伝子関連検査　検体品質管理マニュアルApproved Guideline(承認文書)．日本臨床検査標準協議会，2011
　※遺伝子検査の検体の取り扱いについて，その基本技術が記述されている
6) 田村隆明：遺伝子工学実験ノート　下　遺伝子の発現・機能を解析する　改訂第3版．羊土社，2011
　※遺伝子検査技術に必要な基本的事項が記述されている

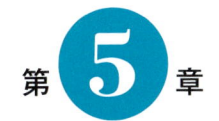

第5章 遺伝子工学と先端技術

1 遺伝子工学

学習のポイント

❶ 遺伝子工学(DNA の組み換え,クローニング)の原理と手法を理解する.

本項を理解するためのキーワード

❶ ベクター
媒介という意味で,目的とする遺伝子を宿主細胞に移入して,そのコピー数を増やすためのもの.クローニングや形質転換実験に使いやすくしたプラスミドやウイルス,またはその DNA の総称である.

❷ 制限酵素
二本鎖 DNA をある特定の塩基配列で切断する酵素である.切断の際,二本鎖 DNA の 4〜8 ヌクレオチドからなる特異的配列を認識する.認識配列の多くはパリンドローム(回文)配列である.制限酵素により切断された DNA は,5′ 突出末端,3′ 突出末端,平滑末端の 3 種類に分けられる.切断された DNA の 5′ 末端はリン酸基,3′ 末端は水酸基が露出した状態になっている.

❸ リガーゼ
切断された DNA または RNA どうしを連結する酵素である.隣接したポリヌクレオチドの 5′ 末端のリン酸と 3′ 末端の水酸基をホスホジエステル結合で連結する.二本鎖 DNA を連結する DNA リガーゼと,一本鎖核酸(RNA・DNA)を連結する RNA リガーゼの 2 種類がある.よく用いられる DNA リガーゼには,大腸菌 DNA リガーゼ,T4 DNA リガーゼがある.前者は突出末端同士の連結に適し,後者は平滑末端同士の連結も可能である.

❹ ライゲーション
切断された DNA または RNA 同士を,リガーゼによって連結する反応のこと.

❺ IPTG(イソプロピル-β-チオガラクトシド)
ラクトースリプレッサーに結合してその働きを阻害し,ラクトースを分解する.β-ガラクトシダーゼをコードする lacZ 遺伝子(*GLB1*)の転写を開始させ,β-ガラクトシダーゼの発現を誘導する.クローニングにおいては,lacZ 遺伝子(*GLB1*)の部分に目的の遺伝子が導入され,IPTG はその遺伝子の発現を誘導することになる.

❻ X-gal(5-ブロモ-4-クロロ-3-インドリル-β-D-ガラクトピラノシド)
ガラクトースの誘導体で,β-ガラクトシダーゼで分解されると青色の色素を遊離する.

　遺伝子工学は遺伝子を人工的に操作する技術を指し,主として遺伝子組み換えやクローニングの手法が用いられる.分離した DNA を操作して細胞もしくは生物に再導入し(組み換え),その DNA を増殖させる(クローニング)過程からなる.機能的に有意義な蛋白質を発現させることや,生物に新たな形質を導入することなどを目的とする.

　以下に遺伝子工学の基本的な手順を示す.

① 目的の DNA 断片の調製
② 組み換え DNA の作製

③ 組み換え DNA を宿主細胞に導入
④ 組み換え DNA を含む細胞の検出と選別
⑤ 宿主細胞からの組み換え DNA の抽出

A 大腸菌培養法

　大腸菌は，目的とする DNA を増幅したり，蛋白質を発現させたりするときに最も一般的に用いられる．目的とする DNA を組み込んだベクター（プラスミドまたはファージ DNA）を大腸菌に導入し，その大腸菌を適当な培地中で培養・増殖させることにより目的とする DNA を増殖できる．大腸菌の利点は，増殖速度が早く，簡単な培地で生育し，代謝活性が高いことである．

1. 培地

　ペプトンまたはトリプトン，酵母エキス，塩化ナトリウムなどを水に溶かし，pH を調整後，オートクレーブ滅菌して使用する．雑菌の増殖を防止し，目的とするプラスミド（薬剤耐性遺伝子を含む）の導入された大腸菌のみを選択的に培養するために，アンピシリンなどの抗菌薬を加える．試験管または三角フラスコに入れ液状で用いる液体培地と，さらに寒天を加えてシャーレに固めた平板培地（プレート）がある．

2. 培養方法（図1）

1) プレート培養

　単一コロニーを得る目的で行う．火炎滅菌した白金耳で菌液を塗り広げる方法（画線法）と，滅菌したコーンラージ棒でプレートの中央に垂らした菌液を一面に塗り広げる方法（塗り広げ法）がある．菌液を塗り広げた後，倒置して 37℃ で一晩培養する．

2) 液体培養

　分離した単一コロニーの大腸菌を増やす目的で行い，DNA 調製や蛋白質調製のために大量の菌

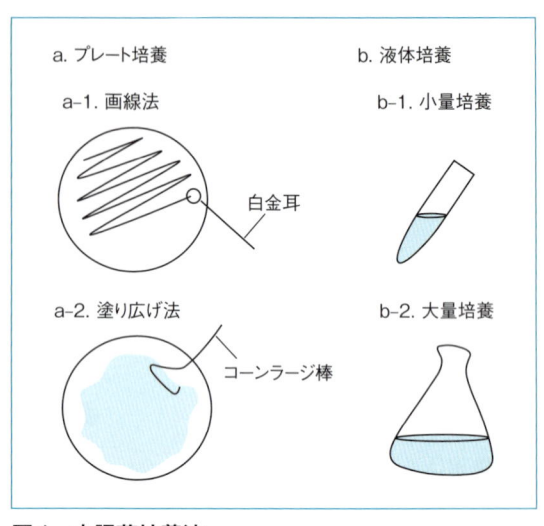

図1　大腸菌培養法

を増殖させるときに用いる．大量培養の場合，一度小量培地（試験管）で培養してから菌液を大量培地（三角フラスコ）に加える．

3. 保存方法

a) 短期保存：マスタープレートの作製

　数種類のコロニーを分類して短期的（数週間）に保存する場合は，滅菌済爪楊枝などでコロニーを植菌した平板培地（マスタープレート）を作製し，4℃ で保存する．

b) 長期保存：グリセロールストックの作製

　長期的な保存の場合は，一晩培養した菌液に 80% グリセロールを菌液の 1/4〜1/3 量加え −80℃ で凍結保存する．

B プラスミドの取り扱い

　プラスミドは，大腸菌の染色体 DNA とは独立に自己増殖可能な二本鎖環状 DNA であり，遺伝子組換え操作に用いるベクターとして最も一般的である．

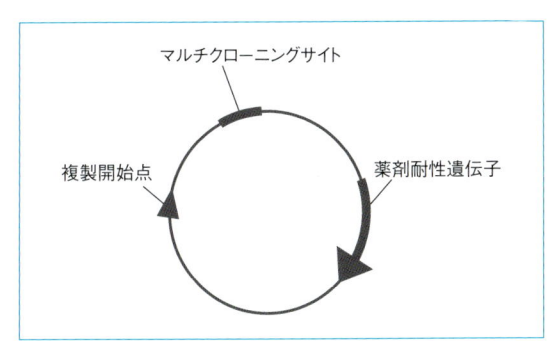

図2 プラスミドベクターの基本構造

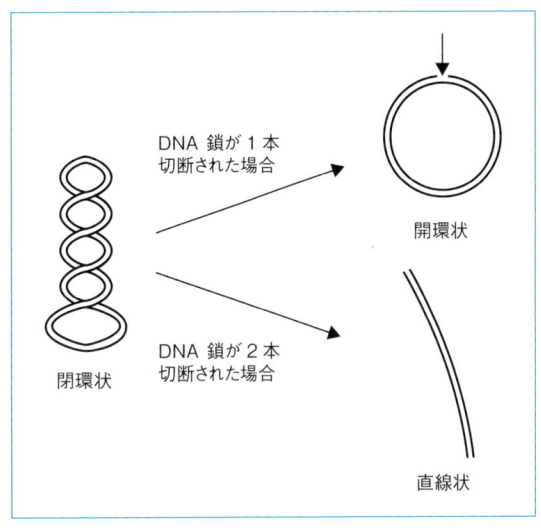

図3 プラスミドの形状

1. プラスミドベクターの特徴

 遺伝子組み換え操作には，ベクターとして適した構造をもつように人工的に加工されたプラスミドが用いられる．プラスミドベクターは，基本構造として宿主細胞(大腸菌)に認識される複製開始点，薬剤耐性遺伝子，マルチクローニングサイトをもつ(図2)．

a. 複製開始点

 プラスミドが大腸菌に認識される複製開始点をもつことで，大腸菌のなかで自身と無関係なDNAの挿入されたプラスミドが複製される．

b. 薬剤耐性遺伝子

 プラスミドをもつ大腸菌を選択的に増やすために必要である．現在，アンピシリン，カナマイシン，テトラサイクリンなどの抗菌薬に耐性を示すプラスミドが実用化されている．選択培地にプラスミドが耐性を示す抗菌薬を加えることで，プラスミドをもつ大腸菌のみが増殖し，プラスミドをもたない大腸菌は死滅する．

c. マルチクローニングサイト

 クローニングサイトとは，目的のDNAを組み込むために必要な制限酵素認識部位のことである．プラスミドベクターは，プラスミド内に1か所だけ切断点をもつ制限酵素の認識部位が複数並ぶように設計されたマルチクローニングサイト(multiple cloning site；MCS)をもつ．このMCSには使用頻度の高い制限酵素部位が集められており，さらに制限酵素部位がプラスミド内で唯一の部位になるように設計されている．つまり，MCS領域内のある制限酵素部位を対応する制限酵素で切断した場合，1か所のみが切断され，目的のDNA断片を組み込むための挿入部位ができる．

2. プラスミドの取り扱い

a. プラスミドDNAの形状(図3)

 二本鎖環状DNAのプラスミドは，超らせん構造(閉環状構造ともいう)をとる．閉環状構造の二本鎖DNAのうち，片方のDNA鎖が切断されると，残ったDNA鎖が支軸となり自由回転することで開環状構造をとる．また，二本鎖の両方が切断されると直線状になる．構造的には，閉環状構造が最も安定であり，急激なpH変化を経ても不可逆な変性状態にはなりにくい．この性質を利用することで，環状DNAプラスミドを精製することができる．

b. プラスミドDNAの精製法

 DNAを変性させる要因としては，アルカリ条件(高pH)と，高温条件がある．プラスミドDNAの精製法にはDNAを変性させる条件が利用され

ており，代表的なものに，アルカリ法，煮沸法，アルカリ塩化セシウム密度勾配遠心法がある．

a) アルカリ法

菌体を強アルカリ(NaOH)もしくは加熱と界面活性剤(SDS)によって破壊する．このとき，蛋白質や脂質などの菌体成分が変性する．ゲノムDNAは水素結合が壊れて一本鎖になり，相補鎖は解離する．プラスミドDNAは小さな閉環状構造をとるため，変性した相補鎖は大きく離れない．そこで，溶液を中性もしくは常温に戻すと，プラスミドDNAは相補鎖が近傍にあるため再会合する．ゲノムDNAは二本鎖に戻ることができずランダムに会合し，蛋白質などの菌体成分と凝集塊を形成する．遠心分離によりプラスミドは上清に回収される．さらに，フェノール/クロロホルム抽出，アルコール沈殿，ポリエチレングリコール沈殿などにより精製を行う．

b) 煮沸法

大腸菌を塩(EDTA)と界面活性剤(TritonX-100)を含むバッファーに懸濁し，沸騰水につけて短時間(1分程度)加熱する．煮沸により菌体が壊れ，一本鎖に変性した染色体DNAと熱変性した蛋白質がゲル状に不溶化する．プラスミドDNAは変性しにくく可溶性のまま残るため，遠心分離により上清に回収される．回収後はアルコール沈殿などによりプラスミドDNAを精製する．操作はきわめて簡単であるが，純度・回収率はあまり高くない．

c) アルカリ塩化セシウム密度勾配遠心法

アルカリ性にしてDNAを変性させた条件で行う密度勾配遠心法で，プラスミドDNAの比重の差により，ゲノムDNAや開環状DNAから分離する．

塩析，アルコール沈殿したプラスミドの溶液に，高濃度の塩化セシウムとエチジウムブロマイド(ethidium bromide；EtBr)を加えて超遠心する．閉環状構造はEtBrをより多く結合するため，開環状DNAや染色体DNAよりも密度が高くなる．そのため，閉環状のプラスミドは，超遠心によって生じる塩化セシウム密度勾配において中間に形成されるEtBrで赤く染まった2〜3本のバンドのうち，一番下(遠心端側)に分離される．これを注射針で吸い出し，ブタノールなどでEtBrを抽出除去し，透析で塩化セシウムを除去する．純度の高いプラスミドが回収できる．

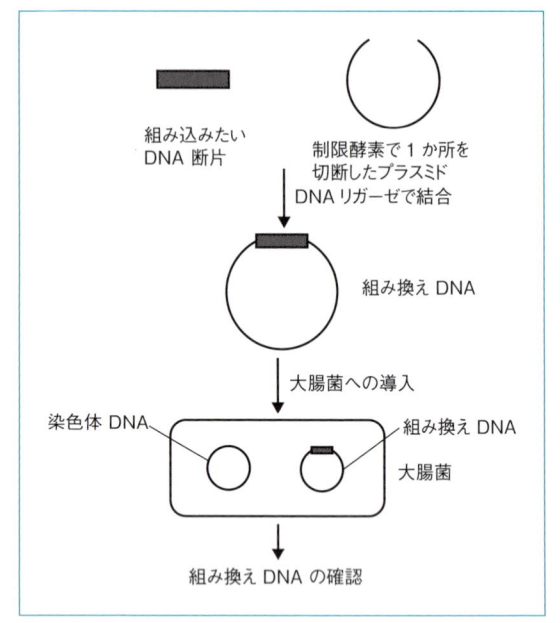

図4 DNA組み換えの流れ

C DNAの組み換え

DNAの組み換えは，特定の塩基配列を含むDNA断片(インサートDNA断片)を分離し，複製可能なベクターDNAに連結(ライゲーション)させる操作である(図4)．

プラスミドベクターに目的のDNA断片を挿入するためには，制限酵素処理によりプラスミドの二本鎖環状DNAを開環する必要がある．また，インサートDNA断片とプラスミドDNAの切断末端が互いに相補的な配列になるように設計する必要がある．平滑末端に切断される制限酵素が使用できると便利であるが，制限酵素で切断後，突出末端になる制限酵素を使用する場合には，プラスミドとインサートDNA断片の両者を同じ制限酵素で切断する必要がある(図5)．しかし，以上のような場合には，挿入されるDNAの方向性が

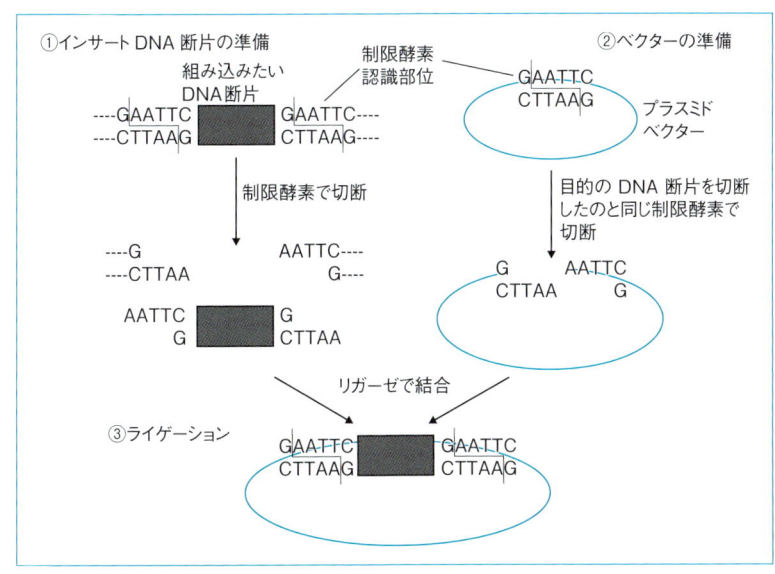

図5 1種類の制限酵素を用いたDNA組み換えの流れ

一定でない．一方，プラスミドと挿入DNA断片の両者を異なる2種類の制限酵素で処理すると，目的のDNAが一定方向にしか挿入されないうえ，プラスミドDNA自身の結合（セルフライゲーション）を防ぐことができる．以下に大腸菌・プラスミドベクター系を例としたDNA組み換えの流れを示す．

1）インサートDNA断片の準備

DNAを精製後，制限酵素処理により目的の遺伝子を含む断片を分離する．または目的のDNA領域をPCR増幅する．必要に応じてインサートDNA断片を修飾・改変する（平滑末端化，TAクローニング法，制限酵素認識配列の付加）．

2）ベクターの準備

インサートDNA断片を組み込むために，プラスミドベクターを制限酵素により切断する．この際，制限酵素で切断した末端の形状や突出部位の塩基配列に注意を払い，ベクターとインサートDNA断片が連結されるようにする．

3）ライゲーション

連結酵素（リガーゼ）を用いて，インサートDNA断片をベクターに連結する．

4）形質転換（トランスフォーメーション）

インサートDNA断片を組み込んだプラスミドベクターを対応する宿主（大腸菌）へ導入する（形質転換）．プラスミドはファージなどと異なり，それ自体に特別な感染機構をもたないため，以下に示すような方法で大腸菌内に導入する．

a）化学的方法＋物理的方法（コンピテントセル作製法）

大腸菌を塩化カルシウムなどで処理し，細胞膜の透過性を高めてプラスミドベクターを取り込ませる．

b）物理的方法

①エレクトロポレーション法：パルス電流により一時的に細胞膜に孔を開け，DNAを導入する．

②ジーンガン法：金などの微粒子の表面に導入するベクターをつけ，高圧ヘリウムガスで直接細胞内へ撃ち込む．

③マイクロインジェクション法：1個の細胞に微細ガラス注入針を通じてDNAを直接導入する．

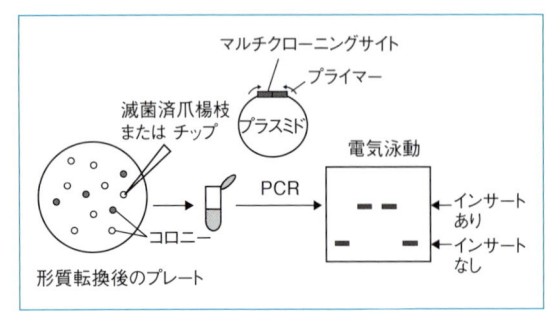

図6 インサートDNA断片の確認方法(コロニーダイレクトPCR法)

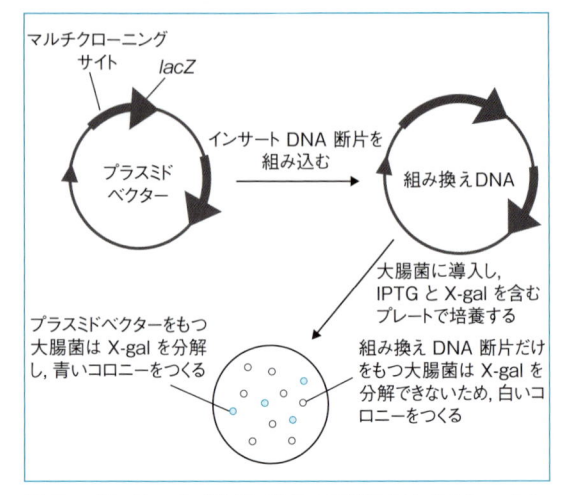

図7 インサートDNA断片の確認方法(ブルーホワイトセレクション)
IPTG：イソプロピル-β-チオガラクトシド
X-gal：5-ブロモ-4-クロロ-3-インドリル-β-D-ガラクトピラノシド

5) インサートDNA断片の確認

形質転換後の大腸菌は，すべてがインサートDNA断片の組み込まれたプラスミドをもっているわけではない．セルフライゲーションしたプラスミドであったり，インサートDNA断片やプラスミドベクターを調製する際に予想外の変異や欠失が起きたり，向きが逆に入っている場合などがある．そこで，適切にインサートDNA断片の組み込まれたプラスミドをもつ大腸菌を選択する必要がある．インサートDNA断片を確認するためには，以下のいくつかの方法がある．

a. 制限酵素処理法

プラスミドを精製した後，インサートDNA断片の全長もしくは部分長をベクターから切り出すような制限酵素で処理し，切り出されたDNA断片の長さを確認する．

b. コロニーダイレクトPCR法(図6)

コロニーから直接PCRにてインサートDNA断片の長さを確認する．PCRに用いるプライマーは，プラスミドベクターのクローニングサイトの両端の配列を用いるのが最も簡単である．より確実性を高めるためには，目的のインサートDNA断片中の配列とプラスミドベクターのクローニングサイト中のプライマーとの間でPCR増幅を行う．

c. カラーセレクション(ブルーホワイトセレクション)(図7)

増幅したいDNA断片とベクターをライゲーションするときに，ベクターが自分自身とライゲーションするセルフライゲーションが起きることが多い．セルフライゲーションしたベクターを選別するためにブルーホワイトセレクションが考案された．

この方法では，lacZ遺伝子($GLB1$)を組み込んだプラスミドベクターで，目的DNA断片の挿入失活を利用する．lacZ($GLB1$)の途中にはマルチクローニングサイトが存在し，ここに目的のDNA断片が挿入されていれば，大腸菌はβ-ガラクトシダーゼを作ることができない．したがって，基質であるX-galを作用させると，β-ガラクトシダーゼが作られていれば(DNAの挿入によりlacZが分断されていなければ)X-galが分解されて青色を呈し，青いコロニーを生じる．一方，組み換えDNA断片が挿入されたプラスミドをもつ大腸菌は，X-galを分解できないため白いコロニーを生じる．

d. コロニーハイブリダイゼーション法

コロニーそのものにハイブリダイゼーションを行うことにより，目的遺伝子をもつコロニーを選別する方法である．多くのコロニーのなかからプローブと結合しうるクローンを選び出すことができる．

コロニーを形成したプレートに，ニトロセルロース膜あるいはナイロン膜を接着させてコロニーをフィルタに移行させる．コロニーを移したフィルタにアルカリ溶液を作用させて溶菌し，高温処理（80℃，2時間）によりDNAを変性させて一本鎖にしてから，標識したプローブとハイブリッド形成させる．このフィルタをオートラジオグラフィー蛍光色素法あるいは酵素発色法などにかけ，目的のDNA断片を取り込んだコロニーを検出する．

D クローニング

組み換えDNAはプラスミドとして作用するので，大腸菌の中でプラスミドを増やすことにより，目的のDNA断片を増幅することができる．これをクローニングとよぶ．クローニングの流れは以下の通りである．

①組み換えDNAの入った細胞を大量培養し，DNAを抽出する．
②組み換えDNAを単離する．

クローニング時には，プラスミドベクターによって形質転換されない大腸菌も存在する．それらの大腸菌を排除するために抗菌薬を用いた選択を行う．ベクターとして使用するプラスミドには抗生物質耐性遺伝子が組み込まれているため，そのプラスミドをもつ大腸菌は抗菌薬に対して耐性を示す．したがって，プレート培地や液体培地にその抗菌薬を入れておくと，プラスミドをもつ大腸菌のみを選択的に増幅することができる．抗菌薬としてはアンピシリン，テトラサイクリン，クロラムフェニコールなどが使用される．大腸菌は体内のプラスミドを体外に排除する作用があるので，プラスミドをもつ大腸菌を保持するために，必ず培地に必要な抗菌薬を加えるようにする．

2 先端技術

学習のポイント

❶ 先端技術に関する用語と内容を理解する．

本項を理解するためのキーワード

❶ ゲノミクス（genomics）
生物の遺伝子情報全体を表すゲノム，またはゲノムの包括的解析を表す造語であり，ゲノム学やゲノム科学ともいう．ゲノムを対象とした網羅的解析研究を意味する生命科学の一分野．

❷ プロテオミクス（proteomics）
遺伝子を網羅的に研究する「ゲノミクス」という言葉と，蛋白質を意味する「プロテイン」を合わせて作られた造語．プロテオームの構造と機能を対象とした網羅的解析を意味する．

❸ バイオインフォマティクス（bioinformatics）
生物学に必要なコンピュータ技術の開発を目的とした学問分野．生物情報科学とも訳される．

ゲノム研究の進歩は，医学やバイオテクノロジーの飛躍的な発展に大きく貢献すると期待されている．疾患を起こす機序が分子（核酸，蛋白質）レベルで解明されることで，この原因分子を標的

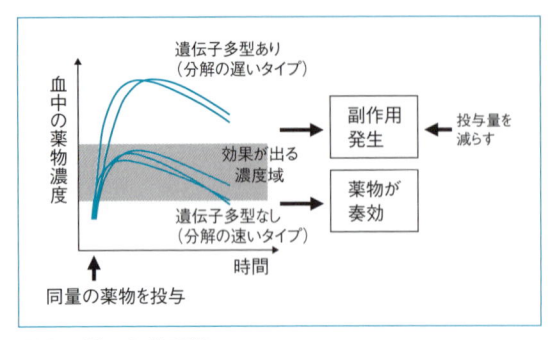

図8 ゲノム薬理学
遺伝子多型と薬物体内動態の関係.

表1 遺伝的多型が知られている主たる薬物代謝酵素と薬物トランスポーター

チトクローム P450（*CYP*）： 　CYP1A2, CYP2A6, CYP2C9, CYP2C19, CYP2D6, 　CYP2EI, CYP3A4
UDP グルクロン酸トランスフェラーゼ（*UGT*）
N-アセチルトランスフェラーゼ（*NAT*）
グルタチオン-S-トランスフェラーゼ（*GST*）
チオプリン-S-メチルトランスフェラーゼ（*TPMT*）
ジヒドロピリミジンデヒドロゲナーゼ（*DPD*）
ビタミンK エポキシド還元酵素複合体1（*VKORC1*）
薬物トランスポーター： 　MDR1（*ABCB1*）, MRP2（*ABCC2*）, BCRP（*ABCG2*）, 　OATP-C（*SLCO1B1*）, OCTN1, OCTN2, URAT1

とした診断法や治療法が開発できる．また同じ疾患であっても，発症機序の違いを考慮した治療方法のオーダーメイド化が可能となる．さらに個人個人の疾患罹患性のリスク判定が可能となり，疾患の予防や早期発見などに役立つことになる．

A ゲノミクス

1. ゲノミクスとは

　ゲノミクスは1980年代に現れ，1990年代のゲノムプロジェクトの開始とともに発展した．初めて完全長のゲノムが解読されたのはバクテリオファージFX174で1980年のことである．以来，急速にゲノムの解読が進められ，現在では多くの種で全ゲノム配列が解読済みである．ヒトゲノムの配列は，1990年に始まったヒトゲノムプロジェクトにより解読され，2003年にはヒトゲノムの解読が完了した．

2. ゲノミクスの応用

　ゲノミクスは医療の分野に新たな治療法を提供している．その代表がゲノム薬理学（ファーマコゲノミクス，pharmacogenomics）とよばれる，医薬品の作用に患者個人の遺伝的性質がどのように関与するかを研究する学問領域である．遺伝子には各個人によって若干の差があり，遺伝子多型とよばれる．なかでも注目されているのが一塩基多型（SNP）とよばれる多型であり，全ゲノム中において非常に数が多いため，薬物反応性や疾患罹患性に関与しているものと考えられている．ある遺伝子の変異が薬効に影響を与えるとしたら，患者に薬物を投与する前に遺伝子を調べることで，その患者の体質に合わせた投与量に調節することができ，有効かつ安全な薬物治療を行うこと（個別化医療）が可能である（図8）．特に薬物の体内動態に影響を及ぼす薬物代謝酵素や薬物トランスポーターなどをコードする薬物動態関連遺伝子や薬力関連遺伝子の解析が進められている．これまでに遺伝的多型が知られている主たる薬物代謝酵素および薬物トランスポーターを表1にまとめた．

　血中薬物濃度は投与後に上昇し，効果が出る濃度域に達した後，酵素により分解される．遺伝子多型をもつ患者では，代謝酵素の働きが弱いため（薬物の分解が遅い），血中薬物濃度の高い状態が続き副作用を生じる．このような患者では，あらかじめ投与量を減らすなどの対応が必要である．

B プロテオミクス

1. プロテオミクスとは

　生物の細胞や組織などに存在する蛋白質（プロテイン）全体をプロテオームとよぶが，プロテオミクスはゲノムがある生物のすべての細胞でほぼ

均一なのに対して，プロテオームは細胞や時間ごとに異なる．また，同じ生物でも組織や環境の違いによって異なる蛋白質発現をする．さらに，蛋白質は選択的スプライシングや翻訳後修飾を受けることできわめて多様である．ヒトには約22,000個の遺伝子が知られているが，これらの遺伝子に由来する蛋白質は50万個を超えると見積もられている．プロテオミクスはゲノミクスよりも複雑であるが，その生物についてゲノミクスよりも多くの情報を与えることから，科学者達の注目を集めている．

2. プロテオームの解析技術

プロテオーム解析技術は，大きく2次元電気泳動をベースとする方法とそれ以外の方法に大別される．2次元電気泳動法による分離技術と質量分析法による蛋白質同定技術を組み合わせた手法は，現在もプロテオーム解析の基本である．2次元電気泳動は，第1段階として等電点電気泳動，第2段階としてSDSポリアクリルアミドゲル電気泳動（SDS-PAGE）を用いることによって，蛋白質を電荷と大きさという2つの独立したパラメータで分離する方法である．一方，近年の解析技術の進歩により，2次元電気泳動法に代わる手法としてMALDI(SELDI)-TOFMS，ショットガン法などが利用されている．このような手法を用いたプロテオームの解析により，蛋白質の構造や発現形式，さらに蛋白質の機能性・動態などについての情報が得られる．

3. プロテオミクスの臨床応用

プロテオミクスの成果は，新しい医薬品の効率的な開発や疾患の発症機序の解明などに利用できる．例えば，疾患プロテオミクスとよばれる病気の原因や症状などに関連するさまざまな蛋白質を特定する研究が活発に進んでいる．実際に，がんの高精度診断に役立つバイオマーカーの開発も期待される成果の1つである．

C バイオインフォマティクス

1. バイオインフォマティクスとは

主な研究対象分野に，遺伝子予測，遺伝子機能予測，遺伝子分類，配列アラインメント，ゲノムアセンブリ，蛋白質構造アラインメント，蛋白質構造予測，遺伝子発現解析，蛋白質間相互作用の予測，進化のモデリングなどがある．

近年多くの生物を対象に実施されているゲノムプロジェクトによって大量の情報が得られる一方，それらの情報から生物学的な意味を抽出することが困難であることが広く認識されるようになり，バイオインフォマティクスの重要性が注目されている．さらにマイクロアレイなどの網羅的な解析技術の発展に伴って，遺伝子発現のプロファイリング，クラスタリング，アノテーション，大量のデータを視覚的に表現する手法などが重要になってきている．

2. バイオインフォマティクスの手法

バイオインフォマティクスの手法として多用されるものの1つが相同性検索である．なかでもBLAST（Basic Local Alignment Search Tools）は相同性検索プログラムとして多用されている．このプログラムはDNAやアミノ酸の部分配列情報を入力すると，その配列に最も類似した配列をNCBI（GenBank）などの配列データベース中から検索する．検索結果は，クローニングした遺伝子断片情報からの遺伝子全体の配列の取得，構造が未知の蛋白質の2次構造の予測，解読されたゲノム中からの遺伝子の検出とその機能の予測などの研究の基盤となる．

3. バイオインフォマティクスの手順

バイオインフォマティクスの基本的な手順は，①ハイ・スループットな実験手法によるデータの取得，②ソフトウェア，スクリプトなどによる

データの加工, 標準化, ③解析(データマイニング, 可視化, その他統計的手法による分析など)である. このいずれの過程でもコンピュータが使用される. その形態はパーソナルコンピュータを利用した小規模な塩基配列データ加工から, スーパーコンピュータや大規模なコンピュータ・クラスターを用いた蛋白質の立体構造解析(蛋白質構造予測)までさまざまである.

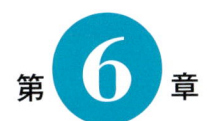

第6章 遺伝子検査技術の応用

1 感染症

学習のポイント

❶ 感染症における遺伝子検査の適応には以下のものがある．
  1) 遺伝子レベルでの病原体の同定：MAC
  2) 潜伏感染，持続性感染ウイルスの高感度検出：肝炎ウイルス，HIV，EBV，CMV，HPV
  3) 培養不能または困難な病原体の迅速検出：結核菌，性器クラミジア・トラコマチス
  4) 病原性や治療反応性の評価：MRSA，VRE
  5) 伝播経路など疫学調査：MRSA，緑膿菌
  6) 特定細胞での極めて少ない病原体の証明：HPV

❷ 感染症における遺伝子検査の検出法には核酸プローブ法，核酸増幅法があり，核酸プローブ法は，培養細菌の同定，鑑別に用いる．核酸増幅法は，高感度，迅速，特異的な検出に用いる．

❸ 感染症における遺伝子検査の検出標的は以下のとおりである．
  1) 細菌では，核 DNA/RNA，リボソーム RNA（rRNA），プラスミド DNA（結核菌 16S rRNA，IS6110，*rpoB* 変異，MRSA *mecA*，VRE *vanA*，*vanB*）
  2) ウイルスでは，ゲノム DNA/RNA
    ・HIV：HIV RNA 定量法は，予後推定，治療効果判定，自然経過の解析（HIV RNA 量が高い場合，CD4 陽性 T リンパ球数の早期減少，AIDS への早期進行，CD4 陽性 T リンパ球数は血漿ウイルス RNA 量と負の相関）．耐性株の検出同定はプロテアーゼや逆転写酵素遺伝子変異
    ・HBV：HBV 量（感染力）の検査　HBe 抗原，DNA ポリメラーゼ値，HBV DNA 量
    ・HCV：HCV RNA　高ウイルス量・ゲノタイプ1b 型でインターフェロン抵抗性
  3) 菌種同定には 16S rDNA 配列を用いる．
  4) 菌株同定にはパルスフィールドゲル電気泳動法（pulsed-field gel electrophoresis；PFGE），multilocus sequence typing；MLST 法を用いる．

本項を理解するためのキーワード

❶ ウイルスの潜伏感染
初感染（一過性急性感染または不顕性感染）後に潜伏し，多くは終生潜伏感染し，時に免疫低下時に再活性化して症候群となる．

❷ ウイルスの持続性感染
ウイルスが宿主から排除されずに持続的に感染し，結果として疾病を起こす．B 型や C 型肝炎ウイルスは持続性に感染し，一部は慢性肝炎，肝硬変，肝臓がんへと進展する．HIV は持続性感染し，後天性免疫不全症候群（AIDS）を発症する．

❸ 日和見感染
健康な状態では無害である弱毒または非病原性の微生物が免疫低下した際に引き起こす感染症．

❹ ウインドウ期
ウインドウ期は，ウイルス感染後のウイルス核酸（RNA，DNA），抗原，抗体の動きが検査の検出限

界を下回り，検出できない時期である．ウインドウ期は，検査法によって，核酸検査で検出されるウイルス量に達するまでの「核酸増幅検査のウインドウ期」と，抗原，抗体など血清学的検査で「陽性」と判定される状態になるまでの「血清学的ウインドウ期」がある．

　従来の病原体検出法は，顕微鏡下での病原体の直接観察，病原体の培養や病原体に対する宿主の免疫反応である抗体の検出による．これらの難点として，以下があげられる．①病原体によって，直接観察や培養が困難である，②所要時間や高度な技術を要する，③病原体が生命サイクルにおいて表現型を変える，④抗体では，宿主の免疫反応が遅れる，または反応不良，⑤感染治癒後も持続し，病勢や治療反応性の指標とならない，⑥自然感染やワクチン既往による抗体のクロス反応がある．

　病原体に特異的な遺伝子の分離同定と分子病態の解明および分子生物学的解析技術の進歩は，迅速，高感度，特異的に病原体を検出する感染症の核酸検査を可能とした．感染症における核酸検査の適応は，①遺伝子レベルでの病原体の同定，②潜伏感染，持続性感染ウイルスの高感度検出，③培養不能または困難な病原体の迅速検出，④病原性や治療反応性の評価，⑤伝播経路など疫学調査，⑥特定細胞でのきわめて少ない病原体の証明があげられる（表1）．ウイルス感染症では，急性感染，潜伏感染，持続性感染において病原体核酸検査が利用される．図1に，ウイルス感染症における病原体核酸検査の適応を示す．

　検出法として，核酸プローブ法，さらに非放射性標識法や特定の塩基配列を高感度に増幅検出する核酸増幅法が導入され，病原体の核酸検査は実用的となった．さらに近年，核酸検査は，測定試薬のキット化や自動化とともに，保険診療報酬項目収載により，感染症診療に広く用いられている．細菌の検出標的となる核酸には，核DNA/RNA，リボソームRNA(rRNA)，プラスミドDNAがある．細菌の核DNA/RNAやリボソームRNA(rRNA)は安定的に広く存在して，核酸プローブ法や核酸増幅法での有用な検出標的となる．プラスミドDNAは多数のコピーをもつ一方，喪失や再構成があり，不安定である．細菌の感染性や抗菌薬耐性の情報を提供する．ウイルスの検出標的となる核酸には，ゲノムDNA/RNAがある（表2）．

A 抗酸菌感染症

1. 抗酸菌感染症の核酸検査

a. 核酸増幅法

　従来検査法として，培養検査は感度高く抗酸菌を検出し，菌種同定さらに薬剤感受性検査が可能であるが，同定まで長期間を要する（図2）．塗抹検査は抗酸菌を迅速に検出するため，米国疾病管理センター（Centers for Disease Control and Prevention；CDC）は24時間以内の結果報告を求めている．しかしながら，塗抹検査は検出感度が低く，結核菌と非結核性（非定型）抗酸菌の鑑別ができない．実質的に結核菌の検出を24時間以内に報告可能とするのは核酸増幅法のみである．

　核酸増幅法は迅速，高感度，特異的に直接検体から抗酸菌を検出できる．ポリメラーゼ連鎖反応（polymerase chain reaction；PCR）法，transcription-mediated amplification(TMA)，transcription reverse transcription concerted reaction (TRC), loop-mediated isothermal amplification

---

サイドメモ：ヒト遺伝子型とC型肝炎ウイルス治療

　C型肝炎ウイルスの治療反応性の個体差は，ウイルス側の因子に加え，ホスト側の因子によって左右されることが明らかとなってきた．ウイルスゲノタイプ1b型で高ウイルス量の場合，インターフェロンと抗ウイルス薬リバビリン(ribavirin)の併用療法において，ホスト側の因子として*IL28B*の一塩基多型（SNP）が変異型であると治療効果が著しく低下する．したがって，プロテアーゼ阻害薬の使用や治療効果が期待される条件のよい症例の選択が推奨される．

表1 感染症の遺伝子検査の適応

適応	対象病原体例
1. ゲノタイプ	Pneumococcal isolates, Group A streptococcal isolates, Human papilloma virus, Hepatitis B virus, Hepatitis C virus
2. 迅速・高感度検出　1）持続性・潜伏感染	Hepatitis B virus, Hepatitis C virus, Human immunodeficiency virus, Cytomegalovirus, Epstein-Barr virus, Herpes simplex virus
2）（短期）培養困難	*Mycobacterium tuberculosis*, *Toxoplasma gondii*, *Mycoplasma* species, *Chlamydia* species, *Pneumocystis jirovecii*, *Rickettsia rickettsii*, *Treponema pallidum*
3. 病原性・治療反応性評価	Staphylococcal toxic shock syndrome toxin(TSST), Staphylococcal enterotoxin, Streptococcal pyogenic exotoxin, *Clostridium difficile* toxin, *Helicobacter pylori* cagA, *Escherichia coli O157* : *H7* Shiga-like toxin, methicillin-resistant *Staphylococcus aureus*, vancomycin-resistant *enterococcus*, *Mycobacterium tuberculosis*
4. 疫学調査	*Pseudomonas aeruginosa*, *Salmonella* strains, *Candida* species, methicillin-resistant *Staphylococcus aureus* strains
5. 組織局在（*in situ* hybridization）	Human papilloma virus

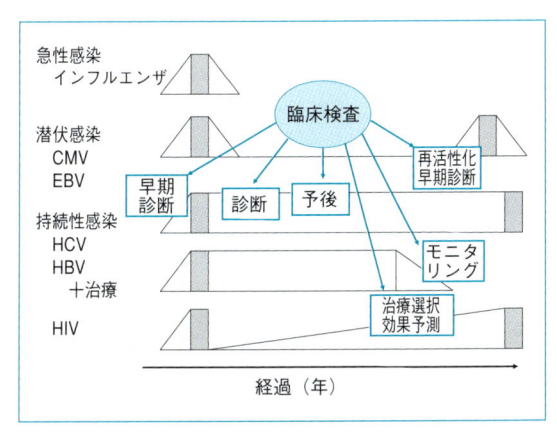

図1 ウイルス疾患と核酸検査
CMV：cytomegalovirus　EBV：Epstein-Barr virus
HCV：hepatitis C virus　HBV：hepatitis B virus
HIV：human immunodeficiency virus

表2 ウイルスと核酸

核酸		ウイルス
DNA	一本鎖	パルボB
	二本鎖	HBV, HSV, VZV, CMV, EBV, ADV, HPV
RNA	一本鎖	HIV, HTLV, HCV, HAV, ノロ, 風疹, インフルエンザ, 麻疹, ムンプス
	二本鎖	ロタ

(LAMP)などがある．結核症の診断に必要な迅速測定または菌量(増殖)の指標となる定量的測定には，増幅と検出を一段階で同時に行うホモジニアス測定法としてリアルタイムPCR法が利用される．検出標的の領域として，16S rRNA, IS6110などがある．対象検体は多様で，体液検体では，喀痰，気管支肺胞洗浄液，胃液，胸水，腹水，心嚢液，尿，脳脊髄液，血液など，組織検体では，リンパ節，肺，皮膚，腸管などが用いられる．

結核菌と非結核性(非定型)抗酸菌との鑑別により，空気感染予防策の適応の有無が迅速に判断できる．PCR法による抗酸菌検出キットでは，*M. tuberculosis* および非結核性(非定型)抗酸菌として最も多い *M. avium*, *M. intracellulare* の3菌種の迅速な同定が可能である．隔離の必要性は，原則的に喀痰の抗酸菌染色結果と胸部X線所見で判断する．原則として，喀痰検査の抗酸菌染色(塗抹)陽性(ガフキー1～2号以上，新結核菌検査指針表記では±～＋以上)が結核菌による場合，結核専用の病床など空気感染予防策が必要である．

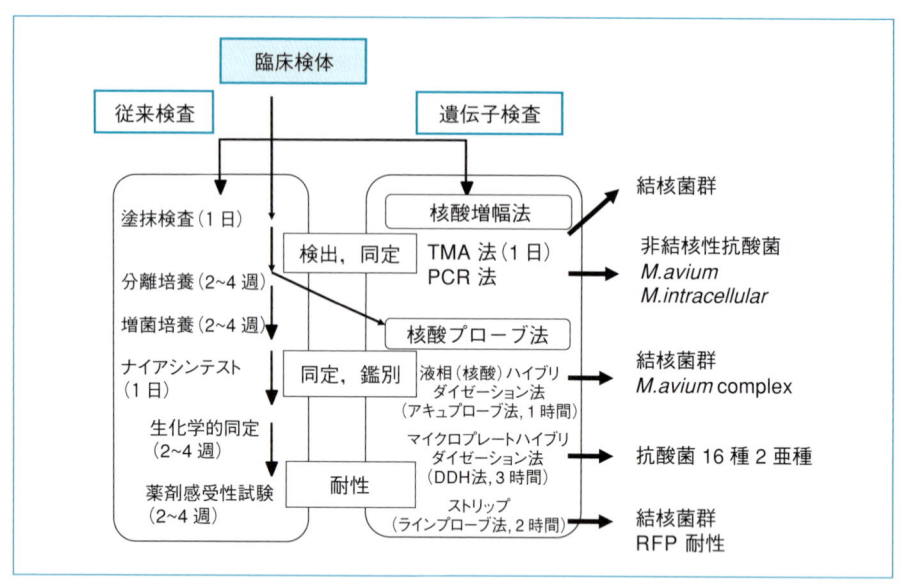

図2 抗酸菌の遺伝子検査と従来検査との関係
TMA：transcription-mediated amplification, DDH：DNA-DNA hybridization
PCR：polymerase chain reaction, RFP：rifanpicin

b. 核酸プローブ法

核酸プローブ法は，菌種特異的な遺伝子または遺伝子領域に相補的な核酸断片をプローブとして，菌から抽出したrRNAまたはDNAとのハイブリダイゼーションにより菌種の同定を行う．核酸プローブ法は，大量の核酸を必要とするため，検出感度は臨床検体からの直接検出には不十分で，培養した菌の同定に用いられる．液体培養した菌において結核菌の同定を迅速に行うことにより，培養結果を14日以内に報告するよう勧告したCDCの条件を満たすことができる．リボソーム遺伝子の配列をプローブとして，液相ハイブリダイゼーションにて検出するキットが $M.\ tuberculosis$ の確定診断〔液相ハイブリダイゼーション（アキュプローブ法）〕と抗酸菌種の鑑別〔マイクロプレートハイブリダイゼーション（DDH法）〕用に市販されている（図2）．

c. 耐性遺伝子変異の検出

特定の抗結核薬耐性は，薬物に特異的な遺伝子の点変異によることが明らかとなり，治療薬の選択の指標として利用される（図2）．測定法には，PCR増幅産物のシークエンス解析，line probe 法，DNAマイクロアレイ法などがある．$rpoB$ 変異を検出対象として，90〜95％のRFP耐性を推定できる．CDCは薬剤感受性試験の結果を15〜30日以内に報告するよう勧告している．

B MRSA感染症

1. MRSAの分子微生物学

抗菌薬の開発と乱用の結果，さまざまな細菌における抗菌薬耐性化がみられ，それらによる病院感染とその制御が大きな問題となっている．一般的な細菌の抗菌薬耐性の分子メカニズムを図3に示す．メチシリン耐性黄色ブドウ球菌(methicillin-resistant $Staphylococcus\ aureus$；MRSA)は，メチシリン感受性黄色ブドウ球菌(methicillin-susceptible $Staphylococcus\ aureus$；MSSA)がペニシリン結合蛋白2′をコードする $mecA$ 遺伝子を運ぶStaphylococcal cassette chromosome mec (SCCmec)を獲得したものである．近年，MRSAは，病院感染に加え，市中での蔓延も問題となってきた．前者はhealth-care associated（-ac-

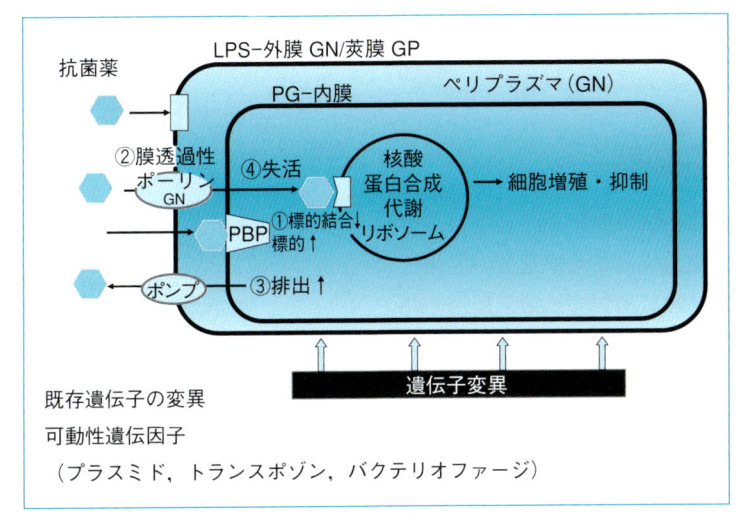

図3 細菌の抗菌薬耐性の分子メカニズム
GP：グラム陽性菌　GN：グラム陰性菌　LPS：lipopolysaccharide
PG：peptideglycan
PBP：penicillin-binding protein 2′（ペニシリン結合性蛋白2′）

quired）MRSA（H-MRSA），後者は community associated（-acquired）MRSA（C-MRSA）と区別される．C-MRSA には，β-ラクタム薬以外の多くの抗菌薬に感受性であることに加え，H-MRSA と異なり，白血球融解酵素（Panton-Valentine leukocidin；PVL）や表皮剝奪毒素（exfoliative toxin：ET）などの毒素遺伝子を SCC*mec* 上にもつ株が多い．

2. MRSA 感染症の核酸検査

MRSA の核酸検査では，*mecA* などを検出標的として菌を検出する．MRSA 伝播の制御には，抗菌薬使用の適正化に加え，SHEA（the Society for Health Epidemiology of America）ガイドラインでは，MRSA 患者の早期把握と徹底隔離すなわち監視培養と接触感染予防徹底の重要性が指摘されている．核酸検査は，より迅速に MRSA 患者を把握することにより MRSA 制御に貢献しうる．検体から抽出した核酸を用いて核酸増幅法（real-time PCR など）にて迅速に検出可能である．

C VRE 感染症

腸球菌は，病原性が弱く易感染患者に日和見感染症を起こす．尿路感染症，胆道感染症，腹膜炎，褥瘡感染症などにおいて，しばしば複数菌感染症の一翼を担う．重篤な感染症として，敗血症，心内膜炎，髄膜炎などを起こすこともある．バンコマイシン耐性腸球菌（vancomycin-resistant *enterococcus*；VRE）は，バンコマイシンのみならず，すべての抗菌薬に対し高度耐性を示す．

VRE は遺伝子構造から6種類（*vanA*〜*vanG*）に分類される．特に *vanA* を有する腸球菌は，バンコマイシンに高度耐性を示し臨床的に問題となる．*vanA* と関連遺伝子群はトランスポゾン上に存在し，多くはプラスミドを介して接合伝達にて水平伝播する．主に，*E. faecium* に認められる．*vanB* 型では，*van* 遺伝子クラスターは主に染色体上に存在している．*vanC* 型はバンコマイシンに自然耐性（低度）を示し，テイコプラニン感受性である．*vanC* 型の *van* 遺伝子領域は染色体上に存在する．*E. gallinarum*，*E. casseliflavus*，*E. flavescens* に認められる．VRE の型分類は PCR 法にて迅速鑑別診断が可能である．

D 血流感染症

1. 血流感染症の診断

血流感染症における血液培養検査の目的は，感染症の存在診断，経験的抗菌薬治療選択の妥当性の確認，感受性検査結果に基づく抗菌薬使用の調整である．血液培養検査では，生菌を検出すること，抗菌薬感受性検査が実施できることなど利点がある．一方，難点として，検査結果が遅い（2～3日以上），培養困難な一部の菌や抗菌薬治療開始後は検出率が低い，分離された菌が汚染菌である可能性があげられる．

敗血症を含め，種々の重篤な臨床的侵襲に対する反応が全身性炎症反応症候群（systemic inflammatory response syndrome；SIRS）の名で包括されている（図4）．以下の2つ以上を満たす．①体温＞38.5ないし＜36℃，②心拍数＞90/分，③呼吸数＞20/分（ないし $PaCO_2$＜32 mmHg），④白血球数＞12,000/μLないし＜4,000/μL，または幼若白血球＞10％．SIRSの概念では，敗血症による臨床所見において，菌の分離培養が陰性でも診断が可能となる．

2. 核酸検査の意義

図5に血流感染症の病態と核酸検査の関係を示す．SIRSは以下のごとく進展する．SIRS→敗血症→重症敗血症→敗血症性ショック→多臓器不全症候群（multiple organ dysfunction syndrome；MODS）．このため，早期診断と治療が治療成績向上に重要となる．SIRSまたは血流感染症における早期の菌同定と適切な治療のため，迅速な核酸検査の開発が進められている．分離培養検査にて血中から検出困難な菌も核酸検査では検出可能となる．血流感染症の核酸検査は，培養菌の菌同定と血中からの直接検出に大別される．血液培養陽性検体を用いた核酸プローブ法や核酸増幅法，あるいは血液検体からの核酸増幅法や in situ 検出（白血球中細菌核酸同定検査）の有用性が示されている．前者では生菌の検出とともに所要時間の実質的短縮が可能であり，後者では抗菌薬影響なしに迅速検出同定，高感度な定量（PCR法）が可能である．両者とも抗菌薬感受性データが得られない難点がある．核酸プローブ法では，菌種特異的な遺伝子または遺伝子領域に相補的な核酸断片をプローブとして，増菌した菌から抽出したrRNAまたはDNAとのハイブリダイゼーションにより菌種（または菌株）の同定を行う．血流感染症における核酸検査法を従来法と比較して表3に示した．

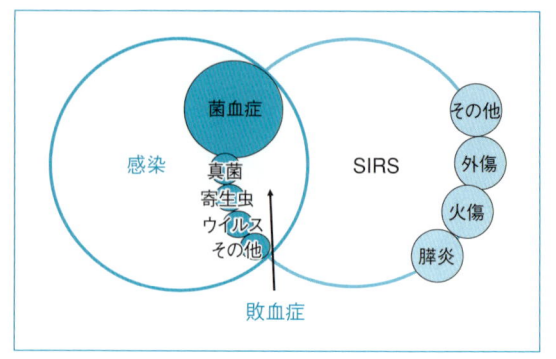

図4 全身性炎症反応症候群（SIRS）

E 食品媒介感染症

食品媒介感染症には，病原微生物による食中毒や輸入感染症（二類感染症），原虫・寄生虫感染症，ウイルス性肝炎（A，E型），感染性プリオン病（クロイツフェルト・ヤコブ病）がある．食中毒とは，水や食物に混入した病原微生物，自然毒，有機化合物質が原因となって発症する急性の消化管症状をいう．病原微生物が約70％を占める．細菌性食中毒は，増殖した細菌（感染型）または細菌の産生した毒素（毒素型）にて汚染された食品の摂取により発症する．毒素型では原因食物摂取から発症までの時間は短い．一般に発熱はなく，嘔吐を伴う．感染型は，発症までの時間は長く，発熱，下痢を伴う．食中毒の主な原因菌は，サルモネラ，腸炎ビブリオ，カンピロバクター（以上，感染型），黄色ブドウ球菌（毒素型）で，重症度の点から腸管出

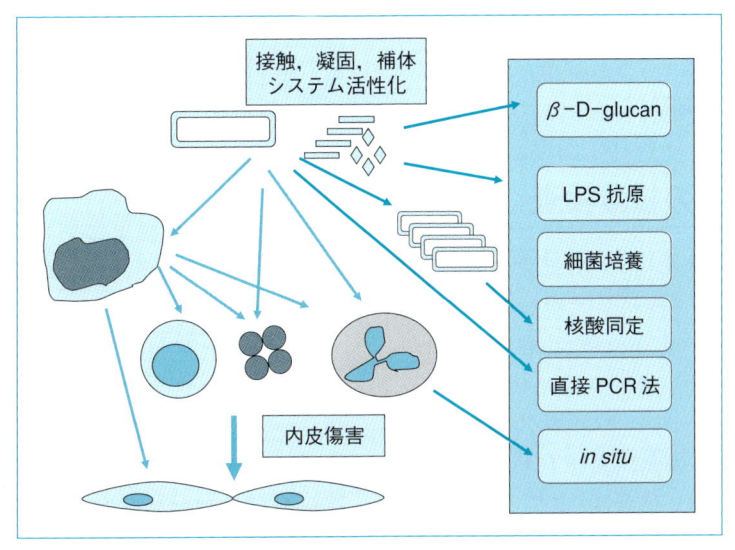

図5 血流感染症の病態と核酸検査
LPS：lipopolysaccharide＝リポ多糖

表3 血流感染症の検査法の比較

方法		利点	課題
血液培養検査		感受性データ 生菌検出	所要時間 抗菌薬影響
核酸検査	培養菌の核酸同定検査	所要時間短縮 生菌検出	特定菌種 感受性データなし 所要時間
	血液直接検出	迅速検出同定 抗菌薬影響なし 高感度定量(PCR法)	感受性データなし 偽陽性(バックグラウンドDNA干渉，菌汚染) 煩雑技術

血性大腸菌（感染型）やボツリヌス菌（毒素型）も重要である．細菌以外では，ノロウイルスやクリプトスポリジウムによる感染の集団発生もみられる．

1. 食中毒の核酸検査

病原菌による食品の汚染検査や感染症診断に核酸検査が用いられる．迅速検査法として核酸増幅法が用いられる．リボソーム遺伝子の配列をプローブとして増菌後の菌を同定する液相ハイブリダイゼーション法の検査キットが市販されている．

F HIV感染症

1. HIVの分子微生物学

ヒト免疫不全ウイルス（human immunodeficiency virus；HIV）はレトロウイルス科（レンチウイルス属）に属し，ゲノムとして約9,500塩基の単鎖RNAを有する．HIVは1型（HIV-1）と2型（HIV-2）があり，わが国のHIVはほとんど1型である．HIV-1は遺伝子配列の差異により，M（major），O（outlier），N（non-M/non-O）の3グループに分類され，このうち，世界で流行しているMグループは，A～Kの10のサブタイプに分類される．わが国では主としてサブタイプBとE

が流行し，サブタイプAやCも少数検出されている．東南アジアではサブタイプE，欧米ではサブタイプBが中心である．

2. HIV感染症の核酸検査

HIVは，急性感染または不顕性感染の後に持続性にT細胞に感染し，キャリアから後天性免疫不全症候群（acquired immunodeficiency syndrome；AIDS）に至る．血中のHIV検査として，HIV抗原検査，HIV-1プロウイルスDNA検査（PCR法），HIV RNA定量検査（RT-PCR法）がある．PCR法によるHIV検査は，HIV抗体（HIV-1, HIV-2）陽性または判定保留の場合の確定診断，HIV抗体陽性母親から出生の新生児の診断，抗体出現以前の感染早期（ウインドウ期）の診断に用いる．HIV抗体の確認試験が陰性の場合は，明らかな感染リスクまたは臨床的に急性感染症状がある場合に実施する．臨床的にHIV感染が疑われる場合，HIV抗体およびPCR法によるHIV検査陰性でも，2週後にスクリーニング検査から再検査を実施する（図6）．

ウイルス量を知るHIV RNA定量法は，予後推定，治療反応性，治療効果判定，自然経過の解析に用いる．HIV感染症において，HIV RNA量が高い場合，CD4陽性Tリンパ球（ヘルパーT細胞）数の早期減少，AIDSへの早期進行がみられる．CD4陽性Tリンパ球数は血漿ウイルスRNA量と負の相関を示す（図7）．今日，HIV感染症の標準的治療は，強力な抗レトロウイルス併用療法（3剤以上）（highly active antiretroviral therapy；HAART）である．逆転写酵素阻害薬としてヌクレオシド類似化合物または非ヌクレオシド系およびプロテアーゼ阻害薬の併用が行われている．HIV治療が有効であれば，HIV RNA量は1〜2週で大きく低下する．治療中に増加する場合，耐性獲得の可能性を考える．ウイルス遺伝子（プロテアーゼや逆転写酵素）変異検出に基づく耐性株の検出同定は，治療反応性，薬剤選択の指標に用いられる．血中ウイルス感染の核酸検査の利用法を図8に示す．

G B・C型肝炎ウイルス感染症

1. B型肝炎ウイルス

a. HBVの分子微生物学

B型肝炎ウイルス（hepatitis B virus；HBV）は，直径約42 nmの二重構造をもつ球型のDNAウイルス（Dane粒子ともいう）でヘパドナウイルスに属する．ウイルス粒子は芯（コア）と外殻（エンベロープ，HBs抗原，オーストラリア抗原ともいう）からなる（図9）．後者は直径22 nmの小型球状粒子，または杆状粒子としても血中に存在する．主な構成成分は，HBV抗原として，HBs抗原（preS1抗原，preS2抗原，HBs抗原），HBc抗原（コアの表面を構成），HBe抗原，HBV DNA，DNAポリメラーゼ〔長鎖（−鎖）と相補的な短鎖（＋鎖）の欠損部を修復〕からなる．ゲノムとして3.2 kbの環状DNAをもち，蛋白質として翻訳可能な4つのopen reading frameが存在する．preS/S遺伝子はHBs抗原蛋白（広義）産生，pre-C/C遺伝子はHBc抗原蛋白およびHBe抗原の産生と分泌，P遺伝子はHBV関連DNAポリメラーゼ（DNA-p）産生，X遺伝子はX蛋白（他の遺伝子の活性化，肝臓がん発がんに関与）産生に不可欠である．

HBVはpreS1，preS2，S領域の遺伝子配列からA〜H型の8つのゲノタイプに分類される．型別にはrestriction fragment length polymorphism（RFLP）法やenzyme immunoassay法が用いられる．わが国では，ゲノタイプBが約12%，Cが約85%の割合で分布している．ゲノタイプCはHBe抗原の陽性率が高く予後不良である．主に欧米に存在するゲノタイプAは，わが国でも増加傾向があり，成人初感染でも約10%が慢性化する．

b. HBVの核酸検査

B型肝炎において，HBVマーカーの組み合わせから，（一過性）急性肝炎，慢性肝炎（急性増悪）など病態鑑別を行う（表4）．

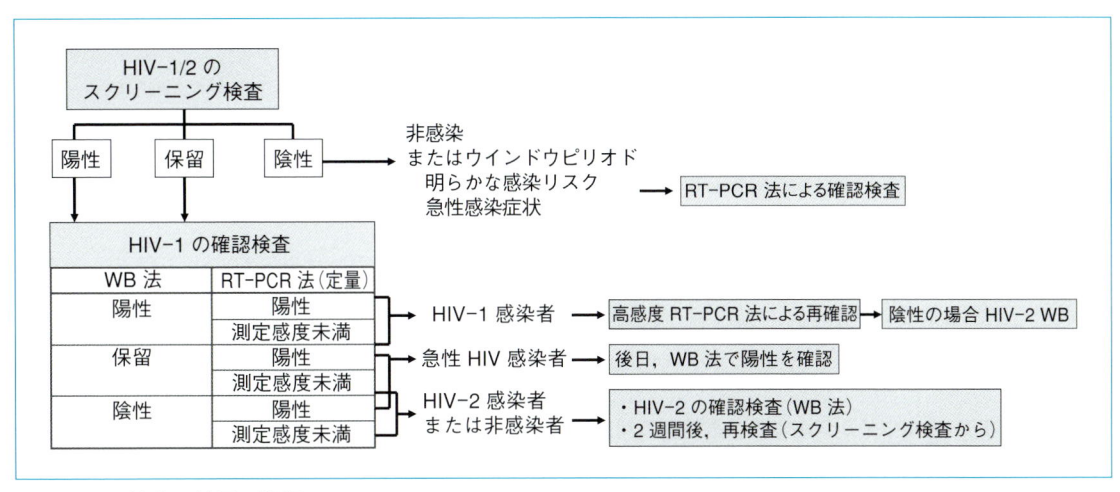

図6 HIV 検査の結果の解釈

RT-PCR：(reverse transcription) polymerase chain reaction
WB：Western blotting

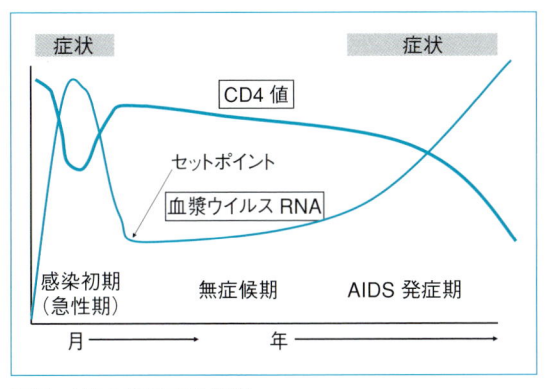

図7 HIV 感染症の経過

血中 HIV RNA 量は，セットポイントを過ぎると，CD4 値低下と並行して増加する．
AIDS：acquired immunodeficiency syndrome

　血中の HBV 量(感染力)の検査として，HBe 抗原，DNA ポリメラーゼ値，HBV DNA 量(液相核酸ハイブリダイゼーション，分岐 DNA プローブアッセイ法，PCR，TMA)がある．治療後やセロコンバージョン後に残存する微量な HBV 量を知るには，感度が高いリアルタイム PCR や TMA-HPA による定量的測定を行う．

　HBV 感染では，ウイルス量測定のほかに，病態と関連するウイルス遺伝子変異検出が可能である．病勢進行とともに，pre-C や core promoter 変異株の比率が増加する．ウイルス遺伝子変異検出は，治療反応性，慢性化や劇症化など病態と関連する指標に用いる．P 遺伝子の YMDD 変異はラミブジン(lamivudine)耐性株またはウイルスブレークスルー(viral breakthrough；VBT)の指標となる(図9)．B 型慢性肝炎の初回治療は，e 抗原の有無および HBV DNA 量を指標として，エンテカビル(entecavir)，インターフェロン(interferon；IFN)を選択する．ゲノタイプ A，B での IFN 治療は，効果ありが高率のため，第1選択とする．ラミブジン治療中では，HBV DNA 量やウイルスブレークスルーを指標として，他の核酸アナログ製剤エンテカビルまたはアデホビル(adefovir)に切り替える．

2. C 型肝炎ウイルス

a. HCV の分子微生物学

　C 型肝炎ウイルス(hepatitis C virus；HCV)は，フラビウイルス科に属し，ゲノムとして約 9,500 塩基の単鎖 RNA をもつ．ウイルス粒子は直径約 55 nm の二重構造をもち，芯(コア)と外殻(エンベロープ)からなる．ウイルス遺伝子の翻訳可能な読み取り枠(open reading frame)には，コア(C)，エンベロープ(E1，E2/NS1)，NS2-NS5 領域が並ぶ．

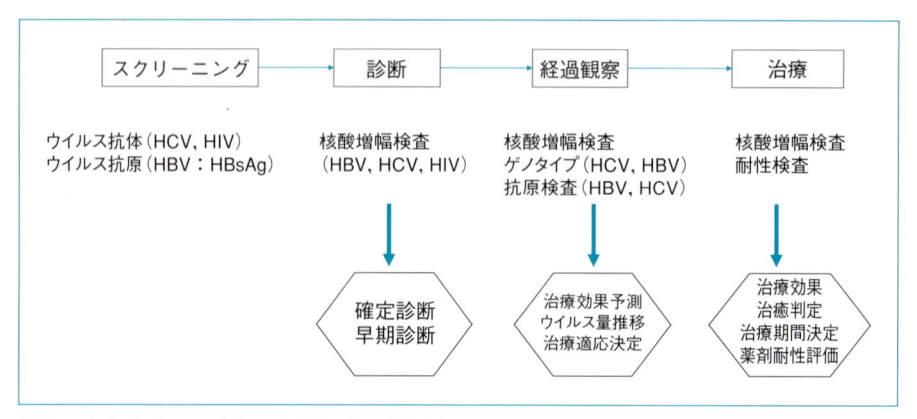

図8 血中ウイルス感染の核酸検査の利用法

表4 HBVマーカーの意義

HBVマーカー	意義と解釈
HBs抗原(+)	B型肝炎ウイルスに感染している状態
HBe抗原(+)	血中のB型肝炎ウイルス量が多い 感染力が強い pre-C変異株ではHBVの増殖は知りえない
HBe抗体(+)	血中のB型肝炎ウイルス量が非常に少ない 一般に感染力はきわめて低い HBe抗原存在下では低下(測定限界以下) pre-C変異株ではHBe抗原刺激が低下すると年月かけて低下
HBc抗体(+)	感染防御(中和)抗体ではない B型肝炎に感染したことがある(多くはHBs抗体も陽性) キャリアでは高い力価(多くはHBs抗原陽性) IgM HBc抗体　感染早期 IgA HBc抗体　肝細胞傷害の証明 IgG HBc抗体　感染後長期存在(過去の感染では低力価)
HBs抗体(+)	B型肝炎に感染したことがある 感染防御(中和)抗体である ワクチン効果判定

b. HCVの核酸検査

HCV感染は，多くが急性感染または不顕性感染後に持続性感染して慢性肝炎を呈し，さらに肝硬変，肝がんへと進展する．血中のHCV RNAの検査として，HCV RNA定性(PCR法)，定量法(PCR法，分岐DNAプローブアッセイ法)がある．急性肝炎ではHCV抗体出現以前の早期(血清学的検査ウインドウ期)の診断に用いる．未治療の慢性肝炎でHCV抗体価の高い場合はRNAも陽性となる．HCV抗体価が低い場合，HCV-RNA陰性であれば，過去の感染既往，または抗体の偽陽性が考えられる．

HCV RNA定量測定は，疾患の進展を防止しうるインターフェロン(IFN)の適応，治療効果判定，自然経過の解析に用いる．

HCV RNA陽性でC型慢性肝炎が確定した場合，IFN治療反応性の指標には，ウイルス量に加え，ゲノタイプまたはセロタイプがある．ゲノタイプはコア領域など塩基配列の違いにより1a，1b，2a，2b型(Simmonds分類)，(Okamoto分類I～Ⅳに相当)に分類される．セロタイプは抗体により測定し，1群と2群に分類される(ゲノタイプ1型，2型に相当)．C型慢性肝炎のIFN治療に際し，ウイルス排除に関与する因子として，以下があげられている．① HCV RNA量が低いと感受性あり，低ウイルス量(5.0 Log IU/mL, 300 fmol/L, 1 Meq/mL以下)では70～80％排除される．② HCVゲノタイプでは，1b型(日本人の60～70％)またはセロタイプ1は抵抗性で20％排除，2a型(日本人の30％)と2b型(<10％)またはセロタイプ2は70～80％排除される．その他，NS5A領域の塩基配列(interferon sensitivity determining region；ISDR)変異は感受性，コア領域70のアミノ酸置換で治療抵抗性，hypervariable region(E2/NS1のN末端部)塩基配列の多様性(ウイル

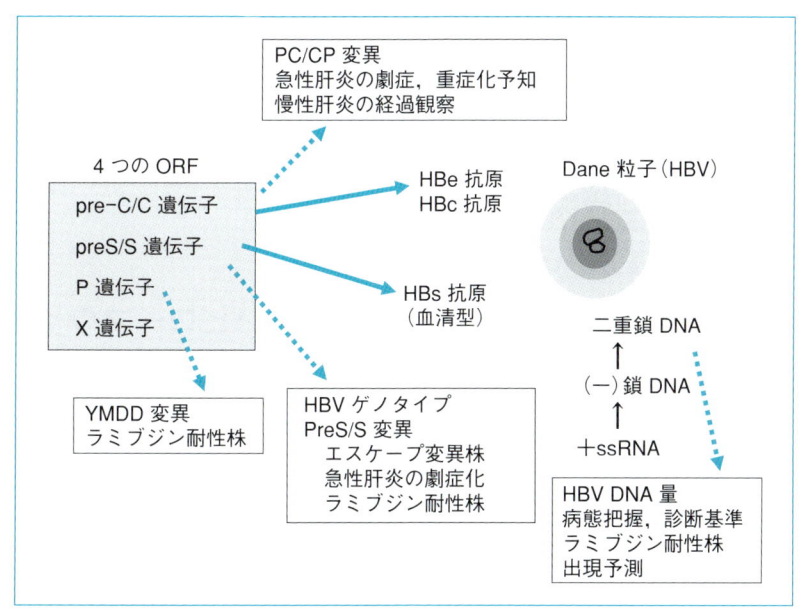

図9 B型肝炎ウイルスと遺伝子検査
4つの遺伝子の解析からHBV感染の分子病態が把握できる．
ORF：open reading frame

スクローン/変異株)は治療抵抗性である．また，③IFN投与法では，1b型で1日投与量，投与期間が影響，④肝臓病の進展度では，1b型で病期進行とともに抵抗性が指摘されている．IFN治療抵抗性である高ウイルス量・ゲノタイプ1型ではIFNと抗ウイルス薬リバビリン(ribavirin)にプロテアーゼ阻害薬(テラプレビル；telaprevir)を加えた3剤併用療法が推奨される．

H ヘルペス属ウイルス

1. ヘルペス属ウイルスの感染様式

ヘルペス属ウイルスには，サイトメガロウイルス(cytomegalovirus；CMV)，EBウイルス(Epstein-Barr virus；EBV)，水痘帯状疱疹ウイルスや単純ヘルペスウイルスなどがある．これらウイルスは，一過性急性感染または不顕性感染した後，終生潜伏感染している．ときに免疫低下時に再活性化する．

潜伏感染や持続性・慢性感染では，抗体産生されてもウイルスに対する免疫抗体(中和抗体)とならず，しばしば抗体検査陽性は感染状態を示し，感染既往と活動性感染との鑑別が困難である．また，免疫不全状態では感染しても抗体産生が不良である．再活性化の指標として，病原体を直接検出する測定法(抗原検査，核酸検査等)を行う．

2. サイトメガロウイルス(CMV)の核酸検査

CMVは，不顕性感染した後，終生持続性感染している．造血幹細胞移植，AIDSなど免疫低下時に，CMVは再活性化して増殖し，間質性肺炎など致死的合併症を引き起こす．IgG型CMV抗体(EIA)は，既感染，再活性化の際，陽性となるが，免疫不全では時に上昇がみられず，上昇時期も遅い．血中CMV量の検査として，CMV DNA定量検査(PCR法)とCMV抗原(アンチゲノミア)があり，再活性化の指標として，また抗ウイルス薬(ガンシクロビル)の投与後のモニタリングに用いられる．前者は移植後など白血球数低値の時期でも測定可能である．血中CMV量の検査は，

肝炎，腸炎，脳髄膜炎，肺炎では診断困難な場合があり，局所組織（肺炎では気管支肺胞洗浄液）での検出（PCR 法）を必要とする．

3. EB ウイルス感染の核酸検査

EB ウイルスは，思春期以後の初感染で伝染性単核球症を発症する．まれに持続性に感染し，ウイルス関連血球貪食症候群（virus-associated hemophagocytic syndrome；VAHS）を併発する．EB ウイルス感染は，バーキットリンパ腫，上咽頭がんとの関連が知られている．近年，ホジキンリンパ腫，胃がん，natural killer（NK）白血病，平滑筋肉腫，膿胸後リンパ腫，鼻中隔リンパ腫，悪性組織球症などさまざまな悪性腫瘍との関連が明らかとなってきた．免疫不全症，臓器移植，AIDS に伴う日和見リンパ腫が注目されている．これら疾患の診断や患者管理において，リアルタイム PCR による血中 EB ウイルス DNA の定量的測定が利用されている．

I 性感染症

1. 淋菌と性器クラミジア・トラコマチス

淋菌（*Neisseria gonorrhoeae*）感染症（淋病）と性器クラミジア・トラコマチス（*Chlamydia trachomatis*）感染症は最も多い性感染症（sexually transmitted disease；STD）である．両者ともに，男性の尿道炎，女性の子宮頸管炎の病原体である．男性の淋病は排尿時痛と膿性分泌物およびその顕微鏡的検査所見から診断が容易である．女性の淋病においては，淋菌は顕微鏡的検査で検出困難である．クラミジアは顕微鏡的検査では検出できず，培養も困難である．クラミジアは淋菌との混合感染も多い．このため，高感度で特異的な核酸検査が広く利用されている．淋菌や性器クラミジア・トラコマチスの検出として，化学発光物質のアクリジニウムエステルで標識した DNA プローブを用いたハイブリダイゼーション・プロテクションアッセイ（hybridization protection assay；HPA）法は，尿道分泌物（スワブ）からの直接検出を目的として感度を高めており，簡便で迅速である．PCR 法はスワブ検体のほか，男性初尿でも検査可能である．

2. ヒトパピローマウイルス

ヒトパピローマウイルス（human papillomavirus；HPV）は STD として若年者に蔓延している．感染後 10％以下の症例は持続性感染し，子宮頸がん，前がん病変や尖圭コンジローマをきたす．high-risk 群および遺伝子型の判定法がある．前者として Hybridization capture 法では，DNA 標的と RNA プローブとのハイブリッドに結合する酵素標識抗体を用いて免疫学的に検出する．長鎖の RNA プローブを用いるため，1 分子のハイブリッドに多数の抗体が結合することによってシグナルが増幅（1 被検 DNA に対して最大 3,000 個の酵素が結合）され高感度検出が可能である．より高感度な方法として PCR 法，インベーダー法などがある．low-risk 群（タイプ 6,11 など）と high-risk 群（16,18 など 13 タイプ）を鑑別できる．尖圭コンジローマは 6,11 型感染による．遺伝子型判定は，HPV DNA を PCR 法で増幅後，制限酵素断片長多型（restriction fragment length polymorphism；RFLP 法），プローブ・ハイブリダイゼーション，シークエンシング法などにより判定する．他の核酸増幅法（LAMP 法など）による簡便，迅速な型別判定システムが開発されている．これらは経時的に遺伝子型別の持続性感染も判定可能である．

J 遺伝子型

リボソーム遺伝子の塩基配列の相違は，菌の進化度と強く相関し，その核酸配列の検索が菌種同定や系統図の決定の根拠に用いられる．同一の菌種と判定するには DNA/DNA ハイブリッド形成

```
           株  種  属  科  目  綱  門  ドメイン
        (strain)(species)(genus)(family)(Order)(Class)(Phylum)(Domain)
```

←―――→ 生物型, 血清型, 病原型, ファージ型, DNA解析

←―――→ DNA/DNA ハイブリッド形成試験

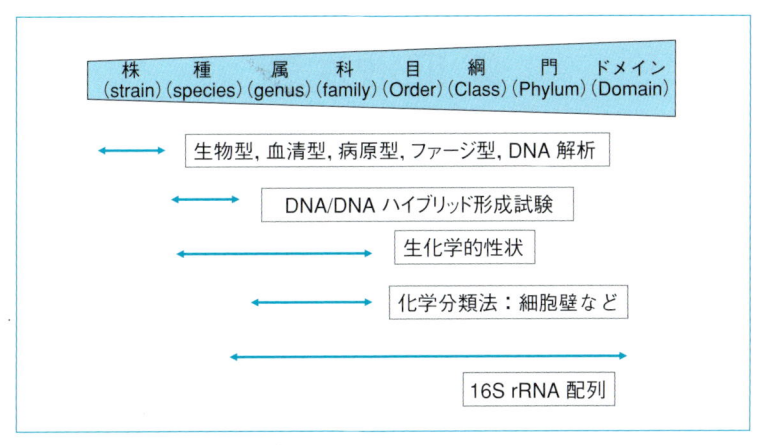

←―――→ 生化学的性状

←―――→ 化学分類法：細胞壁など

←―――――――――→ 16S rRNA 配列

図10　細菌の分類と同定法

試験で安定なハイブリッド形成（70％以上）を確認する．分離菌株が既存の菌株と比べて16S rDNA配列が98.7％以下の類似度である場合，新菌種とされる．感染症法の特定病原体などでは，異なる菌種でも16S rDNA配列がほぼ100％一致することがある．そこで国際命名委員会では，DNA/DNAハイブリッド形成試験に代わる方法として，16S rDNA配列よりも多型があり，どの菌種にも共通した5種類程度のハウスキーピング遺伝子を使用して種を決めることを推奨している．細菌のゲノムの基本的な遺伝子として，*rpoB*, *gyrB*, *hsp65*, *dnaJ* 遺伝子など細菌の生存に必須のものはハウスキーピング遺伝子としてよばれている．その塩基配列の保存性は高い．対象菌の塩基配列を各菌種の基準株と比較し，相同性を比較して系統解析することにより，菌種の同定あるいは属レベルの決定に用いられる．図10に細菌の分類法と同定法の関係を示す．

K 分子疫学

医療施設内感染あるいはヘルスケア関連感染（healthcare-associated infection；HAI）においては，感染源と伝播経路を特定するため病原体の型（菌株）を調べる手法が必要となる．感染病原体の核酸情報として，DNA/RNAプロファイル，特にゲノムの多様性（多型）は菌の識別に利用される．検査法として，染色体DNAを制限酵素で切断後のDNA断片長の違いを利用した染色体フィンガープリンティング，または制限酵素断片長の多型性，さらにリボソーム遺伝子をプローブとして特異性を高めたリボソームタイピング，近年はパルスフィールドゲル電気泳動法（pulsed-field gel electrophoresis；PFGE）が用いられている．

より簡便な手法として，ハウスキーピング遺伝子（*gltA*, *SOD*, *rpoB* など）の塩基配列の相同性を比較する multilocus sequence typing（MLST）法，タンデム反復配列（tandem repeat）の多型解析（variable number of tandem repeats；VNTR）法，反復配列（repetitive sequence）のPCR増幅産物のDNAフィンガープリント解析（repetitive sequence-base PCR；rep PCR法）が用いられる．

参考文献

1) 小栗豊子（編）：臨床微生物検査ハンドブック．三輪書店，2011
   ※細菌の同定，疫学マーカー，迅速検査としての遺伝子検査について記述されている
2) 柳雄介，吉田眞一（編）：戸田細菌学．南山堂，2002
   ※各種細菌の性状と同定法の詳細が記述されている
3) 中村和憲，関口勇地：微生物相解析技術．米田出版，市川市，2010
   ※細菌の分類と遺伝子の解析技術を用いた同定法について記述されている

2 血液疾患

学習のポイント

❶ 白血病の染色体異常(転座など)と遺伝子検査との関係が明らかになり,病型診断・病因診断,治療後微小残存病変(minimal residual disease;MRD)の追跡に応用されている.
転座マーカー
❷ 分子病態と予後・治療反応性との関係が明らかになり,病型診断として FAB 分類(形態学的所見),WHO 分類(形態,免疫形質,染色体・遺伝子異常)が行われるようになった.
❸ 白血病の遺伝子検査と分子標的治療薬は対応しており,PML-RARA に対して全トランスレチノイン酸(ATRA;all-trans retinoic acid),BCR-ABL1 に対してチロシンキナーゼ阻害薬イマチニブ(imatinib mesylate/グリベック)が用いられる.

造血器腫瘍	染色体異常	遺伝子異常
急性骨髄性白血病	t(8;21)(q22;q22)	RUNX1-RUNX1T1, AML1-ETO
急性骨髄単球性白血病	inv(16)(p13.1q22) or t(16;16)(p13.1;q22)	CBFB-MYH11
急性前骨髄球性白血病	t(15;17)(q22;q12)	PML-RARA
慢性骨髄性白血病,急性リンパ芽球性白血病	t(9;22)(q34;q11.2)	BCR-ABL1
濾胞性リンパ腫	t(14;18)(q32;q21)	IGH-BCL2
バーキットリンパ腫	t(8;14)(q24;q32)	MYC-IGH

❹ 悪性リンパ腫の遺伝子検査には病型診断・病因診断,細胞系統の同定,単クローン性の証明がある.
❺ 血友病 A,B では保因者診断,フォン・ヴィレブランド病では病型診断,アンチトロンビン欠乏症・異常症,プロテイン C 欠乏症,プロテイン S 欠乏症での変異の検出は,確定診断,保因者診断,静脈血栓症のリスクの指標となる.

本項を理解するためのキーワード

❶ 白血病の病型
病型診断は,従来からの形態学的所見に基づく FAB 分類に加え,形態,免疫形質とともに染色体・遺伝子異常に基づき体系化した新 WHO 分類が利用されている.

❷ キメラ遺伝子
2 つの異なる遺伝子が融合して形成された遺伝子で,遺伝的に異なる接合体あるいは種の無関係な組み換えが生じた遺伝子をいう.

❸ 分子標的療法
疾患の原因となる遺伝子の産物やシグナルを治療標的として抑制し,疾患の治療を行う.

❹ 微小残存病変(MRD)
治療後に残存する形態学的に検出できない少ないレベルの微小な病変.

A 白血病の遺伝子検査

1. 骨髄性白血病の病型診断

急性白血病は,骨髄中の造血幹細胞または前駆細胞に由来する悪性疾患で,細胞の増殖や分化に

> **サイドメモ：白血病の遺伝子発現マーカー**
>
> 融合遺伝子のない白血病細胞の遺伝子発現マーカーが検討されている．WT1 の核内蛋白や mRNA は細胞起源にかかわらず白血病芽球に発現している．PCR による WT1 mRNA 発現の検出は，急性骨髄性白血病（acute myeloid leukemia；AML）の panleukemic marker として MRD の検出に用いることができる．その他，遺伝子発現マーカーの候補として，PYST2，PRAME，FGFR1，MYC，NPN1，DEK，BCL2，HOXA4，CSF1R などがある．

表5 造血器腫瘍の遺伝子検査の適応

1）病型診断，病因診断	Ph 陽性白血病，骨髄性白血病の病型
2）細胞系統の同定	T/B 細胞性
3）単クローン性の診断	Ig 遺伝子，TCR 遺伝子，PGK 遺伝子
4）治療後微小残存病変の追跡	Ph 陽性白血病，骨髄性白血病
5）ウイルス感染	成人 T 細胞性白血病，EBV
6）治療反応性	耐性遺伝子（MDR1 など）

表6 急性骨髄性白血病（AML）の病型

(1) 反復性の細胞遺伝学的異常を伴う AML
　　t(8；21)(q22；q22)；RUNX1-RUNX1T1，AML1-ETO
　　inv(16)(p13.1q22) or t(16；16)(p13.1；q22)；CBFB-MYH11
　　t(15；17)(q22；q12)；PML-RARA，
　　t(9；11)(p22；q23)；MLLT3-MLL
　　t(6；9)(p23；q34)；DEK-NUP214
　　inv(3)(q21q26.2) or t(3；3)(q21；q26.2)；RPN1-EVI1
　　t(1；22)(p13；q13)；RBM15-MKL1
　　（暫定的）mutated NPM1
　　　　　mutated CEBPA
(2) 骨髄異形成関連変化を伴う AML
(3) 治療関連骨髄性腫瘍
(4) 他のカテゴリーに該当しない AML
　　M0, M1, M2, M4, M5, M6, M7 相当
　　好塩基球性白血病
　　骨髄線維化を伴う acute panmyelosis
(5) 骨髄性肉腫
(6) ダウン症候群に関連した骨髄系増殖
　　Transient abnormal myelopoiesis
　　ダウン症候群に関連した骨髄性白血病
(7) 芽球性形質細胞様樹状細胞腫瘍

AML：acute myeloid leukemia
（新 WHO 分類 2008 年版）

かかわる遺伝子の異常により発生する．染色体異常（転座など）やそれに起因する遺伝子異常が認められる．染色体転座に起因する遺伝子異常には，キメラ遺伝子をつくる融合遺伝子の場合と近傍遺伝子の発現が亢進する場合がある．前者は骨髄性白血病を中心にみられ，転座にかかわる 2 つの遺伝子の中の切断点でお互いが融合し，キメラ遺伝子を生じる．後者はリンパ系腫瘍に多くみられ，染色体転座により切断点近傍の遺伝子が免疫グロブリンや T 細胞受容体遺伝子などのエンハンサー領域内に挿入されることにより，対側の遺伝子のプロモータ活性が増強し，遺伝子発現量が増加する．これら転座マーカーを検出指標とした遺伝子診断は，病型診断・病因診断や微小残存病変（minimal residual disease；MRD）の追跡に用いられる．造血器腫瘍の遺伝子検査の適応を**表5**に示す．

急性白血病の新 WHO 分類は，分子病態の解明と臨床的意義の明確化に基づき，形態，免疫形質とともに染色体・遺伝子異常に基づき体系化されている（**表6**）．WHO 分類で急性骨髄性白血病の病型診断は，芽球 20％以上の症例において，定型的な染色体異常，細胞異形成および形態所見により序列化されている．FAB 分類にない病型情報として，① 染色体・遺伝子異常，② 白血病細胞以外の細胞における細胞異形成，③ 先行の骨髄異形成症候群，先行の化学療法，④ ダウン症候群関連があり，これらは白血病細胞の形態診断に優先する．

予後良好な t(8；21)(q22；q22)；RUNX1-RUNX1T1，AML1-ETO，inv(16)(p13.1q22) or t(16；16)(p13.1；q22)；CBFB-MYH11，t(15；17)(q22；q12)；PML-RARA に加え，APL で非典型的な染色体異常が別に取り扱われ，また予後不良な 3 病型 t(6；9)(p23；q34)；DEK-NUP214，inv(3)(q21q26.2) or t(3；3)(q21；q26.2)；RPN1-EVI1，t(1；22)(p13；q13)；RBM15-MKL1 が追加されている．病型に特異的な染色体・遺伝子異常（recurrent cytogenetic abnormalities）に特徴的な形態所見があり，その総合的な評価によって染色体・遺伝子異常を推定可能な場合が多い．

初発時の AML は染色体検査により，染色体異

表7　染色体正常核型のAMLにおける遺伝子異常

	頻度(%)	予後
NPM1 変異	50〜60	良好
CEBPA 点変異	10	良好
FLT3 重複変異	30〜40	不良
FLT3 点変異	5〜10	不良
MLL 部分重複	10	不良

表8　骨髄増殖性疾患の遺伝子異常

疾患	遺伝子異常
慢性骨髄性白血病	BCR-ABL1
真性多血症	JAK2 V617F, JAK exon12
特発性骨髄線維症，本態性血小板血症	JAK2 V617F(50%), MPL W151L/K
好酸球増加を伴う骨髄性腫瘍	PDGFRA, PDGFRB, FGFR1
肥満細胞症	KIT D816V

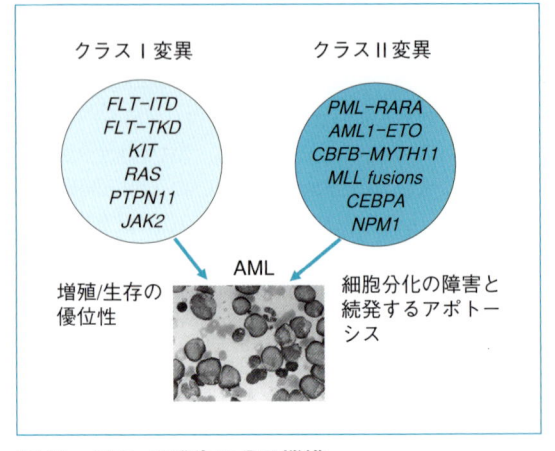

図11　AMLの発生の分子機構

常から3つの予後グループ，すなわち予後良好群，予後中間群，予後不良群に分類される．30〜40%のAML症例は染色体検査で正常核型を示し，予後中間群に分類される．しかしながら，正常核型のAMLは，症例ごとに予後が大きく異なる．このため，染色体以外の分子異常から予後推定や治療後残存病変の指標としての利用が試みられている（表7）．AMLの白血病発生には，クラスI遺伝子とクラスII遺伝子の2つの遺伝子変異が協同している（図11）．クラスI遺伝子の1つ FLT3 内の長さ変異（FLT3-ITD）またはミスセンス変異（FLT3-TKD）は予後不良因子である．新WHO分類（2008年版）では，新たに予備的な病型として，予後良好な NPM1 や CEBPA の変異群を設置している．なお，骨髄増殖性疾患の診断基準に，クラスI遺伝子の JAK2 変異が取り入れられている（表8）．

2. 分子標的療法

分子病態の解明に基づく分子標的薬の導入により，治療標的を検出する遺伝子検査は，治療法の選択および治療反応性モニタリングの指標として用いられている．急性前骨髄球性白血病では全トランスレチノイン酸（all-trans retinoic acid；ATRA）による分化誘導療法，慢性骨髄性白血病ではチロシンキナーゼ阻害剤イマチニブ（imatinib mesylate/Glivec）が導入され，それぞれ標的の PML-RARA，BCR-ABL1 の検出が利用されている．

3. 治療後微小残存病変の検出意義

抗がん剤化学療法後に完全寛解を達成すると，骨髄中の白血病細胞は1〜5%（10^9個相当）以下となり，通常の形態学的な検査では白血病細胞を検出できない（図12）．完全寛解においても 10^6〜10^8個の白血病細胞が残存している（minimal residual disease；MRD）．残存する細胞量は，腫瘍細胞量および細胞の抗がん剤感受性によって異なる．例えば，体内の白血病細胞 10^{11} 個存在する状態から99.9%の殺細胞効果を有する抗がん剤化学療法を施行し完全寛解を達成した場合でも，体内の白血病細胞は 10^8 個も残存する．腫瘍細胞は形態学的に同一でも，薬剤感受性の度合は異なり，治療後残存した細胞集団内に治療抵抗性の細胞が存在する．これら残存した細胞は治療後再び増殖し，再発の原因となる．このため，さらなる治療コース（地固め療法，寛解維持療法）による殺細胞療法が必要となる．

MRDの検出は，治療後の効果をより正確に知

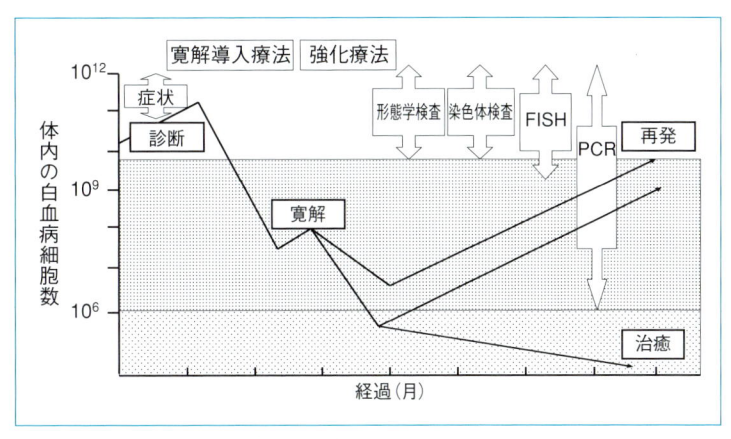

図 12　白血病の経過と遺伝子検査
FISH : fluorescence *in situ* hybridization

表 9　急性白血病における分子マーカーと治療後微小残存病変の検出

治療後微小残存病変マーカー		頻度	検出感度
形態検査		100%	$1 \sim 5 \times 10^{-2}$
染色体検査		70%	$1 \sim 5 \times 10^{-2}$
分子形質検査			
転座マーカー			$10^{-3} \sim 10^{-6}$
AML		40~50%	(FISH 1×10^{-2})
M2	t(8 ; 21)(q22 ; q22)	*RUNX1-RUNX1T1, AML1-ETO*	
M3	t(15 ; 17)(q22 ; q12)	*PML-RARA*	
M4Eo	inv(16)(p13.1q22)	*CBFB-MYH11*	
M4/M5	t(11 ; 19)(q23 ; p13.3)	*MLL-ENL*	
M5	t(9 ; 11)(p22 ; q23)	*MLLT3-MLL, AF9-MLL*	
ALL		30%	
前駆性 B 細胞性	t(12 ; 21)(p13 ; q22)	*TEL(ETV6)-AML1*	
	t(9 ; 22)(q34 ; q11.2)	*BCR-ABL1*	
	t(4 ; 11)(q21 ; q23)	*MLL-AF4*	
前 B 細胞性	t(1 ; 19)(q23 ; p13)	*E2A-PBX1*	
B 細胞性	t(8 ; 14)(q24 ; q32)	*MYC-IGH*	
WT1		AML 90%, ALL 5~10%	$>10^{-4}$
FLT3		AML 20~30%	10^{-3}
TCR, IGH		ALL 70~80%	$>10^{-4}$
免疫表面形質検査			
フローサイトメトリー		ALL 90%, AML 85%	$10^{-3} \sim 10^{-4}$

AML : acute myeloid leukaemia　　ALL : acute lymphoblastic leukaemia

ることにより，再発の早期発見，疾患予後，寛解導入療法後の個別化治療計画，移植後の治療介入（ドナーリンパ球輸注など），さらに自家骨髄（造血幹細胞）移植用に採取された幹細胞の質評価の指標となる．MRD のモニタリングには，白血病細胞に特異的な分子形質や免疫形質の検出が利用されている（**表 9**）．

検出法には，核酸増幅技術のポリメラーゼ連鎖反応（polymerase chain reaction；PCR）法のほか，transcription-mediated amplification（TMA）法，蛍光 *in situ* ハイブリダイゼーション（fluorescence *in situ* hybridization；FISH）法などの測定法があり，それぞれ検出感度が異なる．このため，病型診断や MRD の動態など検査目的ごとに適切

表 10 悪性リンパ腫における染色体異常と日常的な遺伝子検査

病型	染色体異常	遺伝子異常	検出法
濾胞細胞型	t(14;18)(q32;q21)	IGH-BCL2	PCR
バーキット	t(8;14)(q24;q32)	MYC-IGH	FISH, サザンブロット
	t(2;8)(p12;q24)	Igκ(IGK)-MYC	
	t(8;22)(q24;q11)	MYC-Igλ(IGL)	
マントル細胞型	t(11;14)(q13;q32)	CCND1-IGH	PCR
びまん性大細胞型	t(3q27)	BCL6	FISH, サザンブロット
未分化大細胞型	t(2;5)(p23;q35)	NPM-ALK	RT-PCR

な測定感度と測定レンジを有する測定法を選択することが大切である(図12). PCR 法では,新たな技術革新として real-time PCR 法が開発され,迅速検出,定量的測定や融合遺伝子(変異)の検出に用いられる. PCR 法は, $10^{-3} \sim 10^{-6}$ の高感度の MRD 検出が可能である. 一般に寛解導入治療後 2 log 以上の低下は予後良好を示し,レベル上昇(または陰性から陽性化)は再発リスクを示す.

B 悪性リンパ腫

　悪性リンパ腫の発症時において遺伝子検査は,病型診断・病因診断の他,細胞系統の同定,単クローン性の証明などに利用される. 検出対象は,がん関連遺伝子の融合または再構成,転写因子,免疫受容体遺伝子(免疫グロブリンと T 細胞抗原受容体)の再構成などである. がん関連遺伝子および免疫受容体遺伝子の再構成の検索は, PCR 法,サザンブロット法または FISH 法が用いられる. 悪性リンパ腫における一般的な染色体異常とその検出に利用される日常的な遺伝子検査を表 10 に示す.

　分子標的治療薬として,抗 CD20 モノクローナル抗体薬のリツキシマブ(rituximab)は, B 細胞性非ホジキンリンパ腫に高い効果をもつ. 標準治療とされてきた CHOP 療法(シクロホスファミド,ドキソルビシン,ビンクリスチン,プレドニゾロン)にリツキシマブを加えた R-CHOP 療法は,新たな標準的治療となっている.

C ヘモグロビン異常症

1. 遺伝学的検査

　ヘモグロビン(hemoglobin ; Hb)異常症は, α, β グロビン遺伝子(HBA1, HBA2, HBB)の遺伝子変異の結果, Hb の量的,質的な異常による疾患の総称で,量的不均衡によるサラセミア(α サラセミア,β サラセミアなど),質的異常による異常 Hb 症(鎌状赤血球症,不安定 Hb 症,異常酸素親和性 Hb 症, HbM 症など)に大別される. Hb 異常症の遺伝子変異は, α サラセミアでは遺伝子の欠失変異が主で, β サラセミアでは点変異が主である. 異常 Hb 症の多くは点変異によるアミノ酸置換による.

　β サラセミアと異常 Hb 症では,グロビン遺伝子は α, β ともに比較的短い(1.6 kb)ため,その塩基配列は PCR 法にて増幅し,直接シークエンス法にて調べられる. 特定の点変異は,まず標的となる塩基配列を増幅し,続いて変異の確認を行う. 欠失範囲がすでに明らかな広範囲欠失の α サラセミアの場合, gap PCR にて欠失変異の有無を検出できる.

2. 検査診断プロセス

　異常 Hb 症は先天性の溶血性貧血,多血症,チアノーゼがあるときに疑う. 無症候性の場合, HbA1c の測定時に偶然発見される(血糖値・グリコアルブミンとの乖離, HPLC 法と免疫法での乖

表11 遺伝学的検査の対象となりうる貧血

疾患	遺伝形式	従来検査
遺伝性球状赤血球症	常染色体優性，一部に常染色体劣性	赤血球抵抗試験
サラセミア(重症型)	常染色体劣性	HbH 封入体，HbA$_2$
不安定ヘモグロビン症	常染色体優性	イソプロパノール試験，Heinz 小体
G-6-PD 欠損症	X 染色体連鎖	赤血球酵素活性測定
ピルビン酸キナーゼ欠損症	常染色体劣性	赤血球酵素活性測定
ブラックファン・ダイアモンド貧血	常染色体優性・劣性	骨髄赤芽球低形成
ファンコニ貧血	常染色体劣性	染色体断裂試験
ゴーシェ病	常染色体劣性	白血球，培養線維芽細胞 β グルコシダーゼ活性測定

G-6-PD：glucose-6-phosphate dehydrogenase(グルコース-6-リン酸脱水素酵素)

表12 遺伝学的検査の対象となりうる止血凝固異常症

疾患	遺伝子	遺伝形式	従来検査
血友病 A	F8	X 染色体連鎖	
血友病 B	F9	X 染色体連鎖	
アンチトロンビン欠乏症・異常症	SERPINC1	常染色体優性	AT 活性低下
フォン・ヴィレブランド病 type 1	VWF	常染色体優性/常染色体劣性	VWF 量減少
フォン・ヴィレブランド病 type 2A			高分子マルチマー欠如
type 2B			リセトセチン惹起凝集亢進(VWF の血小板レセプター GP1b 結合亢進)
type 2M			リセトセチン惹起凝集低下(VWF の血小板レセプター GP1b 結合障害)
type 2N			Ⅷ活性低下(Ⅷ結合能低下→Ⅷ安定化低下)
フォン・ヴィレブランド病 type 3			VWF 抗原，VWF：RCo 検出(－)
プロテイン C 欠乏症	PROC	常染色体優性	プロテイン C 低下
プロテイン S 欠乏症	PROS1	常染色体優性	プロテイン S 低下

離，HPLC 法の溶出パターンの異常)．貧血の診断には，まず平均赤血球容量(MCV)から分類を行う．小球性貧血の鑑別では鉄代謝の評価，正球性と大球性貧血では網赤血球数による赤血球造血能の評価が重要である．サラセミアは，持続性の小球性貧血で鉄剤に不応答性の場合に疑う．サラセミアの貧血はあっても軽度のことが多い．赤血球形態では，サラセミアでは比較的均一な小型赤血球，標的赤血球がみられる．不安定 Hb 症では大小不同があり，有角赤血球(bite cell)がみられ，診断の手がかりとなる．赤血球膜異常症(遺伝性球状赤血球症，遺伝性楕円赤血球症)でも赤血球形態(球状赤血球，楕円赤血球)が手がかりとなる．遺伝学的検査の対象となる貧血を表11に示す．

血清鉄と総鉄結合能から，鉄欠乏性貧血との鑑別を行う．鉄欠乏性貧血では血清鉄は低下し，総鉄結合能は上昇している．サラセミアや不安定 Hb 症では，血清鉄正常または高値である．

サラセミアや不安定 Hb 症の鑑別に，HbH 封入体(α サラセミア)，HbA$_2$(β サラセミア)，イソプロパノール試験(不安定 Hb 症)を行う．さらに Hb 異常症においては，Hb の等電点電気泳動にて

異常バンドの検出，赤血球の酸素解離曲線（HbM，アチアノーゼ，多血症状），赤血球内 Heinz 小体（不安定 Hb 症）などの特殊検査を行い，疾患の絞り込みを行う．確定診断には，グロビン鎖のペプチドの異常あるいはグロビン遺伝子の塩基配列の異常を証明する．

D 出血凝固系疾患

血友病 A（coagulation factor Ⅷ，*F8*），血友病 B（coagulation factor Ⅸ，*F9*）において遺伝学的検査は保因者診断に用いられる（**表 12**）．フォン・ヴィレブランド病〔von Willebrand disease；VWD〕は，フォン・ヴィレブランド因子（*VWF*）の量的減少した 1 型，完全欠損の 3 型，抗原量は正常で機能異常を有する 2 型に分類され，2 型には 2A，2B，2M，2N のサブタイプがある．遺伝学的検査は，重篤な出血症状を呈する 3 型，血友病 A との鑑別を要する 2N 型，リストセチン惹起凝集で鑑別が時に困難な 2A，2B と 2M 型の鑑別に用いられる．

抗凝固因子をコードする遺伝子の変異の検出は，アンチトロンビン欠乏症・異常症（serpin peptidase inhibitor, clade C，*SERPINC1*），プロテイン C（protein C，*PROC*）欠乏症，プロテイン S（protein S，*PROS1*）欠乏症（先天性血栓傾向の原因で最も多い）の診断，保因者診断に用いられる．それぞれの活性が 50％程度に低下すると（ヘテロ接合体），血栓傾向を出現しうる．変異の検出は，静脈血栓症のリスクの指標となる．先天性のプロテイン C 欠乏症，プロテイン S 欠乏症では深部静脈血栓症のリスクが 10 倍以上高い．

参考文献
1) 横田昇平（編）：血液・固形腫瘍診断マニュアル（改）．フィジカル出版，2002
   ※白血病や悪性リンパ腫における分子生物学的手法，免疫学的手法を用いた診断の詳細が記述されている
2) 押味和夫（編）：WHO 分類第 4 版による白血病・リンパ系腫瘍の病態学．中外医学社，2009
   ※造血器腫瘍における病理学的な分類に加え，染色体，遺伝子変異をも網羅した包括的な分類である新 WHO 分類を解説している

3 固形腫瘍

学習のポイント

❶ がんの発生や進展には複数の遺伝子が多段階の過程で変異し蓄積する．
検出対象は，染色体レベルでの転座，欠失，がん抑制遺伝子ヘテロ接合性の消失，がん原遺伝子の再構成，点変異，遺伝子増幅による活性化，プロモータの過剰メチル化，マイクロサテライト不安定性，RNAレベルにおける遺伝子発現異常，発がん関連ウイルスがある．

❷ がん発生過程における2ヒット説とは遺伝的異常における若年発症，家族集積性をさす．遺伝子異常の検出は，腫瘍の存在診断，進行度，生物学的悪性度，治療反応性の指標となる．

がん	遺伝子変異	分子標的療法
乳がん	*ERBB2* 遺伝子増幅（FISH法）	チロシンキナーゼ受容体 HER2 モノクローナル抗体（トラスツズマブ/ハーセプチン）
肺がん	*EGFR* 変異 *KRAS*（K-ras 遺伝子）変異	EGFR チロシンキナーゼ阻害薬（ゲフィチニブ/イレッサ），（エルロチニブ/タルセバ）
大腸がん	*KRAS*（K-ras 遺伝子）変異	EGFR モノクローナル抗体（セツキシマブ/アービタックス），（パニツムマブ/ベクティビックス）
消化管間質腫瘍（GIST）	c-kit 遺伝子（*KIT*），PDGFRα 遺伝子（*PDGFRA*）変異	チロシンキナーゼ阻害薬（イマチニブ/グリベック）

❸ 家族性腫瘍には，網膜芽細胞腫（*RB*），家族性大腸腺腫症（*APC*），遺伝性非腺腫性大腸癌（*MSH2*，*MSH6*），家族性乳癌（*BRCA1/2*），多発性内分泌腫瘍1型（*MEN1*），2型（*RET*）がある．

本項を理解するためのキーワード

❶ がん遺伝子
細胞の増殖に促進的なはたらきをする遺伝子．変異による活性化により，細胞のがん（腫瘍）化に寄与する．正常な細胞において「がん原遺伝子」とよぶ場合もある．

❷ がん抑制遺伝子
細胞の増殖に抑制的にはたらく遺伝子．欠失や不活性化により，細胞のがん（腫瘍）化に寄与する．

❸ ヘテロ接合性消失
通常の座位は，両親からのアレルが組み合わさったヘテロ接合体で，特定の座位に正常アレルと異常アレルが1つずつ存在する場合，正常アレルの変異または消失はその座位における機能の完全な喪失を意味する．がん抑制遺伝子の場合，細胞の悪性化をもたらす．

❹ 分子標的治療薬
がん細胞の増殖を引き起こす分子経路を標的として働くよう作製された抗がん薬．

A 悪性腫瘍関連遺伝子

化学発がんの研究によると，発がんには，正常細胞での高頻度の遺伝子変異（イニシエーション），プロモータによる増殖性獲得（プロモーション），さらに浸潤能，転移能を獲得する（プログレッション）．腫瘍細胞におけるがん遺伝子，がん抑制遺伝子などの変異，増幅，欠失など遺伝子異常の集積は，発がんのみならず，腫瘍の進展に関与する（図13）．多段階発がん説によると，がんの発生

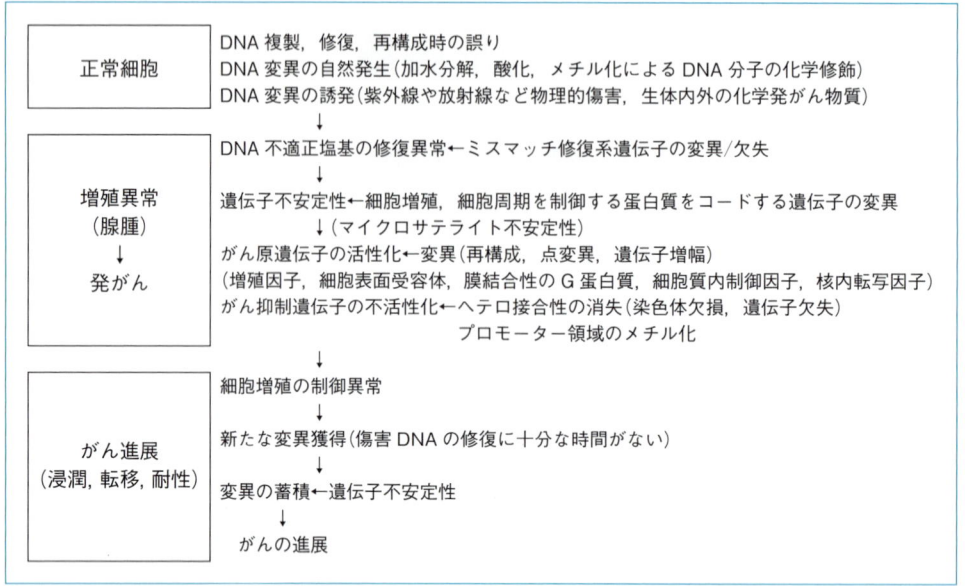

図13　がんの発生の進展の分子機構

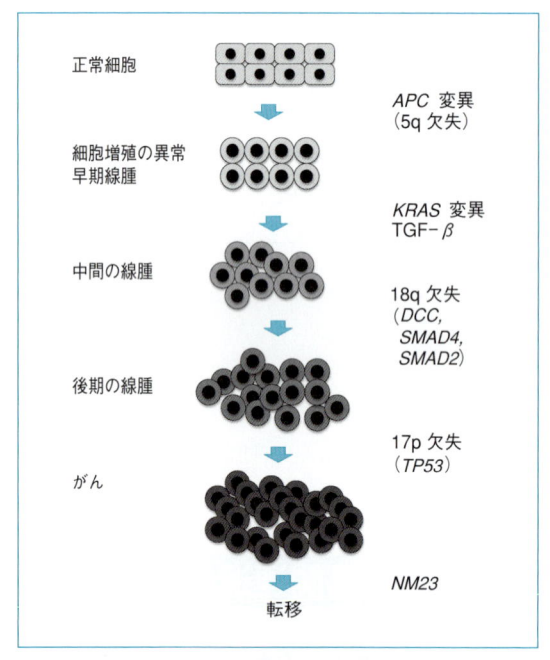

```
正常細胞     DNA複製，修復，再構成時の誤り
             DNA変異の自然発生（加水分解，酸化，メチル化によるDNA分子の化学修飾）
             DNA変異の誘発（紫外線や放射線など物理的傷害，生体内外の化学発がん物質）
              ↓
増殖異常     DNA不適正塩基の修復異常←ミスマッチ修復系遺伝子の変異/欠失
（腺腫）
  ↓          遺伝子不安定性←細胞増殖，細胞周期を制御する蛋白質をコードする遺伝子の変異
発がん         ↓（マイクロサテライト不安定性）
             がん原遺伝子の活性化←変異（再構成，点変異，遺伝子増幅）
             （増殖因子，細胞表面受容体，膜結合性のG蛋白質，細胞質内制御因子，核内転写因子）
             がん抑制遺伝子の不活性化←ヘテロ接合性の消失（染色体欠損，遺伝子欠失）
                         プロモーター領域のメチル化
              ↓
がん進展     細胞増殖の制御異常
（浸潤，転移，耐性）
             新たな変異獲得（傷害DNAの修復に十分な時間がない）

             変異の蓄積←遺伝子不安定性
                 ↓
               がんの進展
```

図14　大腸がんでの多段階発がん過程

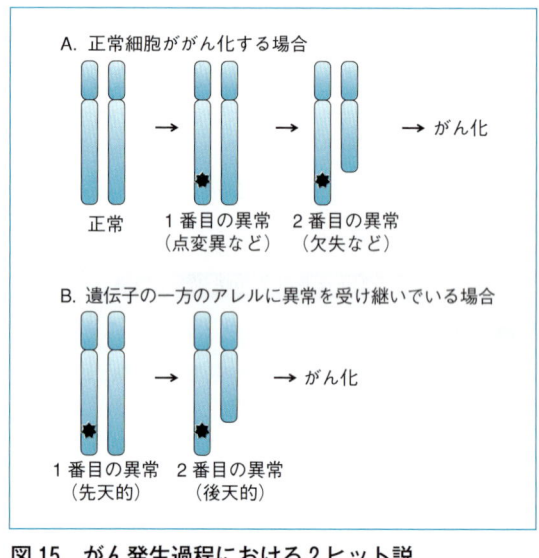

正常細胞
↓ APC 変異（5q 欠失）
細胞増殖の異常 早期線腫
↓ KRAS 変異 TGF-β
中間の線腫
↓ 18q 欠失（DCC, SMAD4, SMAD2）
後期の線腫
↓ 17p 欠失（TP53）
がん
↓ NM23
転移

図15　がん発生過程における2ヒット説

A. 正常細胞ががん化する場合
正常 → 1番目の異常（点変異など）→ 2番目の異常（欠失など）→ がん化

B. 遺伝子の一方のアレルに異常を受け継いでいる場合
1番目の異常（先天的）→ 2番目の異常（後天的）→ がん化

や進展には複数の遺伝子が多段階の過程で変異し蓄積することが必要とされる．図14にVogelsteinによる大腸がんでの多段階発がん過程を示す．正常細胞において細胞の増殖は数千の遺伝子の発現により調節され，特にがん遺伝子の産物は，増殖因子，細胞表面受容体，膜結合性のG蛋白，細胞内制御因子，核内転写産物として重要な機能を担う（表13，図13）．これら遺伝子発現は，細胞増殖を制御するがん抑制遺伝子の発現に反応して制御されている（表14）．がん遺伝子は，再構成，点変異，遺伝子増幅により活性化し，がん抑制遺伝子はヘテロ接合性の消失（loss of heterozygosity；LOH）により不活性化すると，細胞は自律性

表13 がん原遺伝子とヒト悪性腫瘍（例）

がん原遺伝子	正常細胞での機能	活性化機構	悪性腫瘍
SRC	プロテインチロシンキナーゼ	過剰発現，C末端欠失	乳がん，大腸がん，肺がん
MYC	DNA結合蛋白	転座	バーキットリンパ腫
ABL1	プロテインチロシンキナーゼ	転座	慢性骨髄性白血病
H-ras(HRAS)	GTP結合/GTPase	点変異	膀胱がん
K-ras(KRAS)	GTP結合/GTPase	点変異	大腸がん，肺がん
erbB(ERBB)	上皮成長因子受容体(epidermal growth factor receptor : EGFR)	過剰発現，欠失，点変異	肺がん，乳がん，神経膠芽腫

表14 がん抑制遺伝子とヒト悪性腫瘍

がん抑制遺伝子	正常細胞での機能	悪性腫瘍
TP53	細胞周期の調節	大腸がん，その他
BRCA1	細胞周期の調節 ゲノム統合とクロマチン構造	乳がん，卵巣がん，前立腺がん，その他
BRCA2	ゲノム統合	乳がん，卵巣がん，前立腺がん，その他
PTEN	チロシン，脂質のリン酸化	前立腺がん，神経膠芽腫
APC	細胞接着	大腸がん
DCC	細胞接着	大腸がん
MCC	未確定	大腸がん
p16-INK4A	細胞周期の調節	大腸がん，その他
MLH1	ミスマッチ修復	大腸がん，胃がん
MSH2	ミスマッチ修復	大腸がん，胃がん
DPC4(SMAD4)	細胞死の調節	膵臓がん
WT1	細胞死の調節	ウィルムス腫瘍
NF1	GTPaseの調節	星状細胞腫瘍
NF2	細胞接着	星状細胞腫瘍
VHL	ユビキチン化	腎臓がん
PTC	Hedgehogシグナル伝達の調節	甲状腺がん
TSC2	細胞周期の調節	乳がん，腎臓がん
TSG101	細胞周期の調節	腎臓がん，白血病

増殖を始める．これはKnudsonにより提唱された「がん発生過程における2ヒット説」に一致する（図15）．ある遺伝子座位は，両親由来のヘテロ接合になっており，通常は一方のアレルが変異しても，他方のアレルが正常であるため，みかけの変化は起きない．残った他方のアレルにも変異が起きると機能を喪失し，初めてがん化に向けての変化が始まる．したがって，あらかじめ遺伝的に一

サイドメモ：センチネルリンパ節の検査

センチネルリンパ節とは，がんの原発巣からのリンパ流を直接受けるリンパ節で，がんのリンパ節転移が最初に発生する場所と考えられている．この考え方を「センチネルリンパ節理論」とよぶ．センチネルリンパ節に転移がなければ，他のリンパ節転移は生じていないと判断することができる．センチネルリンパ節の検査では，転移の有無を知ることにより，がんの切除手術において，リンパ節郭清を縮小もしくは省略し，それに伴って切除範囲を最小限とすることを可能とする．

サイドメモ：抗がん剤耐性の遺伝子検査

抗がん剤耐性をもたらす遺伝子異常（発現増加，遺伝子増幅，点変異など）が明らかとなり，臨床検体でのその検出が患者の治療予後と相関することが示されつつある．ABCB1(MDR1)は種々のがん細胞において，その発現量増加が治療反応性と相関することが報告されている．5-fluorouracilに反応する結腸直腸がんでは，TS(thymidylate synthase)に加え，dihydropyrimidine dehydrogenase, thymidine phosphorylaseの遺伝子発現が低い．これら遺伝子発現はリアルタイムPCR法にてモニタリングが可能である．

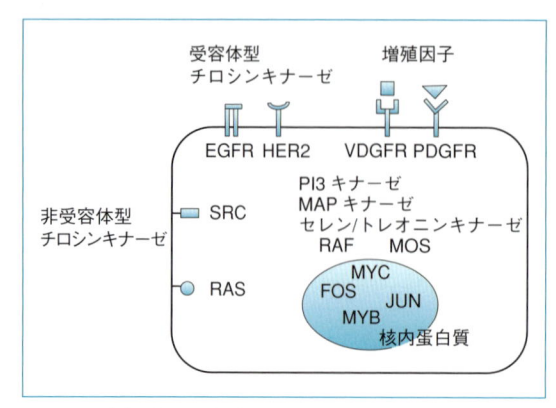

図16 がん遺伝子産物の局在

方の遺伝子に異常を有する場合は1回の異常発生（後天的）のみでがん化へのプロセスが進むため，若年発症の傾向があり，かつ家族集積性を認める．ヘテロ接合性の消失は，染色体の欠損または遺伝子欠失などでDNA変異により生じる．また，多くの悪性腫瘍関連遺伝子のプロモータ領域のメチル化は，がん抑制遺伝子の不活性化をもたらす．このようにして遺伝子変異の蓄積した細胞は，他の細胞より優位に増殖を続ける．

B 分子病理

1. 遺伝子異常の検出の利用

　これらの遺伝子異常の検出は，腫瘍の存在診断，進行度，生物学的悪性度さらに治療反応性の指標として用いられる．固形腫瘍における遺伝子検査の対象は，腫瘍細胞または組織における染色体レベルでの転座，欠失，がん抑制遺伝子ヘテロ接合性の消失，がん原遺伝子の再構成，点変異，遺伝子増幅による活性化，プロモータの過剰メチル化，マイクロサテライト不安定性，RNAレベルにおける遺伝子発現異常，ミトコンドリアDNA変異，発がん関連ウイルスがある．マイクロサテライト反復配列の数的異常で判定されるマイクロサテライト不安定性または遺伝子不安定性は，がん遺伝子やがん抑制遺伝子など遺伝子変異の蓄積をもたらすDNA不適正塩基（ミスマッチ）修復の異常を示唆する．複数領域のマイクロサテライト不安定性は，ミスマッチ修復系遺伝子の異常を示唆し，重複がんや家系内の発がんのリスクの指標となる．

2. 存在診断

　固形腫瘍において腫瘍組織を検体として用いることは，検体採取の侵襲性，所要時間，経費など問題点がある．一方，腫瘍組織を検体とする遺伝子検査の一部は，病理組織検査など従来からの情報を上回る有用性がある．存在診断として，上皮細胞マーカーのサイトケラチン19 mRNAなどを検出標的としてセンチネルリンパ節へのがん浸潤の有無を腫瘍摘出術中に迅速に評価し，リンパ節郭清の判断に利用することが可能である．簡便に非侵襲性に反復して採取できる体液検体，特に血液，尿，便，気管支肺胞洗浄液などを用いて，腫瘍に由来する核酸の検出にて早期診断やモニタリングが行われる．テロメラーゼは，細胞分裂に伴い短縮する染色体末端部のテロメアの反復配列を合成し付加する酵素で，異常なmRNA発現が多くの種類のがん患者の血液中に検出される．

3. 治療反応性診断

　がん細胞の分子病態の解明に基づく分子標的治療薬の導入により，治療標的を検出する遺伝子検査は診療上不可欠となった．分子標的治療薬は，小分子化合物，モノクローナル抗体，核酸製剤に分類される．小分子化合物には，チロシンキナーゼ阻害薬，TNFα阻害薬，プロテアソーム阻害薬などがある．モノクローナル抗体には，キメラ抗体（可変部がマウス由来：語尾がキシマブ），ヒト化抗体（結合部がマウス由来：語尾がズマブ），ヒト抗体（語尾がムマブ）に分けられる．乳がんにおいて*ERBB2*（HER2/neu）遺伝子産物のチロシンキナーゼ受容体HER2に対するモノクローナル抗体トラスツズマブ（trastuzumab/ハーセプチン）は，HER2が過剰発現した症例に有効な新規治療法として開発され，FISH法による*ERBB2*

の増幅は治療反応性の指標として利用されている．肺がんにおけるEGFR（上皮増殖因子受容体）遺伝子 *EGFR* 変異は，EGFRチロシンキナーゼ阻害薬ゲフィチニブ（gefitinib/イレッサ）に対して反応性が高く（exon20変異は治療抵抗性），K-ras遺伝子（*KRAS*）変異は治療抵抗性である．大腸がんにおいても，*KRAS* 変異の有無によりEGFRに対するモノクローナル抗体セツキシマブ（cetuximab/アービタックス）やパニツムマブ（panitumumab/ベクトリビックス）の臨床効果が有意に異なる．消化管間質腫瘍（gastrointestinal stromal tumor；GIST）に関連するc-kit遺伝子（*KIT*），PDGFRα遺伝子（*PDGFRA*）変異解析はイマチニブ（imatinib mesylate）治療効果の推定に利用できる．

有用性の確立した従来検査として，抗エストロゲン製剤タモキシフェンによる乳がん患者の治療におけるエストロゲン受容体発現の有無があり，エストロゲン受容体陰性患者は，陽性患者に比べ再発の危険性が高い．

非小細胞肺がんにおける *ALK*（未分化リンパ腫キナーゼ）キメラ遺伝子のFISH法による解析は，ALK阻害薬クリゾチニブ（crizotinib）の治療選択の指標となる．また，成人T細胞白血病リンパ腫におけるケモカイン受容体（CCR4）発現は，CCR4に対するモノクローナル抗体モガムリズマブ（mogamulizumab）の治療選択の指標となる．

C 家族性腫瘍

1. 網膜芽細胞腫

retinoblastoma（*RB*）遺伝子の変異（多くは点変異）による．

2. 家族性大腸腺腫症

APC 遺伝子の異常（微小欠失，挿入変異，点変異）による．35歳までに大腸に多発性ポリープを生じ，40～60歳に発がんする．

3. 遺伝性非ポリポーシス性大腸がん〔リンチ（Lynch）症候群〕

平均40歳に大腸腺腫を生じ，平均45歳に発がんする．胃がん，子宮内膜がんなど他臓器のがんを合併する．DNA修復遺伝子の異常による．mutS homolog 2（*MSH2*）が最も多く，mutL homolog 1（*MLH1*），mutS homolog 6（*MSH6*）の変異による場合もある．マイクロサテライト不安定性が高頻度にみられ，診断補助に用いられる．

4. 家族性乳がん

乳がん家系の約40％において，breast cancer 1（*BRCA1*）またはbreast cancer 2（*BRCA2*）の遺伝子変異がみられる．全乳がんの約1％とされる．*BRCA1* 異常の40％に卵巣がんも発生する．

5. 多発性内分泌腫瘍症1型

30歳までに副甲状腺，下垂体，膵臓（ランゲルハンス島）に腫瘍を発生する．multiple endocrine neoplasia Ⅰ（*MEN1*）の遺伝子変異による．

6. 多発性内分泌腫瘍症2型

ret proto-oncogene（*RET*）の遺伝子変異による．症状により3タイプ（MEN2A，MEN2Bおよび家族性甲状腺髄様癌（familial medullary thyroid carcinoma；FMTC）に分類される．60～90％はMEN2Aで，95％に甲状腺髄様癌，50％に褐色細胞腫を併発する．

参考文献
1) 西尾和人，西條長宏（編）：がんの分子標的と治療薬事典，羊土社，2010
 ※がんの分子標的薬の作用機構と臨床的意義について詳細に解説されている

4 遺伝性疾患

学習のポイント

❶ 疾患責任遺伝子の探索は，機能情報または位置情報から推定する同定法がある．候補遺伝子アプローチも有効．現在，ヒトゲノムの全塩基配列の解読とゲノムワイドの解析技術の実用化により，ゲノムワイドアプローチが主流である．
　疾患責任遺伝子は，遺伝形式により，常染色体優性遺伝，常染色体劣性遺伝，X（染色体）連鎖劣性遺伝に大別される．再発率は，それぞれ50％（片方の親が罹患），25％（両親が異常アレルのヘテロ接合体），男児100％である．
❷ 検査結果が陰性であった場合の解釈には検出標的と方法の不一致，変異アレル低頻度/不安定，遺伝的異質性（網膜色素変性症），座位異質性（多発性内分泌腫瘍症Ⅱ）がある．陽性であった場合の解釈には浸透率，表現促進現象（トリプレット病），多面性（神経線維腫症Ⅰ型）に注意する．
❸ ミトコンドリア遺伝病とは核ゲノム，ミトコンドリアゲノムのミトコンドリア機能に関係した遺伝子変異を指す．酸化的リン酸化に関与する酵素の機能→脳や筋肉など臓器障害，変異の割合からヘテロプラスミー，ホモプラスミーがある．
❹ 多因子疾患の遺伝的要因の指標には，量的形質について遺伝率，質的形質について家族集積性がある．

本項を理解するためのキーワード

❶ **アレル**
2倍体の生物であるヒトにおいて，同じ座位（ローカス）に父母それぞれから由来する2つのアレル（アリル）をもつ．
同じ種類のアレル（または遺伝子）を引き継いでいる（両方のアレルに変異がないか，同じ変異をもつ）場合，ホモ接合とよび，異なる種類のアレル（または遺伝子）を引き継いでいる（片方のアレルが変異している）場合，ヘテロ接合とよぶ．
複合ヘテロ接合体：変異アレルが複数あり，相同染色体にそれぞれ異なる変異アレルを有する場合を複合ヘテロ接合体（compound heterozygosity）という．

❷ **ヘミ接合**
ある染色体のモノソミーや部分欠損によって，相同染色体の1対のアレルの一方が欠けている場合をいう．男性の性染色体も該当する．

❸ **分離比**
各表現型または遺伝型をもつ個体数の比をいう．

❹ **遺伝子型**
アレルの組み合わせ．

❺ **表現型**
個体がもつ遺伝子型が生物の表現型として現れたもの．

❻ **ハプロタイプ**
連鎖する2個以上のアレルによって規定される型．

❼ **遺伝形質**
生物がもつ形態的・機能形質．

❽ **浸透率**
ある遺伝子型の個体が，相当する表現型を示す確率．

❾ **多面性**
同一の遺伝子異常でも，遺伝子の関与する複数の表現形質に影響し，表現型が異なることがある．

❿ **遺伝的異質性**
臨床的に同様の疾患としてみなされていても，遺伝子レベルで異なる責任遺伝子をもつ場合をいう．

⓫ **表現促進現象**
世代を経るに従い発症年齢が若年化し，重症化する．

⓬ **性腺モザイク**
モザイクとは個体が2種類以上の染色体構成または遺伝子構成をもつ細胞群が存在する場合をいう．性腺モザイクとは，生殖腺発達段階（胎児期）において，生殖腺の一部のみ変異が生じた場合をいう．

⓭ **遺伝子量**
ある遺伝子のコピー数を遺伝子量という．染色体の数的異常において，遺伝子量の増減が疾患を発生させる．

⓮ **ハプロ不全**
一方のアレルの欠損によりヘミ接合になったり，ナンセンス変異により，遺伝子産物の量が50%になると，表現形に異常をきたす場合をいう．

⓯ **優性阻害**
一方のアレルの異常により，異常な遺伝子産物が正常な産物と混合すると正常な構造を形成できず全体の機能異常をきたす場合をいう．

⓰ **連鎖不平衡**
2つのローカスにおいて，2つのアレルの頻度が理論値と一致しないこと．2つのローカスが連鎖にてハプロタイプを保存している場合が多い．

⓱ **候補遺伝子アプローチ法**
ある疾患の責任遺伝子を同定する際，その候補を多数の既知の遺伝子から選択し解析する方法．

A 責任遺伝子の探索

1. 遺伝的要因の探索

表現型（phenotype）とは，形質（trait）のなかで個人ごとの違いをいう．形質に関係する要因として，遺伝と環境がある．この遺伝的要因の探索には，従来からの方法として，遺伝子の機能情報から推定する同定法〔ファンクショナル（機能的）クローニング〕，疾患特異的な染色体構造異常の染色体地図上の位置情報に基づく同定法〔ポジショナル（位置的）クローニング〕がある．前者は順行性遺伝学，後者は逆行性遺伝学という（図17）．

責任遺伝子の位置情報を得る方法の1つに連鎖解析法（linkage analysis）がある．単一遺伝子疾患での連鎖解析は，責任遺伝子と連鎖するマーカーを解析する．両者の連鎖の有無で組み換え体が生じる尤度の比の対数をロッド値とし，これが3以上の場合，2つのローカスは連鎖しているとみなされる．連鎖するマーカーにより候補責任遺伝子を絞り込む．メンデル遺伝形式に従い浸透率の高い疾患に有用である．大家系で多世代にわたる罹患者と非罹患者のサンプルが得られることが望ましい．同様の方法として，疾患同胞対法は，罹患している同胞対において，理論値より高いハプロタイプを解析し，そこに含まれる染色体領域を絞り込む．同様に，責任遺伝子とマーカーの連鎖を利用する方法として，関連解析では，アレル間の関係を解析し，特定のマーカーについて疾患と関連しているアレルを明らかにする．相関解析ともいう．

責任遺伝子の同定には，候補遺伝子アプローチも有効である．候補遺伝子の選定は，遺伝子の発現部位，遺伝子産物の機能，遺伝子変異をもつモデル動物の病態などの情報をもとに変異検索を行う．モデル動物などの遺伝子や機能の判明している遺伝子との相同性から機能を推定して候補遺伝子として，患者における遺伝子変異を証明し，責任遺伝子として同定する．位置的候補遺伝子クローニングでは，疾患座の染色体上の局在（位置情報）をもとに，同じ場所に局在する既知の遺伝子を候補として解析する．

責任遺伝子の探索の方法は，ヒトゲノムの全塩

サイドメモ：ゲノムワイド関連解析

多因子遺伝性疾患における形質に関連した遺伝子の探索では，極めて多数の多型マーカーを必要とする．通常50万〜100万個（最低10万個）の一塩基多型（single nucleotide polymorphisms；SNP）を用いる．ゲノムワイド関連解析（genome-wide association study；GWAS）は患者群（数万〜数十万）と対照群において，50万個程度の個人のSNP遺伝型を決定する．その情報から形質に関連する座位を決定する．多因子遺伝性疾患の他，ゲノム薬理学の遺伝子の探索に適している．

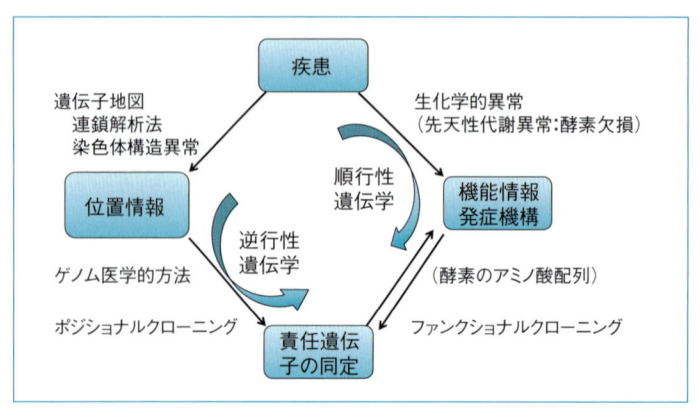

図17 順行性遺伝学と逆行性遺伝学

基配列の解読とゲノムワイドの解析技術の実用化により，ゲノムワイドアプローチが主流となってきた．ゲノムワイドアプローチでは，ゲノム全域においてマーカーを均等に設定し，そのマーカーにおける遺伝学的情報により，形質に関連する座位を探索する．全ゲノム上に均等にある数百（〜数万）の多型マーカー（マイクロサテライト，SNPなど）を用いる．責任座位は，家系情報と500程度の遺伝型情報に基づき，数学的に10cM程度の範囲に局在化する．染色体検査で検出できない微細な染色体異常（数十kb〜）の検出には，マイクロアレイ比較ゲノムハイブリダイゼーション（microarray comparative genomic hybridization；microarray CGH）が用いられる．染色体構造の微細異常の一部には，ヒトゲノムの多様性と疾患罹患性をもたらす要素としてDNA配列のコピー数の違い（copy number variation；CNV）がある．

次世代シークエンサーでは，まったく手掛かりのない疾患においても全遺伝子のエクソン領域のシークエンス解析により，責任遺伝子の解明が可能である．

責任遺伝子座位が判明した際，候補領域の詳細なゲノム情報をgenome browserなどで入手する．責任遺伝子が特定された場合，疾患の分子病態を解明するには，その遺伝子変異によって起こる遺伝子産物の機能や構造の変化を機能解析する．

表15 塩基配列データバンク

塩基配列バンク	データベースの管理者
GenBank	米国国立衛生研究所（NIH）の国立バイオテクノロジー情報センター（NCBI）
EMBL	欧州バイオインフォマティクス研究所（EBI）
DDBJ	国立遺伝学的研究所

2. 塩基配列情報

ヒトゲノム解読の成果に基づき，膨大な量の塩基配列の情報が大規模なデータベースに保存されている．これをDNAデータバンクとよぶ．保存されているデータ情報の種類により，ゲノムデータベース，ESTデータベース，cDNAデータベース，蛋白質のアミノ酸配列のデータベースなどがある（表15）．ヒト以外にも，マウスなど各種モデル動物の情報も同様に保存されている．これらはインターネットを通して公開されている．これらを利用してゲノムサーチなどデータベースサーチを行うことにより，既知遺伝子との相同性から候補遺伝子の機能の推定や同定ができる．目的の塩基配列や塩基配列と類似した配列を検索するホモロジーサーチでは，その機能の予測が可能となる（アノテーション）．アミノ酸配列の解析には，BLAST（basic local alignment search tool）関連のアルゴリズムが用いられている．

表16　主な単一遺伝子疾患

常染色体優性	常染色体劣性	X(染色体)連鎖優性	X(染色体)連鎖劣性
アルポート症候群	毛細管拡張性失調症	色素性失調症	ウィスコット・オールドリッチ症候群
アペール症候群	鎌状赤血球症	ゴルツ症候群	血友病A
出血性末梢血管拡張症	白皮症	口・顔・指症候群Ⅰ型	血友病B
エーラス・ダンロス症候群	心内膜線維弾性症	ビタミンD抵抗性くる病	色覚異常
急性間欠性ポルフィリン症	骨形成不全症		腎性尿崩症
基底細胞母斑症候群	重症先天性魚鱗癬		グルコース-6-リン酸脱水素酵素欠損症
結節性硬化症	チェディアック・東症候群		低リン血症
神経線維腫症	テイ・サックス病		デュシェンヌ型筋ジストロフィー
多発性外骨腫症	ニーマン・ピック病		ベッカー型筋ジストロフィー
短指症	膵嚢胞線維症		ハンター症候群(ムコ多糖症Ⅱ型)
家族性大腸ポリポーシス	ハーラー症候群		副甲状腺機能低下症
爪・膝蓋骨症候群	ヒスチジン血症		慢性肉芽腫症
トリーチャー・コリンズ症候群	ファンコニ貧血		メンケス病
軟骨無形成症	フェニルケトン尿症		無γグロブリン血症
ハンチントン病	フリードライヒ失調症		レッシュ・ナイハン症候群
マルファン症候群	無汗性外胚葉形成不全症		ロウ症候群
無虹彩症	バルデ・ビードル症候群		脆弱X症候群
網膜芽細胞腫	ウェルトニッヒ・ホフマン病		
ワールデンブルグ症候群	ウィルソン病		

B 遺伝子異常と疾患

1. 単一遺伝子疾患の遺伝形式

　ヒトの先天異常の発生率は2～3％である．その内，単一遺伝子異常15～20％，染色体異常5～20％，環境要因5～10％，原因不明65～70％である．単一遺伝子異常の多くは，ヒトの発生に関与する形態形成因子やその発現を調節する転写調節因子である．単一遺伝子疾患の遺伝形式は，メンデルの3法則，すなわち優劣の法則，分離の法則および独立の法則に従う．単一遺伝子疾患は，遺伝形式により，常染色体優性遺伝，常染色体劣性遺伝およびX(染色体)連鎖劣性遺伝(伴性遺伝)に大別される．形態形成に関与する転写調節因子の遺伝子変異により発症する先天異常は常染色体優性遺伝が多い．代謝酵素をコードする遺伝子の変異により二次的に形態異常を来す先天異常は常染色体劣性遺伝が多い．同じ遺伝子でも異なる種類の異常の場合が多く，これを複合ヘテロ接合体という．主な単一遺伝子疾患を表16に示す．

　ヒトなど高等生物は，性染色体を除き，父親および母親から受け継いだ2個のアレル(対立遺伝子)を有する．フェニルケトン尿症やテイ・サックス(Tay-Sacks)病など，酵素をコードする遺伝子の異常による代謝病では，一方の親から受け継いだアレルの遺伝子変異によって酵素活性のない蛋白質が生成されても，残るアレル，遺伝子から正常蛋白質が合成される．片方の遺伝子から合成される半分量の酵素活性があれば，全体の機能は維持できることが多いため発症しない．一方，まれに両アレルに遺伝子変異を有する場合に限って発症する．これを劣性の遺伝様式という．近親婚において，罹患率(再発率)は上昇する．100人に1人が保因者である劣性遺伝病の場合，近親婚でない場合，発症頻度は4万人に1人である．いとこ婚の場合，同じアレルを共有する率は1/8であるため，発症頻度は3,200人に1人となり，一般に比較し約12.5倍となる．

　X染色体の遺伝子異常では，男性の性染色体はXY型であるため，母親から異常なX遺伝子を受け継いだ場合に発症する(ヘミ接合体)．これをX(染色体)連鎖劣性遺伝または伴性遺伝といい，代表的な疾患として血友病，デュシェンヌ(Duchenne)型筋ジストロフィーにみられる．X連鎖劣

性遺伝は一般的に男性のみ発症する．まれにノンランダムなX染色体の不活化により，女性にも発症する．

　機能喪失型は，野生型遺伝子の変異により，蛋白質の量や機能が低下することが原因となる疾患である．変異の種類としては，遺伝子の翻訳領域の塩基置換，欠失や挿入によるフレームシフト，早期のナンセンス変異，ナンセンス変異を生じたmRNAの分解，スプライス部位の変異などがある．遺伝子機能が50％に低下することで異常な表現型を示す場合，ハプロ不全という．

　一方のアレルに遺伝子変異をもつことで，遺伝子産物が機能を失う場合（機能喪失性変異の特殊メカニズム），または有害性（機能獲得性変異）を示す場合には，優性の遺伝様式を示す．機能喪失性変異として，遺伝子産物が構造形成する遺伝子において，一方のアレルの異常により，異常な遺伝子産物が混合すると正常な構造を形成できず全体の機能異常をきたす場合にも優性の遺伝様式となる〔優性阻害効果（dominant negative effect；骨形成不全症1型など）〕．機能獲得性変異として，遺伝子の重複（常染色体上の遺伝子が3コピー以上に増加）などにより，正常遺伝子産物量が増加し，発症することがある．シャルコー・マリー・トゥース（Charcot-Marie-Tooth）病1A型，家族性パーキンソン（Parkinson）病，家族性アルツハイマー（Alzheimer）病が知られている．家族性アミロイドポリニューロパチーやハンチントン（Huntington）病などに代表されるポリグルタミン病では，蛋白質の折りたたみの異常（ミスフォールディング）による易凝集性という新たな性質の獲得が疾患の原因となっている．

2. 遺伝子異常の検出

　検出された変異が責任遺伝子の変異として既知である場合，疾患の診断に意義ある原因の遺伝子変異と考えられる．新規の変異である場合，病的な変異（ナンセンス変異，フレームシフト変異，スプライシング異常）であれば，原因の遺伝子変異と考えられる．新規の変異でミスセンス変異など病的なものか不明の場合，遺伝子多型の可能性について確認する．

　疾患に特異的な遺伝子変異が検出されない場合が次の技術的な理由で生じる．①目的の遺伝子変異の大きさや種類の検出に不適切な解析技術を使用した，②遺伝子変異を有するアレルの割合が少ない（変異をもつがん細胞が検体中に少ないなど），③異常アレルが不安定になる（ナンセンス変異のアレル由来のmRNAが不安定になるnonsense-mediated decay；NMDなど）．

　責任遺伝子異常の同定は，検査結果が陽性のときには診断確定できるが，陰性の場合は結論を出せない．また，陽性時においても解釈は時に困難である．その理由として，表現型からは同一疾患でも，異なる責任遺伝子（遺伝的異質性；genetic heterogeneity）や座位（座位異質性；allelic heterogeneity）など遺伝子異常に多様性がある．前者の例として，網膜芽細胞腫，心筋症，QT延長症候群，難聴があり，後者の例として，ヒルシュスプルング（Hirschsprung）病や多発性内分泌腫瘍症Ⅱがある．また，世代を経るに従い発症年齢が若年化し，重症化する（表現促進現象；anticipation）など疾患の重症度がしばしば異なる．ハンチントン病や筋緊張性ジストロフィーでは，CAG，CTGなど3塩基配列の異常伸張が世代とともに増加し，重症度と相関する（トリプレットリピート病）．また，同一の遺伝子異常を受け継いでも，発症の確率は必ずしも100％ではない．同一の遺伝子異常でも，生涯に発症する確率，すなわち表現型が現れる率（浸透率）が異なり，表現型が異なることもある（多面性；pleiotropy）．神経線維腫症1型では浸透率ほぼ100％であるが，表現型は皮膚症状単独から，神経線維腫症，悪性腫瘍，精神発達遅滞の合併と多様である．

3. 再発率の推定

　遺伝病の発症者は同一家系内においてある確率で再び現れる．この確率を再発率という．再発率を計算するには，まず遺伝形式を推定するため家系図を書く．メンデル遺伝病では，分離の法則か

ら理論的に分離比が計算できる（理論的再発率）．ヒトでは分離比を乱すさまざまな要因から，必ずしも理論値とならない．この場合，同一疾患の多数の家系の解析から得られた経験的再発率を用いる．

a. 常染色体優性遺伝性疾患の再発率

再発率は，片親がヘテロ接合体の確率×1/2×浸透率（p）となる．すなわち，① 親が罹患者で完全浸透（p＝1）であれば，再発率は1/2である．親を含めて上位世代に罹患者がいない場合の再発率はほぼゼロである（表現型正常の性腺モザイクの場合があるため完全なゼロにならない）．③ 不完全浸透（p＜1）の際は以下のようになる．上位世代に罹患者がいる正常表現型の両親の場合，発病していない理由として，正常アレルのホモ接合体である，またはヘテロ接合体でも不完全浸透のため発病していない（非発症者）の2通りの可能性がある．後者の確率はベイズ（Bayes）の定理を用いて推定する．

b. 常染色体劣性遺伝性疾患の再発率

症状は生下時または乳児期に認められ，家族内で一定しているため，浸透率は通常問題とならない．両親は異常アレルのヘテロ接合体で，原則として無症状で，次子再罹患率は25％である．罹患者同士の結婚では子供の100％が発病する．

c. ベイズ（Bayes）の定理

不完全浸透または遅発性の常染色体優性遺伝性疾患や，女性が保因者かどうか不明のX連鎖劣性遺伝性疾患の場合はベイズの定理を用いて，再発率を推定できる．

d. 染色体異常の再発率

染色体異常は受精時と出生時とで危険率が異なる．重症な染色体異常では流産などのため出生に至らないことが多いためである．経験的再発率が重要となる．

4. ミトコンドリア遺伝病

核内の核ゲノムとは別にミトコンドリアにもゲノム（ミトコンドリアゲノム）が存在する．ミトコンドリアの機能に関与する蛋白質の大部分は核内DNAにコードされている．ミトコンドリア病は，その両者のゲノムに起因したミトコンドリア機能の低下による．その中で，ミトコンドリアDNAの変化によって起こるものをミトコンドリア遺伝病という．ミトコンドリア遺伝子の変異は，酸化的リン酸化に関与する酵素の機能を低下させ，高い代謝エネルギーを必要とする脳や筋肉など臓器障害をきたす．ミトコンドリア病の共通の所見として，乳酸アシドーシス，低身長，さまざまな程度の知的障害がある．受精卵では精子のミトコンドリアは排除されるため，母系遺伝子の遺伝形式をとる．代表的な疾患として，MELAS（mitochondrial myopathy, encephalopathy, lactic acidosis, and stroke-like episodes）は tRNA^{Leu} をコードする mitochondrially encoded tRNA leucine 1（*MT-TL1*）遺伝子の変異による．

1つの細胞内に多数のコピーが存在する（マルチコピー性）．すなわち，1つの細胞内に数百個存在するミトコンドリア内それぞれに，ミトコンドリアDNAは5〜10個存在するため，1細胞内に数百〜数千個も存在する．これらコピー内での変異型の割合が一部またはすべての場合，それぞれヘテロプラスミー，ホモプラスミーとよぶ．DNA異常には，量的変化と質的変化による疾患がある．前者として，ミトコンドリアDNA欠乏（枯渇）症候群は，DNAの数が減少することで細胞機能が障害される病態である．質的変化による疾患は，欠失/重複，点変異がある．欠失/重複，転移RNA領域の点変異はヘテロプラスミーとして，蛋白質領域，リボソームRNA領域の点変異はホモプラスミーとして検出される．

5. 多因子疾患とは

複数の遺伝要因（または遺伝子）と複数の環境要因が相互に影響して発症に至る．多因子疾患は，

表17　多因子疾患の家族集積性

疾患	家族集積性（λs）
躁うつ病	7
統合失調症	12
自閉症	150
多発性硬化症	24
1型糖尿病	15
2型糖尿病	4〜6
クローン（Crohn）病	25

一般的な先天奇形（口唇裂，心奇形など），一般的な精神疾患（統合失調症，躁うつ病など），common disease（生活習慣病など）の3つに大別される．多因子疾患の特徴として，頻度が高いことがあげられる．出生時の頻度では，単一遺伝子疾患1.25％，染色体異常0.6％に対して，ほとんどが多因子疾患である先天奇形は5.0％である．成人の多因子疾患である生活習慣病の有病率は60％に及ぶ．多因子疾患の複雑な表現型は，量的形質と質的形質に分けられる．疾患に関係する形質，身長，知能，音楽的才能，皮膚の色などヒトの形質は多因子遺伝により説明できる．連続的形質で一般に正規分布をとる．この量的形質の表現型に遺伝要因が関与する程度を示す指標が遺伝率（または遺伝力）（heritability）である．遺伝率は，一卵性双生児と二卵性双生児のデータ解析から，身長0.6，知能指数0.6，血圧0.4〜0.5，BMI 0.7〜0.8と推定される．質的形質は，家族集積性を指標とし，相対危険度が用いられる．同じ疾患を発症する確率が一般頻度と比べた場合の集積性はλsとして表す（表17）．

C 各領域の単一遺伝子疾患

1. 神経筋疾患

1) 筋ジストロフィー

デュシェンヌ（Duchenne）/ベッカー（Becker）型筋ジストロフィーは，X染色体（Xp21.2）上のdystrophin（*DMD*）遺伝子変異が原因である．両者は変異の違いによる．福山型先天性筋ジストロフィーのほとんどはFukuyama type congenital muscular dystrophy（fukutin）（*FKTN*）遺伝子に約3 kbの挿入がある．

2) ポリグルタミン病

ハンチントン病，脊髄小脳変性症の病型，歯状核被殻ルイ小体変性症などは，責任遺伝子の翻訳領域にグルタミンをコードするCAG配列の繰り返しがある．繰り返し数が一定数を超えると，ポリグルタミンが神経細胞の機能障害を引き起こす．繰り返し数は臨床的重症度，発症年齢と相関する．父親からの由来では，繰り返し数が増加する傾向があり，世代を重ねる度に重症化する（表現促進現象）．

3) 筋強直性ジストロフィー

非翻訳領域の3塩基繰り返し（トリプレットリピート）配列CTGの繰り返し数の増加による．

トリプレットリピート異常（病）には，脆弱X症候群（CGG），フリードライヒ失調症（GAA）が知られている．

4) 家族性アミロイドポリニューロパチー

transthyretin（*TTR*）遺伝子変異により全身臓器にアミロイド蓄積をきたす常染色体優性遺伝性疾患である．同一家系内で発症年齢，重症度に差が大きい．

2. 代謝内分泌疾患

酵素欠損症による先天性代謝異常症は，常染色体劣性遺伝，一部はX染色体連鎖性遺伝である．生下時または乳児期早期から臨床症状を呈することが多い．一部は新生児マススクリーニングの対象となっている（フェニルケトン尿症，メープルシロップ尿症，ホモシスチン尿症）．遺伝学的検査の有用性は，ornithine carbamoyltransferase（OTC）欠損症（*OTC*），糖原病Ⅰ型（glucose-6-phosphatase, catalytic subunit；*G6PC*），ウィルソン病（ATPase, Cu^{2+} transporting, beta polypeptide，*ATP7B*)で高い．

1）リソソーム病

細胞内の蓄積により進行性の臓器障害をきたす．ファブリ病(galactosidase alpha；*GLA*)やゴーシェ病は酵素補充療法が奏功する．ファブリー病は，X染色体連鎖性で，罹患男児は小児期から四肢疼痛，白内障などを呈し，成人期に心肥大，心臓伝導障害や腎不全をきたす．

2）糖尿病

多くは多因子遺伝で，一部が単一遺伝子疾患である．ミトコンドリア遺伝子の変異によるものが最も多い．若年発症するインスリン非依存型糖尿病(maturity onset diabetes of the young；MODY)は常染色体優性遺伝である．異なる遺伝子変異による6病型が知られており，HNF1 homeobox A (*HNF1A*)によるMODY3が最も多い．

3）内分泌疾患

ホルモン受容体の異常として，腎性尿崩症(arginine vasopressin receptor 2；*AVPR2*, aquaporin 2；*AQP2*)，Laron型小人症(growth hormone receptor；*GHR*)，クレチン症(thyroid stimulating hormone receptor；*TSHR*)，甲状腺ホルモン不応症(thyroid hormone receptor, beta；*THRB*)，男性思春期早発症(luteinizing hormone/choriogonadotropin receptor；*LHCGR*)，偽性副甲状腺機能低下症(GNAS complex locus；*GNAS*)，遺伝性くる病2型(vitamin D receptor；*VDR*)などがある．

3. 循環器疾患

突然死の原因となる心室性不整脈をきたす先天性QT延長症候群では，Kチャネルをコードするpotassium voltage-gated channel, KQT-like subfamily (*KCNQ1*), potassium voltage-gated channel(*KCNH2*, *KCNE1*, *KCNE2*)などが責任遺伝子として同定されている．ブルガダ(Brugada)症候群ではNaチャネルのαサブユニットをコードするsodium channel, voltage-gated, type V，alpha subunit(*SCN5A*)遺伝子の変異が同定されている．特発性心筋症の肥大型，拡張型は常染色体優性遺伝であり，前者でmyosin, heavy chain 7(*MYH7*), troponin T type 2(*TNNT2*), myosin binding protein C(*MYBPC3*)，後者でlamin A/C(*LMNA*), desmin(*DES*), sarcoglycan, delta(*SGCD*), troponin T type 2(*TNNT2*)など多くの責任遺伝子がある．遺伝子により，臨床経過や予後が異なる．

4. 腎疾患

遺伝性疾患は，①腎臓形成の異常，②蛋白質，アミノ酸，電解質の移送の異常，③その他，に分類される．多発性囊胞腎において，約85％の患者はpolycystic kidney disease 1(*PKD1*)遺伝子変異による常染色体優性遺伝である．尿細管性アシドーシスの一部は遺伝性のもので，solute carrier family 4, anion exchanger(*SLC4A1*)異常による常染色体優性の遠位尿細管性アシドーシスがある．

バーター(Bartter)症候群，ギテルマン(Gitelman)症候群は，それぞれ乳児期，成人期に低カリウム血漿性アルカローシスとレニン-アルドステロン系の亢進をきたす常染色体劣性遺伝性疾患である．それぞれの責任遺伝子として，腎尿細管のNa，Kの輸送体をコードするsolute carrier family 12 (sodium/potassium/chloride transporters) (*SLC12A1*)遺伝子がある．腎性尿崩症ではバソプレシン受容体(arginine vasopressin receptor 2；*AVPR2*)遺伝子，水チャネル遺伝子(aquaporin；*AQP*)の変異による．

シスチン尿症は，アミノ酸輸送体遺伝子solute carrier family 3(*SLC3A1*)またはsolute carrier family 7(*SLC7A9*)の変異による．

ファブリ病は，αガラクトシダーゼ遺伝子*GLA*の変異により，スフィンゴ糖脂質が血管内皮に蓄積し，腎不全をきたす．

5. 眼疾患

網膜芽細胞腫は retinoblastoma 1（*RB1*）遺伝子の両コピーの変異により発症する．網膜色素変性症は，30種以上の責任遺伝子があり，遺伝的異質性に富む．緑内障の20％は遺伝性とされる．先天性緑内障では cytochrome P450, family 1, subfamily B, polypeptide 1（*CYP1B1*）, forkhead box C1,（*FOXC1*）が責任遺伝子として同定されている．成人発症型の開放隅角緑内障の責任遺伝子として myocilin（*MYOC*）, optineurin（*OPTN*）, WD repeat domain 36（*WDR36*）が知られている．

6. 難聴

遺伝性や妊娠中の先天性風疹症候群などで，出生時に難聴のある先天性難聴は1,000人に1人と頻度が高い．遺伝性難聴の約30％は身体症候を伴う症候性難聴で，約70％は非症候性難聴である．先天性難聴の半数は単一遺伝子の変異によるとされる．非症候性難聴の責任遺伝子として gap junction protein, beta 2（*GJB2*）（コネキシン）遺伝子，solute carrier family 26（*SLC26A4*）, cochlin（*COCH*）など30種類以上が知られている．後天性難聴の主要な原因として，ミトコンドリア A1555G 遺伝子の変異はアミノ配糖体抗菌薬投与で高率に難聴となる．

7. 骨・結合組織疾患

エーラス・ダンロス（Ehlers-Danlos）症候群Ⅳ型（血管型）は，全身の結合組織の脆弱性を呈する常染色体優性遺伝性疾患で，collagen, type Ⅲ, alpha 1（*COL3A1*）遺伝子変異による．マルファン（Marfan）症候群は，視覚系，骨格系，循環器系の症状を呈する常染色体優性遺伝性疾患で，fibrillin 1（*FBN1*）, transforming growth factor, beta receptor Ⅱ（*TGFBR2*）が責任遺伝子として明らかとなっている．骨形成不全症はⅠ型コラーゲン遺伝子 collagen, type Ⅰ, alpha 1（*COL1A1*）または *COL1A2* の変異による常染色体優性遺伝性疾患である．

参考文献

1) 遺伝子診療学．遺伝子診断の進歩とゲノム治療の展望．日本臨牀, 2010
 ※各種疾患領域における遺伝子診断について詳細に記述されている
2) 新川詔夫, 阿部京子：遺伝医学への招待. 南江堂, 2008.
 ※遺伝医学の基礎的事項がわかりやすく解説されている
3) Andrew Read & Dian Donnai（著），水谷修紀（監訳）：症例でわかる新しい臨床遺伝学．メディカルサイエンス・インターナショナル, 2008
 ※症例を通して，単一遺伝子疾患の原因や診断アプローチなど臨床遺伝学を理解するよう解説されている

5 生活習慣病

学習のポイント

❶ 量的形質（連続形質）と生活習慣病など多因子疾患は，遺伝的要因（複数の遺伝子）に加え，環境因子/非遺伝性の因子が表現形と関係している．
❷ 多因子疾患の遺伝学的検査（易罹患性診断）で得られる結果は，疾患発症にかかわるリスク（確率）で，遺伝型に基づく表現型の予測力が必ずしも高くない．

本項を理解するためのキーワード

❶ **疾患易罹患性診断**
疾患の易罹患性は，疾患の罹患にかかわる遺伝子多型を調べる遺伝学的検査である．

❷ **量的形質（連続形質）**
集団中で量的に連続して分布する形質

A 生活習慣病と遺伝要因

身長，皮膚の色調，知能，血圧など遺伝形質は，多数の人のデータをプロットすると，正規分布になる．形質量は集団中で連続しているため量的形質（連続形質）とよぶ．量的形質や多因子疾患は，遺伝的要因（複数の遺伝子）に加え，環境因子/非遺伝性の因子が表現型と関係している（**図18**）．生活習慣病は多因子疾患で，遺伝的要因に加え，食生活，運動，飲酒，喫煙をはじめとする嗜好など長期間の生活習慣が複雑にかかわる．がん，虚血性心疾患，脳血管疾患，糖尿病などが含まれる．わが国においては，人口高齢化の急速な進展に伴い，疾病構造も変化し，生活習慣病の割合は上昇し，死亡原因で約6割を占めている．そこで，生活習慣病は，加齢に着目した疾患群を指す「成人病」の概念と異なる，生活習慣に着目した概念として，社会全体で予防していく環境整備が進められている．「メタボリックシンドローム」の疾患概念は，内臓脂肪型肥満を共通の要因とした高血糖，脂質異常，高血圧を呈する病態であり，それぞれが重複した場合は，虚血性心疾患，脳血管疾患などの発症リスクが大きく，内臓脂肪量を減少することでそれらの発症リスクの低減が図られる．

多因子疾患の分子生物学的基盤を理解するための研究が進められている．その目的は以下のごとくである．① 遺伝的に疾患感受性の高い人を見つけることにより，より標的を絞った予防プログラ

サイドメモ：国際的ハップマップ計画

ハプロタイプ（連鎖する2個以上のアレル，または近接する領域に並ぶアレル）は，アレルのセットとなって片方の親から由来していると考えられている．世代を超えて遺伝する疾患の場合，原因となる変異に近接する配列は同じと推定される．ハプロタイプが多因子疾患の疾患感受性や薬物応答性の遺伝要因となりうることから，ハプロタイプを収集し解析する国際的なプロジェクト（International HapMap Project）が進められ成果が公開されている．

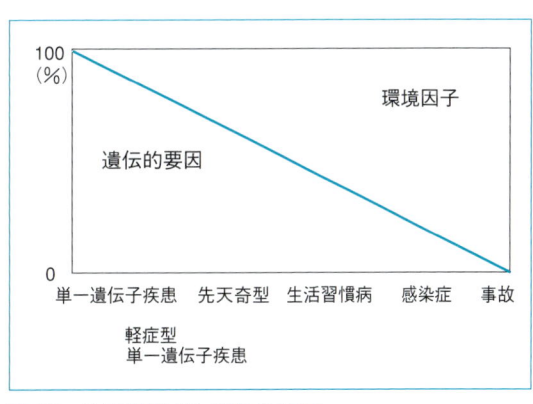

図18 生活習慣病と遺伝的要因

```
                    ┌─────────────────────────────┐
                    │   ヒトゲノムプロジェクト      │
                    │     遺伝子地図の作成          │
                    │     ヒトゲノムシークエンスの決定│
                    └─────────────────────────────┘
```

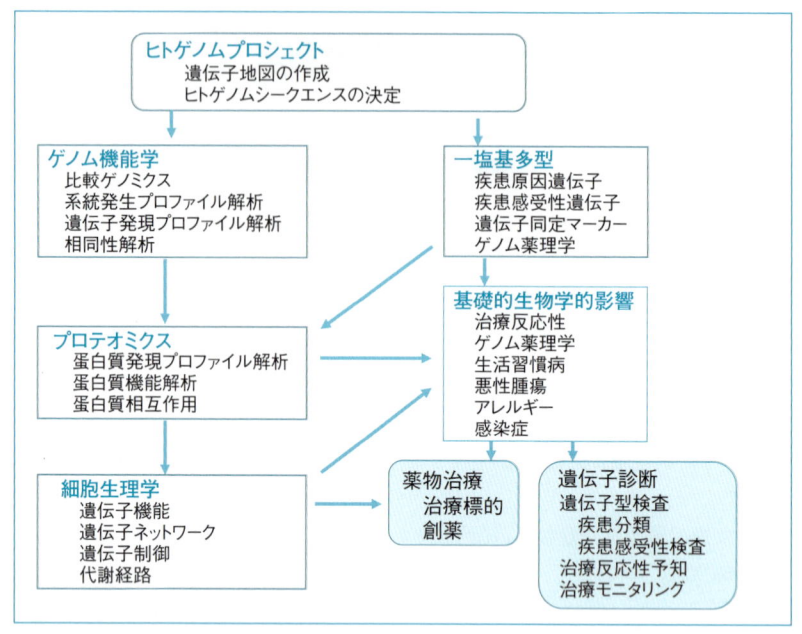

図（ヒトゲノムプロジェクトから派生する各分野：ゲノム機能学、一塩基多型、プロテオミクス、基礎的生物学的影響、細胞生理学、薬物治療・治療標的・創薬、遺伝子診断）

ゲノム機能学
- 比較ゲノミクス
- 系統発生プロファイル解析
- 遺伝子発現プロファイル解析
- 相同性解析

一塩基多型
- 疾患原因遺伝子
- 疾患感受性遺伝子
- 遺伝子同定マーカー
- ゲノム薬理学

プロテオミクス
- 蛋白質発現プロファイル解析
- 蛋白質機能解析
- 蛋白質相互作用

基礎的生物学的影響
- 治療反応性
- ゲノム薬理学
- 生活習慣病
- 悪性腫瘍
- アレルギー
- 感染症

細胞生理学
- 遺伝子機能
- 遺伝子ネットワーク
- 遺伝子制御
- 代謝経路

薬物治療 治療標的 創薬

遺伝子診断
- 遺伝子型検査
- 疾患分類
- 疾患感受性検査
- 治療反応性予知
- 治療モニタリング

図19　ヒトゲノム解読と応用

ムを作成できる．②遺伝情報は新たな治療標的や対応法を明らかにしうる．③多因子疾患における遺伝的要因が理解できれば，予防目的に環境の影響を容易に確認し，操作することができる．

2003年にヒトゲノムシークエンスが解読され，その情報について，遺伝子構造と機能，細胞機能や疾患とのかかわり，生活習慣など環境要因と遺伝的要因が複雑にかかわる疾患の罹患性などの個人差との関係に関する研究が進められている（図19）．近年，その成果が報告され始め，多因子疾患の易罹患性（疾患感受性）にかかわる一塩基多型（single nucleotide polymorphisms；SNP）が明らかとされている．

B 多因子疾患の易罹患性（疾患感受性）の推定

遺伝学的検査の検出対象となりうる遺伝子情報は急激に増加し，遺伝学的検査は，発症前の疾患リスク推定に利用が期待されている．しかしながら，多因子疾患の遺伝的要因に基づく遺伝学的検査（易罹患性診断）は，研究段階に留まっている．

体質検査（多型）は，その臨床応用における課題として，以下の点で明確になっていない．

・分析的妥当性に関して，表現型との関係で測定方法間差，施設間差など技術誤差がある．その裏付けとなる因果関係は明確でない．

・臨床的妥当性に関して，初期に報告された関連の多くが追試において確認されない，または弱い関連に留まる．

・臨床的有用性に関して，検査の陽性結果が生活習慣の改善に結びつくか明らかでない．また，生活習慣改善が検査陽性患者のみ有益なのか明らかでない．さらに結果に基づく介入，すなわちリスクを低下する行為により健康上の有益性が得られるか明らかでない．

日本医学会の「医療における遺伝学的検査・診断に関するガイドライン」では，多因子疾患の遺伝学的検査（易罹患性診断）について，以下の特性があり，留意の必要性が述べられている．

検査を実施する場合には，当該検査の分析的妥当性，臨床的妥当性，臨床的有用性などの科学的根拠を明確にする必要がある．また，必要に応じて遺伝カウンセリングの提供方法等について考慮したうえで実施する．

・多因子疾患の発症には複数の遺伝的要因が複雑

- にかかわること.
- 得られる結果は,疾患発症にかかわるリスク(確率)であること.
- 遺伝型に基づく表現型の予測力が必ずしも高くないこと.
- 疾患発症には遺伝的要因のみならず,環境要因の関与もありうること.
- 疾患により,遺伝的要因や環境要因の寄与度は多様であること.

C 多因子疾患としての糖尿病

糖尿病は,遺伝因子と環境因子が発症に関与する多因子疾患である.その病型は原因により,「1型」「2型」「その他の特定の型」に分類される.1型は主に免疫機序による膵臓β細胞の破壊により高血糖となる.2型は遺伝素因に,肥満,運動不足などが加わり発症する.発症の病態は,肥満に伴うインスリン抵抗性と膵臓β細胞でのインスリン分泌不足である.わが国の成人糖尿病の多く(90%以上)は2型である.2型糖尿病で,関連する疾患感受性遺伝子として,インスリン抵抗性に関連する peroxisome proliferator-activated receptor-γ(*PPARG*),アディポネクチン adiponectin(*ADIPOQ*),レジスチン(resistin;*RETN*)インスリン分泌障害に関連する遺伝子として hepatocyte nuclear factor 4(*HNF4A*),内向き整流性 K⁺チャネル 6.2(Kir6.2)potassium inwardly-rectifying channel, subfamily J, member 11(*KCNJ11*), transcription factor 7-like 2(*TCF7L2*)が同定されている.ゲノムワイド関連解析(genome-wide association study;GWAS)ではインスリン分泌不全をもたらす可能性のある potassium voltage-gated channel, KQT-like subfamily, member 1(*KCNQ1*),肥満を介して糖尿病発症に関与する fat mass and obesity associated(*FTO*)が同定されている.これらの発症リスク(オッズ比)は 1.1〜1.4 と低い.発症予測において,これら遺伝子多型の情報に基づく検査は,肥満や家族歴など臨床の危険因子情報に比べ,臨床的妥当性は低い.2型糖尿病において遺伝子多型により説明できるのは 5〜10%とされ,その他の遺伝因子は不明である(missing heritability).

参考文献
1) 遺伝子診療学.遺伝子診断の進歩とゲノム治療の展望.日本臨牀,2010
   ※各種疾患領域における遺伝子診断について詳細に記述されている
2) 遺伝子検査 診断とリスクファクター.臨床検査,2007
   ※生活習慣病のリスクファクターとしての遺伝子異常に基づく遺伝子検査について記述されている

6 ファーマコゲノミクス

学習のポイント

❶ ゲノム薬理学〔ファーマコゲノミクス(pharmacogenomics；PGx)〕は，薬物応答と関連するDNAおよびRNAの特性の変異に関する研究
❷ 薬理遺伝学〔ファーマコジェネティクス(pharmacogenetics；PGt)〕は，ゲノム薬理学(PGx)の一部で，薬物応答と関連するDNA配列の変異に関する研究
❸ コンパニオン診断検査(companion diagnostics)薬は，合理的な治療薬の開発と利用に有用な情報を提供する．

	検出標的	治療薬	疾患
治療標的	PML-RARA	全トランスレチノイン酸(ATRA)	急性前骨髄球性白血病
	BCR-ABL1	イマチニブ	慢性骨髄性白血病
	HER-2受容体	トラスツズマブ	乳がん
	EGFR	ゲフィチニブ	肺がん
多型(代謝酵素)	チトクロームP450	ワルファリン フェニトイン 血糖降下薬 プロトンポンプ阻害薬 三環系抗うつ薬	血栓性疾患 痙攣疾患 糖尿病 消化性潰瘍 うつ病
	NAT2	イソニアジド	結核
	TPMT	メルカプトプリン	白血病
	DPYD	フルオロウラシル	消化器がん，乳がん
	UGT1A1	イリノテカン	肺がん
多型(疾患関連)	CETP	HMG-CoA還元酵素阻害薬	動脈硬化
	SLCO1B1	HMG-CoA還元酵素阻害薬(シンバスタチン)の重症筋副作用	動脈硬化
	APOE-4	ドネペジル，タクリン	アルツハイマー病
	IL28B	抗ウイルス薬リバビリン・PEGインターフェロン併用療法	C型ウイルス性肝炎
	HLA-B*1502	抗痙攣薬カルバマゼピン投与時のStevens-Johnson症候群	痙攣疾患
	HLA-B*5701	抗ウイルス薬アバカビルの過敏症	HIV感染症/AIDS
	HLA-B*5801	尿酸降下薬アロプリノール投与時の重症皮膚副作用	痛風

本項を理解するためのキーワード

❶ **ADME**
薬物の吸収(absorption)，分布(distribution)，代謝(metabolism)，排泄(excretion)
薬物代謝の第1相反応：エステルなどの加水分解，チトクロームP450(CYP)による酸化反応，還元反応で，第2相反応の代謝を受けやすくし，第2相反応では抱合反応により排泄しやすくする．

❷ **薬物動態(pharmacokinetics；PK)**
薬物の濃度と速度過程を記述する領域

❸ **薬力学(pharmacodynamics；PD)**
薬物の作用部位における薬物濃度と薬理効果を定量的に扱う領域

❹ 酵素の代謝速度の個人差

酵素の代謝速度の個人差は遺伝的多型，特に一塩基（変異）多型（single nucleotide polymorphisms；SNP）による．

A ファーマコゲノミクス検査

近年，ゲノムシークエンス情報の生物学的研究（ゲノミクス）により，薬物反応性や疾患罹患性の個体差に影響するゲノム多様性が解明されつつある．その成果に基づく遺伝子関連検査の開発と実用化は，疾患の診断，治療や予防への応用展開が期待されている（個別化医療）．薬物治療におけるバイオマーカーの利用の目的には，薬物作用機構の理解，対象標的の変動モニタリング，効果と安全性の評価，投薬の量とスケジュール調節，患者選択，予後推定などがある（図20）．バイオマーカーの検出は，個々の患者において，生体内薬物代謝や治療反応性の評価の指標となり，最適な治療薬の選択と投与量の調整により効果を最大限に引き出すとともに副作用を軽減できる〔ファーマコゲノミクス検査；pharmacogenomics（PGx）検査〕（表18）．主なバイオマーカーは，薬物代謝酵素，薬物トランスポータ，薬物標的，ヒト白血球抗原（human leukocyte antigens；HLA）をコードする遺伝子情報である．また，合理的な治療薬の開発と利用に有用な情報を提供するコンパニオン検査診断薬（Companion Diagnostics）が新たなコンセプトとして注目されている（サイドメモ参照）．これら検査の一部は，治療反応予測，量調節，副作用回避に有用性が明らかで，米国食品医薬局（the United States Food and Drug Administration；FDA）から有効なバイオマーカー（valid biomarker）として推奨されている．

日米 EU 医薬品規制調和国際会議〔International Conference on Harmonisation of Technical Requirements for Registration of Pharmaceuticals for Human Use（ICH）〕や厚生労働省（「ゲノム薬理学における用語集」）によると，「ゲノム薬理学」は，薬物応答と関連する DNA および RNA の特性の変異に関する研究であり，「薬理遺伝学〔ファーマコジェネティクス（pharmacogenetics；PGt）〕」は，ゲノム薬理学（PGx）の一部で，薬物応答と関連する DNA 配列の変異に関する研究と定義している．この定義に従うと，PGx 検査は，薬物応答と関連する DNA および RNA の特性の変異に関する検査をいう．

B 薬物代謝酵素の遺伝子多型

今日，抗腫瘍薬の選択と投与量および組み合わせは，一定の治療プロトコールに従って行われている．従来から実際の投与量を調整する指標には，多くの生理的機能（心拍出量，腎臓・肝臓血流量，糸球体濾過量など）が依存する体表面積（body surface area；BSA），投与前の患者の状態（年齢，

サイドメモ：companion diagnostics

製薬会社による創薬において，多大なコスト，時間，資源を費やして大型の治療薬を開発する blockbuster モデルに限界が指摘されてきた．そこで，より安全，効果的，低コストの薬物開発と実用化・利用を目指す上で有用な情報を提供するコンパニオン診断検査（companion diagnostics）薬の重要性が認識されてきた．この検査は，特定薬物の適切な選択，副作用予測と投与量調節など利益が得られる患者群を同定する．

サイドメモ：代謝酵素の遺伝子多型

抗がん剤による副作用（血球減少）の可能性を調べる PGx 検査として，イリノテカン投与に際して UDP-グルクロン酸転移酵素（UDP-glucuronosyl transferase；UGT）をコードする遺伝子 *UGT1A1* 多型を調べるヒト遺伝子診断薬〔UGT1A1 Molecular Assay（Sekisui Chem）；インベーダー法〕が初めて厚生労働省から製造販売（薬事）承認を取得し，2008 年 11 月保険収載された．また，薬物代謝酵素チトクローム P450 の遺伝子多型を検出する DNA マイクロアレイを用いた診断システム（アンプリチップ CYP450：CYP2D6，2C19）が 2009 年 5 月に薬事承認された．

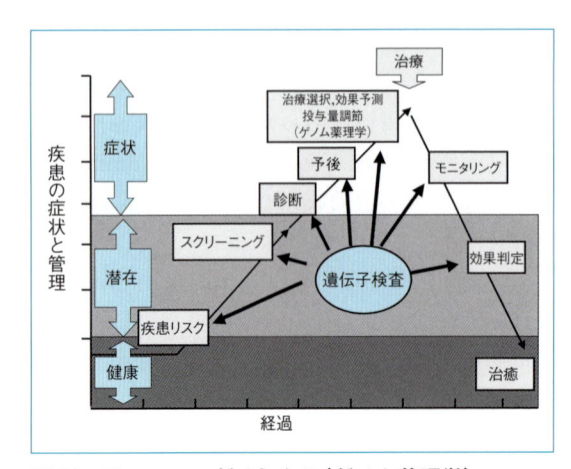

図20 ファーマコゲノミクス（ゲノム薬理学）

肥満，アルブミン値），代謝・排泄臓器障害（腎臓・肝臓機能状態）や併用薬の種類が用いられてきた．しかしながら，薬物のクリアランス（処理効率）は，体表面積に部分的に依存するのみで，患者間において，抗腫瘍薬の吸収，分布，代謝，排泄に大きな差があり，同量の抗腫瘍薬が投与された場合でも血中濃度に2〜10倍の差が生じる．

　薬物の効き方や副作用は，同量の薬物が投与された患者間においても個人差がある．近年，その個人差の多くは遺伝子の違いによることがゲノム薬理学（pharmacogenomics）または薬理遺伝学（pharmacogenetics）により明らかにされつつある．すなわち，遺伝子の違いによって，患者間において薬物の吸収（absorption），分布（distribution），代謝（metabolism），排泄（excretion）（総称して"ADME"とよぶ）に差があり，血中薬物濃度に差が生じる．これらの濃度と速度過程を記述する領域を薬物動態（pharmacokinetics；PK）とよぶ．また，同じ血中濃度でも，薬物の標的となる受容体数や受容体感受性，細胞内シグナル伝達などに差があり，その効果に差が生じる．薬物の作用部位における薬物濃度と薬理効果を定量的に扱う領域は，薬力学（pharmacodynamics；PD）とよぶ（図21）．

　薬物代謝は，薬物，毒物などの生体外物質の代

表18　薬物治療と遺伝子検査

検出標的		治療薬	疾患
治療標的	PML-RARA	全トランスレチノイン酸（ATRA）	急性前骨髄球性白血病
	BCR-ABL1	イマチニブ（imatinib）	慢性骨髄性白血病
	HER2受容体	トラスツズマブ（trastuzumab）	乳がん，胃がん
	EGFR	ゲフィチニブ（gefitinib）	肺がん
多型（代謝酵素）	チトクロームP450	ワルファリン（warfarin），フェニトイン（phenytoin），血糖降下薬，プロトンポンプ阻害薬，三環系抗うつ薬	血栓性疾患，痙攣疾患，糖尿病，消化性潰瘍，うつ病
	NAT2	イソニアジド（isoniazid）	結核
	TPMT	メルカプトプリン（mercaptopurine）	白血病
	DPYD	フルオロウラシル（fluorouracil）	消化器がん，乳がん
	UGT1A1	イリノテカン（irinotecan）	肺がん
多型（疾患関連）	CETP	HMG-CoA還元酵素阻害薬	動脈硬化
	SLCO1B1	HMG-CoA還元酵素阻害薬　シンバスタチン（simvastatin）投与時の重症筋副作用	動脈硬化
	APOE-4	ドネペジル（donepezil），タクリン（tacrine）	アルツハイマー病
	IL28B	抗ウイルス治療剤リバビリン（ribavirine）・PEGインターフェロン（PEG interferon）併用療法	C型ウイルス性肝炎
	HLA-B*1502	抗痙攣薬カルバマゼピン（carbamazepin）のスティーブンス・ジョンソン（Stevens-Johnson）症候群	痙攣疾患
	HLA-B*5701	抗ウイルス薬アバカビル（abacavir）投与時の過敏症	HIV感染症/AIDS
	HLA-B*5801	尿酸降下薬アロプリノール（allopurinol）投与時の重症皮膚副作用	痛風

```
Pharmacokinetics          Pharmacodynamics
＝薬物動態学              ＝薬力学
(吸収，分布，代謝，排泄)  (反応性，生存期間，毒性)

薬物 → 体組織/腫瘍曝露 → 薬理効果
```

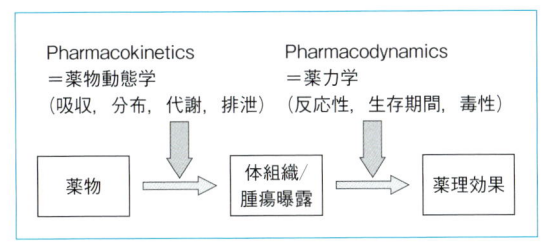

図21　薬物動態学と薬力学

謝反応の総称で，多くは対象物質の親水性を高め分解・排出しやすくする．代謝によって多くの場合，生体に対する作用を軽減する．薬理活性を発揮するプロドラッグや，毒性の強い化合物に変換される場合もある．経口投与された薬物は，消化管から吸収され，肝臓を通過して全身循環に入る．薬物代謝は，第1相および第2相の反応に分類される．第1相反応で薬物は，エステルなどの加水分解，チトクロームP450(CYP)による酸化反応，還元反応などにより，第2相での反応を受けやすくする．第2相反応では抱合反応により，硫酸，酢酸，グルタチオン，グルクロン酸など内因性物質を付加する．産生物はより極性が大きくなり，腎(尿)や肝(胆汁)により速やかに排泄される．

多くの薬物は脂質二重膜を通過して作用するため，脂溶性が高い．このため，薬物代謝においてCYPによる酸化反応によって水溶性を高めることは特に重要となる．CYP酵素は，ほとんどすべての生物に存在する分子量約45,000～60,000の酸化酵素で，約500アミノ酸残基からなり，活性部位にヘムをもつ．還元状態で一酸化炭素と結合して450 nmに吸収極大を示す色素であり，チトクロームP450と命名された．主に肝臓に存在し，その他，腎，肺，消化管，副腎，脳，皮膚などほとんどすべての臓器に少量存在する．P450は基質特異性の異なる複数の分子種からなる遺伝子スーパーファミリーを形成している．各々の分子種はアミノ酸の相同性に基づいて命名されている．表記は(例えばCYP3A4)，接頭語CYP(cytochrome P450)に続き，ファミリーを示すアラビア数字，サブファミリーを示すアルファベット，分子種番号を示すアラビア数字の組み合わせである．本酵素は薬物などの投与により発現誘導また

は阻害され，薬物相互作用の原因となる．本来，CYP1，CYP2とCYP3が薬物代謝に関与し，CYP2A6，CYP2B6，CYP2C9，CYP2C19，CYP2D6，CYP2E1とCYP3A4が臨床的に重要な多くの薬物の代謝を担う．抗腫瘍薬における代謝酵素を**表19**に示す．

酵素の代謝速度は，遺伝的多型により異なり，個人差や人種差の原因となる．抗腫瘍薬の代謝に関わる多くの酵素は多型をもつ．すなわち，それぞれの酵素について，生まれつき酵素活性をもつ人(extensive metabolizer)と活性のない人(poor metabolizer)の少なくとも2つのタイプがある．酵素により活性型代謝産物に変換される薬物においては，酵素活性のない人では，薬物の活性化が不十分で有効な治療効果が得られない可能性がある．また，不活化が不十分の場合，重篤な副作用が発現する．

遺伝型(遺伝子変異)や表現型(酵素活性)をあらかじめ知ることにより，薬物治療による副作用予測，あるいは適正な薬物濃度を確保するための投与量の設定が可能となる．最も一般的な遺伝子変異，多型は，一塩基多型(single nucleotide polymorphisms；SNP)で，蛋白質の構造や発現に直接影響し，その結果，上述のような生体内薬物動態の違いに大きな役割をもつと考えられる．代謝酵素に遺伝子多型がみられ，治療効果や毒性発現に重要な役割を果している薬物と代謝酵素の組み合わせ例を**表20**に示した．イリノテカンの活性代謝物SN-38は，グルクロン酸転移酵素分子種1A1(*UGT1A1*)などでグルクロン酸抱合により不活化され，代謝活性が低い場合，白血球減少や下痢など副作用の発生率が高くなる(**図22, 23**)．

C 治療反応性遺伝子

がん細胞レベルの耐性機構は，細胞回転・周期や増殖画分など細胞動態によるものと，細胞内への薬物取り込み低下，細胞外への排出，活性化の低下，不活化の亢進，解毒，標的蛋白・標的酵素の増加や親和性低下，DNA修復の亢進，がん遺

表19　抗腫瘍薬の代謝

酵素反応	基質(抗腫瘍薬)
第一相反応	
cytochrome P450	
CYP2B6	シクロホスファミド
CYP2C8	パクリタキセル
CYP3A4	エトポシド，ビンカアルカロイド，イホスファミド
Ketoreductase	アントラサイクリン
Aldehyde dehydrogenase	アルドイホスファミド
Carboxylesterases	イリノテカン
Dihydropyrimidine dehydrogenase	フルオロウラシル
Cytosine deaminase	シトシンアラビノシド
第二相反応	
N-acetylation	アモナフィド
Glucuronidation	SN-38，エピルビシン
Methyltransferase	メルカプトプリン

表20　抗がん薬の代謝酵素と遺伝子多型

酵素	薬剤	酵素活性差
Dihydropyrimidine dehydrogenase	フルオロウラシル	10倍
Thiopurine transferase	メルカプトプリン	>30倍
N-acetyltransferase	アモナフィド	>3倍
Cytochrome P450	シクロホスファミド，イホスファミド	4〜9倍
UDP-glucuronosyl transferase	イリノテカン	50倍
NAD(P)H quinone oxidoreductase	マイトマイシンC，ミトキサントロン	>10倍

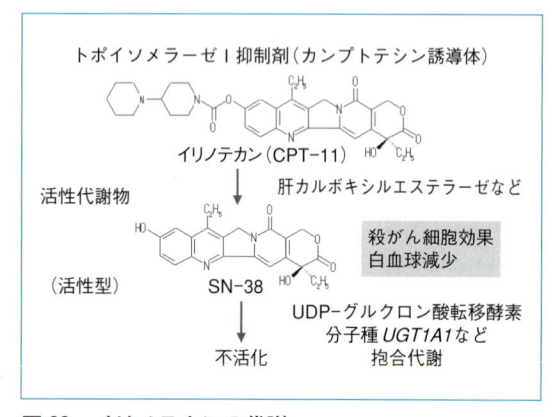

図22　イリノテカンの代謝

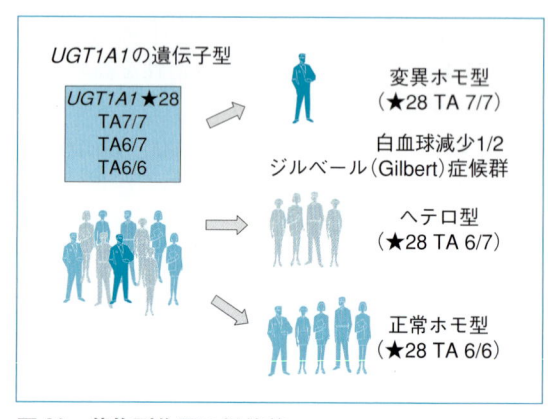

図23　薬物副作用の個体差

伝子の活性化，がん抑制遺伝子の不活化など，がん細胞の生物学的性状による(表21)．これらは，がん細胞における遺伝子レベルでの変化に起因すると考えられている(図24)．

　がん細胞の分子病態の解明に基づく新規治療薬の導入により，治療標的を検出する遺伝子検査は治療反応性の予測と治療薬の選択の指標として診療上不可欠となった〔血液疾患，固形腫瘍の項(→ p.114, p.121)を参照〕．

　治療標的を検出する遺伝子検査は，HIV感染症

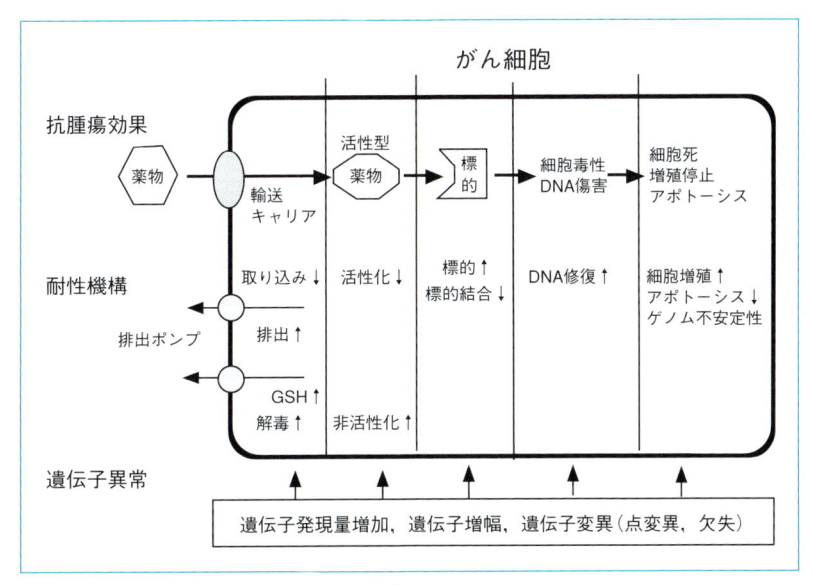

図24　がん細胞の薬物耐性の分子機構
特定の抗がん薬に対する細胞レベルの耐性には，細胞生物学・生化学的な面から多様な機構が存在し，これらの多くは，遺伝子レベルでの変化に起因すると考えられている．

表21　抗がん薬の耐性機構
1) 標的遺伝子の異常
   a) 遺伝子増幅による標的増加
   b) 遺伝子異常による標的の変化
2) 薬物の細胞内輸送機構の障害
3) 細胞外への能動的排出の亢進
4) 細胞内保持能の低下
5) 活性型薬物代謝産物への変換障害
6) 薬物の解毒化，非活性型への代謝亢進
7) DNA修復機構の亢進

の治療薬の治療反応性の予測に用いられる．HIVがCD4陽性リンパ球細胞に感染するには，HIVが細胞に接着，侵入する必要がある．その際，HIVは細胞表面の2つの受容体と結合する．まずCD4と結合し，次に，コレセプターのCCR5あるいはCXCR4と結合する（図25）．CCR5阻害薬マラビロク（maraviroc）は，HIVとCCR5受容体との結合を阻害することで，HIVの細胞への接着と侵入を防ぐ．このため，治療薬の治療反応性をあらかじめ知るために，患者のHIVがコレセプターCCR5またはCXCR4発現細胞へ侵入するかを確認する検査（指向性検査）が行われる．

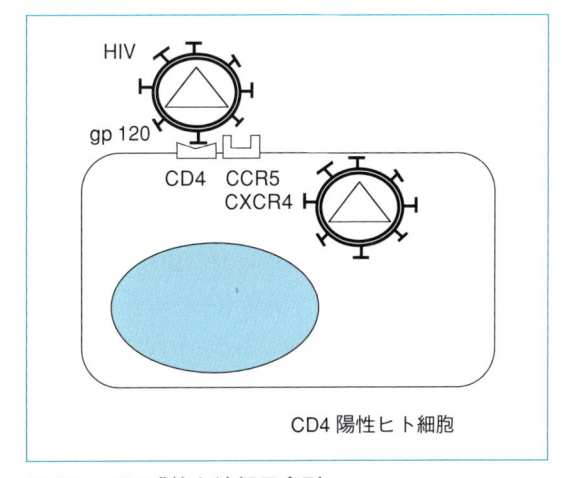

図25　HIV感染と遺伝子多型
gp 120：glycoprotein 120

D 臨床応用の課題

がんの薬物治療の決定前に検査実施が利用されている治療薬とコンパニオン診断検査（companion diagnostic test）を表22に示す．一般的に薬物代謝酵素遺伝子の多型検査と薬物使用の組み合わせは，検査の臨床的妥当性が低い．副作用の低減

表22 コンパニオン診断検査のカテゴリーと機能

治療薬	がんのタイプ	標的	検査カテゴリー	機能
トラスツズマブ(trastuzumab/ハーセプチン)	乳がん	HER2/NEU	体細胞系列	治療効果
タモキシフェン(tamoxifen)	乳がん	E/P receptor		
エルロチニブ(erlotinib/タルセバ)	非小細胞肺がん	EGFR		
セツキシマブ(cetuximab/アービタックス)	大腸・結腸がん	EGFR		
セツキシマブ(cetuximab/アービタックス)	大腸・結腸がん	KRAS		
イマチニブメシル酸塩(imatinib mesylate/グリベック)	慢性骨髄性白血病	BCR-ABL1		
イマチニブメシル酸塩(imatinib mesylate/グリベック)	GIST	CKIT		
リツキシマブ(rituximab/リツキサン)	B細胞性非ホジキンリンパ腫	CD20		
ゲムシタビン塩酸塩(gemcitabine hydrochloride/ジェムザール)	非小細胞肺がん, 乳がん, 卵巣がん, 膵臓がん	RRMI		
シスプラチン(cisplatin)	非小細胞肺がん, 大腸・結腸がん	ERCC1		
シスプラチン(cisplatin)	非小細胞肺がん, 大腸・結腸がん	TS		
タモキシフェン(tamoxifen)	乳がん	CYP4	生殖細胞系列	
イリノテカン(irinotecan)	大腸・結腸がん	UGT1A1		安全性
メルカプトプリン(mercaptopurine)	白血病	TPMT		
フルオロウラシル(fluorouracil)	大腸・結腸がん	DHPD		

を目的とするUDP-グルクロン酸転移酵素をコードする遺伝子(*UGT1A1*)多型検査とイリノテカンの組み合わせも同様に検査の臨床的妥当性は低い．日本人において変異ホモ型の頻度(検査前確率/有病率)は低く，また変異ホモの場合でも白血球減少のリスクは約50％である．したがって，検査の感度・特異度の点から，全患者に一律に検査実施する場合の臨床的有効度(clinical effectiveness)は低い．

PGx検査の臨床的有用性は，検査を実施した場合に薬物治療において健康上の成績の改善につながるかである．具体的な指標は，薬物代謝酵素遺伝子の多型検査の場合，①有効性としてのresponderの選別や投与薬物量の増量，あるいは②副作用としてのresponderの排除や投与薬物量の減量である．さらに，検査の臨床的有用性の評価については，薬物選択や治療法の選択に関する意思決定に影響し，副作用回避(治療安全性，苦痛軽減)のみならず，他の臨床的成果(生存期間，無病生存期間，医療経費)を改善するかの検証が必要である．さらに新たに開発された臨床検査薬は，費用と医学的効果(effectiveness)の両面から評価され，費用対効果(cost-effectiveness)が従来検査との関係で上回ることが望まれる．

新たに開発された治療薬物と検査診断薬の組み合わせについて有用性評価における課題がある．実際の患者治療の多くで複数薬物の併用レジメンが実施されるため，単独の治療薬物と検査診断薬の組み合わせの効果の判定が困難となる．他の薬物併用の影響や投薬期間に加え，年齢，性別，体格，臓器障害など非遺伝情報との関係で検査データの解釈における複雑さは，臨床的妥当性，臨床的有用性の評価とエビデンス蓄積において，また，個々の患者診療における薬物投与での利用における課題の1つである．

表23 ファーマコゲノミクス検査の運用指針とガイドラインの共同策定

ACCE model	ファーマコゲノミクス検査の運用指針（2009）	ゲノム薬理学を適用する臨床研究と検査に関するガイドライン（2010）
Analytic Validity	2．検査前後の説明	1．検査前後の説明
Clinical Validity		3．検査の有用性の確認
Clinical Utility		
ELSI	1．インフォームド・コンセント 3．個人の遺伝情報の保護 4．生体試料（検体）の取扱い	4．個人の遺伝情報の保護 5．カウンセリング 6．試料（検体）の取扱い

E 適正利用のためのガイドライン

PGx検査のヒト遺伝子診断薬の適正利用のため，日本臨床検査医学会，日本人類遺伝学会，日本臨床検査標準協議会の三者により，2009年3月に「PGx検査の運用指針」として公表された（**表23**）．本指針の取り扱う範囲は，PGx検査の中で，生殖細胞系列のDNAに反映された情報のみを対象としている．基本的な内容は，①検査実施時のインフォームド・コンセント，②検査前後の説明，③個人の遺伝情報の保護，④検査に用いた生体試料（検体）の取扱い，の4つの項目について，既存の関連指針で述べられている内容を踏まえつつ，診療現場の実情に即した運用指針である．

本指針の公開を踏まえて，臨床研究，臨床試験を含めた臨床利用のためのガイドラインの策定が関連学会共同（日本人類遺伝学会，日本臨床検査医学会，日本臨床検査標準協議会，日本臨床薬理学会，日本TDM学会）で進められ，「ゲノム薬理学を適用する臨床研究と検査に関するガイドライン」として2010年12月に公表された．その内容は，ゲノム薬理学検査の定義と分類を明確にし，分類ごとの特徴と留意点を解説している．ゲノム薬理学が用いられる場面として，①保険診療と先進医療に関連したゲノム薬理学検査，②臨床試験，製造販売後臨床試験に関連したゲノム薬理学研究（Good Clinical Practice；GCPの適用），③その他の臨床研究で実施するゲノム薬理学研究（GCPの適用外），の3つの場面をあげ，それぞれにおける注意点を記載している．

文献

1) 大沼尚夫，竹村譲（編）：癌の薬剤耐性とその克服．基礎と臨床．宇宙堂八木書店，2001
抗がん薬に対する耐性の機構に関する基礎的理解を助ける
2) ファーマコゲノミクス．臨床検査 54(10)：1105-1192, 2010
各疾患領域におけるファーマコゲノミクス検査の動向が記述されている
3) Council for International Organizations of Medical Sciences(CIOMS)．津谷喜一郎（監訳）：ファーマコジェネティクス，薬物治療の改善を目指して．テクノミック，2005
ファーマコゲノミクス検査に関係した技術的進歩に伴う臨床利用の諸問題について解説されている

7 個人識別

学習のポイント

❶ ヒト白血球抗原（human leucocyte antigen；HLA）の遺伝的多型性の検査は提供臓器とレシピエントの適合性を決める．
❷ HLA の DNA タイピングには，細かい遺伝子型の判定を求める高精度タイピングが信頼性高い方法として用いられる．
❸ 個人識別の測定法の主流は，short tandem repeat（STR）で，2-4 塩基の繰り返し配列領域（マイクロサテライト）を指標とする．

本項を理解するためのキーワード

❶ ハプロタイプ
同一染色体上の片親由来のアレルの組み合わせをいう．多型（SNP など）の組み合わせは，疾病や薬物応答性の遺伝的な差異の要因を調べるうえで利用される．

❷ アロ抗原
同じ動物種の集団内において多様性をもつ抗原は，同種抗原またはアロ抗原とよび，アロ抗原により起こる免疫応答を同種反応（アロ反応）とよぶ．

A HLA

主要組織適合遺伝子複合体（major histocompatibility complex；MHC）は，自己と非自己の認識に関与している分子である．免疫システムの中で異物として認識されるペプチド断片を提示する膜貫通性の蛋白質で，T細胞レセプターに認識される．MHCにはMHCクラスIとMHCクラスIIの2種類がある．2種類のポリペプチド鎖が非共有結合した（ヘテロ）二量体の糖蛋白で，白血球のみならず多くの細胞表面に発現している．ヒトのMHCであるヒト白血球抗原（human leucocyte antigen；HLA）は，第6染色体短腕上に存在するMHCの遺伝子産物である．主な遺伝子座として，MHCクラスI領域に，*HLA-A*，*HLA-B*，*HLA-C*座，MHCクラスII領域に*HLA-DR*，*HLA-DQ*，*HLA-DP*座がある．1つの遺伝子座が1種類のHLAを規定し，HLA遺伝子上に位置する一連の遺伝子座の1セットをHLAハプロタイプという．このハプロタイプは両親から子に1つずつ遺伝するため，4種類の組み合わせが生じる．HLAは，遺伝的多型性に富んでおり，親子鑑定，個人識別，疾患罹患性，人類遺伝学的な研究に利用されている．その生物学的機能から，輸血後GVHD，抗HLA抗体による輸血副作用や血小板輸血無効状態，臓器移植の組織適合性に関与している．

従来，HLA検査は，抗血清を用いた血清学的検査が用いられてきた．ヒトのHLAの血清学的検査は，その問題点として，抗血清不足，煩雑な操作，新鮮細胞の必要性，細胞数の確保困難などがある．このため，近年PCR法を用いたDNAタイピングが測定再現性，容易な操作のため広く用い

サイドメモ：SNP による個人識別

現在の個人識別における主流は，STRの多座位同時増幅・型判定システムである．この手法の難点は，100〜300 bp 程度の増幅断片長が必要で，劣化した試料から抽出した高度に低分子化したDNAは利用できない．また，変異もある．一方，一塩基多型（SNP）は座位が多く，低分子化したDNAの型判定も可能である．座位を増やすことで識別力を高めることができる．ゲノムワイドにSNPを解析することで，DNAが劣化している検体においても，精度が高く個人識別が可能である．難点として，混合試料についての分析が困難で，犯罪現場試料での利用には限界がある．

られている．HLAの多型性は，遺伝子上の超可変領域の塩基配列の違いにより決定される．DNAタイピングは，アロ抗原性を示すアミノ酸変異部位を塩基配列の違いとしてとらえることにより，アレルの型を決定する．すなわちPCR法により，HLAアロ抗原特異性を示す領域の塩基配列を増幅し，その配列の違いを検出して，各アレルの塩基配列情報データベースと照合して型判定を行う．

DNAタイピングは，大別すると，必要な情報の抗原型レベルでの判定を求める血清学的レベルタイピング（generic typingまたはlow resolution），さらに細かい遺伝子型の判定を求める高精度タイピング（allele typingまたはhigh resolution typing）がある．HLAのDNAタイピングの方法は，SSOP（sequence-specific oligonucleotide probe）法，RFLP（restriction fragment length polymorphism）法，SSP（sequence-specific）法，SBT（sequencing based typing）法，SSCP（single strand conformation polymorphism）法，蛍光ビーズ法，RSCA（reference strand conformation polymorphism）法などがある．SBT法は最も信頼性高い方法として広く用いられている．SBT法はPCR法によりDNAを増幅し，増幅産物の塩基配列を既存アレルの塩基配列情報と照合して精密にHLA遺伝子型を判定する．

HLA-DNAタイピング法のアレル表記法は，最初の2桁にHLA抗原型，続く3と4桁にアミノ酸変異を伴う遺伝子多型，5と6桁にアミノ酸を伴わない遺伝子多型，7と8桁に非翻訳領域の遺伝子型を記載する（図26）．

移植において，HLA検査は提供臓器とレシピエントの適合性を決める非常に重要な検査である．腎臓や骨髄など臓器移植の希望者は，あらかじめHLA検査を行い登録しておく．ドナーが現れた場合，ドナーのHLAを調べて，登録された希望者のなかから適合度の高いレシピエントを選択する．造血幹細胞移植におけるHLAタイピングは，4桁レベルの完全適合が移植の成功率を上げ，予後を改善させ，拒絶反応や重度の移植片対宿主病（GVHD）頻度を低下させる．

造血幹細胞移植では，ドナー／レシピエント両者の細胞が混在するキメラの状態は，ドナー細胞の生着を評価し，悪性腫瘍の再発，再生不良性貧血における移植細胞の拒絶に至る可能性を示唆する．方法として，short tandem repeat（STR）を指標としたSTR-PCR法が用いられる．異性間移植では，X染色体，Y染色体を検出するPCR法やXY-FISH法が用いられる．

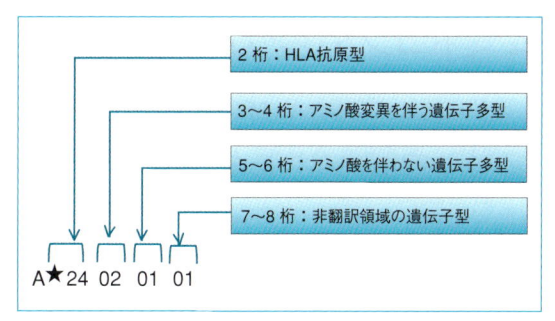

図26 HLA-DNAタイピング法のアレル表記法

- 2桁：HLA抗原型
- 3〜4桁：アミノ酸変異を伴う遺伝子多型
- 5〜6桁：アミノ酸を伴わない遺伝子多型
- 7〜8桁：非翻訳領域の遺伝子型

A★24 02 01 01

B DNA型鑑定

1. STR

DNAによる個人識別の測定法の主流は，short tandem repeat（STR）である．STRはヒトゲノム上に存在する2〜4塩基の繰り返し配列領域（マイクロサテライト）である．従来の15〜60塩基の繰り返し配列領域（ミニサテライト）を解析するvariable number of tandem repeats（VNTR）に比較して，短いDNAを対象とするため，PCR増幅産物の大きさを小さくすることができ，多少断片化したDNA試料からも比較的高い感度で検出できる．現在，7〜15座位程度のSTRの多座位同時増幅・型判定システムが用いられている．常染色体15座位と性別判定用の性染色体上の1座位を検出するよう設計されたプライマーを標識したマルチプレックス測定キットが市販されている．PCR増幅産物をDNAシークエンサーで泳動し解析する．検体保存の影響で断片化したDNAでは，高分子の増幅産物のSTR座位から判定不能となる傾向がある．

2. ミトコンドリア DNA 型鑑定

　ミトコンドリア DNA は核 DNA に比べ進化速度が速く，個体差が大きい．PCR 法にて増幅後に配列を読み取り比較する方法によって個人識別に使われる．

　ミトコンドリアは，エネルギー生産にかかわるため，筋組織などエネルギーを必要とする細胞中に多数存在し，また，DNA も各ミトコンドリア内に複数存在するため，1 細胞中に数千コピー以上のミトコンドリア DNA が存在することになる．このため，非常に微量な試料からも検査が可能である．核 DNA がほとんど残っていない毛髪や白骨などの試料からも検査可能である．難点として，ミトコンドリア DNA は父親から子に伝わらず，母親からのみ遺伝するため，母方の血縁者は基本的に同一であり，区別できない．

参考文献
1) 遺伝子診療学．遺伝子診断の進歩とゲノム治療の展望．日本臨牀，2010
　※各種疾患領域における遺伝子診断について詳細に記述されている

8 遺伝医療

学習のポイント

❶ 遺伝学的検査を評価する基本的評価基準(ACCE モデル)として検査の分析的妥当性，臨床的妥当性，臨床的有用性がある．単一遺伝子疾患の遺伝学的検査には，発症者，発症前，保因者，出生前の検査がある．発症前検査の対象候補は，常染色体優性遺伝病である家族性腫瘍，トリプレットリピート病がある．

❷ 家族性腫瘍

家族性腫瘍	検査
遺伝性非ポリポーシス大腸がん(Lynch 症候群)	*MLH1*, *MSH2*, *PMS2* などミスマッチ修復遺伝子の異常，マイクロサテライト不安定性(microsatellite instability：MSI)
家族性大腸腺腫症	*APC* 遺伝子変異
遺伝性乳がん・卵巣がん	*BRCA1*, *BRCA2* 遺伝子変異
多発性内分泌腫瘍症 1 型	*MEN1* 遺伝子変異
多発性内分泌腫瘍症 2 型	*RET* 遺伝子変異

❸ 絨毛採取は妊娠 9〜11 週，羊水穿刺は妊娠 15〜18 週に行われる．新生児マススクリーニング検査の対象疾患は，フェニルケトン尿症，メープルシロップ尿症，ホモシスチン尿症，ガラクトース血症，先天性副腎過形成，先天性甲状腺機能低下症(クレチン病)である．

❹ 遺伝カウンセリングは，疾患の遺伝学的関与について，その医学的影響，心理学的影響および家族への影響を人々が理解し，それに適応していくことを助けるプロセスである．
　・疾患の発生および再発の可能性を評価するための家族歴および病歴の解釈，
　・遺伝現象，遺伝学的検査，マネジメント，予防，資源および研究についての教育，
　・インフォームド・チョイス(十分な情報を得たうえでの自律的選択)，およびリスクや状況への適応を促進するためのカウンセリングなどが含まれる．

❺ 遺伝子治療のプロトコールは，治療効果を目指すもの，遺伝子を有する細胞を標識して追跡または同定に用いるものの 2 種類がある．遺伝子導入方法には，体外に取り出した細胞に遺伝子を導入し体内に戻す *ex vivo* 法と生体内組織に遺伝子を直接注入する *in vivo* 法がある．

❻ 遺伝子導入ベクターは，ウイルスベクターと核酸やプラスミドなど非ウイルスベクターがある．前者は安全性，後者は導入効率の点で課題がある．

本項を理解するためのキーワード

❶ **分析的妥当性**
検査がいかに正確かつ信頼性をもって目的の遺伝子型を測定できるか.

❷ **臨床的妥当性**
検査がいかに正確に目的の病態や成績を検出できるか.

❸ **臨床的有用性**
検査実施によって患者の臨床成績を有為に改善するか.

A 遺伝学的検査の評価

遺伝学的検査の臨床的有用性とは，検査実施における特定の診療成績や病態に割り当てられる価値または有益性である．すなわち，特定の病態や疾患の同定に貢献する診断情報で，診断だけでなく予後や治療反応性のモニタリングを包含する．すなわち，診断を確定する，または，疾患の管理の方向付けや治療経過における医学的判断を行う際に必要な情報を提供できる．患者・家族に対して確定診断・予後判定・治療法の選択・合併症を回避するための予防的臨床検査の実施・家族計画の決定などについて，有用な情報が得られるエビデンスがあることが重要である．

新しく登場する遺伝学的検査を評価するプロセスとして ACCE モデルがある〔米国疾病予防管理センター (Center of Disease Control and Prevention；CDC)〕．ACCE の名称は 4 つの基本的評価基準 Analytic validity 分析的妥当性, Clinical validity 臨床的妥当性, Clinical utility 臨床的有用性, ELSI (Ethical, Legal and Social Implications 倫理的・法的・社会的な課題) から由来する (図 27)．分析的妥当性とは，検査がいかに正確かつ信頼性をもって目的の遺伝子型を測定できるかで，指標として，検出感度・特異度，再現性 (施設内，施設間)，検体種レンジ，内部精度管理プログラム，外部精度評価などがある．臨床的妥当性とは，検査がいかに正確に目的の病態や成績を検出できるかで，指標として，(臨床的) 感度・特異度，罹患率，偽陽性回避法，陽性・陰性予測値，遺伝子型・表現型関係，遺伝的・環境的修飾因子などがある．臨床的有用性とは，検査実施によって患者の臨床

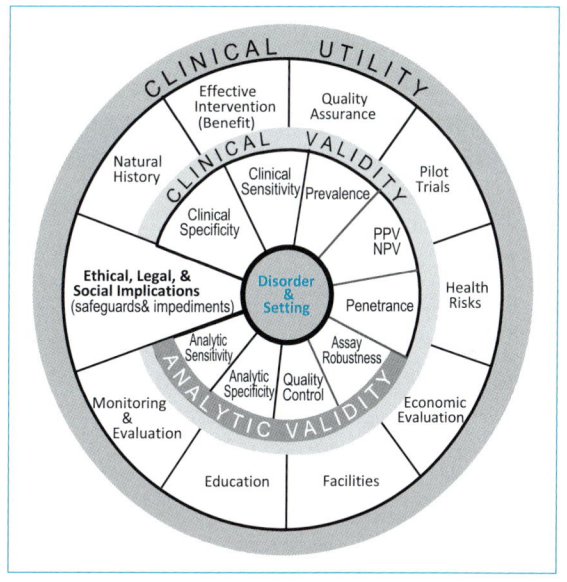

図27　米 CDC による ACCE モデル
(http://www.cdc.gov/genomics/gtesting/ACCE/index.htm)

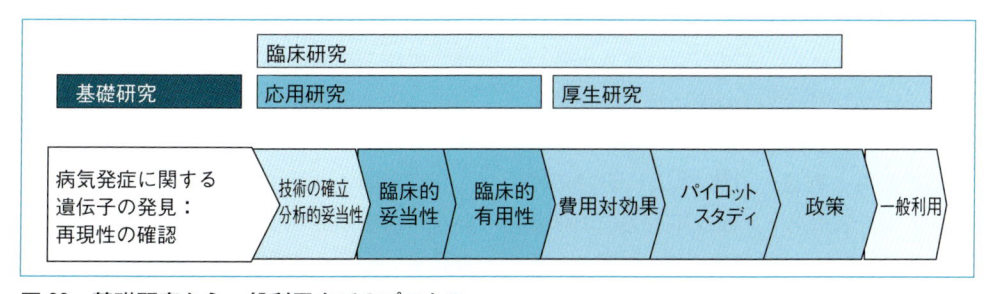

図28　基礎研究から一般利用までのプロセス

成績を有為に改善するかであり，指標として，介入（疾患の自然経過，患者ケアへのインパクト，効果的療法の有無），精度保証手段，パイロット試験結果，健康リスク，経済性（経済的ベネフィット），利用可能な設備・人材，教育・教材，長期モニタリング手段などがある．倫理的・法的・社会的な課題への対応は，検査実施に伴い発生しうる問題で，指標として，倫理的・社会的弊害（差別，機密保持，個人・家族の社会的課題），法的課題（説明と同意，データと検体の所有権，特許，ライセンス，製造販売独占の検査，開示義務，報告要求），安全予防策などがある（図28）．

特定の病態や疾患に関係した遺伝子変異について，新規検査の開発から実用化される上で，まず分析的妥当性を確保することが，その検査の臨床的妥当性，臨床的有用性の評価に重要である．

表24 発症前検査の適応（遺伝学的検査のガイドライン2003年）

有効な治療法および予防法の確立されていない疾患の発症前検査においては，以下のすべての要件が満たされない限り，行ってはならない．
- (a) 被検者は判断能力のある成人であり，被検者が自発的に発症前検査を希望していること．
- (b) 同一家系内の罹患者の遺伝子変異が判明しているなど，遺伝学的検査によって確実に診断できること．
- (c) 被検者は当該疾患の遺伝形式，臨床的特徴，遺伝学的検査法の詳細についてよく理解しており，検査の結果が陽性であった場合の将来設計について熟慮していること．
- (d) 遺伝学的検査後および結果が陽性であった場合には発症後においても，臨床心理的，社会的支援を含むケアおよび治療を行う医療機関が利用できること．

B 発症者検査・診断

すでに発症している患者を対象とした遺伝学的検査は，主に，臨床的に可能性が高いと考えられる疾患の確定診断や鑑別診断を目的として行われる．遺伝学的検査は，検査の分析的妥当性，臨床的妥当性，臨床的有用性などを確認したうえで，検査の実施が必要と考えられる場合に実施を考慮する．家族歴，臨床所見（症状，身体所見）や従来検査検査から病態を絞り込み，実施前に検査の検査前確率（有病率）を高めておく．検査実施に際しては，検査前の適切な時期にその意義や目的の説明を行うことに加えて，結果が得られた後の状況，および検査結果が血縁者に影響を与える可能性があることなどについても説明し，被検者がそれらを十分に理解したうえで検査を受けるか受けないかについて本人が自律的に意思決定できるように支援する．十分な説明と支援の後には，書面による同意を得ることが推奨される．これら遺伝学的検査の事前の説明と同意・了解（成人におけるインフォームド・コンセント，未成年者等におけるインフォームド・アセント）の確認は，原則として主治医が行う．また，必要に応じて専門家による遺伝カウンセリングや意思決定のための支援を受けられるように配慮する．検査実施において，当該疾患の経過や予後，治療法，療養に関する情報など，十分な情報を提供することが重要である．

C 発症前検査・診断

発症する前に将来の発症をほぼ確実に予測することを可能とする発症前診断は，本人の家系内に当該疾患の罹患者がおり，本人も同一の疾患に罹患する可能性がある場合，その疾患の発症と関連が証明されている遺伝子変異が確認されている場合に考慮する．発症前検査の適応（遺伝学的検査のガイドライン2003年）を**表24**に示す．同一の疾患に罹患する可能性については浸透率，臨床的多様性を考慮する．あらかじめ発症の可能性の有無を知り，家族計画，疾患サーベイランスや予防的措置を講じる場合に行う．リスク診断は，予防，定期的検査による早期発見，家系内の保因者における予防と早期発見などの有益性がある．対象候補は，常染色体優性遺伝病である家族性腫瘍，トリプレットリピート病がある．

発症前の予防法や発症後の治療法が確立されていない疾患の発症前診断においては，検査前後の被検者の心理への配慮および支援は必須である．一例として，神経変性疾患であるハンチントン

表25 リンチ(Lynch)症候群のがんの生涯リスク

がん	一般集団のリスク	リンチ症候群 リスク	リンチ症候群 平均発症年齢
大腸	5.5%	80%	44歳
子宮内膜	2.7%	20〜60%	46歳
胃	<1%	11〜19%	56歳
卵巣	1.6%	9〜2%	42.5歳
肝胆道	<1%	2〜7%	報告なし
尿路	<1%	4〜5%	〜55歳
小腸	<1%	1〜4%	49歳
脳脊髄	<1%	1〜3%	〜50歳

表26 臨床的にリンチ症候群(遺伝性非ポリポーシス大腸がん)を疑う患者(改訂アムステルダム基準)

1. 同一家系内に3人以上の関連がん(大腸,子宮体,腎盂・尿管,小腸のがん)患者がいる.
2. 2世代以上にわたって患者が存在する.
3. 1人の患者は他の2人の患者の第一度近親者.
4. 少なくとも1人の患者は,50歳未満に関連がんを診断されている.
5. 家族性大腸腺腫症を除外されている.

表27 遺伝性乳がん・卵巣がんを疑う患者

1. 若年性(50歳未満)の乳がんの発症
2. 両側性あるいは多発性の乳がん
3. 乳がんと卵巣がんの合併
4. 乳がん/卵巣がんの家族歴
5. 男性乳がんの既往歴・家族歴

表28 遺伝性非ポリポーシス大腸がんのサーベイランス

1. 20〜25歳から大腸内視鏡(1〜2年に1回)
2. 30〜35歳から経腟超音波検査(年1回)
3. 30〜35歳から子宮内膜生検(年1回)
4. 30〜35歳から尿検査・尿細胞診(年1回)
5. 胃・十二指腸内視鏡検査(年1回)

表29 遺伝性乳がん・卵巣がんリスクの管理

① サーベイランス
1. 18〜20歳から自己乳腺検診(毎月)
2. 25〜35歳からマンモグラフィまたはMRI検査(年1回)
3. 30〜35歳から経腟超音波検査(年1〜2回)
4. 30〜35歳からCA12-5測定(年1〜2回)
② Chemoprevention
 タモキシフェン,経口避妊薬
③ 予防的手術
1. 乳腺全摘
2. 卵巣摘出術

(Huntington)病や脊髄小脳変性症で,責任遺伝子のエクソン内にあるCAGリピートの過剰伸長を有する場合は,発症の予測とおよその発症年齢の推定を可能とする.しかしながら,有効な治療法が確立していない.陰性の結果でも,被検者における負の心理(survivor's guilty)が知られており,心理的支援が必要である.

家族性腫瘍は20種以上知られ,責任遺伝子の異常の検出によりがん罹患のリスク診断が行われる.遺伝性非ポリポーシス性大腸がんの多くで,*MLH1*, *MSH2*, *PMS2*などミスマッチ修復遺伝子の異常,それに伴うマイクロサテライト不安定性(microsatellite instability;MSI)など遺伝子異常が見いだされ,若年発症,重複がん(大腸がん,胃がん,子宮体がん,卵巣がん)や家系内の発がんリスクの指標となる〔リンチ(Lynch)症候群〕(表25).遺伝性非ポリポーシス大腸がんでミスマッチ修復遺伝子の変異を有する場合は,生涯に大腸がんを発症する確率は約80%である.家族性大腸腺腫症における*APC*遺伝子変異を有する場合,35歳までに100%の確率で大腸ポリポーシスを生じ,ほぼ100%の確率で生涯に大腸がんを発症する.遺伝性乳がん・卵巣がん(hereditary breast cancer and ovarian cancer;HBOC)では*BRCA1*と*BRCA2*の遺伝子変異がみられ,70歳までに60〜90%の確率で乳がんを発症する.検査実施前に,被検者が疾患の予防法や発症後の治療法に関する情報を十分に理解した後に実施する必要がある.検査実施の判断において,検査前確率を高めておく.臨床的に,リンチ症候群(遺伝性非ポリポーシス大腸がん)を疑う患者を表26に,遺伝性乳がん・卵巣がんを疑う患者を表27に示す.

検査結果が陽性の場合,発症を想定した将来計画や早期からの医学的対応が可能となる.結果の開示に際しては疾患の特性や自然歴を再度十分に説明し,被検者個人の健康維持のために適切な医学的情報を提供する.遺伝性非ポリポーシス大腸がんの国際共同研究グループは,検査結果が陽性の場合,20〜25歳から1〜2年ごとの全大腸内視

表30　出生前検査・診断の適応（遺伝学的検査のガイドライン2003年）

絨毛採取，羊水穿刺など，侵襲的な出生前検査・診断は下記のような場合の妊娠について，夫婦からの希望があり，検査の意義について十分な理解が得られた場合に行う．
(a) 夫婦のいずれかが，染色体異常の保因者である場合
(b) 染色体異常症に罹患した児を妊娠，分娩した既往を有する場合
(c) 高齢妊娠の場合
(d) 妊婦が新生児期もしくは小児期に発症する重篤なX連鎖遺伝病のヘテロ接合体の場合
(e) 夫婦のいずれもが，新生児期もしくは小児期に発症する重篤な常染色体劣性遺伝病のヘテロ接合体の場合
(f) 夫婦のいずれかが，新生児期もしくは小児期に発症する重篤な常染色体優性遺伝病のヘテロ接合体の場合
(g) その他，胎児が重篤な疾患に罹患する可能性のある場合

鏡検査を始め，20～30歳からの関連がんの定期的検査を推奨している（表28）．遺伝性乳がん・卵巣がんでは，関連がんの定期的検査に加え，予防的化学療法，予防的手術が推奨されている（表29）．家族性腫瘍症候群の1つである多発性内分泌腫瘍症I型，II型それぞれで *MEN1* と *RET* 遺伝子変異がみられる．2型で *RET* 遺伝子を有する場合，通常学童期から思春期に甲状腺髄様癌を発症し，これが予後決定因子となるため，発症予防のために適切な時期に予防的甲状腺全摘術の施行を考慮する．

D 保因者検査・診断

非発症保因者は，疾患によっては，家系図，診察，生化学検査，病理組織検査によって判定可能である．副腎白質ジストロフィーの例のように，家族歴から保因者と考えられる場合，絶対的保因者（obligate carrier）という．時にX染色体連鎖劣性遺伝病（デュシェンヌ型筋ジストロフィーなど）の保因者で，症状を呈する場合があり，これをmanifesting carrier という．

保因者検査・診断は，被検者の子孫における将来の発症を予測する，または回避することを目的として行う．非発症保因者検査・診断は，通常は当該疾患を発症せず治療の必要のない者に対する検査であり，原則的には，本人の同意が得られない状況での検査は特別な理由がない限り実施すべきではない．

E 出生前検査・診断

出生前診断には，広義には羊水，絨毛，その他の胎児試料などを用いた細胞遺伝学的，遺伝生化学的，分子遺伝学的，細胞・病理学的方法，着床前診断，および超音波検査などを用いた画像診断的方法などがある．絨毛採取，羊水穿刺など侵襲的な出生前検査・診断の適応は遺伝学的検査のガイドラインにて示されている（表30）．絨毛採取は妊娠9～11週，羊水穿刺は妊娠15～18週に行われる．流産率は前者のほうが高い．着床前診断は体外受精を前提として，得られた初期胚から一部の割球を生検して遺伝子・染色体検査を行う．出生前検査の適応として，夫婦のいずれかが，染色体異常の保因者である場合，染色体異常症に罹患した児を妊娠，分娩した既往を有する場合，高齢妊娠（一般的には35歳以上）の場合などがある．

F 新生児スクリーニング検査

新生児マススクリーニング検査の目的は，社会全体を対象に新生児の先天性疾患を早期発見，早期治療することにより，発病率，死亡率を低下させることを目的として行われる．母子保健法に基づき，市町村が実施する乳幼児健康診断・検査事業として行われている．乾燥した濾紙血（Guthrieカード）を用いる．対象疾患は，先天性代謝異常症であるフェニルケトン尿症，メープルシロップ尿

症，ホモシスチン尿症，ガラクトース血症，先天性甲状腺機能低下症（クレチン病）および先天性副腎過形成である．

遺伝子検査技術でのマススクリーニング法では，嚢胞性線維症（cystic fibrosis），ウィルソン（Wilson）病，重症複合免疫不全症候群の早期発見に利用可能である．

G 遺伝カウンセリング

遺伝学的検査・診断に際して，必要に応じて適切な時期に遺伝カウンセリングを実施する．遺伝カウンセリングは，疾患の遺伝学的関与について，その医学的影響，心理学的影響および家族への影響を人々が理解し，それに適応していくことを助けるプロセスである．このプロセスには，①疾患の発生および再発の可能性を評価するための家族歴および病歴の解釈，②遺伝現象，遺伝学的検査，マネジメント，予防，資源および研究についての教育，③インフォームド・チョイス（十分な情報を得た上での自律的選択），およびリスクや状況への適応を促進するためのカウンセリング，などが含まれる．

遺伝カウンセリングは，情報提供だけではなく，患者・被検者等の自律的選択が可能となるような心理的社会的支援が重要である．また，遺伝学的検査の実施における重要な点は，検査結果が陽性の場合，患者の早期発見，治療や予防をいかに支援するかである．そこで，被検者の自由意思のもとでの検査前のインフォームド・コンセントや検査を受ける際のカウンセリング，検査後の結果解釈やカウンセリング，プライバシー保護など検査結果の情報管理など検査前後の環境整備が必要となる．このため，当該疾患の診療経験が豊富な医師と遺伝カウンセリングに習熟した者が協力し，チーム医療として実施することが望ましい．遺伝カウンセリングに関する基礎知識・技能については，すべての医師が習得しておくことが望ましい．また，遺伝子検査の適応，結果解釈や危険度評価など遺伝子診断に精通した専門医，カウンセラーなど各職種からなり，横断的活動ができる部署，または，紹介する体制を整えておく必要がある．現在，わが国には，遺伝カウンセリング担当者を養成するものとして，医師を対象とした「臨床遺伝専門医制度」と非医師を対象とした「認定遺伝カウンセラー制度」があり，いずれも日本人類遺伝学会と日本遺伝カウンセリング学会が共同で認定している．

遺伝カウンセリングの内容について，記載内容がプライバシーなどを損なうおそれがある場合には，通常の診療録とは切り離して記載・保存するなど，慎重な対応が求められる．

H 遺伝子治療

近年，先天性疾患やがんの分子生物学的な発症機構の解明と技術進歩により，遺伝子治療はその原因遺伝子の制御もしくは補完する治療法として期待されている．遺伝子治療臨床研究の始まりは，1990年に米国で，重症複合免疫不全症候群のアデノシンデアミナーゼ（adenosine deaminase；ADA）欠損症の患者に対して行われた．自己リンパ球に ADA 遺伝子をレトロウイルスで導入後に投与された女児は，日常生活が可能なまでに回復した．

遺伝子導入方法には，体外に取り出した細胞に遺伝子を導入し体内に戻す $ex\ vivo$ 法と生体内組織に遺伝子を直接注入する $in\ vivo$ 法がある．遺伝子導入ベクターは，アデノウイルス，レトロウイルスなどウイルスベクターと核酸やプラスミドなど非ウイルスベクターがある．前者は安全性，後者は導入効率の点で課題がある．

2012年の統計では，全世界で1,800以上のプロトコールが提出され，対象疾患はがんが最も多く（64.4％），循環器疾患，単一遺伝子疾患，感染症と続く．導入遺伝子の種類は，抗原，サイトカイン，がん抑制遺伝子，増殖因子，欠損遺伝子などである．成功事例の一方，白血病誘発事例の報告があり，治療の安全性が医学的に十分証明されていない．このため対象患者は，既存の治療法に抵

抗性の重篤な疾患および病期の患者となる．多くの臨床研究の実施は，安全性や薬物動態を知るための第Ⅰ・Ⅱ相臨床試験の段階にある．

遺伝子治療臨床研究に関する指針（2004年改正）において，遺伝子治療のプロトコールには，治療効果を目指すもの，および遺伝子を有する細胞を標識して追跡または同定に用いるものの2種類がある．遺伝子標識とは，疾病の治療法の開発を目的として標識となる遺伝子または標識となる遺伝子を導入した細胞を人の体内に投与することをいう．遺伝子治療の対象疾患は，次の要件すべてに適合するものに限られる．① 重篤な遺伝性疾患，がん，後天性免疫不全症候群その他の生命を脅かす疾患または身体の機能を著しく損なう疾患である．② 遺伝子治療臨床研究による治療効果が，現在可能な他の方法と比較して優れていることが十分に予測される．③ 被検者にとって遺伝子治療臨床研究により得られる利益が，不利益を上回ることが十分予測される．

参考文献
1) 新川詔夫（監修），福嶋義光（編）：遺伝カウンセリングマニュアル．南江堂，1996
   ※単一遺伝子疾患の原因，遺伝様式，臨床像，遺伝カウンセリングの注意点を記載している
2) 遺伝子診断学．遺伝子診断の進歩とゲノム治療の展望．日本臨牀，2010
   ※各種疾患領域における遺伝子診断と遺伝子治療について詳細に記述されている

9 遺伝子情報

学習のポイント

❶ 遺伝学的検査の国内外のネットワークは，検査実施，遺伝診療を支援する．
❷ 単一遺伝子疾患の検査サービスは，保険診療，商業的サービス，先進医療，研究機関での検査がある．
❸ 遺伝学的検査の精度保証の取組み事項：質保証（施設認定）システム，施設技能試験，結果の報告の質，検査施設要員の教育と訓練の基準について，学術団体による個別の取組みあり．

本項を理解するためのキーワード

❶ **施設認定制度**
検査施設が目的の試験に関して能力があるかどうか，公平・公正かどうかを一定の基準で当該分野の一流の専門家が評価し，認定する制度．

❷ **ウェブサイト**
ワールド・ワイド・ウェブ World Wide Web とよばれるインターネット上の特別な表示形式を用いて作成されたホームページあるいは単にウェブと呼ばれる一連の文書のこと．ブラウザというソフトウェアを用いて閲覧できる．

❸ **データベース**
一定の主題に沿ったデータを網羅的に収集・集積し，それらを電子的に検索・抽出できるようにしたデータ管理システムのこと．

A 国内外のネットワーク

1. 単一遺伝子疾患のネットワーク

遺伝学的検査の検査実施，遺伝診療を支援する国内外のネットワークがある．多くがインターネット上のウェブサイトに信頼性ある最新の情報を掲載しており，便利な情報検索サービスを提供している．

NPO法人オーファンネット・ジャパン（Orphan Net Japan；ONJ）では稀少性疾患の遺伝学的検査を提供してきた国内の研究室についてネットワーク化し，検査を依頼する医療機関との間のコーディネートを行っている（http://onj.jp/）．

いでんネット（臨床遺伝医学情報網 http://idennet.jp/）は，遺伝医学に関する情報サイトで，遺伝学的検査を実施している研究施設，遺伝相談施設情報などを掲載している．

海外では，遺伝学的検査を行っている検査機関，遺伝診療を行っている医療機関，研究プロジェクト，患者支援団体に関する情報サイトがある．米国で公的に設立されたNCBIのGeneTests（http://www.ncbi.nlm.nih.gov/sites/GeneTests/）は遺伝学の情報サイトで，検査機関，医療機関に関する情報を掲載している．米国の民間会社GeneDx（http://www.genedx.com/）は，希少疾患の遺伝学的検査の商業的サービスを行っている．

欧州（EU）のネットワークとして，GENDIA（http://www.gendia.net/），EuroGentest（http://www.eurogentest.org/web/index.xhtml），European networks of reference for rare diseases がある．稀な疾患に関する組織的な情報サイトが運営されている（Orphanet http://www.orpha.net/consor/cgi-bin/index.php）．

臨床的有用性の評価などエビデンスを高めるには，データを集約するデータベースの構築が必要である．既存の変異データベースは欧米主体のものであり，わが国独自の遺伝子変異データベースの構築の必要性が指摘されている．わが国では，疾患遺伝子変異解析システム KMDB/Mutation View，疾患別（神経変性疾患領域，皮膚疾患領域など）のデータベースがある．

> **サイドメモ：遺伝子命名法**
>
> 既知のヒト遺伝子はさまざまな名称で利用されている．世界標準となる命名は，ヒト・ゲノム機構（The Human Genome Organization：HUGO）遺伝子命名委員会によって，各遺伝子に唯一の遺伝子シンボルと遺伝子名が承認されている．遺伝子命名委員会のデータベース[http://www.genenames.org/hgnc-searches]にて検索できる．

2. 単一遺伝子疾患の遺伝学的検査

a. 保険診療での遺伝学的検査

遺伝学的検査が保険収載されている．医療技術が保険導入されるまでの流れは以下の2つある．① 先進医療の実績に基づき，先進医療専門家会議において普及性，有効性，効率性等を鑑み，保険導入が検討されるもの，② 関連学会からの要望を診療報酬調査専門組織（医療技術評価分科会）にて整理し，厚生労働省の中央社会保険医療協議会（中医協）にて審議し，保険収載されるもの．

保険診療においては，対象となる遺伝学的検査が少ない（24年度36疾患，表31）．多くの項目は先進医療から移行している．

b. 先進医療による遺伝学的検査

先進医療は，厚生労働大臣が定める高度な医療技術を用いた療養である．保険給付の対象とするか否かを評価する評価療養の一種とみなされ，保険診療との併用が認められている．臨床検査に関する先進医療には，遺伝子検査・診断の申請が多い．

当該技術の要件は，実施責任医師と医療機関それぞれについて定めている．遺伝子関連検査での要件は，① 実施責任医師の要件として，診療科，資格，当該診療科の経験年数，当該技術の経験年数，当該技術の経験症例数などを規定している．② 医療機関の要件として，実施診療科の医師数，院内検査（24時間実施体制），倫理委員会による審査体制を規定している．その他として，「遺伝子関連検査の検体品質管理マニュアル」（日本臨床検査標準協議会）（表32）に準拠した検体品質管理を行うこと，遺伝カウンセリング体制が整備されていることを述べている．

先進医療の外部医療機関委託による共同実施が認められている．委託側と受託側の先進医療実施機関が届け出を行う．先進医療実施責任者が連携して，検査を実施，診療を行う．委託側先進医療実施機関では，疑われる疾患や遺伝子診断に関して，患者に説明，遺伝カウンセリングを行い，採血などの検体採取，検体搬送を行う．受託側先進

表31 遺伝学的検査（24年度診療報酬）

ア	デュシェンヌ型筋ジストロフィー	ス	ポンペ病	ノ	HMG血症
イ	ベッカー型筋ジストロフィー	セ	ハンチントン病	ハ	複合カルボキシラーゼ血症
ウ	福山型先天性筋ジストロフィー	ソ	球脊髄性筋萎縮症	ヒ	グルタル酸血症Ⅰ型
エ	栄養障害型表皮水疱症	タ	フェニルケトン尿症	フ	MCAD欠損症
オ	家族性アミロイドーシス	チ	メープルシロップ尿症	ヘ	VLCAD欠損症
カ	先天性QT延長症候群	ツ	ホモシスチン尿症	ホ	MTP(LCHAD)欠損症
キ	脊髄性筋萎縮症	テ	シトルリン血症	マ	CPT1欠損症
ク	中枢神経白質形成異常症	ト	アルギノコハク酸血症	ミ	筋強直性ジストロフィー
ケ	ムコ多糖症Ⅰ型	ナ	メチルマロン酸血症	ム	隆起性皮膚線維肉腫
コ	ムコ多糖症Ⅱ型	ニ	プロピオン酸血症	メ	先天性銅代謝異常症
サ	ゴーシェ病	ヌ	イソ吉草酸血症	モ	色素性乾皮症
シ	ファブリー病	ネ	メチルクロトニルグリシン血症	ヤ	先天性難聴

表32 遺伝子関連検査の検体採取，運搬および保存において推奨される方法（例）

	採取	保存（運搬）	処理（取扱い）
病原体核酸検査	病巣を反映する検体 ヘパリン混入回避	病原体，検体種別の保存温度・時間	標的の濃縮 汚染の防止 洗浄（阻害的影響除去）
体細胞遺伝子検査	病変を反映する検体	核酸劣化の防止 凍結融解の回避 緩衝ホルマリン固定	腫瘍細胞の分画化 正常細胞混入の評価
生殖細胞系列遺伝子検査（遺伝学的検査）	対面（第三者立ち会い）で採取	情報管理	

医療実施機関では，検体到着した検体を受け取り，測定を実施し，検査結果を報告する．その検査結果に基づき，委託側先進医療実施機関では，検査結果の患者説明，治療計画を立てる．

c. 商業的なサービス提供

希少疾患の遺伝学的検査は，種類が多く，個々の疾患の対象症例数は少ない．検出対象の遺伝子変異が多様である．このため，検査診断1件あたりのコストが高く，商業的なサービス提供は限られている．

d. 研究機関での遺伝学的検査

研究から臨床への橋渡しが急速であるため，遺伝子検査サービスの提供において研究施設は大きな役割を果たしている．研究機関での遺伝子検査あるいは遺伝学的検査は，独自に測定法が開発され，実施される場合が多い．多くの希少疾患の遺伝子解析は，患者とその家族の協力を得て，当該分野の研究を進めている研究機関で行われている．厚生労働省は，希少難治性疾患の克服を積極的に支援するという基本的方針のもと，難治性疾患克服研究事業を実施している．

B 遺伝学的検査の精度保証

遺伝学的検査は，研究から臨床への応用展開，また利用対象の拡大と社会浸透が急速である．遺伝学的検査は，医療機関，検査施設，民間企業等で独自に検査法が開発され，実施されている場合が多い．このために，遺伝学的手法における診断の効果的な実施体制の構築を図るうえで，検査の精度保証のための環境整備は重要な課題である．遺伝子関連検査の標準化における海外動向を国内動向とともに図29に示す．経済協力開発機構OECDは「遺伝学的検査の質的保証に関するベストプラクティス・ガイドライン」（OECDガイドライン）の公表において，遺伝学的検査の精度保証のために各国が行うべき政策を明らかにした

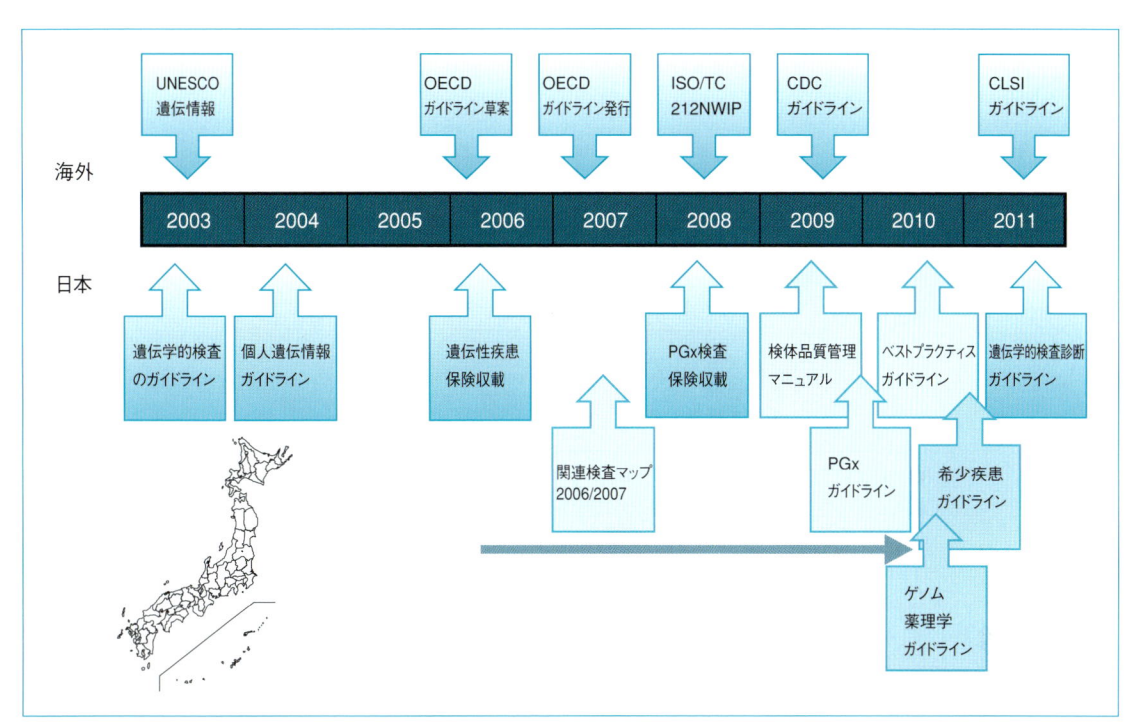

図 29　遺伝子関連検査の標準化における国内外の動向
ISO/TC212(国際標準化機構の第212技術委員会)，JCCLS：Japanese Committee for Clinical Laboratory Standards(日本臨床検査標準協議会)，NWIP：new work item proposal(新規作業項目提案)，OECD：Organization for Economic Cooperation and Development(経済協力開発機構)，PGx：pharmacogenomics(ファーマコゲノミクス)

表 33　日本版ベストプラクティス・ガイドラインの項目と主な内容(2011年)

項目	主な内容
検査機関の質保証システム	・施設認定の取得 ・質保証の定期的評価と改善 ・標準物質と対照の利用 ・検査の分析的妥当性，臨床的妥当性と有用性
技能試験：検査施設の質のモニタリング	・施設技能試験制度と実施機関 ・施設技能試験制度と代替方法 ・検査機関に対するモニタリング
結果の報告の質	・検査結果の取扱い ・必要となる報告の内容
検査施設要員の教育と訓練の基準	・施設認定の取得 ・質保証の定期的評価と改善 ・標準物質と対照の利用 ・検査の分析的妥当性，臨床的妥当性と有用性

(2007年)．OECDガイドラインの内容は，質保証(施設認定)システム，施設技能試験，結果の報告の質，検査施設要員の教育と訓練の基準である．

OECDガイドライン公表に呼応して，日本臨床検査標準協議会では「遺伝子関連検査に関する日本版ベストプラクティス・ガイドライン」を作成し，公表した(2011年)．ガイドラインのベストプラクティスに関する項目と主な内容は**表33**のごとくである．ガイドラインの対象は，臨床で用いる生殖細胞系列の遺伝子検査(遺伝学的検査)である．一方，日本版ベストプラクティス・ガイドラインでは，病原体遺伝子(病原体核酸)を含めてヒト由来材料を試料として用いるすべての遺伝子関連検査を対象として，臨床利用だけでなく，将来の臨床応用を視野においた臨床治験や臨床研究も対象としている．

わが国における遺伝学的検査の精度保証上の課題として，これらガイドラインで重要項目としている質保証(施設認定)システム，施設技能試験，結果の報告の質，検査施設要員の教育と訓練の基準の4点について，それぞれに，学術団体などの活動による個別の関連した取り組みがあるものの

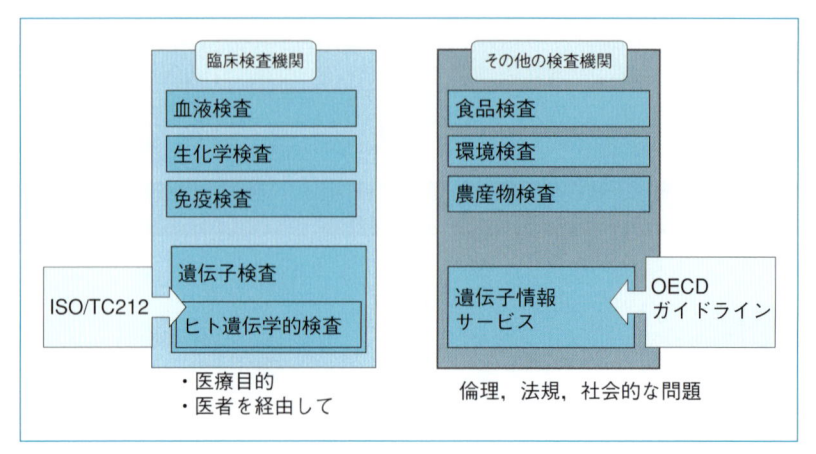

図30 ISO/TC212とOECDガイドラインで取り扱う遺伝子関連検査の対象
ISO/TC212：国際標準化機構の第212技術委員会

断片的である．また，それを国レベルで推進させるための環境として，医療保険制度における規制や保険診療上の報酬はない．遺伝学的検査の精度保証には，検査依頼から測定実施，利用まで体制（産官学連携，医療機関，教育，人材育成）が整備され，それらが連動して実施される必要がある．

1. 質保証システム

検査機関の施設認定制度には，ISO15189（臨床検査室—品質と能力に関する要求事項）に基づく認定とCAP認定がある．わが国の検査機関の認定取得は，他のOECD加盟国での「義務」と異なり，検査機関の判断による「任意」であり，医療保険制度での規制や保険診療上の報酬はない．臨床検査と体外診断検査システムの質的な向上を図るための国際的な技術委員会であるISO/TC212委員会でも，臨床検査分野の遺伝子関連検査に関する標準化の取り組みを行っている．ISO/TC212委員会のWG1（臨床検査室における品質と能力）では臨床検査室の品質と能力に関する特定要求事項に関する文書ISO15189の改訂文書（2012年版）を作成し，遺伝子検査に特有の事項が組み込まれた．ISO/TC212とOECDガイドラインで取り扱う遺伝子関連検査の違いを図30に示す．前者の対象は他の臨床検査と同様に，医療目的に医者を介して臨床検査機関にて実施される遺伝子関連検査やヒト遺伝学的検査である．後者は，その他の検査機関で実施される遺伝情報サービスを対象とし，倫理，法規，社会的な問題も取り扱う．

2. 施設技能試験

施設技能試験または外部精度管理調査では，検査の品質を確保するため，検査結果を常に他所の検査結果と比較し，その差異を究明して対策をとっていく．国内の大規模外部精度管理調査には遺伝学的検査の（施設）技能試験の項目はない．わが国で参加可能な遺伝学的検査の技能試験として，CAP外部精度管理調査は，CAP施設認定取得した検査機関（主に登録衛生検査所）で利用されている．ただし，評価対象の項目のうち，わが国で利用可能なものは少ない．一般の検査室向けに，CAP外部精度管理調査による遺伝学的検査の技能試験は日本臨床検査医学会の指導のもと2012年に導入された．なお，保険診療報酬上の検体検査管理加算の施設要件の1つに，外部精度管理調査への参加がある．

3. 結果の報告の質

報告書には，臨床的意義を含めた適切な医学的解釈を含め，依頼先に対して十分な情報提供が可能なことが求められる．検査結果の取扱いについ

表 34　報告書に含める内容

1. 被検者識別情報
2. 医師等検査依頼者の氏名とその連絡先
3. 検査の適用理由と，検査実施に必要な被検者の医学的情報
4. 実施した検査と方法（解析の範囲，検査の限界および解析感度と特異性を含む）
5. 検体の種類
6. 検体採取日と受領日
7. 検体の状態に関する情報（必要に応じて，添加物，輸送や保存の状態等）
8. その検体を実際に検査した施設（再外注された場合は検査施設を含む）の名称と所在地
9. 検査結果（検査結果の中間報告を行った場合は，その内容を最終報告に反映させる．）
10. 検査結果の解釈に必要な情報（報告書には，臨床的意義を含めた適切な医学的解釈を記載するとともに，依頼元に対して十分な情報提供に努めること．）
11. 報告書の作成者および最終責任者の所属，役職，氏名
12. 検査施設の連絡先情報
13. 報告書の発行日

（解説）結果解釈に必要な情報とは，被検者の臨床データ・家系情報・人種等，および検査の臨床的感度・特異度等である．報告書には，その受領者が臨床的有用性と検査結果の限界を理解できるように，わかりやすく記載されていなければならない．受け取った検体の量・質等が結果に影響する可能性のある場合，そのことを報告書に記載すべきである．

ては，日本医学会から公表された「医療における遺伝学的検査・診断に関するガイドライン」（2011年）で述べられている．必要となる報告の内容については，日本臨床検査標準協議会「遺伝子関連検査に関する日本版ベストプラクティス・ガイドライン」で述べられている（**表 34**）．結果の報告の質の確保には，報告書の作成者の人材育成とともに資質評価の検討が必要である．

4. 検査施設要員の教育と訓練の基準

遺伝学的検査は病院検査室のみならず，研究室や民間企業で行われ，臨床検査技師以外の職種（薬学・理学関係など）が従事している場合が多い．その状況を踏まえて，日本臨床検査同学院・日本臨床検査医学会では，遺伝子分析科学認定士制度を設置し，また，その受験資格には，臨床検査技師以外の職種も対象に含めている（2007年～）．基礎的分野では，バイオ技術者認定試験（日本バイオ教育学会）がある．染色体検査では，日本人類遺伝学会による臨床細胞遺伝学認定士制度，日本染色体遺伝子検査学会・日本臨床衛生検査技師会による認定臨床染色体遺伝子検査師制度がある．測定者や指導監督者の資質評価は，国としての制度や要求事項はない．

C　遺伝子情報サービスの社会浸透

遺伝子関連検査の分野では，医療機関を通さず，一般消費者からの依頼を受けて遺伝子を検査し，病気になりやすさを判断する体質検査・リスク検査や検査結果に基づく食事・運動メニューの提供サービスなど，多様な事業形態が出現しつつある（遺伝子情報サービス Direct-to-Consumer testing）（**図 31**）．遺伝情報サービス産業は着実に一般社会に浸透しているなか，以下の課題が指摘されている．すなわち，必ずしも分析的妥当性のあるデータが十分に得られていない，または臨床的妥当性や臨床的有用性の評価がなされていない研究レベルの検査がビジネス利用されている場合がある．さらに，適切な情報提供がなされていない検査が一般消費者の十分な理解がないまま利用されている懸念がある．

個人の遺伝情報を取扱う事業者は，DNA 親子鑑定，DNA 保存サービス，体質遺伝子検査，ゲノム・遺伝子解析を受託する事業者などである．これら事業者が個人遺伝情報の厳格な保護のもとで適切に事業を実施することを目的として，平成 17

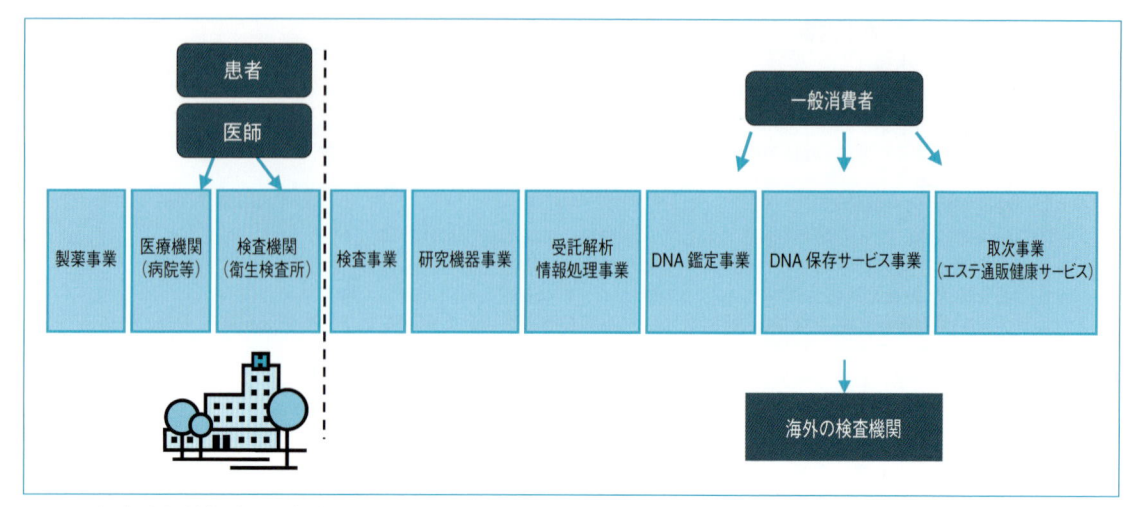

図31 個人遺伝情報を取り扱う事業

年4月の経済産業省「個人遺伝情報保護ガイドライン」が施行された．これを契機として，企業自らの取り組みが重要であるとの認識が広まり，個人遺伝情報を取り扱う企業が参集する具体的な動きとして，「個人遺伝情報保護ガイドライン」の対象事業者等からなる「NPO法人個人遺伝情報取扱協議会」が平成18年4月に設立された．「個人遺伝情報取扱協議会」の活動内容は，個人遺伝情報を利用する事業の健全な発展を目指し，個人情報および個人遺伝情報の厳格な保護，関係省庁および関連学会ガイトドラインの徹底，各種学会・有識者・関係省庁などとの交流・情報交換などを目的としている．

参考文献

1) 認定士制度委員会(編)：遺伝子分析科学．日本臨床検査同学院遺伝子分析科学，宇宙堂八木書店，2011
   ※遺伝子分析・検査における業務に必要な知識と最近の進歩について解説されている

10 倫理

学習のポイント

❶ 遺伝子(関連)検査の分類
  1) 感染症の原因となるウイルス・細菌などの外来遺伝子を調べる「病原体遺伝子検査(病原体核酸検査)」
  2) 腫瘍細胞における体細胞系列の遺伝子の後天的変異や発現異常を調べる「体細胞遺伝子検査」
  3) 生来的に保有し生涯変化しない遺伝学的情報を明らかにする「遺伝学的検査」または「生殖細胞系列遺伝子検査」
❷ 遺伝学的検査が他の臨床検査と異なる点
  1) 生涯変化することのない情報を提供する(不変性)
  2) 遺伝性疾患の将来の発症を高い確率で予測できる(予見性)
  3) 患者本人のみならず,世代を超えて,子孫を含めた家族や血縁者の遺伝情報も明らかになる場合がある(共有性)
❸ 単一遺伝子疾患の遺伝学的検査の検査前後の留意点
  1) 検査前のインフォームド・コンセント
  2) 検査を受ける際のカウンセリング
  3) 検査後の結果解釈やカウンセリング
  4) 個人情報保護による検査結果の情報管理
❹ 生殖細胞系列のゲノム薬理学情報が他の遺伝学的情報と異なる点
  1) 表現型を避けることが可能である
  2) 浸透率が低く,表現型の予測力は弱い
❺ 生命倫理の4つの基本的原則
  1) オートノミー(自律性):個人(人権)および自律的な個人の意志(自己決定権)の尊重
  2) 被害(危害)防止:種々の医学的・社会的被害から個人(患者)を保護
  3) 善行・仁恵:個人の福祉の優先と個人の健康に関する利益の増大
  4) 正義:公正さと公平および社会における利益と負担の公平化

本項を理解するためのキーワード

❶ ヘルシンキ宣言
ヒトを対象とする医学研究に関わる医師に対する倫理的原則について,1975年「ヘルシンキ宣言」修正版ではインフォームド・コンセント(説明と同意)が不可欠であると宣言された.

❷ UNESCOの「ヒト遺伝情報に関する国際宣言」
単一遺伝子疾患の遺伝学的情報に重点を置き,その特殊性を主張している.遺伝学的情報を対象とした国際医科学協議会の勧告では,ゲノム薬理学に重点が置かれている.

❸ 匿名化
連結可能匿名化と連結不可能匿名化がある.「診療における匿名化」とは,連結可能匿名化をいう.

A 遺伝子検査の目的

分子生物学的解析技術の進歩は,疾患の診断に必要な病因遺伝子を検出する遺伝子検査を可能とし,感染症や白血病を中心に日常検査として定着した.さらに,2003年ヒトゲノムシークエンスが解読され,その情報について,遺伝子構造と機能,細胞機能や疾患とのかかわり,生活習慣など環境

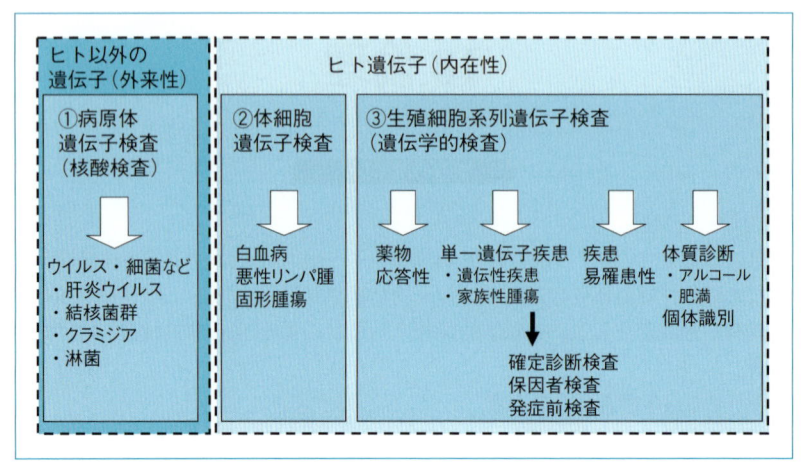

図32 遺伝子関連検査の分類

要因と遺伝要因が複雑にかかわる疾患の罹患性や薬物反応などの体質の個人差との関係に関する研究が進められている．近年その成果が報告され始め，遺伝子検査の検出対象となりうる遺伝子情報は急激に増加している．遺伝子検査は，日常診療の場のみならず，健康ビジネスやバイオ産業など，われわれの社会生活に確実に浸透し始めている．

いわゆる遺伝子検査は，その対象や目的はさまざまである．日本臨床検査標準協議会(Japanese Committee for Clinical Laboratory Standards；JCCLS)の遺伝子関連検査標準化専門委員会では，従来から用いられてきた「遺伝子検査」の用語を総称して「遺伝子関連検査」とし，次のように分類・定義した．遺伝子関連検査は，①感染症の原因となるウイルス・細菌などの外来遺伝子を調べる「病原体遺伝子検査(病原体核酸検査)」，②腫瘍細胞における体細胞系列の遺伝子の後天的変異や発現異常を調べる「体細胞遺伝子検査」，および③生来的に保有し生涯変化しない遺伝学的情報を明らかにする「遺伝学的検査」または「生殖細胞系列遺伝子検査」に大別される(図32)．遺伝子関連検査は，また，病因遺伝子の由来から，外来性の遺伝子を検査する病原体遺伝子検査(病原体核酸検査)(①)，およびヒトの内在性遺伝子を検査するヒト遺伝子検査(②③)に大別される．外来性の微生物遺伝子やがん細胞における変異したヒト遺伝子(塩基配列)は，核酸増幅技術を用いて増幅検出することにより，微量の病原体やがん細胞が高感度に検出可能となる．②体細胞遺伝子検査では，予後や治療反応性と関連する遺伝子型(ゲノタイプ)や遺伝子発現量/パターン(プロファイル)などを検出する．体細胞遺伝子検査は，確定診断に加え，治療効果予測，治療モニタリング，治療効果判定に利用される．③「遺伝学的検査」または「生殖細胞系列遺伝子検査」は，単一遺伝子疾患(遺伝病)の診断，移植にかかわるHLAの遺伝子型，ファーマコゲノミクス(pharmacogenomics；PGxゲノム薬理学)検査の一部，多因子疾患の易罹患性(疾患感受性)にかかわる一塩基多型(single nucleotide polymorphisms；SNP)，および親子鑑定や法医学的検査など個体識別がある．

B 遺伝倫理

1. 単一遺伝子疾患の遺伝学的検査

単一遺伝子疾患の遺伝学的検査の利用には，発症者の確定診断検査，発症前検査，(非発症)保因者検査，出生前検査がある．遺伝学的検査が他の臨床検査と異なる点は，以下の3点である．①生涯変化することのない情報を提供する(不変性)，②遺伝性疾患の将来の発症を高い確率で予測できる(予見性)，③患者本人のみならず，世代を超

表35 医療における遺伝学的検査・診断に関するガイドライン

	「医療における遺伝学的検査・診断に関するガイドライン」（日本医学会，2011年）	「遺伝学的検査に関するガイドライン」（遺伝医学関連10学会，2003年）
遺伝学的検査の取り扱い	・遺伝子の変化に基づく疾患・病態や遺伝型を例外的なものとせず，人の多様性として理解し，その多様性と独自性を尊重する． ・発症者の診断を目的とする遺伝学的検査，非発症保因者診断，発症前診断，出生前診断，未成年者などの遺伝学的検査，薬理遺伝学検査，多因子疾患の遺伝学的検査（易罹患性診断）に分けて記述．医療の流れの中で遺伝学的検査の位置づけを明確化．	・遺伝学的検査の特徴から新たな生命倫理規範の必要性を強調（検査は生涯変化しない個人の重要な遺伝情報を取り扱うこと，その情報は血縁者で一部共有されており，その影響が個人に留まらない．） 確定診断のための検査，保因者検査，発症前検査，易罹患性検査（体質診断を含む），薬理遺伝学検査，出生前検査，先天代謝異常症等に関する新生児スクリーニングなど．
インフォームド・コンセント	・事前の説明や検査実施の同意取得は，原則として主治医が行う． ・発症者の診断を目的とする検査実施において，未成年者や知的障害者など同意能力がない場合，被検者の最善の利益を十分に考慮し，本人に代わる者の代諾を得る．被検者の理解度に応じた説明を行い，本人の了解（インフォームド・アセント）を得ることが望ましい．	・事前に担当医師が被検者から当該遺伝学的検査に関するインフォームド・コンセントを得る．
遺伝カウンセリング	・遺伝学的検査・診断に際して，必要に応じて適切な時期に遺伝カウンセリングを実施する． ・非発症保因者診断，発症前診断，出生前診断を目的に行われる遺伝学的検査は，事前に適切な遺伝カウンセリングを行う． ・すべての医師は遺伝カウンセリングに関する基礎知識・技能を習得しておくことが望ましい．必要に応じて，専門家による遺伝カウンセリングを提供，または紹介する体制を整えておく．	遺伝学的検査は，十分な遺伝カウンセリングを行った後に実施する．遺伝カウンセリングは，十分な遺伝医学的知識・経験をもち，遺伝カウンセリングに習熟した臨床遺伝専門医などにより被検者の心理状態をつねに把握しながら行う．
検査結果の情報管理	・発症患者の診断を目的とする遺伝学的検査の結果は，原則として，他の臨床検査の結果と同様に，患者の診療に関係する医療者が共有する情報として診療録に記載する． ・診療の場における薬理遺伝学検査は，通常の診療情報と同様に扱うことができる．	個人に連結された遺伝学的情報は，原則として一般医療情報と区別して厳重に保管する．

えて，子孫を含めた家族や血縁者の遺伝情報も明らかになる場合がある（共有性）．以上の性質は，遺伝学的情報が研究や臨床において，特に，連鎖解析，本人確認や親子鑑定において強力な威力を発揮する．

ユネスコは「ヒト遺伝情報に関する国際宣言」を2003年に採択した．本宣言は，ヒト遺伝情報の特別な地位を鑑み，それらの取扱いに当たり，人の尊厳の尊重や人権および基本的自由の保護を確保することを目的として具体的な内容，手続などを法的拘束力のない宣言の形でまとめた．特別な地位の理由は，上記②，③に加えて，生物学的試料収集の時点では必ずしも知られていない重要な情報を含む可能性があること，個人または集団に対する文化的な重要性を有する可能性があることをあげている．このため，単一遺伝子疾患の検査では，検査前のインフォームド・コンセントや検査を受ける際のカウンセリング，検査後の結果解釈やカウンセリング，個人情報保護による検査結果の情報管理など検査前後の環境整備が必要となる．

日本医学会の「医療における遺伝学的検査・診断に関するガイドライン」（表35）では，非発症保因者診断，発症前診断，出生前診断について，その実施の際に医師等が留意すべき基本的事項と原

則を以下のごとくまとめた．非発症保因者診断は，原則的に，本人の同意が得られない状況での検査は特別な理由がない限り実施すべきではない．発症前診断においては，検査実施前に被検者が疾患の予防法や発症後の治療法に関する情報を十分に理解した後に実施する．結果の開示に際しては疾患の特性や自然歴を再度十分に説明し，被検者個人の健康維持のために適切な医学的情報を提供する．とくに，発症前の予防法や発症後の治療法が確立されていない疾患の発症前診断においては，検査前後の被検者の心理への配慮および支援は必須である．出生前診断には，医学的にも社会的および倫理的にも留意すべき多くの課題があることから，検査，診断を行う場合は日本産科婦人科学会等の見解を遵守し，適宜遺伝カウンセリングを行ったうえで実施する．

2. 遺伝学的検査の倫理の展開

生殖細胞系列の遺伝学的情報の倫理問題に関し，2つの主張が存在する．UNESCO（ユネスコ）による「ヒト遺伝情報に関する国際宣言」や，その流れをくむ多くの宣言やガイドラインでは，生殖細胞系列の遺伝学的情報は「特別な地位」をもつため，他の個人情報とは異なった取扱いが必要であるとしている．これに対し，国際医科学協議会（Council for International Organizations of Medical Science；CIOMS）が2005年に発行した"Pharmacogenetics—Towards improving treatment with medicines"では，このような「遺伝子例外主義」に異議を唱え，「薬理遺伝学的データを含むすべての遺伝学的データは，広い範囲をもつ医学データの一部として考えられるべきで，別個に分類されるべきではない」と主張している．遺伝学的情報を対象とした2つの考え方の違いは，ユネスコの宣言では単一遺伝子疾患の遺伝学的情報に，CIOMSの勧告ではゲノム薬理学に重点を置いている点である．

ゲノム薬理学は，個人に対する薬物反応性とゲノムあるいは遺伝子との関連を扱う．ゲノム薬理学には体細胞における遺伝子変異あるいは遺伝子発現と，生殖細胞系列の遺伝情報（遺伝学的情報）に大別される．生殖細胞系列のゲノム薬理学情報は，多くの遺伝学的情報と大きな違いがあり，表現型を避けることが可能である．また，多くのゲノム薬理学情報は，遺伝型と表現型の関係において，単一遺伝子疾患より多因子疾患に類似し，一対一に対応せず確率的な対応である．つまり，遺伝以外の要因が関与するため浸透率が低い．このため，表現型の予測力は弱い．

日本医学会では，国民によりよい医療を提供するためには，医師等が，医療の場において遺伝学的検査・診断を，遺伝情報の特性に十分留意し，配慮した上で，適切かつ効果的に実施することが必要であると考え，その実施の際に医師等が留意すべき基本的事項と原則を「医療における遺伝学的検査・診断に関するガイドライン」としてまとめた（2011年）．ここでは，遺伝学的検査・診断の特殊性に十分配慮した対応が求められるとの指摘の一方，遺伝子の変化に基づく疾患・病態や遺伝型を例外的なものとせず，人の多様性として理解し，その多様性と独自性を尊重する姿勢を重んじている．

生殖細胞系列のゲノム薬理学情報において，単一遺伝子疾患の情報を提供する場合がある．また，がん細胞などで後天的に起こった次世代に受け継がれることのない遺伝子変異・遺伝子発現の差異・染色体異常を明らかにする検査においても，生殖細胞系列の遺伝情報が関係する可能性がある．

C インフォームド・コンセント

1. 医療倫理とインフォームド・コンセント

生命倫理の基本的原則は，①オートノミー（自律性）：個人（人権）および自律的な個人の意志（自己決定権）の尊重，②被害（危害）防止：種々の医学的・社会的被害から個人（患者）を保護，③善行・仁恵：個人の福祉の優先と個人の健康に関する利

表36 医学研究，医療における倫理規範と概要

西暦	倫理規範	機関	概要
1947年	「ニュルンベルグ倫理綱領」	ニュルンベルグ(ドイツ)，国際軍事裁判	ヒトを対象とした研究や医療における倫理基準．医学的研究においては，その被験者(被検者)の自発的同意が本質的に絶対に必要であることを明示．
1948年	「ジュネーブ宣言」	ジュネーブ(スイス)，第2回世界医師会総会	医の倫理に関する規範としてヒポクラテスの誓いの精神の現代版．日常の医療やケアにおける医療従事者における倫理的規範(人道的目標)．
1964年	「ヘルシンキ宣言」	ヘルシンキ(フィンランド)，第18回世界医師会総会	ヒトを対象とする医学研究に関わる医師に対する倫理的原則の勧告．基本は，被験者(被検者)の福利に対する配慮が科学的および社会的利益よりも優先されること，被験者(被検者)が自分の意思に反して生命，健康，プライバシーおよび尊厳について不利益を被らないこと．
1975年	「ヘルシンキ宣言」修正版	東京，第29回世界医師会総会	インフォームド・コンセント(説明と同意)が不可欠であると宣言．
1981年	「リスボン宣言」	リスボン(ポルトガル)，第34回世界医師会総会	患者自身に治療の決定権があること，そのための情報を得る権利があることを明示．

益の増大，④ 正義：公正さと公平および社会における利益と負担の公平化，の4つからなる．

医学研究，医療における倫理規範と概要を表36に示す．「ニュルンベルグ倫理綱領」は，ヒトを対象とした研究や医療における倫理基準として，1947年のニュルンベルグ(ドイツ)での国際軍事裁判に基づき定められた．医学的研究においては，その被験者(被検者)の自発的同意が本質的に絶対に必要であることを明示した．1964年「ヘルシンキ宣言」ではヒトを対象とする医学研究に関わる医師に対する倫理的原則の勧告がなされ，1975年「ヘルシンキ宣言」修正版ではインフォームド・コンセント(説明と同意)が不可欠であると宣言された．1981年「リスボン宣言」では，患者自身に治療の決定権があること，そのための情報を得る権利があることが明示された．

従来から臨床検査が終了した後の残存した検体(以下，残存検体)の利用において，倫理規範に基づく活用が議論されている．残存検体は臨床検査に関する診療，教育や研究に活用され，検査精度の維持・向上や人材育成で重要な役割を果たして来た．しかしながら，医療や医学研究に関する倫理規範では，基本的原則は，患者を特定できる情報や患者由来の検体を含むとされ，残存検体は，倫理規範の展開を踏まえて活用する必要がある．1997年の医療法改正によりインフォームド・コンセントが医療従事者の義務とされた．研究分野のガイドラインとして，文部科学省は2001年に「ヒトゲノム・遺伝子解析研究に関する倫理指針」を公表し，ヒトゲノム・遺伝子解析研究実施のための試料提供には事前の説明と自由意思による同意が必要であるとした．2002年日本臨床検査医学会は，これら倫理規範の展開を踏まえて，臨床検査を終了した検体の業務，教育，研究のための使用についての見解を公表した．その後，疫学研究に関する倫理指針(2002年6月)，臨床研究に関する倫理指針が公表された(2003年7月)．2004年に厚生労働省が発表した「医療・介護関係事業者における個人情報の適切な取扱いのためのガイドライン」では，医療・介護領域における個人情報の利用目的の特定・制限の必要性が示された．2005年4月施行の「個人情報の保護に関する法律」により，個人情報を利用する際には本人の了承が必要であることが明示された．上記の新たな展開を踏まえ，2010年日本臨床検査医学会は，新しい見解を作成し公表した．その骨子は，管理体制の基本，業務への使用，研究への使用，廃棄と分与の4つを柱としている．

表37　遺伝学的検査の実施時に考慮される説明事項の例（日本医学会）

1) 疾患名：遺伝学的検査の目的となる疾患名・病態名
2) 疫学的事項：有病率，罹患率，性比，人種差など
3) 病態生理：既知もしくは推測される分子遺伝学的発症機序，不明であればその旨の説明
4) 疾患説明：症状，発症年齢，合併症，生命予後などの正確な自然歴
5) 治療法：治療法・予防法・早期診断治療法（サーベイランス法）の有無，効果，限界，副作用など
6) 遺伝学的事項：
   - 遺伝形式：確定もしくは推定される遺伝形式
   - 浸透率，新規突然変異率，性腺モザイク等により生じる確率
   - 再発（確）率：同胞ならびに子の再発（確）率（理論的確率と経験的確率）
   - 遺伝学的影響：血縁者が罹患する可能性，もしくは非発症保因者である可能性の有無
7) 遺伝学的検査：
   - 遺伝学的検査の目的（発症者における遺伝学検査の意義），検査の対象となる遺伝子の名称や性質など
   - 遺伝学的検査の方法：検体の採取法，遺伝子解析技術など
   - 遺伝学的検査により診断が確定する確率：検査精度や検査法による検出率の差など
   - 遺伝学的検査によりさらに詳しくわかること：遺伝型と表現型の関係
   - 遺伝学的検査結果の開示法：結果開示の方法やその対象者
   - 発症者の遺伝学検査の情報に基づいた，血縁者の非発症保因者診断，発症前診断，出生前診断の可能性，その概要と意義
8) 社会資源に関する情報：医療費補助制度，社会福祉制度，患者支援団体情報など
9) 遺伝カウンセリングの提供について
10) 遺伝情報の特性：
    - 遺伝学的情報が血縁者間で一部共有されていること
    - 発症者の確定診断の目的で行われる遺伝学的検査においても，得られた個人の遺伝学的情報が血縁者のために有用である可能性があるときは，積極的に血縁者への開示を考慮すべきであること
11) 被検者の権利：
    - 検査を受けること，受けないこと，あるいは検査の中断を申し出ることについては自由であり，結果の開示を拒否することも可能であること
    - 検査拒否，中断の申し出，結果の開示拒否を行っても，以後の医療に不利益を受けないこと
    - 検査前後に被検者が取りうる選択肢が提示され，選択肢ごとのメリット・デメリットが平易に説明されること

（注：ここに掲げた事項は，これらすべてを遺伝学的検査実施前に説明しなければならないということではなく，被検者の理解や疾患の特性に応じた説明を行う際の参考として例示したものである．）

2. 遺伝学的検査とインフォームド・コンセント

遺伝学的検査の実施に際しては，検査前の適切な時期にその意義や目的の説明を行うことに加えて，結果が得られた後の状況，および検査結果が血縁者に影響を与える可能性があることなどについても説明し，被検者がそれらを十分に理解したうえで検査を受けるか受けないかについて本人が自律的に意思決定できるように支援する必要がある（表37）．十分な説明と支援の後には，書面による同意を得ることが推奨される．これら遺伝学的検査の事前の説明と同意・了解（成人におけるインフォームド・コンセント，未成年者などにおけるインフォームド・アセント）の確認は，原則として主治医が行う．

日本医学会の「医療における遺伝学的検査・診断に関するガイドライン」（2011年）では，未成年者など同意能力がない者を対象とする遺伝学的検査について以下のごとく述べられている．

すでに発症している疾患の診断を目的として，未成年者や知的障害者など同意能力がない患者に対して検査を実施する場合は，本人に代わって検査の実施を承諾することのできる立場にある者の代諾を得る必要があるが，その際は，当該被検者の最善の利益を十分に考慮すべきである．また，被検者の理解度に応じた説明を行い，本人の了解（インフォームド・アセント）を得ることが望ましい．

未成年期に発症する疾患で発症前診断が健康管理上大きな有用性があることが予測される場合も同様である．一方，未成年者に対する非発症保因

者の診断や，成年期以降に発症する疾患の発症前診断については，原則として本人が成人し自律的に判断できるまで実施を延期すべきで，両親などの代諾で検査を実施すべきではない．

D 遺伝情報管理

1. 医療における個人遺伝情報の取り扱い

遺伝医学関連学会による「遺伝学的検査に関するガイドライン」(2003年)では，遺伝学的検査の試料の厳格な保管と遺伝学的情報の機密性保護を強調している．具体的には，個人の遺伝学的情報は，一般医療情報と区別した保管，他の検査機関・施設に委託する際の試料の匿名化を推奨している．

現在，単一遺伝子疾患の診断を目的とした遺伝学的検査では匿名化や親展報告書などにより，個人情報が保護されている．匿名化とは，ある人の個人識別情報が含まれている情報が外部に漏洩しないように，その人に関する情報から個人識別情報の全部または一部を取り除き，代わりにその人と関わりのない符号または番号を付すことをいう．匿名化には，連結可能匿名化と連結不可能匿名化がある．前者では，必要な場合に個人を識別できるように，その人と新たに付された符号または番号の対応表を残す方法による．後者は個人を識別できないように，対応表を残さない方法による．「診療における匿名化」とは，医療機関において，被検者氏名と匿名化符号または番号を記載した対応表を作成し，厳密に保管された連結可能匿名化をいう．

ゲノム薬理学(ファーマコゲノミクス)検査のなかで，薬理遺伝学検査では生殖細胞系列の遺伝情報を取扱う．多くのガイドラインにおいて，単一遺伝子疾患の遺伝情報とは異なるその特性，すなわち危険な副作用をもたらす薬物(投与量)または有効性の乏しい薬物の投与を回避できること，遺伝型に基づく表現型の予測力が必ずしも高くない

ことから，通常の診療情報と同様に扱うことができるとされている．ゲノム薬理学検査でも，稀に単一遺伝子疾患の情報を提供する場合がある．そのような場合は，医療機関などにおいて，各種安全管理措置(組織的，人的，物理的，技術的安全管理措置)を講じたうえで，個人情報の保護は「匿名化」にて運用する．

日本医学会の「医療における遺伝学的検査・診断に関するガイドライン」では，個人情報および個人遺伝情報の取扱いについて以下のごとく述べられている．

① 遺伝情報にアクセスする医療関係者は，遺伝情報の特性を十分理解し，個人の遺伝情報を適切に扱うことが求められる．

② すでに発症している患者の診断を目的として行われた遺伝学的検査の結果は，原則として，他の臨床検査の結果と同様に，患者の診療に関係する医療者が共有する情報として診療録に記載する必要がある．

③ 遺伝学的検査で得られた個人の遺伝情報は，すべての医療情報と同様に，守秘義務の対象であり，被検者の了解なく血縁者を含む第三者に開示すべきではない．

④ 被検者の診断結果が血縁者の健康管理に役立ち，その情報なしには有効な予防や治療に結びつけることができないと考えられる場合には，血縁者などに開示することも考慮される．その際，被検者本人の同意を得たのちに血縁者などに開示することが原則である．例外的に，被検者の同意が得られない状況下であっても血縁者の不利益を防止する観点から血縁者などへの結果開示を考慮する場合がありうる．この場合の血縁者などへの開示については，担当する医師の単独の判断ではなく，当該医療機関の倫理委員会に諮るなどの対応が必要である．

参考文献
1) 福嶋義光(監修)，玉井真理子(編)：遺伝医療と倫理・法・社会．メディカルドウ，2007
　　※遺伝医療の理解のために，遺伝医療の各領域の視点から具体的事例を用いて解説され，また社会的，倫理的・法的・社会的課題の観点でわかりやすく述べられ

ている
2) 宮地勇人：遺伝子関連検査のガイドライン．日本内科学会雑誌 100, 2011

※遺伝子関連検査のガイドラインの概要がわかりやすく述べられている

第7章 染色体検査法

1 染色体の分類と命名法

学習のポイント

❶ 染色体の構造：デオキシリボ核酸とヒストン蛋白（クロマチン）からなる．
❷ ヒト染色体
・22対の常染色体と2本の性染色体からなる．
・染色体の各部分は，セントロメア（動原体，着糸点），短腕（p），長腕（q）などと称される．
❸ 染色体の群分け：染色体の長さと形態からA～G群に分けられる．
❹ ヒト染色体バンドの表示
・染色体分染により各染色体は固有の縞模様（バンド）が表出される．
・各染色体は，領域とバンドに番号が付けられ表記される．

本項を理解するためのキーワード

❶ クロマチン
真核生物の核内にあるDNAと蛋白質の複合体．

❷ 細胞分裂
1つの細胞（母細胞）が2個の細胞（娘細胞）に分かれる現象．細胞が分裂している時期を分裂期とよび，前期，中期，後期，終期に分ける．

❸ セントロメア
染色体の一次狭窄部を示す（動原体）．

❹ 染色体分染法
染色体に種々の処理を施し，染色体を染め分ける染色法．

❺ バンドパターン
分染法により表出される普遍的な縞模様のパターンで，これにより，各染色体を区別して同定することができる．

❻ ISCN
ヒト染色体に関する国際命名規約．

A 染色体の形態による分類

　染色体は，デオキシリボ核酸（deoxyribonucleic acid；DNA）とヒストン蛋白（クロマチンを構成する蛋白質の一群）からなる高次構造をした複合体で，細胞分裂の一時期に塩基性色素に強く染まる特殊な構造物として観察される．クロマチンは間期核細胞では長く伸展，拡散して核膜に包まれて存在しているが，分裂期に入ると短く凝縮して染色体として光学顕微鏡下に観察できるようになる．

　ヒト体細胞の染色体は46本で，22対の常染色体（1～22番染色体）と2本の性染色体（X，Y）からなる．染色体の各部分は，図1に示すように，セントロメア（cen：動原体，着糸点），短腕（p），長腕（q），染色分体，姉妹染色分体などと表される．ヒト染色体はセントロメアの位置から中部着糸型（染色体番号：1，3，16，19，20），次中部着糸型（2，4～12，17，18，X），端部着糸型（13～15，21，22，Y）に分類される（図1）．また，長さと形態

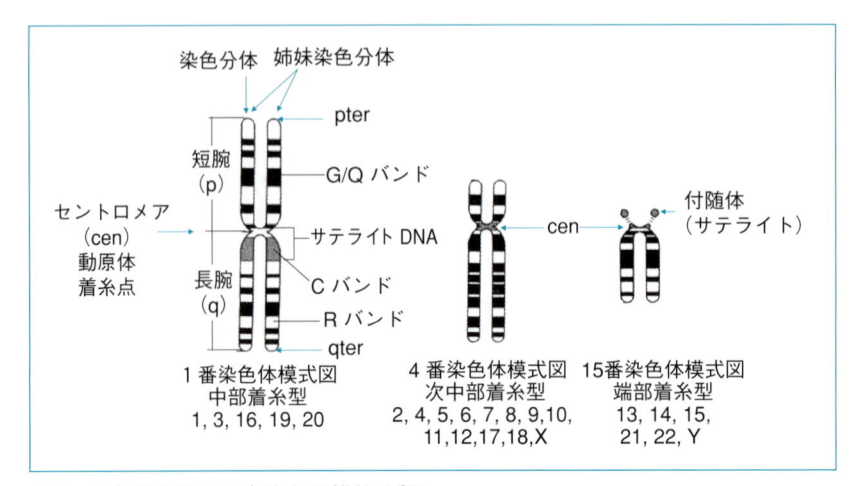

図1　染色体各部分の名称と形態的分類
1，4および15番染色体の模式図（ISCN2009より抜粋）を示す．染色体各部分は，セントロメア（動原体，着糸点），短腕（p），長腕（q），染色分体，姉妹染色分体などと表される．ヒト染色体はセントロメアの位置から中部着糸型（1, 3, 16, 19, 20番染色体），次中部着糸型（2, 4〜12, 17, 18, X），端部着糸型（13〜15, 21, 22, Y）に分類される．

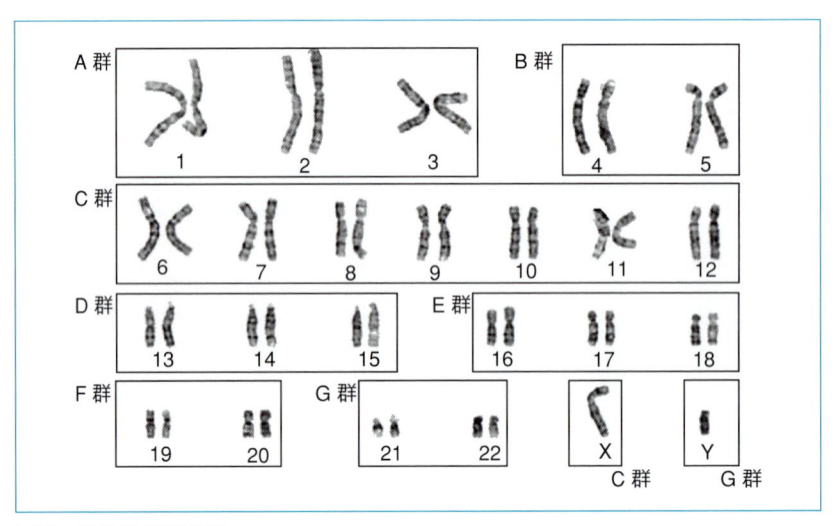

図2　染色体の群分け
正常男性核型（G分染法）を示す．各染色体は，長さと形態から，A群（1〜3），B群（4, 5），C群（6〜12, X），D群（13〜15），E群（16〜17），F群（19, 20），G群（21, 22, Y）のグループに分けられる．

から，A群（染色体番号：1〜3），B群（4, 5），C群（6〜12, X），D群（13〜15），E群（16〜18），F群（19, 20），G群（21, 22, Y）のグループに分けられる（図2）．D群およびY染色体以外のG群染色体の短腕の先端にはRNA遺伝子が存在する付随体がある．

B 染色体のバンドパターンによる分類

　染色体分染法が開発され，染色体の長軸方向に添った固有の縞模様（バンド）が表出できるようになり，そのバンドパターンから1番から22番，XおよびYのすべての染色体を同定することが可

能となった．1971年パリで行われた第4回ヒト細胞遺伝学標準化会議において分染法に基づいた標準核型とその命名法が提示された．G, Q, R分染法で表出されるバンドパターンは，濃淡の違いはあるが，ほとんど一致しており，ISCN（An International System for Human Cytogenetic Nomenclature；現在の最新はISCN2009*）には，すべての染色体の正常バンドパターンの標準模式図が示され，動原体から末端に向かって番号がふられている．染色体のそれぞれのバンドは，染色体の番号，短腕(p)と長腕(q)の別，領域およびバンド番号によって表記することができる（図3）．

C 核型の命名法

分析により得られた染色体の構成の結果は，核型として表される．核型の命名法はISCNに詳細に規定されている．これに従って核型を記載することにより国際的な核型表記の標準化が行われている．核型記載の詳細は，核型解析の項に記載する．

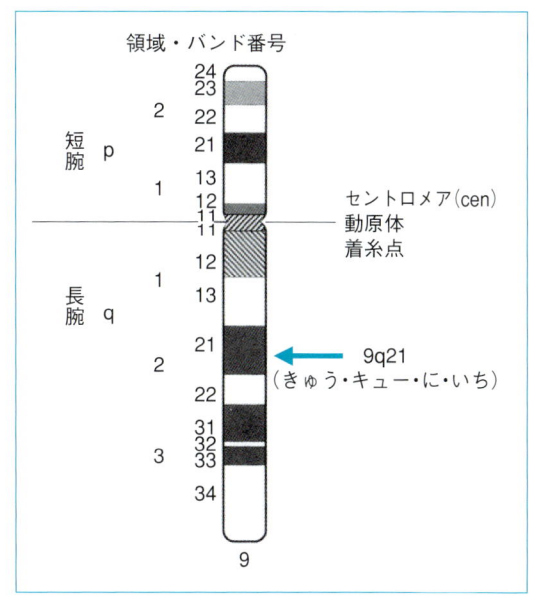

図3 ヒト染色体バンドの表示法
9番染色体400バンドレベルの模式図（ISCN2009より抜粋）を示す．分染法により表出される染色体バンドには，セントロメアから短腕および長腕のそれぞれの末端に向かって，バンド番号および領域番号がふられている．それぞれのバンドは，染色体の番号，短腕(p)と長腕(q)の別，領域およびバンド番号によって表記することができる．

---

*ISCN2009=Shafer LG, et al (eds)：ISCN2009：An International System for Human Cytogenetic Nomenclature (ISCN)；S. Karger Basel 2009

2 染色体検査

学習のポイント

❶ 染色体検査の目的
- 先天性異常（生殖細胞系列変異；生殖障害や出生前診断などの確定診断）の解析
- 後天性異常（体細胞変異；腫瘍細胞における病型分類，治療方針の決定，経過観察）の解析

❷ 染色体検査の流れ
- 適切な検体の採取（末梢血，皮膚組織，羊水，絨毛細胞，骨髄液，腫瘍細胞を含む組織など）
- 細胞培養
- 標本作製
- 染色体分染法
- 核型分析
- 報告（国際規約に基づいた核型記載）

❸ 染色体異常
- 数的異常：異数性異常，倍数性異常，片親ダイソミー
- 構造異常：転座，欠失，挿入，逆位など
- モザイクとキメラ：異なる染色体構成をもつ細胞の混在

本項を理解するためのキーワード

❶ 分裂中期
分裂期のうちで染色体が最も短く太くなる．中心小体から出る紡錘糸が染色体着糸点と結ばれ細胞の赤道面上に並ぶ．染色体検査の対象となる時期（メタフェーズ；metaphase）．

❷ 染色体分染法
染色体に種々の処理を施し，染色体を染め分ける染色法．

❸ 核型分析
染色体の構成について分析すること．

A 染色体検査の概要

染色体検査は，分裂中期に観察される染色体について染色体異常（数的異常・構造異常）を検出する検査であり，ゲノム全体が検査の対象となる．目的に応じて，先天異常および生殖障害，出生前診断，悪性腫瘍にかかわる染色体検査に大別される．それぞれの検査に応じて，検体の採取法，細胞培養法などの選択が異なる．染色体検査の適応を表1に示す．染色体異常の検出は，先天異常の解析においては確定診断につながり，腫瘍細胞の解析では臨床診断や病型分類，治療法の選択，予後判定などに欠かせない情報となる．また，染色体検査に際しては，依頼側と検査実施側の十分な理解のもと解析を進めることが重要である．

表1 染色体検査の適応

1. 先天性異常（構成的染色体異常）に関する解析（生殖細胞系列変異の解析）
    ① 先天異常児
    ② 生殖障害を有するか疑われるカップル
    ③ 染色体構造異常児の血縁者
    ④ 出生前の胎児
2. 後天性染色体異常の解析（体細胞変異の解析）
    ① 白血病や固形腫瘍などの腫瘍細胞
    ② 放射線などの環境変異原の曝露

B 染色体検査法

染色体検査の材料として，解析の目的に応じて適切な検体を採取し，染色体の観察が可能な分裂中期の細胞を得るために細胞培養を行う．先天異常の解析では，通常，培養により分裂細胞が得やすく，採取が容易である末梢血が用いられるが，モザイクなどが疑われ他の組織の染色体解析が必要な場合には，皮膚組織が用いられることもある．出生前診断では，胎児細胞の解析を実施するために羊水や絨毛細胞が採取される．腫瘍細胞の解析では，目的の腫瘍細胞を含む検体が採取されなければならず，白血病では骨髄液，固形腫瘍では生検や手術により摘出された組織が用いられる．採取された材料は，それぞれに適した培養法で培養され分裂期細胞が収穫される〔第8章 ①細胞培養法(→ p.181)を参照〕．染色(ギムザ単染色あるいは分染法)により染色体が光学顕微鏡下で観察できるようになる．個々の染色体を識別・同定するために，染色によって縞模様のバンドパターンを染め出したり，染色体の一部分を染めることを分染といい，G 分染法(G banding)，Q 分染法(Q banding)，R 分染法(R banding)などがある〔第8章 ③分染法(→ p.188)を参照〕．通常 G または Q 分染法を施し，各染色体に特徴ある普遍のバンドパターンを表出させて解析する．染色体の構成について分析することを核型分析といい，分析の結果は国際規約に基づいて核型として表す．核型分析の結果，必要があれば，分析細胞の追加や他の分染法(分染法によっては培養法から実施が必要な場合もある)や FISH 法〔fluorescence in situ hybridization, 第8章 ④(→ p.194)を参照〕による解析，さらに，両親の染色体検査などが追加され核型が確定される(図4)．

C 染色体異常の種類

染色体異常は，種に固有である染色体の数と形態の異常のことであり，また，それに伴う障害のことをいう．染色体異常は，異常の発生時期により，先天性の異常と後天性の異常に分けられる．先天性異常は生殖細胞系列の変異であり，配偶子あるいは受精卵の段階ですでに生じ，子孫へ伝わる可能性がある．一方，後天性の異常は，ある臓器や組織に分化した細胞のみに発生する体細胞の変異であり，子孫へは伝わらない．また，染色体異常はその異常の状態から，染色体の不足あるいは過剰による異常(数的異常)，形態の変化(染色体構造異常)に分類される．さらに，1個体が2種類以上の異なる染色体構成あるいは遺伝子構成をもつ細胞からなる異常(モザイク，キメラ)がある．

a. 数的異常

ヒトでは，1細胞あたりの染色体は $2n=46$ 本で，22対の常染色体と2本の性染色体(XY あるいは XX)で構成され，二倍体(ディプロイド)となっている．一倍体 $n=23$ 本〔ハプロイド(半数体)〕は，一組の完全な遺伝情報を含み，基本となる．体細胞では常にハプロイドの染色体が2セットになっている．精子，卵子は，ハプロイドの細胞である．

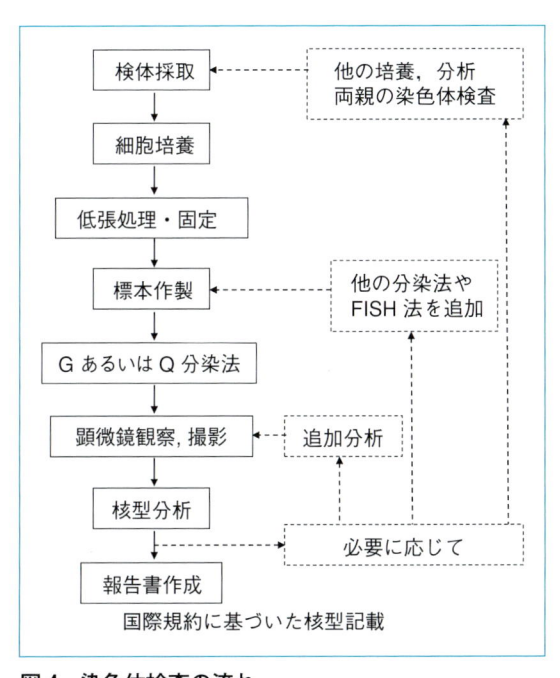

図4 染色体検査の流れ

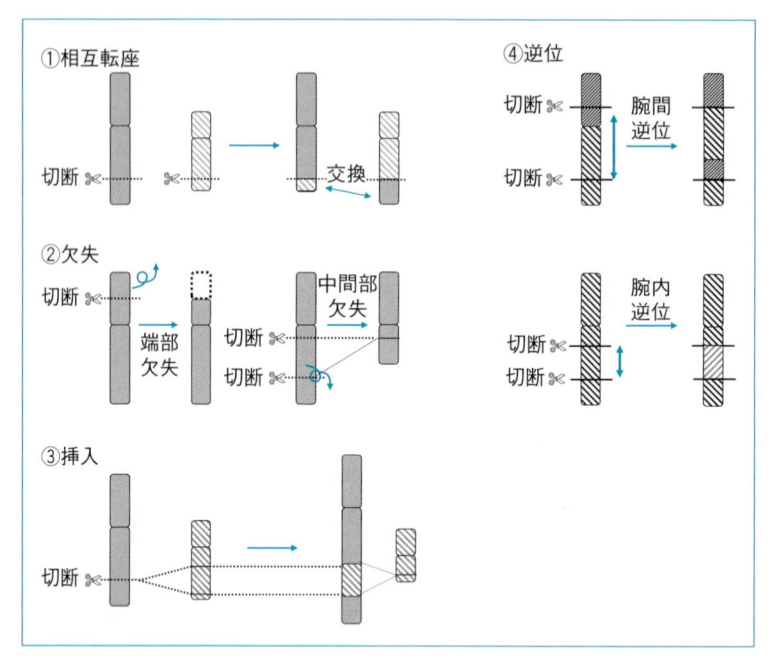

図5　代表的な染色体構造異常
①相互転座，②欠失，③挿入，④逆位．①，③および④は均衡型，②は不均衡型の構造異常である．

数的異常には以下に示す異常がある．

① 異数性異常

基本的な染色体数(n)の整数倍から1〜数本の染色体が増加または減少した状態を異数性という．相同染色体が1本減少しているものをモノソミー，1本増えて3本あるものをトリソミー，2本増えて4本あるものをテトラソミーという．

② 倍数性異常

正常体細胞は，染色体基本数(n)を2組もつものが二倍体(2n)であるが，基本数が3組以上の状態を倍数性という．ヒトの三倍体は3n＝69本，四倍体は4n＝92本の染色体をもつ．

③ 片親性ダイソミー

体細胞の2本の相同染色体は，通常1本が父由来，もう1本が母由来である．2本ともが一方の親由来である場合を片親性ダイソミー（uniparental disomy；UPD）という．2本とも父由来ならば父性ダイソミー，母由来ならば母性ダイソミーという．UPDは，通常の染色体検査では同定できず，両親のDNAも合わせてDNA多型マーカーの検索を行い確認する．遺伝子の一部には，どちらか一方の遺伝子しか機能しないものがあり，この現象を遺伝子刷り込み現象という．一方の由来が欠けている場合，見かけの数はそろっていても，機能する遺伝子に数的なアンバランスが生じている．

b．構造異常

染色体に切断と再結合が生じると，染色体が部分的に欠失したり，他の染色体との間で交換が起きて，本来の構成とは異なる染色体構造になる．染色体切断は，放射線や薬物など変異原により誘発される．

以下に代表的な構造異常を示し，模式図を**図5**に示す．

① 相互転座：異なる2本の染色体のそれぞれに切断が起こって，断片に交換が起こる．

② 欠失：1本の染色体の1か所に切断が起こり，断片が失われ端部が失われる．または，1本の染色体の2か所に切断が起こり，その中間部が失われる．

③ 挿入：1本の染色体に切断が起こり，他の染

色体の一部が入り込む．
④ 逆位：1本の染色体に2か所の切断が起こり，中間部が逆転する．切断が同じ腕内にある場合腕内逆位となり，異なる腕にある場合腕間逆位となる．

c. モザイク，キメラ
2種類以上の異なる染色体構成をもつ細胞が混在する異常のうち，細胞の由来が同一接合子である場合をモザイクといい，異なる接合子に由来する場合をキメラという．腫瘍細胞で検出するさまざまな染色体異常をもつ細胞の混在はモザイクであり，治療のための骨髄移植によりドナーの細胞が定着し細胞が混在する状態はキメラである．

3 核型分析

学習のポイント

① 染色体の観察法：光学，蛍光顕微鏡による観察．
② 顕微鏡観察像の画像処理法：写真撮影，CCDカメラによる取り込み．
③ 核型分析：染色体の構成について解析する．2細胞以上で詳細なバンド解析を行う．
④ 分染法の解析精度：遺伝子数とDNA量との比較．
⑤ 解析の留意点：染色体標本の質，微細な構造異常，低頻度の異常細胞，解析者の技術．
⑥ 核型記載とその意味：ISCNに従った記載方法．
⑦ ヒト正常核型：46,XY(正常男性核型)，46,XX(正常女性核型)

本項を理解するためのキーワード

❶ **分裂中期**
染色体検査の対象となる時期(メタフェーズ；metaphase)．分裂期のうちで染色体が最も短く太くなる．

❷ **バンドレベル**
分染法により表出させた染色体バンドの細かさを表す．ハプロイドあたり550バンド表出されている染色体を550バンドレベルという．

❸ **ハプロイド**
体細胞中には一組2本ずつ(2セット，46本)の染色体が存在している〔ディプロイド(倍数体)〕．1セット(23本)分をハプロイド(半数体)という．

A 顕微鏡観察

染色に使用した色素に応じて，光学顕微鏡をあるいは蛍光顕微鏡での観察がなされる．顕微鏡は，適切に光源の芯出し，コンデンサーおよび開口絞りの調節が行われて，良好な観察像が得られる状態であることが前提である．さらに，蛍光顕微鏡では用いる色素に適した励起フィルタおよび吸収フィルタが必要となる．まず，顕微鏡下に対物10倍レンズで染色標本の観察を行い(図6)，分裂中期(メタフェーズ)の染色体を確認する．標本上にはメタフェーズのほかに，分裂間期の細胞の核も観察される．解析には，それぞれの染色体の重なりが少なく，かつ，飛び散りのない，バンドが明瞭に染め出された解析に適したメタフェーズを選択する．続いて，対物100倍の油浸レンズで詳細な観察を行う(図7)．

通常の染色体分析では，G分染法を用いて，主にハプロイドあたり320から400バンドレベルのメタフェーズを解析の対象とする．通常，20〜30細胞について染色体数をカウントして，数的異常あるいはモザイクの有無を確認する．そのうち5細胞以上についてバンド分析を行って，構造異常

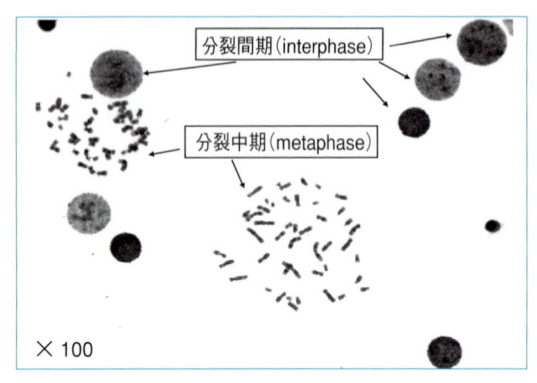

図6　染色体標本の顕微鏡観察像
対物レンズ10倍での観察像．標本上には，メタフェーズが分裂間期細胞の核とともに観察される．解析に適したメタフェーズを選択する．

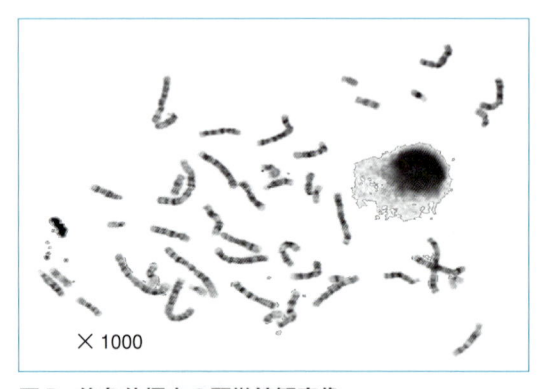

図7　染色体標本の顕微鏡観察像
対物レンズ100倍の観察像．G分染法．解析にはそれぞれの染色体の重なりが少なく，かつ，飛び散りのない，バンドが明瞭に染め出されたメタフェーズが適している．

がないか検討する．染色体数の異常を検出した場合は，増加あるいは欠失している染色体の特定を行う．さらに，そのうちの2細胞以上については写真画像を用いた核型分析を行う．

B 写真撮影

顕微鏡観察を行った細胞のうちの2細胞以上について，顕微鏡写真撮影，あるいは，染色体画像解析装置へ直接CCDカメラにより取り込みを行う．染色体画像の質は検査精度に影響を及ぼすため，良好な画質を得るための写真技術が要求される．写真撮影は，ギムザ染色標本では，よりよいコントラストを得るためにグリーンフィルタを使用する．蛍光撮影では，使用する色素により条件が異なるが，露光中に退色が進むことを考慮して撮影を行う．

顕微鏡写真を用いたバンド解析では，写真撮影後，フィルム現像，印画紙への引き延ばし，焼き付けが行われ，解析に供される．近年，高機能の専用染色体画像解析システムが開発，普及している．CCDカメラによる高精度の画像取り込みが可能となり，フィルム現像，印画紙への焼き付け，はさみによる切り離しの手順なしに，そのままコンピュータの画面上で作業が行え，大幅な省力化が可能となっている．CCDカメラによる染色体画像解析装置への染色体画像取り込みは，顕微鏡側および解析装置側の設定によりコントラストの調整が行える．

C 核型分析

通常の染色体分析では，主にハプロイドあたり320〜400バンド表出された染色体（320〜400バンドレベルという）のメタフェーズを解析の対象とする．画像取り込みあるいは写真撮影した染色体2細胞以上についてバンド解析を行う．印画紙に焼き付けた写真では個々の染色体をはさみで切り抜き，染色体画像解析装置では専用ソフトによりコンピュータ画面上の操作で，各染色体の同定を行い，相同染色体を並べ替えて，それぞれの対応するバンドを確認し，詳細なバンド分析を行う（図8）．構造異常が認められた場合の切断点の正確な同定や，微細な構造異常が疑われる場合は，よりバンドレベルの高いメタフェーズの解析が必要である．

腫瘍細胞の解析では，先天異常の解析に比較して，細胞の展開が難しくバンドレベルも低いため，良好なメタフェーズが得にくい場合が多い．少数の異常細胞を見落とさないように注意深く観察する．また，腫瘍細胞ではクローンが多数ある場合

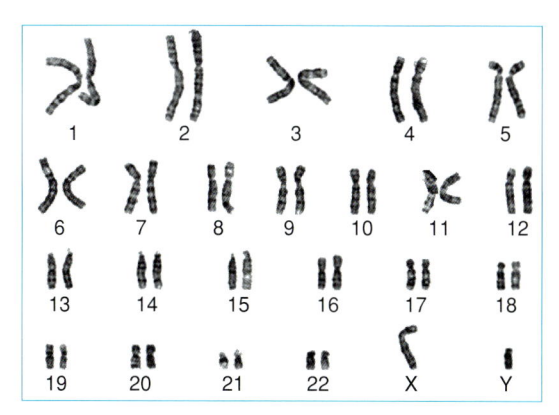

図8 G分染法 正常男性核型
各染色体の同定を行い相同染色体を並べ替えて，それぞれの相同染色体の対応するバンドを確認して詳細なバンド分析を行う．

表2 染色体と遺伝子数およびDNA量

	遺伝子の数(個)	DNAの量(Mb)
染色体23本あたり（ハプロイドゲノム）	22,000	3,000
染色体1本(平均)	950	130
1番染色体	1,830	250
21番染色体	400	55
染色体1バンドあたり（550バンド/ハプロイド）	40	6

ハプロイドゲノムあたりの遺伝子数を22,000とし，便宜上，遺伝子が染色体上に均一に存在すると仮定して計算した．

表3 分染法による染色体解析

【利点】
・ゲノム全体を観察することができる．
・各染色体の同定ができる．
・染色体構造異常の切断点を決定できる．

【欠点】
・分裂期細胞が得られないサンプルでの解析はできない．
・解析細胞数が少ないので，低頻度のモザイクは検出できない．
・類似したバンド同士の転座は検出できない．
・微細な欠失の検出はできない．
・熟練した経験が必要．

があり，クローンごとのバンド解析が必要となる．数的増加の場合は2細胞以上，減少では3細胞以上，構造異常では同一の異常が2細胞以上認められた場合にクローンと判断する．病型特異的異常は1細胞でも認められたら，異常クローンと判断する．

分析の結果，異常が認められた場合は，必要に応じて他の分染法やFISH法による追加の解析を実施し，確認，同定を行う．

D 分染法による染色体検査の解析精度と検出限界

G分染法で観察できるバンド数は，ハプロイドあたり300～550バンド程度である．ハプロイドあたり550バンドレベルで解析を行った場合の染色体と遺伝子数およびDNA量を表2に示す．G分染法による解析では，染色体に表出されたバンドのパターンを解析して異常を検出する．そのため，1バンド以上の変化がないと異常の検出が困難である．染色体上の遺伝子密度は均一ではないが，便宜上，総数22,000の遺伝子が染色体上に等間隔に存在すると仮定すると，550バンドレベルでの染色体検査では，平均的な1バンドの異常は遺伝子数では約40個，DNAは$6×10^6$ bp(base pair；塩基対)もの変化を含んでいることになる．PCR法やDNAシークエンスに比べて非常に大きな範囲の異常を解析する検査である．分染法による染色体解析の特徴をまとめて表3に示す．

分染法による染色体検査では，以下の点に留意する

① 解析可能な染色体像が得られない場合には検査を行うことはできない．
② 微細な欠失，重複，挿入や，バンドのパターンが類似した部分の相互転座などの構造異常の検出は難しく，必要に応じて他の分染法やFISH法を併用する．
③ 解析細胞数が20～30細胞と少ないため，頻度の低い異常細胞は検出できない．
④ 腫瘍細胞の解析では，分裂期細胞が得られたとしても，腫瘍細胞由来の染色体が得られずに，混在する正常細胞の分裂像を分析して核型が正常となることもある．
⑤ 形態的解析であるため，解析者の経験や知識によって異常を見落とす可能性もあり，複数の解析者による検査体制が望ましい．

E 核型の記載法

染色体分析の結果決定された核型は，ISCN (2009)に基づき，以下のような原則に従って記載する．核型記載に用いられる記号の一部をISCN (2009)より抜粋して表4に示す．

a. 核型記載の一般的原則
① 最初に染色体総数を記載する．
② コンマで区切り，性染色体の構成を記載する．正常男性核型は46,XY，正常女性核型は46,XXとなる．
③ 染色体異常は，最初に性染色体異常を記載し，次に常染色体の異常をその種類にかかわらず，染色体番号の若い順に記載する．それぞれの異常はコンマで区切る．
④ 数的異常は増加あるいは減少した染色体の前に＋あるいは－をつける．
⑤ 構造異常はそれぞれに決められた記号（相互転座；translocation, tなど）を用いて表す．
⑥ 切断点は，切断が起きたバンドや領域で示す．
⑦ 観察した細胞数は［　］内に示す．
⑧ 複数のクローンが存在する場合は，/で区切って，正常細胞は最後に記載する．造血幹細胞移植後などで，由来の異なる細胞が混在する場合は//を用いて区別する．レシピエント//ドナー由来となる．

このルールに従って記載した例を図9に示す．

b. 核型記載の例
正常および各種疾患での核型を示す．

表4 核型記載に用いられる主な記号とその意味

記号	意味
add	additional material of unknown origin；由来不明の過剰染色体
arr	microarray，アレイによる解析結果を示す
brakets, square([ ])	観察細胞数を囲む
cen	centromere；セントロメア
comma(,)	染色体数，性染色体，染色体異常を区切る
cp	composite karyotype；混成核型
del	deletion；欠失
der	derivative chromosome；派生染色体
dic	dicentric；二動原体
dup	duplication；重複
i	isochromosome；同腕染色体
ins	insertion；挿入
inv	inversion；逆位
ish	*in situ* hybridization，FISHによる解析結果を示す
mar	marker chromosome；マーカー染色体
minus sign(−)	loss；減少
p	short arm of chromosome；短腕
parentheses( )	染色体と切断点の構成的変化を囲む
plus sign(＋)	gain；増加
q	long arm of chromosome；長腕
question mark(?)	染色体や染色体構造異常の疑いのある同定
r	ring chromosome；環状染色体
rob	Robertsonian translocation；ロバートソン転座
semicolon(;)	複数の染色体が係わった構造的再構成の染色体や切断点を区別
slant line(/), single	クローンの区別
slant line(//), double	キメラクローンの区別
t	translocation；相互転座
tel	telomere；染色体端部
ter	terminal；染色体末端

ISCN(2009)より抜粋して解説

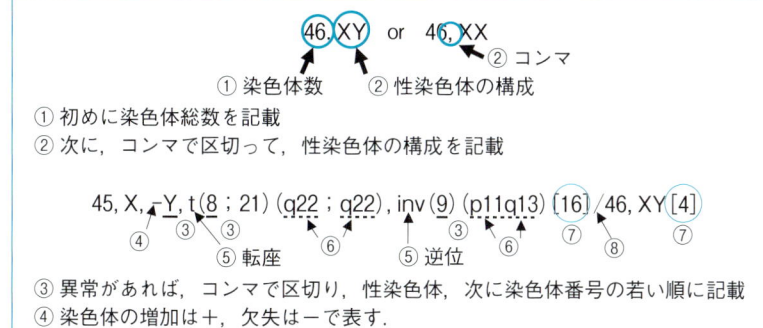

③ 核型分析　179

```
           46, XY  or  46, XX
            ↑  ↑          ↖② コンマ
            ① ②
          ①染色体数 ②性染色体の構成

① 初めに染色体総数を記載
② 次に，コンマで区切って，性染色体の構成を記載

       45, X, -Y, t(8 ; 21)(q22 ; q22), inv(9)(p11q13) [16] /46, XY [4]
        ④  ③  ③   ⑤   ⑥    ⑥    ⑤    ⑥       ⑦  ⑧  ⑦
               ⑤転座              ⑤逆位

③ 異常があれば，コンマで区切り，性染色体，次に染色体番号の若い順に記載
④ 染色体の増加は＋，欠失は－で表す．
⑤ 構造異常は，それぞれ決められた記号で表す（相互転座；t など）．
⑥ 切断点は，バンド番号で表す．
⑦ 観察された細胞数は [ ] 内に示す．
⑧ 複数のクローンが存在する場合は，/ で区切って，正常細胞は最後に記載する．
```

図9　核型記載の主なルールと記載例

① 46, XY（正常男性核型，図8）

染色体数 46 本，性染色体構成 XY．異常は認められていない．

② 47, XXY〔クラインフェルター（Klinefelter）症候群の核型，図10〕

染色体数 47 本，性染色体の構成は XXY で，X染色体が 1 本増加している．先天異常の核型記載では，性染色体の増加あるいは欠失には＋あるいは－を用いず，そのまま構成を記載する．

③ 47, XY, +21〔ダウン（Down）症候群の男性核型（図11）〕

染色体数 47 本，性染色体構成 XY，通常 2 本である 21 番染色体が 1 本増加して 3 本ある（21 トリソミー）．

④ 45, X, -Y, t(8;21)(q22;q22), inv(9)(p11q13)〔急性骨髄性白血病（M2）で認められた核型（図12）〕

腫瘍細胞の核型記載では，性染色体の数的異常にも＋あるいは－を用いる．複数の異常があるので，初めに性染色体 Y の異常，次に常染色体の番号が小さい 8 番の関連する異常，次に 9 番染色体について記載される（inv(9) は正常多型である）．

⑤ 47, XX, +8[5]//46, XY[15]（造血幹細胞移植後，再発による異常細胞が認められた症例の核型）

造血幹細胞移植後の解析で，レシピエント由来

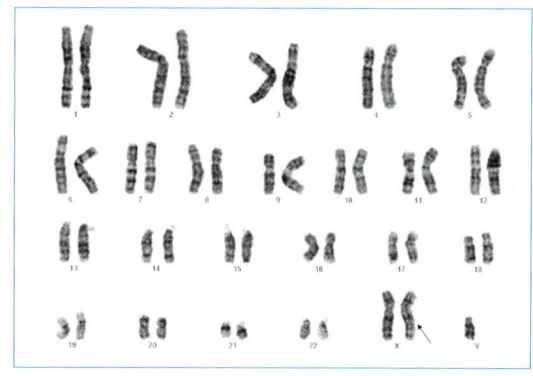

図10　47,XXY：クラインフェルター症候群の核型
染色体数 47 本，性染色体構成 XXY で，X 染色体が 1 本増加している．

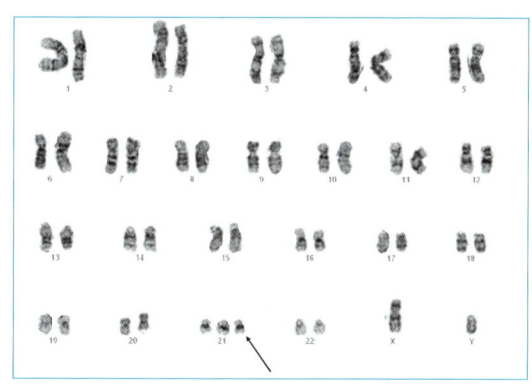

図11　47,XY,＋21：ダウン症候群の男性核型
染色体数 47 本，性染色体構成 XY，通常 2 本である 21 番染色体が 1 本増加して 3 本ある（21 トリソミー）．

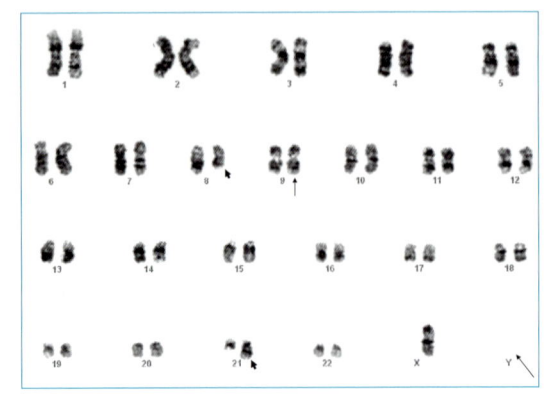

図 12 45, X,-Y, t (8；21)(q22；q22), inv (9)
(p11q13)：AML(M2)症例の核型

染色体数 45 本，性染色体構成は X 染色体 1 本で，Y 染色体は欠失している．8 番と 22 番染色体の相互転座が認められ，その切断点はそれぞれ長腕のバンド番号 22 および 22 である．さらに 9 番染色体の短腕 11 と長腕 13 で切断された部分が逆さになった逆位が認められている．

の 8 トリソミーを認める染色体数 47 本，性染色体構成 XX の細胞 5 個と，染色体数 46 本，性染色体構成 XY のドナー由来細胞 15 個を認める．「//(slant line, double)」の前にレシピエント，後ろにドナーの核型が記載される．

参考文献

1) 古庄敏行(監)，吉田廸弘，阿部達生，福嶋義光，他(編)：臨床染色体診断法．金原出版，1996
   ※詳細な専門書．国際規約(ISCN1995)の全訳がついている

2) 臨床検査法提要，金原出版
   ※染色体検査の目的別に検査法が整理されている．遺伝学的検査の取扱について詳しく書かれている

3) 梶井正：染色体異常をみつけたら　http://www16.ocn.ne.jp/~chr.abn/download.htm#05
   ※染色体検査の基礎から結果の解釈までわかりやすく解説されている．Q & A 形式による解説がある

第8章 染色体検査技術

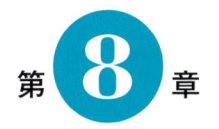

1 細胞培養法

学習のポイント

❶ 染色体検査の目的にあった材料の選択．
  ・先天性異常・生殖障害：末梢血リンパ球細胞，皮膚線維芽細胞など．
  ・出生前診断：羊水細胞，絨毛細胞など．
  ・腫瘍：骨髄細胞，末梢血，リンパ節，固形腫瘍細胞など．
❷ 培養法とその注意点．
  ・培養液の選択：培養する細胞により選択．
  ・分裂促進剤の使用の有無：目的により異なる．末梢血リンパ球培養ではPHAを用いるが，腫瘍の解析には通常用いない．
  ・培養時間：培養する細胞により異なる．末梢血リンパ球細胞；72時間など．
❸ 培養に用いる機器：CO_2インキュベータ，クリーンベンチなど．

本項を理解するためのキーワード

❶ **分裂中期細胞**
分裂期のうちで中期にある細胞．染色体検査の対象となる細胞．

❷ **無菌操作**
培養などを行う際に，細菌などの汚染が起こらないように，バーナーなどを用いながら留意して行う操作．

❸ **コルセミド**
紡錘糸形成阻害剤．培養細胞にコルセミドを加えることにより，紡錘糸による染色体の引き別れが起こらない．

表1 染色体検査の目的と用いられる細胞，材料

目的	用いられる細胞，材料
先天異常	末梢血リンパ球，皮膚線維芽細胞
生殖障害	末梢血リンパ球
出生前診断	羊水細胞，絨毛細胞
造血器腫瘍	骨髄細胞，末梢血中腫瘍細胞，リンパ節
固形腫瘍	固形腫瘍細胞（生検組織，手術材料）

表2 細胞培養を行うために必要な設備・機器

・クリーンベンチ
・CO_2インキュベータ
・乾熱滅菌器
・オートクレーブ
・遠心分離器
・倒立型位相差顕微鏡
・恒温水槽
・アスピレーター

染色体の観察は細胞分裂中期細胞を用いるため，細胞培養が不可欠となる．染色体検査を行うために，検査目的に合った適切な検体（表1）を用いた細胞培養の知識と技術が必要である．良質な染色体標本を作製するための細胞培養法は，用いる細胞によって異なる．生体内で細胞分裂が旺盛な腫瘍細胞，胎盤絨毛などでは培養せずに直接標本を作製して染色体を解析する場合もある．

A 細胞培養の基本操作

1. 必要な機器, 器材

　細胞培養を行うために必要な一般的な周辺設備を表2に示す．クリーンベンチは無菌操作を行うために高い清浄度を保てる作業台の装置(ベンチ)である．フィルタを通った清浄な空気がベンチ内に送風され陽圧となって，ベンチ外の埃などが混入しない仕組みになっている．CO_2インキュベータは一般的に細胞を培養する際に用いられる．CO_2ガスボンベは専用架台で固定することが必要である．ガラス器具の滅菌には乾熱滅菌器が，液体試薬などの滅菌にはオートクレーブが用いられる．その他に器具として，滅菌培養容器(シャーレ，培養フラスコなど)，滅菌メスピペット(吐き出し目盛り 10 mL)，ピペット吸引機，マイクロピペット，滅菌ピペットチップが必要である．ガラス製器具類の滅菌は，洗浄後，160～180℃で約1時間の乾熱滅菌を行う．培養容器は，最近では市販のプラスチック製(滅菌済み)の使い捨ての培養フラスコやシャーレが用いられている．

2. 培養液の作製

　細胞培養に用いる培地には，粉末状培地と調製済み液体培地がある．粉末培地は蒸留水で溶解したあとに滅菌過程を必要とする．滅菌法には，オートクレーブによる高圧蒸気滅菌法と，フィルターを通す濾過滅菌法がある．グルタミン酸など熱変性する物質が含まれている粉末培地は濾過滅菌法を用いる．フィルタのポアサイズは 0.22 μm のものを用いる．液体培地はウシ胎仔血清と，細菌の繁殖を防ぐための抗菌薬を添加するだけですぐに使用できる．基本的な培地，試薬を表3に示す．染色体検査では，RPMI1640培地が最も一般的に用いられている．培地には一般的に非働化(56℃，30 分)済みウシ胎仔血清や仔ウシ血清を添加して用いる．ウシ胎仔血清は製造ロットによって品質が異なるため，事前に品質検査をして，上質なロットを選び購入することが望ましい．

3. 培養操作上の注意

① 培養を開始する前に，腕時計やブレスレットなどの装飾品を取り外し，手袋をして70%アルコールを噴霧する．
② 使用前に，クリーンベンチ内から空気が排出しているか確認して，培養操作はすべてクリーンベンチ内で行い，細菌やカビなどによる汚染を防止する．
③ クリーンベンチ内に，器具や試薬瓶などを入れるときは，70%アルコールを噴霧する．

B 末梢血リンパ球培養

　ヒト染色体検査では，先天性異常の解析を目的とする場合に，静脈血から得た末梢血リンパ球が用いられる．末梢血リンパ球培養法は，ヒトの染色体検査に最も一般的に用いられている．

　採血時の抗凝固剤はヘパリンを用いる．細胞を分裂増殖させるためにはカルシウムをはじめとするミネラル成分が不可欠であるため，キレート効果による抗凝固作用を有するEDTA(ethylenediamine tetra acetic acid；エチレンジアミン四酢酸)は抗凝固剤として用いない．

　培養液は，RPMI1640 が広く用いられている．10～20%の非働化したウシ胎仔血清および抗菌薬(ペニシリン/ストレプトマイシンなど)を添加す

表3　細胞培養に用いる試薬

1. おもな市販培地
   - RPMI1640
   - DMEM (Dulbecco's Modified Eagle's medium)
   - Ham's F10, F12, TC-199
   - NCTC-109
   - L-15
   - Chang, AmnioMAX-C 100
2. その他の試薬
   - ウシ胎児血清，ウシ血清
   - ペニシリンなどの抗菌薬，抗真菌薬
   - フィトヘマグルチニン(PHA)など細胞分裂促進剤
   - コルセミド(分裂中期細胞収穫のための分裂阻害剤)

る．先天性異常の解析を目的とする検査では，正常リンパ球を増殖させるためにマイトジェン（細胞分裂促進因子：細胞に有糸分裂を起こさせる活性をもつ物質または有糸分裂促進物質）を添加する．最も一般的に用いられているフィトヘマグルチニン（PHA）は，凝集素の一種でTリンパ球を幼若化して細胞周期をスタートさせる作用がある．

培養は，培養液9mLに対して，末梢血1mLを加えて，37℃，5% CO_2の条件下，2～3日行う．通常，培養3日目に，分裂中期細胞を集めるために，分裂阻害剤であるコルセミドを0.02～0.1μg/mLとなるように添加し，20分～1時間後に細胞を収穫する．コルセミドは，コルヒチンの誘導体で，紡錘糸の形成を阻害する．

造血器腫瘍の診断を目的に採取される末梢血は，解析対象が末梢血中の腫瘍細胞であり，後述の骨髄細胞の培養に準じて取り扱う．

培養手順
① 静脈血2～5mLをヘパリン採血する．
② RPMI1640（10～20%ウシ胎仔血清，抗菌薬を含む）9mLにフィトヘマグルチニン（PHA-M）0.2mLを添加する．
③ 上記②へ，全血0.5～1mLを加える．
④ 37℃，5% CO_2インキュベータで培養を開始する．
⑤ 約72時間培養を行う．
⑥ 培養終了の20分～2時間前に，コルセミド（終濃度0.02～0.1μg/mL）を添加する．

C 皮膚線維芽細胞の培養

皮膚線維芽細胞培養は，先天性異常の解析を目的とした染色体検査に用いられる．特に，末梢血培養で染色体異常のモザイクが疑われた場合や，末梢血の採取ができない死産あるいは流産胎児において実施される．培養開始後1週間ほどして紡錘状の線維芽細胞が現れ，増殖が盛んな細胞の割合が多くなった時期を見計らって，末梢血リンパ球培養と同様にコルセミドを添加し，染色体標本を作製する．必要に応じて線維芽細胞が培養容器いっぱいに増殖したら，線維芽細胞を回収し，新しいシャーレに分けて継代培養を行う．

培養手順
① 採取部位（肘の裏側など）をアルコールなどで消毒し，滅菌したメスを用いて1～3mm角の小片を切り取る．
② 採取した皮膚片は，シャーレ中のDMEM培地（10～20%ウシ胎仔血清，抗菌薬を含む）に入れ乾燥を防ぐ．
③ 皮膚組織を，滅菌メスを用いて0.5～1mm角程度に細切し，できるだけ水分を取り除き，切り口面を下にして別のシャーレまたは培養フラスコに付着させる．
④ 組織片が覆われる程度にDMEM培地（10～20%ウシ胎仔血清，抗菌薬を含む）を静かに加える．
⑤ 37℃，5% CO_2インキュベータで培養を開始する．
⑥ 数日後，位相差顕微鏡により紡錘状の線維芽細胞の増殖を確認する．
⑦ 3～4日ごとに培養液を交換する．
⑧ 染色体解析に十分な細胞が増殖したら，コルセミド（終濃度0.01～0.04μg/mL）を添加する．
⑨ 1～3時間後に細胞を回収する．

線維芽細胞は，培養容器に接着して増殖するので，細胞の回収は以下の手順で行う．
① 培養上清を試験管に回収
② シャーレに0.25%トリプシン溶液を1～2mL加え，5～10分放置し，細胞をシャーレから剝離する．
③ ①の培養上清をシャーレに戻しトリプシンの反応を止め，静かに培養液を混和し，細胞を浮遊させ，回収する．

D 骨髄細胞の培養

造血器腫瘍の染色体検査では，解析対象である腫瘍細胞をより多く含む骨髄細胞が採取される．

抗凝固剤には，末梢血と同様に，ヘパリンを用いる．骨髄細胞は盛んに分裂をしているため，採取した骨髄液から，培養せずに直接に標本を作製することもできるが，十分な分裂期細胞を得るために短時間の培養を行う．正常細胞の増殖を防ぎ，腫瘍細胞の増殖能により分裂細胞を得るため，一般的にはマイトジェンは添加しない．

骨髄穿刺は苦痛を伴う検査であり，短期間に繰り返し検体を採取することは困難である．また，治療により異常細胞が得られなくなることから，検体を2～3等分して直接法や培養法を行って確実に分裂期細胞を得ることが望ましい．

培養時間は，腫瘍細胞の細胞周期に依存するため，2～48時間以上で検討が必要である．コルセミドの濃度と処理時間は，分裂期細胞の収穫数と得られる染色体の長さに密接に関係する．すなわち，低濃度・長時間処理は多くの分裂細胞を得ることができるが，処理の早い時期に分裂中期で停止した細胞の染色体は過度に短縮する．一方，短時間のコルセミド処理では比較的長めの染色体像を得ることができるが，分裂期細胞の数は少なくなる．細胞の収穫数と染色体の短縮のバランスをみて，コルセミドの濃度と時間を検討する必要がある．

造血器腫瘍の解析を目的に採取される末梢血，リンパ節も本法と同様に扱う．生検や手術により摘出されたリンパ節は，培養液中で滅菌メスを用いて細切することで，容易に細胞浮遊液となる．

培養手順

① 抗凝固剤としてヘパリンを使用し骨髄液を採取する．
② 骨髄液の細胞数をカウントする．
③ 培養液RPMI1640（10～20％ウシ胎仔血清，抗菌薬を含む）に細胞数$1×10^6$個/mLとなるように骨髄液を加える．
④ 37℃，5% CO_2インキュベータで培養を開始する．
⑤ 培養時は腫瘍細胞の分裂能に依存するため，2～3時間，24時間，48時間などの複数の条件を検討する．
⑥ それぞれの培養時間で，培養終了1時間から一晩前にコルセミド（終濃度0.02～0.04 μg/mL）を添加する．

E 固形腫瘍の細胞培養

固形腫瘍の染色体解析では，骨軟部組織，乳腺，脳組織などの生検や外科的手術により摘出される検体が対象となる．メスやハサミで組織片が十分に小さくなり，細胞浮遊液ができる場合は，そのまま培養を行う．組織片が硬くメスやハサミで小さくならない場合は，細切した組織片にコラゲナーゼⅡ液（0.8 mg/mL）を加え，細胞をばらばらにして培養する．臓器によって培養法が異なる場合もある．

収穫までの培養時間は，腫瘍細胞により異なるが，末梢血や骨髄血の培養に比べて長めの培養で分裂像が得られることが多い．定期的に位相差顕微鏡で観察して判断する．コルセミド濃度と処理時間も検討を要する．できるだけ複数の条件で培養を行う．

培養手順

① 培養液は，DMEM，RPMI1640，Eagle's MEM，Ham'sF12など（10～20％ウシ胎仔血清，抗菌薬を含む）を使用する．
② 生検あるいは手術で摘出された腫瘍組織は，シャーレ中の培養液に入れ乾燥を防ぐ．
③ 抗菌薬を通常培養に用いる濃度の10倍程度に加えた培養液で組織片を洗浄する．
④ 別のシャーレに移し，滅菌したメスやハサミを用いてできるだけ細かく刻む．
⑤ 0.8%コラゲナーゼ液を細切片に加えて軽く攪拌し，37℃，5% CO_2インキュベータで0.5～2時間処理する．
⑥ コラゲナーゼ処理後，等量のハンクス液を加えて攪拌し，1,000～1,500 rpmで10分間遠心分離し，細胞を集める．
⑦ 上清を除き，ハンクス液を加えてピペッティング（ゆっくり数回吸引，排出を行う）し，遠心分離する．
⑧ 上清を捨て，血清入りの培養液を加えてピ

ペットで撹拌する．
⑨ 細胞浮遊液を培養フラスコあるいはシャーレに入れ，培養液を加える．
⑩ 37℃，5% CO_2インキュベータで培養を開始する．
⑪ 位相差顕微鏡により細胞の増殖を確認し，3〜4日ごとに培養液を交換する．
⑫ 染色体解析に十分な細胞が増殖したら，コルセミド（終濃度0.01〜0.04 μg/mL）を添加する．
⑬ 1〜3時間後に細胞を回収する．

接着して増殖する細胞の回収は，皮膚線維芽細胞の回収に準ずる．

F 羊水細胞の培養

出生前診断は，異常児を出生する可能性が高い妊娠について適用される．対象となるのは，夫婦のどちらかが相互転座などの染色体異常保因者である場合，過去にダウン症候群など染色体異常児の出産を経験している場合，母親が高齢の場合の妊娠である．

羊水中に浮遊している細胞は，胎児の皮膚や羊膜など，胎児由来細胞である．妊娠初期に羊水穿刺を行い，細胞を培養して胎児の染色体異常の有無を出生前に診断することができる．出生前診断のなかでも最も頻繁に行われている方法である．胎児遺伝性疾患の診断を目的とした羊水穿刺は，羊水量，羊水細胞数，胎児への安全性，羊水細胞培養期間，異常が検出されたときの処置を考慮して，妊娠15〜18週ごろに行われる．培養液は，ホルモンや細胞成長因子を含むChang，AmnioMAX-C 100を使用する．

培養手順
① 羊水は，妊娠15〜18週の妊婦から採取する．
② 培養液はChang，AmnioMAX-C 100を用いる．
③ 羊水を遠心し，沈渣を適量の培養液に再浮遊させる．
④ 上記の細胞浮遊液をディッシュに移して37℃，5% CO_2インキュベータで培養を開始し，数日間は静置する．
⑤ 培養開始後1週間前後に培養液の交換を行う．
⑥ 位相差顕微鏡により細胞が増殖しているのを確認し，コルセミド（終濃度0.05 μg/mL）を添加し，1〜3時間培養を継続した後細胞を回収する．

接着して増殖する細胞の回収は，皮膚線維芽細胞の回収法に準ずる．

G 絨毛組織の培養

羊水細胞の培養と同様に，出生前診断を目的に実施される．

胎盤絨毛は栄養外胚葉から発生する胎児組織で，羊水細胞と同様に，胎児の出生前診断に用いることができる．妊娠9〜11週に採取できるので，羊水細胞に比べて早期の診断が可能である．絨毛細胞を用いた染色体標本作製法には，直接法と培養法がある．それぞれ観察される染色体は，ラングハンス細胞と間質の線維芽細胞に由来するものと考えられ，検査対象細胞が異なることを念頭に置く必要がある．

培養手順
① 絨毛組織は，妊娠9〜11週に採取する．
② 培養液は，Chang，AmnioMAX-C 100を用いる．
③ 胎盤絨毛片は，生理食塩水または培養液に浸し，実体顕微鏡下で付着している血液や脱落膜を取り除く．
④ メスやハサミで細切し，ディッシュ底面に付着させ，半乾きの状態になったら培養液を加えるか，または，0.25%トリプシン溶液中（37℃）で20〜30分間処理し，培養液で希釈して1,000 rpm，5分間遠心分離後，培養液中に浮遊させて培養を開始する．

H リンパ球細胞株の樹立

　PHA 添加による末梢血リンパ球培養では，T リンパ球が幼若化して分裂，増殖するようになる．しかし，その分裂は 1 週間ほどで停止し長期に細胞を維持することはできない．

　分子生物学の発展に伴って，多くの先天性疾患と原因遺伝子，遺伝子異常の関係が明らかになってきた．このような分子遺伝学的解析には遺伝子に異常をもつ細胞が必要であり，必要なときにいつでも確実に十分な量の細胞を確保するために異常をもつ細胞の株化が行われる．

　一方，ヘルペスウイルス科に属する DNA ウイルスである EB（Epstein-Barr）ウイルス（EBV）は，容易にヒトの正常 B リンパ球に感染しトランスフォームさせて，不死化する．すなわち，EBV は，最も入手しやすい末梢血を永代増殖の可能なリンパ芽球細胞株（lymphoblastoid cell line；LCL）として樹立することができる．LCL は高い増殖能を有する浮遊増殖系であるため取り扱いが容易な細胞である．

EBV によるリンパ球株化の手順

① 静脈血 5 mL をヘパリン採血する．
② 比重液（比重 1.077）を用いてリンパ球を分離する．
③ マーモセットのリンパ球株化細胞 B95-8 細胞を培養し，培養液中に放出される EBV を回収する．
④ 分離したリンパ球に調整した EBV を感染させる．
⑤ 培養液には RPMI1640（10〜20％ウシ胎仔血清，抗菌薬を含む）を用いる．
⑥ EBV 感染リンパ球を培養し，リンパ球の増殖が認められたら培地の量を増やす．
⑦ 株化が成立したら，細胞を別の培養フラスコに分けて量を増やす．
⑧ 増殖した株化細胞は遠心分離により集め，10％ DMSO 添加培養液に浮遊し，凍結保存用チューブに分注して，−80℃で凍結後，液体窒素に保存することができる．

2 標本作製

学習のポイント

❶ 分裂中期細胞の収穫：コルセミドを添加し分裂中期細胞を蓄積する時間は，細胞の種類および目的により異なる（末梢血リンパ球；1 時間，造血器腫瘍細胞；1 時間から一晩など）．
❷ 低張処理および固定について理解する．
❸ スライドグラス上での染色体の展開：染色体解析に適した適度に広がって重なりが少なく，飛び散りがない染色体標本の作製．

本項を理解するためのキーワード

❶ 低張処理
0.075 mol/L KCl
❷ カルノア液
メタノール：酢酸＝3：1

❸ 展開
蒸気乾燥法，自然乾燥法，火炎乾燥法

> 1. 低張処理
>   ① 培養後の細胞を1,500回転，5分間，遠心分離し，上清を除去する．
>   ② 37℃に加温した0.075 mol/L KClを加え，スポイトで静かに攪拌し細胞を再浮遊させ，37℃ 20分間静置する．
> 2. 固定と細胞浮遊液の調整
>   ① 低張処理後の細胞浮遊液をピペットでゆっくり攪拌し，カルノア液（酢酸：メタノール＝1：3 v/v，用時調製）を少量（1/10～1/5容量）加え，ピペットでゆっくりと均一に混合する．
>   ② 遠心後，上清を除き，新たにカルノア液を加える．
>   ③ これを3回繰り返す．
>   ④ 適切な濃度になるように，少量のカルノア液を加えて薄く白濁する程度の細胞浮遊液を調製する．
> 3. スライドグラス上へ展開
>   ① 固定が終了した細胞浮遊液（カルノア液）をスライドグラス上に滴下して，染色体を適度な広がりに展開する．展開法として下記の方法がある．
>   ❶ 蒸気乾燥法：約70℃の恒温水槽の水面直上にスライドグラスを置き展開を行う．
>   ❷ 自然乾燥法：細胞浮遊液をスライドグラス上に1～2滴落とし，自然に乾燥させる．
>   ❸ 火炎乾燥法：スライドグラス上に細胞浮遊液を滴下し，バーナーをくぐらせる．
>   ② 標本は，乾燥して染色するまで室温に保存する．

図1　標本作製法

培養中の適当な時期に紡錘糸形成阻害剤を添加して蓄積された分裂中期細胞は，良好な広がりをもつ，重なりの少ない染色体像として観察できるように，以下の工程で標本作製が行われる（**図1**）．標本作製の行程は，培養される細胞の種類が異なっても基本的な方法は変わらない．

A 低張処理

培養終了後，末梢血や骨髄細胞などの浮遊細胞では培養液を遠心管に移す．1,500 rpm 5分間遠心分離する．上清を除去し，37℃に加温した0.075 mol/L KCl溶液を加え，スポイトで細胞を再浮遊させる．37℃に20分間静置し低張処理を行い，細胞を膨化させる．羊水や線維芽細胞など付着細胞は，0.25％トリプシン溶液を用いて培養容器の底から細胞を剥がした後に回収し，同様に低張処理を行う．

B 固定

低張処理後の細胞浮遊液をピペットでゆっくり攪拌し，カルノア液（酢酸：メタノール＝1：3，用時調製）を1/10～1/5容量加える．ピペットでゆっくりと均一に混合する．遠心後，上清を除去して，再び新しいカルノア液を加え，攪拌，遠心分離する．これを3回繰り返す．適切な濃度になるように，少量のカルノア液を加えて薄く白濁する程度の細胞浮遊液を調整する．この細胞浮遊液の濃度が染色体の展開に大きく影響する．実際には，標本を位相差顕微鏡で観察し，細胞の密度と染色体の広がり具合を確認して，カルノア液の量を決定する．

固定した細胞は多めのカルノア液を加えて密栓し，−20℃以下で保存が可能である．−80℃ではさらに長期保存できる．改めて標本作製をするときは，再度遠心し，カルノア液を交換する．アルコールを用いた固定液であるため，固定細胞の核酸の保存は良好で，後日，RNAやDNAの解析にも使用できる．

C 展開

展開により細胞膜を破裂させ染色体を細胞質外に飛散させる．展開した標本の出来具合が，染色

体解析の精度に大きく影響する．重なりがない，同心円状に適度に広がった染色体標本を作製する必要がある．展開時の温度，湿度は標本の出来具合に影響を与える．展開には以下の方法があるが，各施設の環境に応じて条件を検討する必要がある．

展開の方法

① 蒸気乾燥法：約70℃の恒温水槽の水面直上にスライドグラスを置き展開を行う．
② 自然乾燥法：細胞浮遊液をスライドグラス上に1～2滴落とし，自然に乾燥させる．
③ 火炎乾燥法：スライドグラス上に細胞浮遊液を滴下し，バーナーをくぐらせる．

作製した標本ごとに，細胞密度や染色体の広がり具合を位相差顕微鏡で確認する．標本は，乾燥して染色するまで室温に保存する．

3 分染法

学習のポイント

❶ スクリーニングとして最初に用いられる分染法：G分染法，Q分染法
❷ 追加の解析に用いられる分染法：R分染法，C分染法，NOR分染法，高精度分染法
❸ 姉妹染色分体交換の検出：姉妹染色分体分染法

本項を理解するためのキーワード

❶ 分染法
染色体に種々の処理を施し，縞模様（バンド）を染め出したり，特定の部分を染める染色法．

A 分染法の目的

染色体分染法により，分裂中期の細胞に観察される染色体に種々の処理を行い，縞模様（バンド）を染め出したり，特定の部分を染色する．得られたバンドパターンから個々の染色体を同定し詳細な解析を行い，染色体の数的異常や構造異常を検出する．

染色体検査に用いられる代表的な分染法の実施目的および特徴を表4に示す．

B G分染法

a. 目的および特徴

G分染法（G-banding）は，各染色体の同定，異常の検出および解析を行う目的で実施される．G分染法により表出されるGバンドは，塩類溶液による加熱処理，蛋白分解酵素前処理後，ギムザ染色を施して得られる．DNA塩基のAT優位部が濃染する．バンド表出のメカニズムは，染色体の高次構造が粗密化するためとされているが，詳しいことはわかっていない．多くの方法があるが，前処理にトリプシンを用い，ギムザ染色を行う方法（GTG-banding）が一般的である．

G分染法の特徴

① 種々の分染法のなかで，染色体検査に最も一般的に用いられている．
② コントラストが高く，鮮明で，バンドパターンの詳細な検討が可能である．
③ 光学顕微鏡で観察できる．
④ 標本の長期間保存ができる．

G分染法による染色体写真を図2（p.190）に示す．

表4　各種分染法の目的および特徴

分染法	目的	特徴
G分染法（GTG）	各染色体の同定，異常の検出および解析	バンドが鮮明でバンドパターンの詳細な観察が可能．光学顕微鏡観察，標本の長期保存が可能．AT優位部[*1]が濃染．最も一般的に用いられている．
Q分染法（QFQ）	各染色体の同定，異常の検出および解析，Y染色体，異型性/多様性の解析	Gバンドパターンと同じ．蛍光顕微鏡による観察．AT優位部が濃染．Y染色体長腕末端部が強く光る．
R分染法（RGB）	G・Qバンドの淡染バンドの解析．不活化X染色体の識別	G・Qバンドと逆転したパターン．GC優位部が濃染
C分染法	1, 9, 16番染色体の着糸点付近，Y長腕末端部のヘテロクロマチン領域[*2]の確認．二動原体染色体の確認	繰り返しDNA塩基配列の多い部位が濃染．動原体，Y染色体長腕末端部，1, 9, 16番染色体の二次狭窄部分[*3]が染色される．個々の染色体同定には向かない．
NOR分染法（Ag-NOR）	D, G群染色体の付随体[*4]の確認	D, G群染色体の付随体の柄に存在する核小体形成部位（rRNA遺伝子存在部位）が染まる．個々の染色体同定には向かない．
姉妹染色分体分染法	姉妹染色体[*5]染色分体の染め分け遺伝毒性[*6]の検出　染色体切断症候群の確定診断	姉妹染色分体交換（SCE）の観察が可能
高精度分染法	分裂中期では検出できない微細な構造異常の解析．詳細な切断点の決定	染色体凝縮を抑制し，分裂前期〜前中期の染色体の微細なバンドを染め解析する．特定染色体の限られた部位の解析に適する．全染色体の解析には向かない．

[*1]AT優位部：DNAの塩基のうちアデニン（A），チミン（T）の割合が優位な部分．遺伝子をコードする領域はグアニン（G）とシトシン（C）が優位である．
[*2]ヘテロクロマチン領域：クロマチンにはユークロマチンとヘテロクロマチンがある．ヘテロクロマチンは，高度に凝縮した不活性な部分でセントロメア領域，テロメア領域，Y染色体などにみられる．
[*3]二次狭窄部分：動原体とは別にみられるくびれ部位．
[*4]付随体：染色体の二次くびれの先端に付着している小染色体．ヒトでは，端部着糸型染色体（13, 14, 15, 21, 22番染色体）に認められる．ヒトにより大きさに差がある．
[*5]姉妹染色体：DNA複製後にできる，同じ遺伝情報をもつ2本の染色分体のこと．複製後の染色体は一対の姉妹染色分体から構成される．
[*6]遺伝毒性：細胞に対して死，もしくは機能障害や増殖阻害の影響を与える物質や物理作用などの性質をいう．

b. 前処理

G分染法に用いる染色体標本は，コントラストのよいバンドを得るために，標本作製後染色までに，さまざまなエイジング法が考案されている．以下に，エイジング法の例を示す．

① 標本作製後3〜10日間室温放置する．
② 標本作製翌日に75℃2時間加温する．
③ 標本作製当日，過酸化水素水（30% H_2O_2）をスライドグラス上に載せ，室温で1〜10分間放置後，よく水洗する．

c. 方法（GTG）

試薬

① 0.05%トリプシン液
② 1/15 Mリン酸緩衝液 pH 6.8
③ メタノール
④ ギムザ染色液

手順

① 1/15 Mリン酸緩衝液 pH 6.8で0.05%に調整したトリプシン溶液を，37℃恒温水槽中に入れて加温する．
② 標本をトリプシン溶液中で静かに上下し，10〜60秒処理する（至適時間は標本により異なるので，試し染めで決定する）．
③ 95〜100%メタノールに移して反応を停止させる．
④ 1/15 Mリン酸緩衝液 pH 6.8で洗浄する．
⑤ 3%ギムザ染色液/1/15 Mリン酸緩衝液 pH 6.8で，5〜10分間染色する．
⑥ 水洗，乾燥後，封入する．

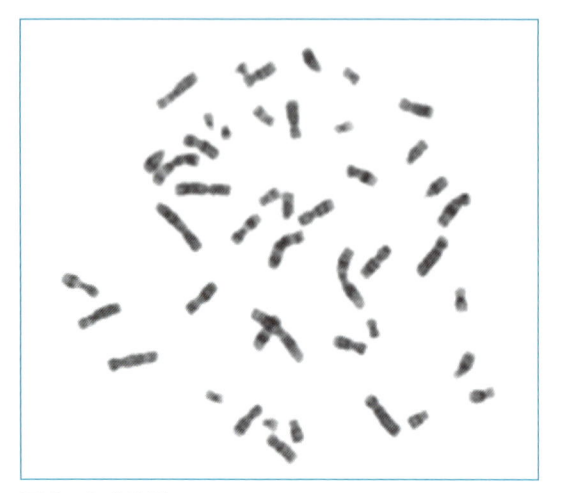

図2　G分染法
G分染法を施した分裂中期染色体．コントラストが高い鮮明な縞模様が染め出される．染色体検査の標準的な方法である．

図3　Q分染法
Q分染法を施した分裂中期染色体．Gバンドと同じパターンを示す．異型性/多様性部位が濃染する．矢印はY染色体長腕端部の濃染部位を示す．

d. 注意点

① 常に一定の染色結果が得られるように，前処理法，トリプシンの濃度(0.0125～0.1%)や処理温度(氷冷～室温)など各施設に適した方法を設定する．

② トリプシン処理時間は，エイジングの状態に左右され標本により異なるので，試し染めのための標本の準備が不可欠であり，染色に際しては，試し染めの標本の染まり具合を確認し調節する必要がある．

C　Q分染法

a. 目的および特徴

Q分染法(Q-banding)は，各染色体の同定，異常の検出および解析を行う目的で実施される．Q分染法により表出されるバンドをQバンドとよぶ．使用するアクリジン系蛍光色素のキナクリンマスタードは，DNA塩基のAT部に特異的に結合し，染色体に濃淡バンドを表出する．

Q分染法の特徴

① すべての染色体の同定が可能であり，異常の有無を観察できる．

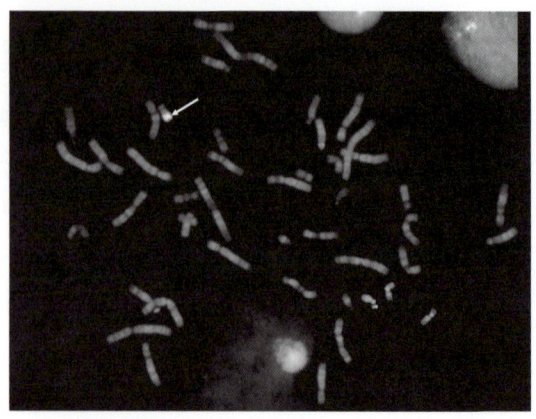

② Y染色体長腕末端部が濃染し強く光るため，Y染色体の存在や長腕端部の異型性/多様性が確認できる．

③ 個人差が認められる異型性/多様性部位が濃染するため，この部位をマーカーとして個人識別ができる．

④ 染色体標本の前処理が不要で，ただちに染色が可能である．

⑤ 標本による染色性のばらつきが少なく，限られた標本でも確実に分染できる．

Q分染法による染色体写真を図3に示す．

b. 方法(QFQ)

試薬

① McIlvaine緩衝液(pH 4.0～7.0の範囲)
　0.2 mol/L Na$_2$HPO$_4$(リン酸2ナトリウム)溶液3量
　0.1 mol/L C$_6$H$_8$O$_7$(クエン酸)溶液1量

② 0.005%キナクリンマスタード液
　キナクリンマスタード(QM)2.5 mgを70～80℃に加熱したMcIlvaine緩衝液に溶解する．染色液は遮光して，4℃で保存し，染色時には室温に戻して使用する．

手順

① McIlvaine緩衝液で1分間，処理する．

② 0.005%キナクリンマスタード液で10～20

分間染色する．
③ McIlvaine 緩衝液で，数分間洗浄する．
④ McIlvaine 緩衝液：蛍光顕微鏡用グリセリン＝1：1液で封入する．

c．注意点

G分染法に比較して，バンドのコントラストが不明瞭である．長時間の観察では蛍光が減衰するため，写真撮影や画像取り込みを行う必要があり，標本の長期間保存はできない．

D　R分染法

a．目的および特徴

R分染法（R-banding）は，G分染法およびQ分染法で淡染するバンドや染色体末端領域を含む異常の解析を行う目的で実施される．後期複製される不活化X染色体を識別することができ，複製時期の解析にも有用である．R分染法により表出されるRバンドは，GあるいはQバンドと濃淡が逆転（Reverse）している．このため，G，Q分染法で解析し難い淡染バンドに異常を認めた場合の追加の解析法として用いられる．Rバンドは塩類溶液で加温後ギムザ染色して得られるが，種々の変法が開発されている．培養中DNA合成後期にBrdU（5-bromo-2′-deoxyuridine）処理を行う方法では，再現性のよいRバンドが得られる．

R分染法による染色体写真を図4に示す．

b．方法（RBG）

試薬

① BrdU（5-bromo-2′-deoxyuridine）
② Hoechst33258
③ McIlvaine 緩衝液（pH 8.25）
④ 2×SSC
⑤ ギムザ液
⑥ 1/15 mol/L リン酸緩衝液（pH 6.8）

手順

① 培養終了5時間前に，BrdU液を終濃度25 μmol/mL になるように添加する．

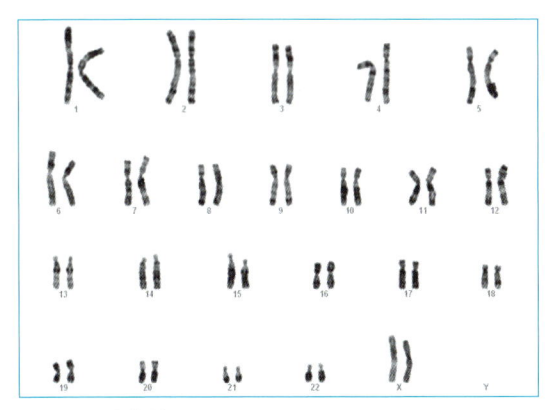

図4　R分染法
R分染法を施した分裂中期染色体．G，Qバンドと逆のバンドパターンを示す．

② 培養終了1時間前にコルセミド液を添加し，通常どおり細胞を収穫し，標本を作製する．
③ 50 μg/mL Hoechst33258 で室温10分間，遮光し染色する．
④ 精製水で洗浄後，McIlvaine 緩衝液を滴下しカバーグラスをかける．
⑤ 約20 cm上から100 W水銀ランプを20〜30分照射する．
⑥ 水洗後，60℃に加温した2×SSCに15分間浸す．
⑦ 水洗後，4％ギムザ液で20分間染色する．
⑧ 水洗，乾燥後，封入する．

c．注意点

G・Q分染法と異なり染色体のスクリーニング検査には適さない．

E　C分染法

a．目的および特徴

C分染法（C-banding）は，構成性ヘテロクロマチン領域（constitutive heterochromatin）を分染する．C分染法により表出されるバンドをCバンドといい，セントロメア領域や1，9，16番染色体の二次狭窄部，Y染色体長腕末端部のヘテロクロマチン領域が染まる．これら領域の確認や二動原体

染色体の確認に用いられる．9番染色体のヘテロクロマチン領域を含む腕間逆位は頻度が高く，判定にはC分染法が有効である．1, 9, 16番, Y染色体のCバンドの大きさは個人差(多型)が大きく，個体識別にも利用される．C分染法による染色体写真を図5に示す．

b. 方法（CBG）

試薬

① 飽和 Ba(OH)₂ 液
② 0.2 mol/L CsCl(塩化セシウム)液
③ ギムザ液
④ 1/15 mol/L リン酸緩衝液(pH 6.8)

手順

① 飽和 Ba(OH)₂ 液で 60℃，10～15 分間処理する．
② 水洗後，CsCl 液で 60℃，15～20 分間処理する．
③ 水洗後，4% ギムザ液で 20 分間染色する．
④ 水洗，乾燥，封入

c. 注意点

G・Q分染法と異なり染色体検査のスクリーニング法には適さない．

図5 C分染法
C分染法を施した分裂中期染色体．構成性ヘテロクロマチン領域を染め出す．

F NOR分染法

a. 目的および特徴

NOR分染法は，D群，G群染色体の付随体が関与する構造異常において，その存在を証明するために用いる．NOR分染法により，D群，G群染色体の柄に存在する核小体形成部位(nucleolar organizer regions；NORs)を濃染する．rRNA遺伝子は，同一遺伝子が複数存在する multi copy gene で，D群(13, 14, 15番)，G群(21, 22番)染色体端腕に存在する．すべての rRNA 遺伝子を分染するギムザ染色による方法(N-banding)と転写活性のある rRNA 遺伝子を染色する銀染色による方法(Ag-NOR banding)がある．

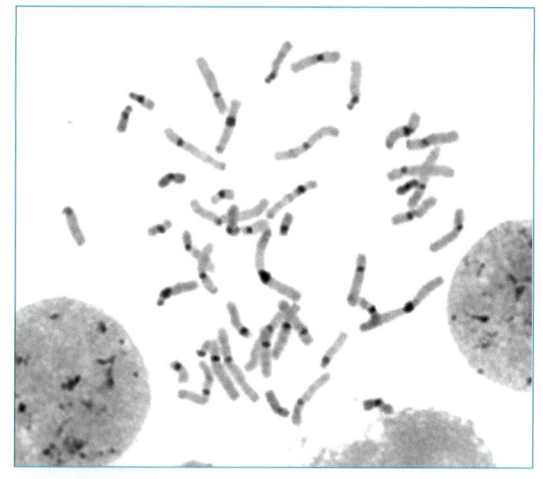

b. 方法（Ag-NOR）

試薬

① 2% ゼラチン/1.5% ギ酸溶液
 ゼラチンに水を加え，煮沸して完全に溶解後，ギ酸を加える．遮光し，4℃で保存する．
② 0.5 g/mL 硝酸銀溶液
 ミリポアフィルタで濾過し，溶解していない硝酸銀を除く．遮光し，4℃で保存する．
③ 反応液
 ゼラチン溶液：硝酸銀溶液＝1：2
④ 2% ギムザ染色液/1/15 mol/L リン酸緩衝液(pH 6.8)

手順

① 標本に反応液 50～70 μL 滴下し，24×36 mm のカバーグラスをかける．
② 70℃のホットプレートの上に載せ，1～3 分間加温する．反応液は時間と共に褐色度が増す．
③ 脱イオン水で 10 秒×3 回洗浄．
④ 2% ギムザ染色液で約 5 分染色する．
⑤ 脱イオン水で 10 秒×3 回洗浄．
⑥ 乾燥，封入

c. 注意点

Ag-NOR法では，活性のあるrRNA遺伝子の領域が分染されるため，D，G群のrRNA遺伝子領域すべてを分染することは難しく，通常5〜8本が染まる．また，分染パターンは，相同染色体においても著しく異なる場合がある．これは，多型あるいは活性に差があるためと考えられる．

Ag-NOR法により各染色体を同定することはできない．

G 姉妹染色分体分染法

a. 目的および特徴

姉妹染色分体分染法により，染色体を構成する2本の姉妹染色分体を染め分けることができる．DNAは半保存的に複製されるため，BrdUを2細胞周期取り込ませることで，チミジンがBrdUに二本鎖とも置き換わった分子と，一本鎖だけ置き換わった分子をもつ染色分体ができる．この差が染色の濃淡として観察される．染色性の違う染色分体が入れ替わって観察される姉妹染色分体交換（sister-chromatid exchange；SCE）は，染色体DNAの損傷と修復を反映すると考えられている．本法では，SCEを効率よく観察できるため，変異原や発がん物質など環境物質の遺伝毒性の検出に有用である．また，染色体切断症候群の1つであるBloom症候群の確定診断に用いられる．

b. 方法

試薬

① 300 μg/mL BrdU液（ハンクス液で溶解）
② Hoechst33258液（Hoechst33258 1 mgを50%エタノール4 mLに溶解）
③ ギムザ液

手順

① 常法に従い末梢血リンパ球培養を開始する．
② 12〜20時間後に終濃度3〜5 μg/mLとなるようにBrdU液を加えて培養を継続する．
③ 培養開始72時間後細胞を収穫するが，2〜3時間前にコルセミドを終濃度0.1 μg/mLとなるように加える．
④ 常法に従って，細胞収穫，標本作製を行う．
⑤ 標本作製後，室温1週間あるいは60℃ 2〜3時間のエイジングを行う．
⑥ Hoechst33258液0.1 mLを使用直前に精製水50 mLに加え使用液とし，15分間染色する．
⑦ 軽く水洗後，精製水を滴下し，カバーグラスを載せる．
⑧ 湿潤にした容器に入れ，15 Wの蛍光灯を10 cmの距離から十数時間当てた後，水洗する．
⑨ 40倍に希釈したギムザ液で15分間染色する．

c. 注意点

BrdU自体染色体異常やSCEを引き起こす変異原であるため，濃度を上げるとSCEの頻度が上がる．また，使用する培養液の種類などによっても頻度が変化することが知られている．正常細胞でも数個程度のSCEがされ，各施設ごとにあらかじめ正常値を設定しておく必要がある．

H 高精度分染法

a. 目的および特徴

高精度分染法は，通常の解析で異常が認められた部分の詳細解析や特定の染色体領域の微細欠失の検出など精度の高いバンド解析を目的に使用される．そのため，細胞分裂前期から前中期の長い染色体に染色を施す．通常のG分染法ではハプロイドあたり表出されるバンド数が320〜400程度の分裂中期細胞が対象であるのに対し，高精度分染法では，550〜800バンドが表出される細胞が対象となる．分裂中期で観察された1本のバンドがいくつかのサブバンドとして観察されるので，詳細な切断点の同定や，微細欠失の検出が可能となる．分裂初期の細胞を多く収穫するために，細胞周期の同調培養を利用する方法と，分裂期における染色体凝縮の過程を抑制させる方法が考案されている．

b. 方法（エチジウムブロマイド前処理法）

分裂期における染色体凝縮の過程を抑制させる方法で，手技が簡便で安定した標本作製が可能なことより，わが国で最も普及している．エチジウムブロマイド（EtBr）は核酸合成阻害剤であり，G2期染色体のDNA塩基対間にEtBrが挿入されることにより染色体の凝縮課程が遅延する．

▸試薬
① 0.5 g/mL エチジウムブロマイド（EtBr）
② 10 μg/mL コルセミド

▸手順
① 通常の方法で培養を開始する．
② 培養3日目の細胞収穫の1.5～2時間前に，EtBr（終濃度5～10 μg/mL），コルセミド（終濃度0.02 μg/mL）を添加する．
③ 常法に従って，細胞収穫，標本作製を行い，G分染法を施す．

c. 注意点

① 高精度分染法は，通常のG分染法やQ分染法と異なり，すべての染色体を観察対象とする目的には適さない．これは，分裂初期の細長い染色体は，重なり合いが少なく，均一に展開させるのが非常に難しいためである．
② 高精度バンドの解析では，同一細胞内においても染色体の凝縮程度，彎曲具合，核板上の位置などによってサブバンドの検出過程が微妙に異なり，2本の相同染色体のバンドパターンが一致しないことがある．このため，染色体構造異常の切断点の正確な同定や微小な欠失を解析する場合には，より多くの良質な分染像を選択し，観察して再現性を十分に確認しなければならない．
③ EtBrは変異原であるので取り扱いには十分に注意する．直接触れないようにゴム手袋を着用し，EtBr溶液は分別回収し特別に廃棄する．

4 蛍光 in situ ハイブリダイゼーション（FISH）法

▸学習のポイント
❶ FISH法の原理：相補的なDNA断片をプローブとして，染色体や分裂間期核上の標的核酸分子を蛍光シグナルとして検出する．
❷ プローブの種類：サテライトプローブ，領域特異的プローブ，ペインティングプローブ
❸ 間期核FISH法：分裂間期細胞の核で，標的核酸分子の有無や数を確認する．サテライトプローブ，領域特異的プローブで実施可能．定量的評価ができる．

▸本項を理解するためのキーワード

❶ プローブ
検出標的の核酸分子と相補的な配列をもつ．蛍光色素やジゴキシゲニン（DIG）などを標識し，検出可能となっている．

❷ ハイブリダイゼーション
相補的な配列をもつ核酸は二重鎖を形成することを利用して，検出目的の塩基配列に相補的な配列をもつプローブを結合させる．

A FISH法

FISH（fluorescence in situ hybridization）法は，分子遺伝学的手法を染色体分析に取り入れた新しい染色体解析法である．相補的な配列をもつDNA断片をプローブとして，スライドグラス上に固定した染色体や分裂間期核上の標的核酸分子を蛍光シグナルとして検出する．同定不明染色体の解析，染色体数的異常や転座などの染色体構造

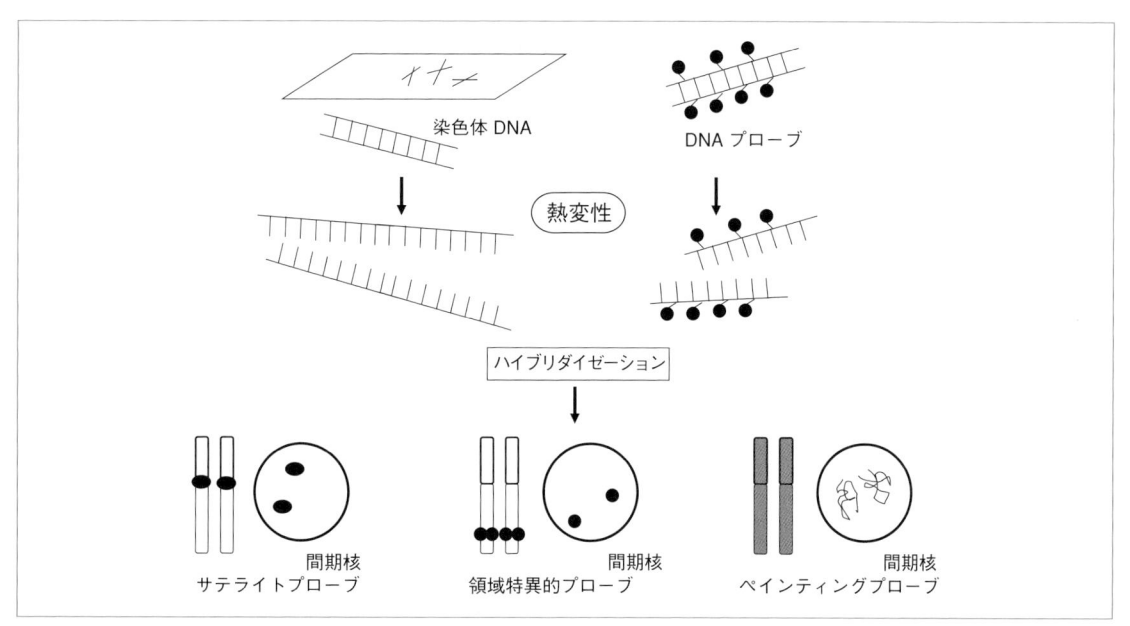

図6　FISH法の原理
染色体DNAを一本鎖に変性させた後，同様に一本鎖に変性させた標識DNAプローブとハイブリダイゼーションさせて，染色体上のプローブ相補部位を蛍光シグナルとして検出する．プローブは検出する染色体の部位により，サテライトプローブ，領域特異的プローブ，ペインティングプローブがある．

異常の検出，さらに，遺伝子増幅の検索など診断を目的に臨床検査として多く実施されている．また，新たな遺伝子の染色体マッピングや遺伝子間の配列や物理距離の推定など研究レベルでの遺伝学的な情報を得る手段としても広く利用されている．

FISH法には，相補的な塩基配列が互いにハイブリダイズ（分子雑種形成）する性質が利用されている．染色体DNAを一本鎖に変性させた後，同様に一本鎖に変性させた標識DNAプローブとハイブリダイゼーションさせて，染色体上のプローブ相補部位を蛍光シグナルとして検出する（図6）．in situとは，「その場所で」あるいは「組織上で」という意味で，細胞や染色体の形態を保持したまま，その局在の観察が行える．

FISH法の観察には，使用する蛍光色素に適した波長の励起フィルタと吸収フィルタが備わった蛍光顕微鏡が必要である．赤，緑，青の3色を同時に検索できるthree band path filterも一般的になってきたが，単色のフィルタに比して感度が落ちる．CCDカメラによる取り込みでは，単色のフィルタによる白黒画像の取り込みの後，疑似カラーをつけてイメージを重ね合わせるものもある．蛍光色素は退色が避けられないため，速やかな観察と写真撮影あるいは画像取り込みが必要である．

FISH法に使用されるプローブは，蛍光を直接標識する直接標識プローブとビオチンやジゴキシゲニンを標識する間接標識プローブがある．間接標識プローブを用いた場合は，プローブのハイブリダイゼーションの後，それぞれ蛍光標識アビジンあるいは蛍光標識抗ジゴキシゲニン抗体を反応させて蛍光シグナルを検出する．また，プローブは，検出する染色体の部位により，ペインティング（染色体着色）プローブ，サテライトプローブおよび領域特異的プローブの3種類に分類される．それぞれのプローブの特徴を表5に示す．現在，多くの市販プローブの入手が可能である．また，BACやPACクローンを入手し，ニックトランスレーションなどの酵素処理によって蛍光色素を標識して使用することもできる．

FISH法による染色体解析結果の記載法につい

表5 各種プローブの解析目的

プローブの種類	解析目的
サテライトプローブ	数的異常の検出 マーカー染色体の由来決定 間期核FISH法
領域特異的プローブ	微細な欠失・重複・相互転座の解析 複雑な染色体構造異常の検出 間期核FISH法
ペインティングプローブ	マーカー染色体，由来不明の過剰部分の同定

て，ISCN2009に記されている．

B 方法（直接プローブ法）

a. プローブの準備

ホルムアミドを含む溶液に溶解し，75℃5分間加熱し，プローブDNAを変性させ，直ちに氷冷する．反復配列を含むプローブではCot-1DNAなどを加えて反復配列をブロックする必要がある．市販のプローブは，ハイブリダイゼーション用バッファーに溶解されているものや，変性が不要のものもある．

b. 標本作製

染色体標本作製に準じる．染色体観察が必要な場合は，培養を実施する．間期核FISH法では，そのまま標本作製を行う．分染法による解析用の保存細胞は，そのまま利用可能である．

c. 標本の前処理

0.1% NP40〔Polyoxyethylene (9) Octylphenyl Ether〕/2×SSC（saline-sodium citrate）(pH 7.0)，37℃，30分間浸す．

d. 標本の熱変性

70%ホルムアミド/2×SSC 75℃5分間浸し，ただちに−20℃の70%エタノールに移し3分間静置する．100%エタノールに5分間浸した後，標本を乾燥する．

e. ハイブリダイゼーション

変性したDNAプローブにハイブリダイゼーションバッファーを加え，撹拌後標本上に播種する．カバーグラスで覆い，ペーパーボンドで密封し，湿潤箱中に37℃*，一晩静置する．

*ハイブリダイゼーションの温度はプローブの種類によって異なる．

f. 洗浄

遮光し50%ホルムアミド/2×SSC 45℃，10分間3回
2×SSC 45℃，10分間
0.1% NP40/2×SSC 45℃，5分間
2×SSC 室温，数分

g. 対比染色

DAPIと退色防止剤を載せ，カバーガラスをかぶせる．

C 染色体特異的領域のDNAプローブを用いたFISH法

染色体特異的領域のDNAプローブには，各染色体のセントロメアやヘテロクロマチン領域に特異的なサテライトプローブ，特定の遺伝子領域や染色体末端（サブテロメア）領域に相補性を示す領域特異的プローブがある（表5）．プローブの領域，数kbから数百kbの大きさについての変化をとらえることができる．これらのプローブは，染色体上の特異的領域の検出はもちろん間期核においても特異的領域をドット状の蛍光シグナルとして検出できる．FISH法では，分染法による染色体検査に比べて，以下に示す利点があるが，使用するプローブの対象領域以外の情報を得ることはできない．

① 分裂期にのみ観察が可能な染色体を対象とする分染法と比較して，分裂期細胞が得られない場合でも染色体や遺伝子の異常を検出できる．

② G分染法では解析が困難な似たバンド同士の転座，微細な異常の検出，切断点の詳細な

解析ができる.
③ 数百細胞以上のシグナルカウントが容易であるため,解析細胞数の少ない分染法に比較して検出感度が高い.
④ 定量的な評価が行える.

a. サテライトプローブ

間期核上に染色体数に応じて蛍光シグナルが観察され,モノソミーやトリソミーなどの異数性を容易に検出できる.分染法により不明なマーカー染色体の同定も可能である.また,それぞれ異なる蛍光色素を標識したXおよびY染色体のサテライトプローブを用いたFISH法では,細胞の由来(性別)を識別することが可能で,異性間骨髄移植後の生着確認に利用される.間期核500から1,000個のXXあるいはXYシグナルをカウントして,定量的に評価することができる.

b. 遺伝子領域特異的プローブ

遺伝子領域特異的プローブを用いて,特定の遺伝子領域を検出することができる.血液疾患や軟部腫瘍の一部では病型に特異的な染色体転座が明らかにされている.病型特異的転座を検出する領域特異的プローブが各種デザインされ,病型の診断や予後,治療判定に利用されている.臨床検査に用いられている病型特異的転座を検出するFISH法について,転座を融合シグナルとして観察する例(図7)と分離シグナルとして観察する例(図8)がある.プローブのデザインにより異常を示すシグナルパターンが異なる.

c. サブテロメアプローブ

通常の染色体検査では検出できないサブテロメア領域の構造異常の検出が可能である.原因不明の精神遅滞またはMCA/MR(先天多発奇形・精神遅滞)症候群においてサブテロメア微細欠失症候群の染色体異常を正確に診断できる.

d. 間期核FISH法の応用

間期核FISH法は,血液塗抹標本や表面マーカーにより分取した細胞,ホルマリン固定された パラフィン包埋標本などを用いた解析へ応用できる.これらは,個々の細胞の形態学的同定(診断)に遺伝子・染色体異常解析データを付加できる点で有用である.例えば,乳癌治療薬であるトラスツズマブ(ハーセプチン)適用判断時の*HER2*遺伝子増幅確認は,ホルマリン固定パラフィン切片を用い,HE染色や免疫染色により腫瘍病変を確認し,17番染色体セントロメア特異的プローブのシグナル数と*HER2*遺伝子特異的プローブのシグナル数をカウントし,比を計算して増幅か否かを判定する.血液塗抹標本やパラフィン包埋切片を用いるFISH法では,脱色や前処理過程の蛋白消化が重要であり,ホルマリン固定時間により影響を受けるため,実施にあたっては,各施設で至適な前処理法を検討する必要がある.

D 染色体ペインティング法

特定の染色体の大きな領域から作製したDNAライブラリーを蛍光標識したペインティングプローブは,特定の染色体の全体やバンドレベルの大きな染色体領域を着色することができる(図9).ペインティングプローブを用いる染色体ペインティング法は,染色体構造異常の由来不明部分や由来不明のマーカー染色体の同定,double minute染色体の起源の解析などに利用されている(表5).ペインティングプローブの間期核上のシグナルは広範囲に検出され,臨床検査としては間期核FISH法には適さない.研究レベルでは個別染色体ペインティングプローブを用いたゲノムの核内配置などの解析に用いられている.

染色体ペインティング法を応用した方法として,24色FISH法やCGH法がある.

a. 24色FISH法

すべての染色体を同時に24色に色分けすることができるSKY(Spectral karyotyping)法やM-FISH(multiplex-FISH)法は,染色体ペインティング法と複数の蛍光色素のシグナルを検出するマルチカラーFISH法を応用し開発された.24種類

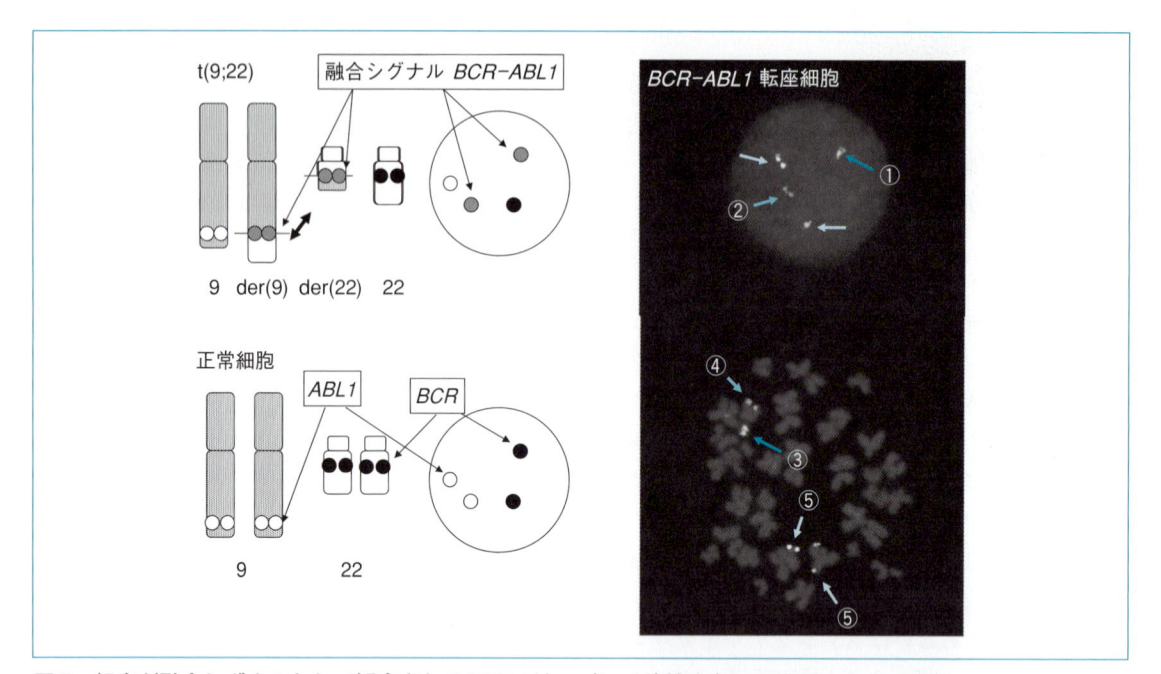

図7 転座が融合シグナルとして観察されるFISH法：t(9；22)検出（dual fusion probe）
9番染色体と22番染色体のそれぞれの切断点を挟んで緑①と赤②の蛍光シグナルで標識したプローブをデザインしている．正常では，9および22番染色体に緑と赤の蛍光シグナルを認める．9；22転座では，緑③と赤④の一部が入れ替わりそれぞれの転座染色体の切断点で融合シグナル（黄⑤）を検出する．間期核においても検出可能である．

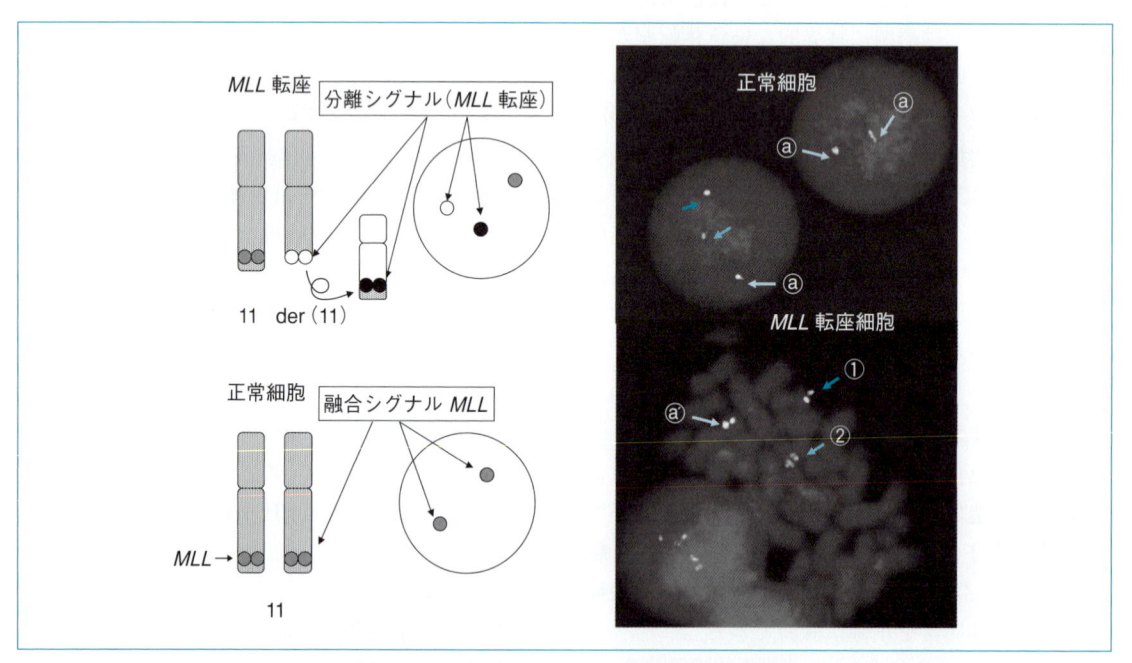

図8 転座が分離シグナルとして観察されるFISH法：MLL遺伝子転座の検出
MLL遺伝子の切断点を挟んで緑と赤の蛍光シグナルで標識した2本のプローブをデザインしている．正常では，MLL遺伝子は11番染色体上にfusionシグナル（黄）ⓐとして検出される．MLL遺伝子転座では，2本のプローブが離れることで，緑①と赤②の蛍光シグナルが分離して観察される．間期核においても検出可能である．

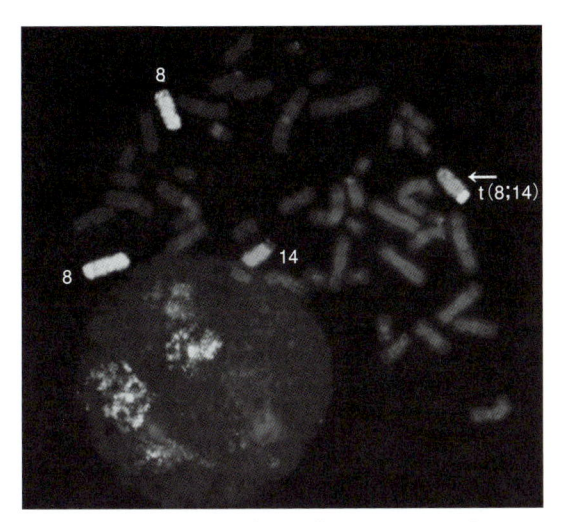

図9 ペインティングプローブによるFISH法
8番(緑)と14番(赤)のペインティングプローブを用いたFISH解析．14番染色体長腕に8番染色体が転座していることがわかる．ペインティングプローブでは，間期核での評価が行えない．

④ 複数の蛍光色素の組み合わせによって各染色体を識別しているため，構造異常により隣り合わせとなった染色体の組み合わせによっては互いに蛍光色素が影響し合って，識別を誤る可能性もある．

同一染色体内の構造異常を解析するため，カラーバンディング法としてRx-FISH法やmBAND法が開発されている．しかしながら，これらの方法は分染法による核型分析に取って代わるものではなく，従来法に加えて行うことで，より精度の高い，貴重な解析結果を提供できるものである．

b. CGH(Comparative genomic hybridization)法

CGH法は，試料ゲノムとリファレンス(健常者)ゲノムを異なる色素(Cye3, Cye5など)で標識，混合して，核型が正常な染色体標本に競合的にハイブリダイズして試料ゲノム中の不均衡(増加，減少)部分を解析する方法である(図10)．不均衡部分は，ペインティングFISH法による染色体の色調変化として検出される．DNAを試料とするため，分裂中期の染色体が得にくく，染色体異常が複雑で核型分析が困難な固形腫瘍の解析や増幅領域の決定に有用である．一方，全体のDNA量の不均衡を解析するために均衡型転座の検出ができないこと，染色体ペインティング法を原理とするため10Mb以下の狭い領域の欠失や増加の検出ができないことが欠点である．

近年，既知のゲノム配列のオリゴヌクレオチドやクローンDNAをプリントしたマイクロアレイ上で競合的にハイブリダイゼーションをするアレイCGH法の開発が進み，さまざまな解像度での網羅的なゲノムのコピー数解析，従来のCGH法では検出できなかった高密度の検索が可能である．これによって，ゲノムの多くの領域で健常者にもコピー数変化(copy number variation；CNV)があることが示され，疾患感受性との相関が解析されている．

の各染色体特異的ライブラリーから作製されたプローブは，5種類の蛍光色素を組み合わせた多重標識により1回のハイブリダイゼーションですべての染色体を染め分けることを可能にしている．24種類の染色体を1回に染め分けることで，染色体分染法によって同定がつかない由来不明の染色体領域や複雑な構造異常を一度のハイブリダイゼーションにより解析する．また，得られた染色体の状態が悪く分裂像が少ないケースでは，分染法のみで核型を決定することが困難であるが，同一標本を脱色後にSKY法を行うことによって核型が決定され，貴重な結果が得られる場合もある．しかしながら，以下に示す限界もある点に注意する．

① 染色体の観察が必要なため分裂期の細胞が得られることが不可欠である．
② 各染色体を1色に染めるため短腕と長腕の区別がつかず，同一染色体内の構造異常(逆位，欠失，重複など)は検出できない．
③ 検出限界は約1～2Mbであり，微細な構造異常を検出する点においては有効な方法とはいえない．

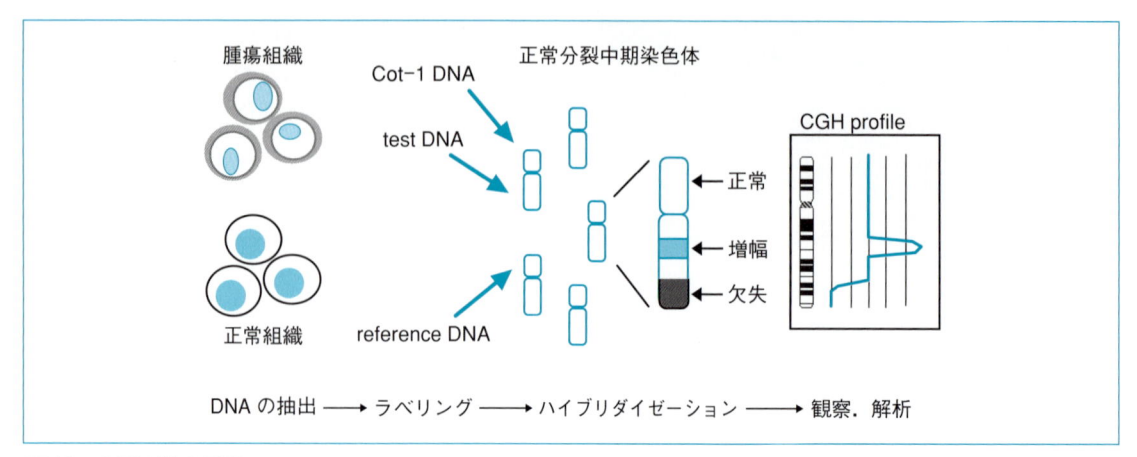

図10 CGH法の原理
試料ゲノム（腫瘍組織）とリファレンスゲノム（正常組織）を異なる色素で標識，混合して，核型が正常な染色体標本に競合的にハイブリダイズして試料ゲノム中の不均衡（増加，減少）部分を解析する．

参考文献

1) 古庄敏行（監），吉田廸弘，阿部達生，福嶋義光，他（編）：臨床染色体診断法．金原出版，1996
   ※染色体検査・診断の専門書
2) 臨床検査法提要．金原出版
   ※染色体検査について詳細に解説されている
3) 阿部達生（監），稲沢穣治（編）：臨床 FISH プロトコール．秀潤社，1997
   ※染色体検査技術の操作手順が図解でわかりやすく示されている
4) 中原一彦，他（監）：臨床検査技師のための遺伝子・染色体検査ガイドブック．社団法人日本臨床衛生検査技師会，2003
   ※日常の臨床検査で実践できるように染色体検査の手技が詳細に解説されている

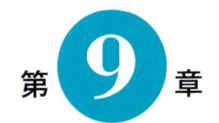

第9章 染色体検査技術の応用

1 染色体異常症

学習のポイント

❶ 先天性（生殖細胞系列）の異常を理解する．
❷ 染色体異常に起因した遺伝子の量的不均衡や染色体不安定性による異常．
❸ 目的に応じた検査法の選択（G分染法，高精度分染法，FISH法など）により検出可能．

本項を理解するためのキーワード

❶ **常染色体異常**
常染色体（1～22番染色体）の異常．

❷ **モノソミー**
本来2本の相同染色体が観察されるが，1本が失われて1本のみになっている．

❸ **トリソミー**
本来2本の相同染色体が観察されるが，1本が過剰になって3本になっている．

❹ **モザイク**
核型の異なる2種類以上の細胞が混在している．細胞の起源が同じである．

❺ **性染色体異常**
性染色体（X，Y）の異常．

先天性染色体異常症で検出される染色体異常は，先天性，すなわち生殖細胞系列の染色体異常であり，配偶子あるいは受精卵，胚発生の初期の段階ですでに生じている．検出される異常はごく限られた染色体の異数性異常とあらゆる染色体に起こりうる構造異常がある．染色体異常症はほとんど遺伝子の量的な不均衡による疾患であり，常染色体異常では，通常，多発奇形，成長障害および発達遅滞を伴っている．ごく稀に均衡型構造異常により何らかの異常を認める場合がある．この場合，その染色体切断点に症状と関連する遺伝子が存在する可能性がある貴重な症例となる．臨床所見により診断可能な染色体異常症もあるが，染色体検査により核型を正確に把握することが重要である．症状が軽い場合は，G分染法による染色体検査で異常が認められないこともあり，高精度分染法やFISH法による解析が検討される．さらに，異常の範囲が微細な場合はFISH法が有用である．染色体異常症を正確に診断することによりそれぞれの染色体異常により認められる合併症への早期対応や予防が可能となる．また，出生前診断を含めた遺伝カウンセリングの重要な情報提供が行える．

主な染色体異常症を**表1**に示す．

染色体異常の種類については，第7章②-C（→p.173）を参照されたい．

A 常染色体異常

1. 常染色体トリソミー

常染色体の異数性異常は，頻度の高い順に，21番（図1），18番および13番のトリソミーのみである．トリソミー型であれば通常は突然変異と考

表1 染色体検査で検出される染色体異常症と主な核型

	染色体異常症	主な核型	頻度
常染色体トリソミー	21トリソミー(Down)症候群(図1) 18トリソミー(Edwards)症候群 13トリソミー(Patau)症候群	47,XX or XY,+21 47,XX or XY,+18 47,XX or XY,+13	約1/1,000 約1/6,000 約1/10,000
常染色体部分モノソミー・トリソミー	4p-(Wolf)症候群 5p-(cat cry)症候群 9p-症候群 9p部分トリソミー症候群 18p-症候群 18q部分トリソミー症候群	46,XX or XY,del(4)(p16) 46,XX or XY,del(5)(p14) 46,XX or XY,del(9)(p22) 46,XX or XY,dup(9)(p11p24) 46,XX or XY,del(18)(p11) 46,XX or XY,dup(18)(q21q23)	約1/50,000 約1/45,000 稀 稀 稀 稀
性染色体異常	ターナー(Xモノソミー)症候群	45,X* 46,X,i(Xq)* 46,X,Xp-*	女児の約1/2,500
	クラインフェルター(XXY)症候群(図2) XYY症候群 トリプルX(XXX)症候群	47,XXY* 47,XYY 47,XXX*	男児の約1/900 男児の約1/1,000 約1/1,000
過剰マーカー染色体	12pテトラソミー(Pallister-Killian)症候群 18pテトラソミー症候群	47,XX or XY,+i(12)(p10)** 47,XX or XY,+i(18)(p10)	稀 稀

*正常核型とのモザイクも多く認められる
**モザイクで認められる．末梢血では検出できない場合もあり，皮膚線維芽細胞等で解析される

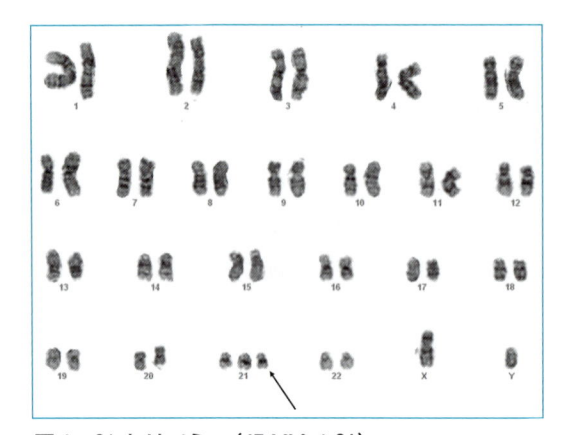

図1 21トリソミー(47,XY,+21)

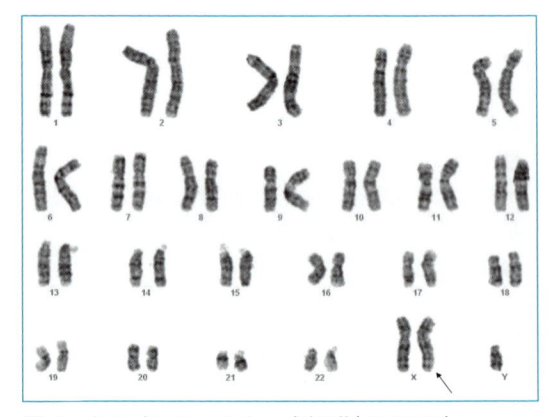

図2 クラインフェルター症候群(47,XXY)

えられるが，稀に親が低頻度モザイクである場合がある．転座型では親が均衡型保因者である可能性がある．トリソミーは親の配偶子形成過程において成熟分裂期の染色体不分離によって生じ，出生頻度は母年齢に依存する．

2. 常染色体部分モノソミー，部分トリソミー

染色体構造異常は均衡型と不均衡型に分けられる．均衡型は染色体の過不足を伴わないため，原則として表現型は正常であるが，不均衡型は過不足を伴うため，部分モノソミーや部分トリソミーあるいは両方を有し，異常領域によりさまざまな染色体異常症を引き起こす．不均衡型構造異常は両親のどちらかに均衡型転座がありそれが不均衡に伝わる場合と，両親に染色体異常はなく親の配偶子形成過程での偶発的な新規の染色体異常により生ずる場合がある．

表2 主な隣接遺伝子症候群

症候群	染色体異常	責任遺伝子
4p-(Wolf)症候群	4p16.3 欠失	WHSC1
5p-(cat cry)症候群	5p15 欠失	—
Sotos 症候群	5q35 欠失	NSD1
Williams 症候群	7q11.23 欠失	ELN
Langer-Giedion 症候群	8q24 欠失	EXT1, TRPS1
網膜芽細胞腫	13q14 欠失	RB1
Prader-Willi 症候群	15q11-q13 欠失	SNRPN?
Angelman 症候群	15q11-q13 欠失	UBE3A
Smith-Magenis 症候群	17p11.2 欠失	RAI1
Miller-Dieker 症候群	17p13.3 欠失	LIS1
DiGeorge(CATCH22*)症候群	22q11.2 欠失	TBX1?
Kallmann 症候群	Xp22 欠失	KAL1
Pelizaeus-Merzbacher 病	Xq22 重複	PLP1

*Cardiac anomaly, Abnormal facies, Thymic hypolasia, Cleft palate, Hypocalcemia, Chromosome22

3. 過剰マーカー染色体

　過剰マーカー染色体とは由来不明の染色体のことで，一般に小型である．由来する染色体の部分トリソミーや部分テトラソミーとして症状を呈するが，全く表現型に影響を与えないものもある．マーカー染色体の同定には，両親および発端者の各種分染法による染色体分析やFISH法が必要である．

B 性染色体異常

　XおよびY染色体の異常は多様で，出現頻度が高い．常染色体異常と同様に数的異常と構造異常がある．

1. 数的異常

　ターナー（Turner）症候群（45, X），クラインフェルター（Klinefelter）症候群（47, XXY）（図2），YY男性（47, XYY），XXX女性（47, XXX）がある．クラインフェルター症候群，YY男性，XXX女性では，出生時の母親の年齢が高いが，ターナー症候群は母親の年齢に依存しない．いずれもモザイクのケースが多い．

2. 構造異常

　X染色体の構造異常では，長腕の同腕染色体，短腕の部分欠失，リング染色体などが数的異常（-X）とは別にターナー症候群で検出される．Xp13領域にはX染色体の不活化を促す遺伝子 XIST が存在し，構造異常のX染色体をもつ女性では異常のX染色体が不活化され，正常X染色体が活性を有している．一方，X染色体と常染色体の転座では，正常X染色体が不活化していることが多い．

　Y染色体の構造異常では，長腕近位部（Yq11）を含んだ欠失では症状を伴うが，Q分染法強染部が短い場合は正常の多様性である．

3. 脆弱X症候群

　葉酸欠乏培地などを用いて培養するとXq27の部位に染色体切断（脆弱部位）が認められる．Xq27.3に座位する FMR1 遺伝子内の3塩基（CGG）リピート数の伸張による機能不全が原因で，多くの症例は男性であり知的障害といくつかの身体症状を伴う．

表3 染色体不安定症候群における染色体異常

疾患	通常培養での染色体断裂など	高感受性変異原	姉妹染色体交換
ファンコーニ貧血	++	マイトマイシンCなど	－
末梢神経拡張性運動失調症	+	X線，ブレオマイシンなど	－
ブルーム症候群	++		++

C 隣接遺伝子症候群

　微細欠失・重複症候群ともよばれる．染色体の微細欠失あるいは微細重複などにより，隣接する互いに無関係な複数の遺伝子が同時に障害されて発症する．染色体異常と単一遺伝子疾患の中間型ともいうべきものである．高精度分染法やFISH法の開発により微細な染色体構造異常の解析が可能となりこの概念が提唱された．従来の分染法による解析では検出できない微細な領域の異常でも疾患遺伝子領域のプローブを用いることによりFISH法による検出が可能である．

　主な隣接遺伝子症候群と検出される染色体異常を表2に示す．

D 染色体不安定性症候群

　通常の細胞培養による染色体標本において，そのまま染色体断裂や切断，ギャップが認められる．ファンコーニ(Fanconi)貧血，末梢血管拡張性運動失調症(ataxia telangiectasia)，ブルーム(Bloom)症候群などがある(表3)．ファンコーニ貧血や末梢血管拡張性運動失調症では，マイトマイシンCやX線，ブレオマイシンなどの変異原処理によって培養することにより，染色体断裂やギャップの頻度が増加する．ブルーム症候群でも，同様に染色体切断が多く観察されるが，特に姉妹染色体交換(SCE)が高頻度に観察される．ファンコーニ貧血，末梢血管拡張性運動失調症，ブルーム症候群の核型は正常である．

2 腫瘍と染色体異常

学習のポイント

❶ 基準値：腫瘍における基準値：染色体検査で異常を認めず．
❷ 意義：造血器腫瘍には疾患や病型に特異的な染色体異常が認められる．この染色体異常の有無を検出し，診断や治療効果の判定，微少残存白血病細胞の追跡に役立てる．
❸ 検査方法：染色体分染法，FISH法・CGH法，SKY法，高密度ゲノムアレイ
❹ 異常を示す病型として，以下の5つがある．
　① 慢性骨髄性白血病，② 急性骨髄性白血病，③ 急性リンパ性白血病，④ 悪性リンパ腫，⑤ 固形腫瘍
❺ 関連項目，他の検査法との関係：血球の形態学的検査，細胞表面マーカー，遺伝子検査などの結果を総合して判定する必要がある．

本項を理解するためのキーワード

❶ 疾患特異的染色体異常
ある疾患に高頻度に出現する染色体異常のこと．
❷ 責任遺伝子
ある疾患の病態に深く関与している遺伝子のこと．
❸ がん抑制遺伝子
がんの発生を阻止している遺伝子のこと．がん抑

制遺伝子が失われると，がんが発生しやすくなる．

❹ **転座切断点**
相互転座では2本の染色体が切れて，相互に先端部分を交換するが，転座の時に切断が起こった部位のこと．通常，転座切断点には責任遺伝子が存在している（まだ，見つかっていない場合もある）．

❺ **付加的染色体異常**
主な染色体異常に付随して高頻度に認められる染色体異常のこと〔例：t(8；21)では，性染色体欠失や9q-が多くみられる〕．

❻ **倍数性（ploidy）**
その生物の配偶子（精子や卵子）がもつ染色体数．ヒトの場合には23本．

❼ **核型進化（clonal evolution）**
慢性骨髄性白血病で急性転化のときに，染色体の獲得・欠失・構造異常などが non-random に加わり，核型が段々に複雑になっていく過程のこと．

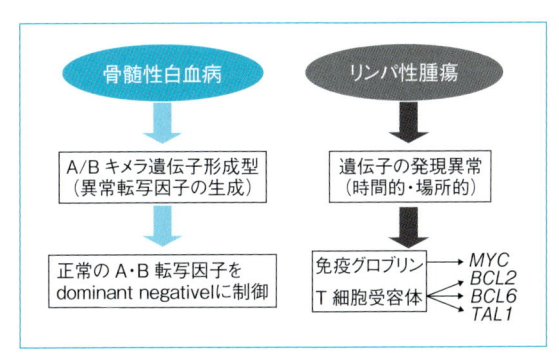

図3 相互転座型遺伝子異常の2型

1960年，慢性骨髄性白血病（chronic myeloid leukemia；CML）にフィラデルフィア（Ph）染色体が発見された．これは，疾患特異的染色体異常が発見された最初の例である．これ以降，疾患特異的染色体異常（相互転座，欠失異常，過剰異常など）が次々と発見されていった．それらの疾患特異的染色体異常のなかでも，相互転座については転座切断部位に責任遺伝子が次々と単離され，病態の解明が急速に進展した（図3）．その結果，骨髄性白血病では「相互転座によりキメラ遺伝子が作られる—その産物であるキメラ蛋白は異常な転写因子である—異常転写因子によって"正常な血球分化が妨げられる"—これが白血病の中心的分子病態である」ことが明らかにされた．

また，リンパ性腫瘍（リンパ性白血病と悪性リンパ腫）の場合には，「相互転座により，がん原遺伝子などが，免疫グロブリン遺伝子やT細胞受容体遺伝子の下流に移動する—免疫グロブリン遺伝子やT細胞受容体遺伝子のプロモーターの影響を受ける—がん原遺伝子などが，血球分化の段階の"不適切な時期"や"不適切な場所"で発現する」—これが腫瘍化の分子病態であることが明らかにされた．また，欠失異常については，欠失部位にがん抑制遺伝子が存在しているのだろう，と考えられている．過剰異常については，ほんの一部が明らかにされているのみで，大半はよくわかっていない．

本項では，血液腫瘍や固形腫瘍に高頻度に認められる疾患・病型特異的な染色体異常のなかから代表的なものを選び（表4），分染法による核型を示す．おのおのの疾患についての歴史背景，病態・臨床像の特徴，細胞遺伝学的な特徴，責任遺伝子と分子病態などについては成書を参照されたい．

1. 慢性骨髄性白血病 （chronic myeloid leukemia；CML）

a. Ph 陽性慢性骨髄性白血病（Ph ⊕ CML）

慢性期には，90％以上の症例で，Ph 転座（t(9；22)(q34；q11)）（図4）がみられる．残りの症例では変異型Ph転座や複雑型Ph転座がみられる．

急転時には，約80％の症例で付加的染色体異常がみられる．

急転時の核型はこうした種々の染色体の獲得や欠失，構造異常などが加わって第2，第3のクローンが形成され，徐々に複雑になっていく．こうした変化は non-random に起こり，経時的に観察すると段階的に進行していくために核型進化といわれる．

表4 骨髄性造血器腫瘍にみられる主な染色体異常とその責任遺伝子

疾患名	染色体異常	責任遺伝子と染色体座位
M1 (M2)	t(9;22)(q34;q11.2)	ABL1(9q34)-BCR(22q11.2)
M1 (M2, M4, M7) with thrombocytosis または CML blastic crisis	inv(3)(q21q26) t(3;3)(q21;q26.2) ins(3)(q21;q21q26.2) ins(3)(q26;q21q26.2)	RPN(3q21)-EVI1(3q26.2)
M2	t(8;21)(q22;q22)	MTG8(8q22)-AML1(21q22)
M2 または M4 with basophilia	t(6;9)(p23;q34)	DEK(6p23)-NUP214/CAN(9q34)
M3, M3 variant, CML の M3 急性転化	t(15;17)(q22;q11.2)	PML(15q22)-RARA(17q11.2)
M4Eo (M1, M2, M5)	inv(16)(p13.1q22) t(16;16)(p13.1;q22) del(16)(q22)	MYH11(16p13.1)-CBFB(16q22)
M5, M4, 二次性 AML, 乳児白血病	t(4;11)(q21;q23) t(9;11)(p22;q23) t(11;17)(q23;q12-21) t(11;19)(q23;p13.3)	AF4(4q21)-MLL(11q23) AF9(9p22)-MLL(11q23) AF17(17q12-21)-MLL(11q23) ENL(19p13.3)-MLL(11q23)

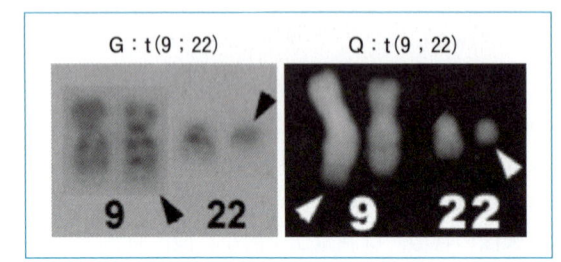

図4　9;22転座＝ph転座

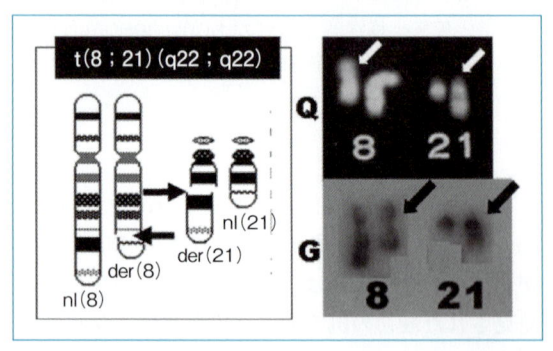

図5　8;21転座

2. 急性骨髄性白血病
（acute myelocytic leukemia；AML）

AMLにおける染色体異常の出現頻度はおよそ50〜90％である．つまり，通常の染色体検査レベルでは，高精度分析法を駆使しても異常を発見できない症例が全症例の10％程度はある．しかし，正常核型を示す症例は「異常がない」という意味ではない．①光学顕微鏡（光顕）レベルで異常を見落としている，②光顕レベルでは発見することができないような微細な異常やDNA分子レベルでの異常（点突然変異・再配列・挿入・欠失など）をもっている，など可能性がある．AMLの場合には，その染色体異常は白血病細胞の形態学的分類（FAB分類）と深い相関がある．AMLによく認められる染色体異常を表4に示し，その部分核型をできる限り，模式図・Gバンド・Qバンドを対比させながら示す．

a. 8；21転座　t(8；21)(q22；q22.1)（図5）
b. 15；17転座　t(15；17)(q22；q11.2)（図6）

15；17転座は極めて病型特異性が高く，M3とM3変異型，CMLのM3急性転化にのみ認められる異常である．付加的染色体異常としては+8とi(17q-)（転座の結果できたder(17)の長腕部の同腕染色体）が多い．

c. その他の染色体異常

その他，AMLにみられる染色体異常は以下のようなものがある．
・11q23転座または11番長腕欠失（図7）
・16番腕間逆位または16番長腕欠失（図8）
・9；22転座
・6；9転座（図9）
・3番長腕逆位（図10）

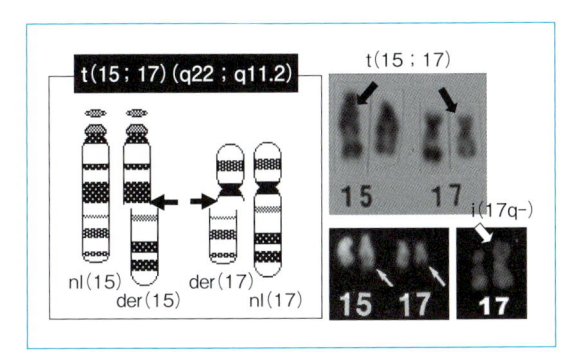

図6　15；17転座

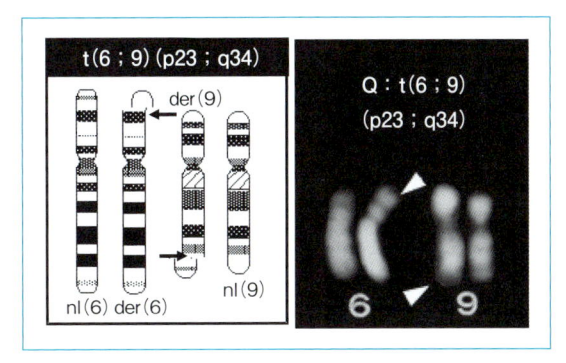

図9　6；9転座

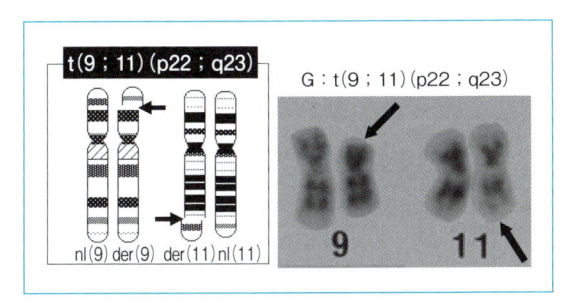

図7　11q23転座または11番長腕欠失

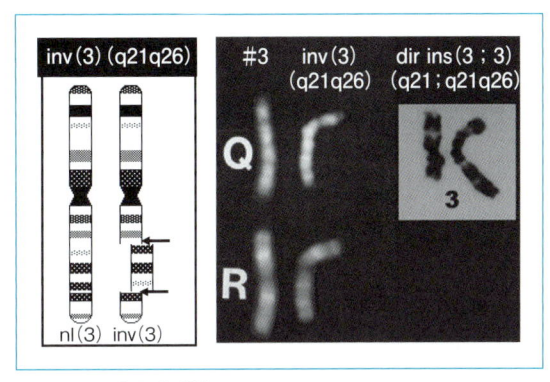

図10　3番長腕逆位

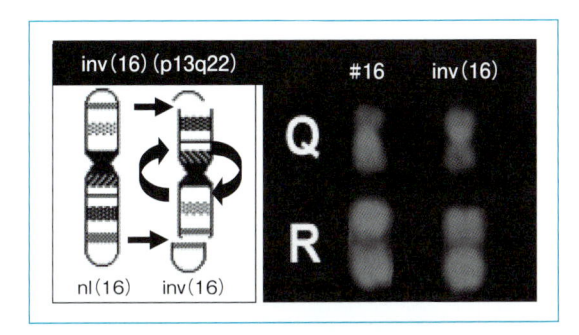

図8　16番腕間逆位または16番長腕欠失

3. 急性リンパ性白血病
（acute lymphocytic leukemia；ALL）

　ALL症例の染色体はボソボソ（fuzzy）になりやすく，メタフェーズの質も悪いため，分析が困難であった．しかし，近年の染色体分析技術の著しい向上により，ALLにおける染色体分析が精力的になされた．その結果，核型と白血病細胞の形態像や表面マーカーとの関係が明かにされてきた．現在では，核型は患者年齢・初診時白血球数と並んで，予後予測のための独立した因子である．

　ALLは構造異常をもつ群，数的異常をもつ群の2群に分けられる．表5にリンパ性造血器腫瘍にみられる主な染色体異常とその責任遺伝子を示した．

a. 構造異常をもつALL群

　ALLに特異的な染色体の構造異常は50種類以上にのぼる．そのなかで特に多いのは相互転座であり，全ALLの約半数に認められる．また，相互転座の約半数はnon-randomである．

　B細胞性白血病やバーキットリンパ腫（Burkitt's lymphoma；BL）の場合には，免疫グロブリン遺伝子の局在部位であるIgκ（*IGK*）遺伝子（2p11-p12），IgH（*IGH*）遺伝子（14q32），Igλ（*IGL*）遺伝子（22q11）と*MYC*遺伝子（8q24）が関与する染色体異常が多い．しかし，T細胞性白血病の場

表5 リンパ性造血器腫瘍にみられる主な染色体異常とその責任遺伝子

	表現型	染色体異常	責任遺伝子と染色体座位
B細胞性	early pre B	Hyperdiploid ＞50 Hyperdiploid 47〜50 Near-haploid Severe hypodiploid Hypodiploid t(9;11)(p22;q23) t(11;19)(q23;p13.1)	 *MLL*(11q23)-*AF9*(9p22) *MLL*(11q23)-*ELL*(19p13.1)
	pre B	t(1;19)(q23;p13)	*E2A*(19p13)-*PBX1*(1q23)
	pre B, コモン ALL	t(9;22)(q34;q11)	*ABL1*(9q34)-*BCR*(22q11)
	pre B, mix ALL 二次性 AML, 乳児白血病	t(4;11)(q21;q23)	*MLL*(11q23)-*AF4*(4q21)
	pre B, コモン ALL	t(12;21)(p13;q22) t(6;12)(q23;p13) t(9;12)(q34;p13)	*ETV6*(12p13)-*AML1*(21q22) *ETV6*(12p13)-*STL*(6q23) *ETV6*(12p13)-*ABL1*(9q34)
	B(sIg⁺)	t(8;14)(q24;q32) t(2;8)(p12;q24) t(8;22)(q24;q11)	*MYC*(8q24)-*IGH*(14q32) *MYC/PVT*(8q24)-*IGK*(2p12) *MYC/PVT*(8q24)-*IGL*(22q11)
T細胞性	さまざま	14q11 転座(TCR-α) 　t(10;14)(q24;q11) 　t(8;14)(q24;q11)	 *TCRA*(14q11)-*MYC*(8q24) *TCRA*(14q11)-*HOX11*(10q24)
		14q11 転座(TCR-α/δ) 　t(14;14)(q11;q32) 　t(14;14)(q11;q32.1) 　inv(14)(q11q32) 　inv(14)(q11q32.1)	 *TCRA/D*(14q11)-*IGH*(14q32) *TCRA/D*(14q11)-*TCL1*(14q32.1) *TCRA/D*(14q11)-*IGH*(14q32) *TCRA/D*(14q11)-*TCL1*(14q32.1)
		14q11 転座(TCR-δ) 　t(1;14)(p32;q11) 　t(11;14)(p15;q11) 　t(11;14)(p13;q11)	 *TCRD*(14q11)-*TAL1/SCL/TCL5*(1p32) *TCRA*(14q11)-*RBTN1/TTG1*(11p15) *TCRA*(14q11)-*RBTN2/TTG2*(11p13)
		7q35 転座(TCR-β) 　t(1;7)(p32;q35) 　t(1;7)(p34;q35) 　t(7;9)(q35;q32) 　t(7;9)(q35;q34.3) 　t(7;10)(q35;q24) 　t(7;11)(q35;p13) 　t(7;14)(q35;q32.1) 　t(7;19)(q35;p13) 　inv(7)(p14q35)	 *TCRB*(7q35)-*TAL1/SCL/TCL5*(1p32) *TCRB*(7q35)-*LCK*(1p34) *TCRB*(7q35)-*TAL2*(9q32) *TCRB*(7q35)-*TAN1*(9q34.3) *TCRB*(7q35)-*HOX11/TCL3*(10q24) *TCRB*(7q35)-*RBTN2/TTG2*(11p13) *TCRB*(7q35)-*TCL1*(14q32.1) *TCRB*(7q35)-*LYL1*(19p13) *TCRB*(7q35)-?(7p14)
	コモン ALL	del(6)(q23)	
	コモン ALL	del(9)(p21)/t(9p)	*CDKN2/p16/CDK4*(9p22), *MTAP*(9p22)

fusion 型の遺伝子変異：□

合には，TCR 遺伝子の局在部位である TCRα/δ (*TCRA/TCRD*) 遺伝子(14q11-q13)，TCRβ (*TCRB*)遺伝子(7q32-q36)，TCRγ(*TCRG*)遺伝子(7p15)が関与する異常が多い．

1) 1；19 転座　t(1；19)(q23；p13)(図11)

この転座は本来，相互転座であるが，der(19) のみで der(1) を欠く非均衡型転座例が半数近くある．しかし，均衡型と非均衡型で臨床的な差異はない．

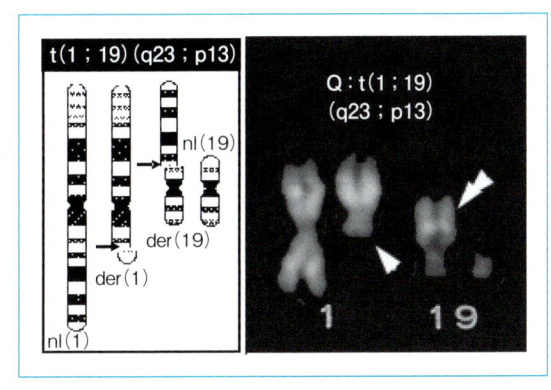

図11 1；19転座

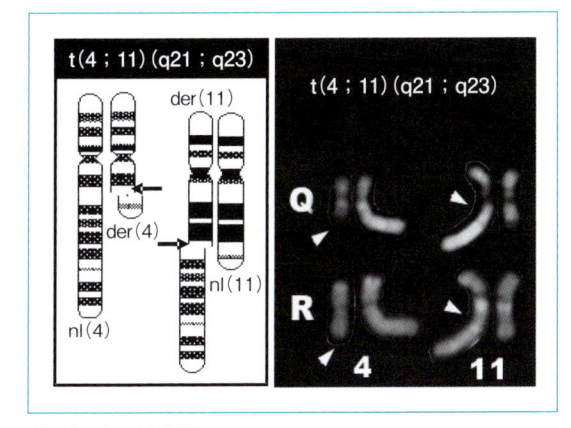

図12 4；11転座

図13 CML 急性転化発症例と *de novo* 急性白血病との違い
BC：blastic crisis

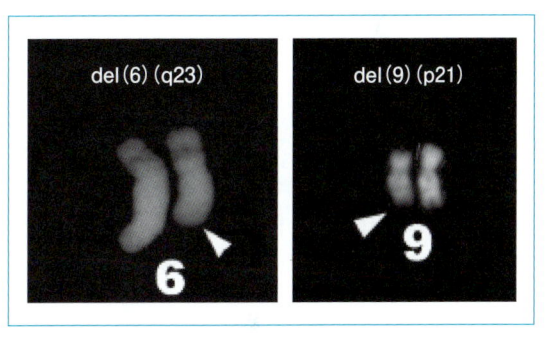

図14 6番長腕欠失（左）と9番短腕欠失（右）

2) 4；11転座　t(4；11)(q21；23)（図12）

3) その他の染色体異常

その他，構造異常をもつ ALL 群には以下のようなものがある．

- 8；14q32転座
- 9；22転座（図13）
- 12；21転座
- 6番長腕欠失（図14左）
- 9番短腕欠失（図14右）

b. 数的異常をもつ ALL 群

成人 ALL における染色体モード数は46であるが，小児 ALL においては46と55の2つのピークがある．これは，小児 ALL にのみ認められる特徴であり，他の白血病にはみられない．

低2倍性群の80％を占めるのは染色体数45本のものであり，No.20が欠けやすい．高2倍性群のなかで，染色体数>50の群は予後がよいことで知られている．

1) 高2倍性 ALL（染色体数>50）

染色体数50以上の高2倍性 ALL は小児に多く，治療によく反応し，予後は全 ALL 中で最良．染色体数は55本近辺に集束する．

この異常は pre B-ALL に多く，白血球数が低値であり，LD(H)も低値であり，年齢層は2〜10歳である．

2) 近半数性 ALL（染色体数24〜28）

この異常は，染色体数の著しい減少を特徴とする．欠けずに2本残る染色体の番号は高2倍性

ALLで過剰になる染色体の番号とよく似ている．小児に多く，予後不良．

4. 悪性リンパ腫
   (malignant lymphoma)

　悪性リンパ腫は非常な多様性をもった疾患群であり，議論の続いている分野であった．しかし，2001年，WHO分類が確立された．WHO分類では，悪性リンパ腫は，B細胞性リンパ腫，TおよびNK細胞性リンパ腫，ホジキンリンパ腫の3つに分類された．非ホジキンリンパ腫（NHL）では85〜97%にクローン性の染色体異常が認められ，その異常はAMLやALLにおけるのと同様，特定の組織病型や免疫学的所見・臨床症状などと密接に関連しており，診断や治療方針の決定に重要な因子の1つである．

a. B細胞性リンパ腫
　B細胞リンパ腫（BL）に特異的な染色体異常はB-ALLにみられるのと同様に，*IG*遺伝子の局在部位{IgH（*IGH*）（14q32），Igκ（*IGK*）（2p11-12），Igλ（*IGL*）（22q11）}にからむものが圧倒的に多い．

1) **8q24転座—バーキットリンパ腫（Burkitt's lymphoma；BL）{t(8；14)(q24；q32)，t(2；8)(p12；q24)，t(8；22)(q24；q11)}（図15）**
　転座切断点には*MYC*遺伝子（8q24），IgH（*IGH*）遺伝子（14q32），Igλ（*IGL*）遺伝子（22q11），Igκ（*IGK*）遺伝子（2q21）が存在し，それぞれの転座の結果，図16のような位置関係になる．
　バーキットリンパ腫ではいずれの転座においても*MYC*遺伝子が免疫グロブリン遺伝子の下流に位置するようになり，免疫グロブリン遺伝子プロモーターの影響を受けて*MYC*遺伝子の異常発現が起こる．

2) **18q21転座—濾胞性リンパ腫{t(14；18)(q32；q21)}（図17）**
　濾胞性リンパ腫（FL）の90%以上ではt(14；18)転座（図17）が認められる．一部の症例ではt(2；18)(p12；q21)やt(18；22)(q21；q11)が認められる．

3) **その他の染色体異常**
　その他，B細胞リンパ腫には以下のようなものがある．
・11；14q32転座
　マントル細胞リンパ腫にみられる（図18）．
・随伴辺縁帯リンパ腫
　粘膜関連リンパ組織（mucosa-associated lymphoid tissue）から発生するリンパ腫であり，頭文字をとってMALTリンパ腫とよばれる．
・慢性リンパ性白血病/小リンパ球性リンパ腫

b. T/NK細胞性リンパ腫
　T/NK細胞性リンパ腫（T/NK-L）に特異的な染色体異常はT-ALLにみられるのと同様に，T細胞受容体（TCR）遺伝子の局在部位（TCRα/δ（14q11），TCRβ（7q34-35），TCRγ（7p15））にからむものが圧倒的に多い．

1) **14q11転座{inv(14)(q11q32) or t(14；14)(q11；q32.3)}**
　inv(14)やt(14；14)転座はT細胞性前リンパ性白血病（T-PLL）に特徴的な異常として発見された．しかし，本染色体異常はそれ以外に，急性/慢性リンパ性白血病や成人T細胞性白血病/リンパ腫にも認められることが判明している．

2) **2；5転座-未分化大細胞リンパ腫**
　未分化大細胞リンパ腫（anaplastic large cell lymphoma；ALCL）は臨床的にも病理組織学的にも不均一な疾患群である．頻度は成人非ホジキンリンパ腫（NHL）の5%以下であるが，小児NHLの40%を占める．ALCLではt(2；5)転座が40〜60%に認められる．病理学的には，CD30（Ki-1）陽性の大型で多彩な形態を示すリンパ腫細胞が密着して増殖することが特徴であり，Ki-1リンパ腫といわれていた．「ALK陽性リンパ腫（ALKoma）」ともよばれている．

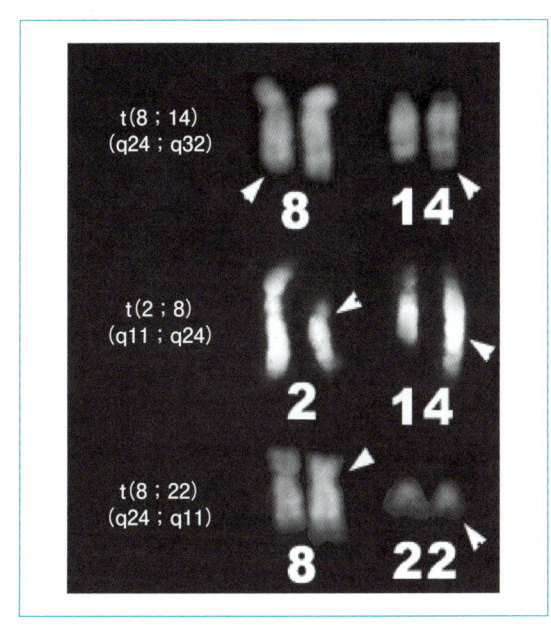

図15 バーキットリンパ腫にみられる3種の8q24転座

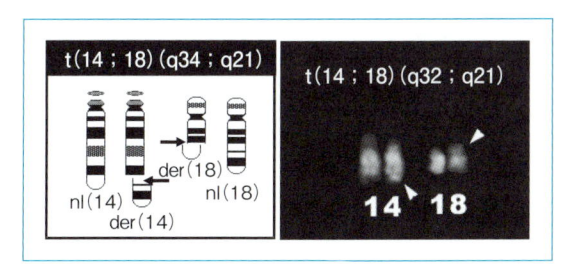

図17 18q21転座（濾胞性リンパ腫）

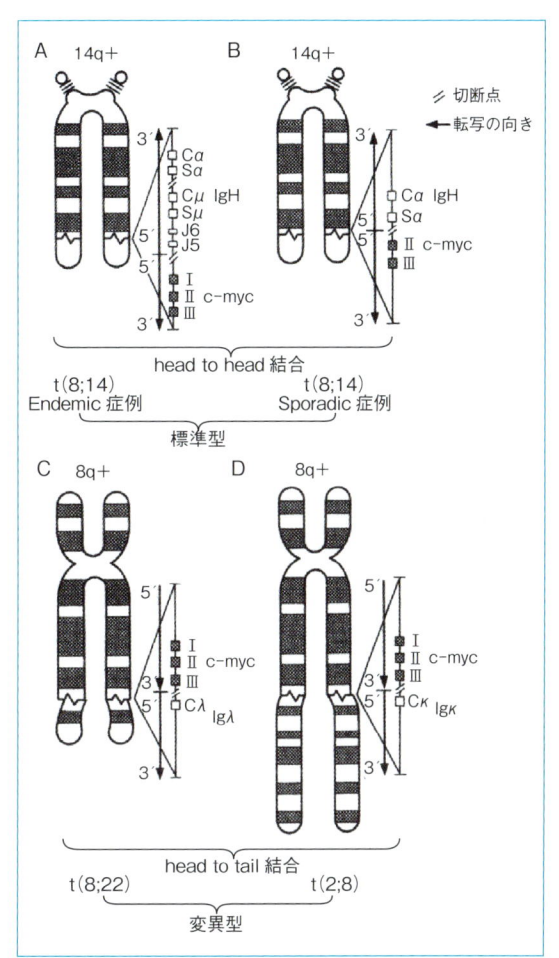

図16 バーキットリンパ腫の転座で認められる*MYC*遺伝子と免疫グロブリン遺伝子の結合状態

c．ホジキンリンパ腫
（Hodgkin's lymphoma：HL）

1）概説および分類法

　HLは欧米では悪性リンパ腫の約半数を占めるが，わが国では10～15％で，むしろまれな疾患である．病理組織学的特徴としては病変リンパ節中に多核の大型異型細胞〔リード・ステルンベルグ（Reed-Sternberg；RS）細胞〕や単核の大型異型細胞（ホジキン細胞）がみられることである．HLの病型分類として最も頻用されているのはRye分類である．これはリンパ節組織中のRS細胞と小リンパ球の割合を中心として，①リンパ球優位型，②混合細胞型，③結節硬化型，④リンパ球減少型の4型に分類している．しかし，この組織像は固定したものではなく，病期の進行とともに①→②→③→④へと変化する．

2）染色体異常

　これまでに疾患特異性のある染色体異常は見つかっていない．その理由は，①リンパ組織中の腫瘍細胞の割合が低率で，分裂指数が低い，②メタフェーズの質が悪く，核型が複雑である，の2点である．

5．固形腫瘍

　血液腫瘍において，疾患・病型特異的な染色体

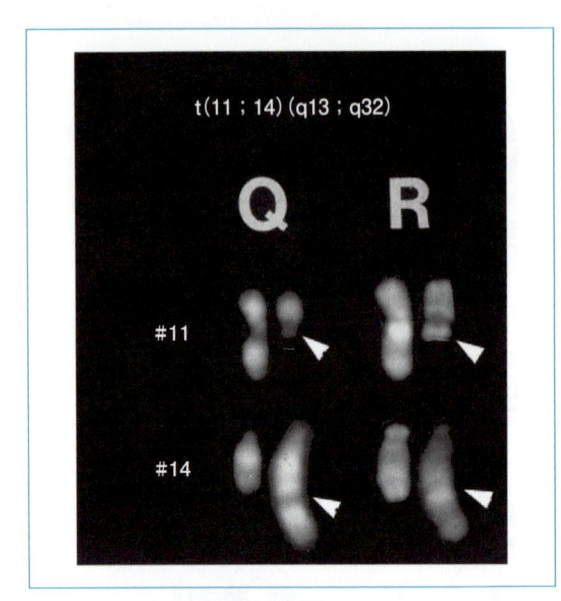

図18 マントル細胞リンパ腫

困難であった.しかし,その後,「高精度ゲノムアレイ」や「高密度SNP(single nucleotide polymorphism)アレイ」が開発された結果,固形腫瘍のゲノム構造異常の解析は急速に進展している.おのおのの腫瘍に特異的なゲノムの増幅部位や欠失部位を同定し,さらにその部位に責任遺伝子を同定するという手法で,肺小細胞癌,肺非小細胞癌,肝細胞癌,卵巣癌,神経芽腫,神経膠腫,口腔癌などにおいて,がん関連遺伝子が次々と同定されている.下記のウェブサイトに,詳しく述べられているので参照されたい.また,高密度SNPアレイ解析で従来のCGH法ではまったく検出が不可能であった,コピー数変化を伴わないLOH(loss of heterozygosity)の検出が可能になった.すなわち,1アレルの欠失と残存アレルの重複によりLOHが生ずる,いわゆる片親性ダイソミー(uniparental disomy;UPD)の検出が可能であり,ヒトのがんにおいてはLOHの多くがUPDによって生じていること,さらに,UPDは古典的ながん抑制遺伝子の不活化のメカニズムの1つであるばかりでなく,活性化型の遺伝子変異が腫瘍集団に固定する際の重要なメカニズムであることが明らかになっている.

異常が数多く発見された成功体験から,固形腫瘍においても,疾患・病型特異的な染色体異常を見いだすべく,多くの研究者が染色体分析を試みた.しかし,固形腫瘍の場合には染色体異常があまりに多く複雑であり,軟部肉腫の例外を除いては,疾患・病型特異的な染色体異常を見いだすことは

表6 軟部肉腫における染色体異常および遺伝子異常

組織型	染色体異常	融合遺伝子
滑膜肉腫	t(X;18)(p11.2;q11.2)	SYT/SSX1, SYT/SSX2
ユーイング肉腫/ 原始神経外杯葉性腫瘍(PNET)	t(11;22)(q24;q12) t(21;22)(q22;q12) t(7;22)(p22;q12)	EWS/FLI1 EWS/ERG EWS/ETV1
粘液型/円形細胞型脂肪肉腫	t(12;16)(q13;p11) t(12;22)(q13;q12)	TLS/FUS-CHOP EWS-CHOP
胞巣型横紋筋肉腫	t(2;13)(q35;q14) t(1;13)(q36;q14)	PAX3-FKHR PAX7-FKHR
明細胞肉腫	t(12;22)(q13;q12)	EWS-ATF1
骨外性粘液型軟骨肉腫	t(9;22)(q22;q12) t(9;17)(q22;q11)	EWS-CHN/TEC TAF2N-CHN
線維形成性小円形細胞腫瘍	t(11;22)(p13;q12)	EWS-WT1
隆起性皮膚線維肉腫	t(17;22)(q22;q13)	COL1A1-PFGFB
巨細胞性線維芽細胞性腫		
先天性線維肉腫	t(12;15)(p13;q25)	ETV6/NTRK3
胞巣状軟部肉腫	t(X;17)(p21;q25)	ASPL/TFE3
炎症性筋線維芽細胞性腫瘍	t(2;5)(p23;q35)	TPM3/4-ALK, CLTC-ALK

(小田義直,恒吉正澄:軟部肉腫の遺伝子診断と分子生物学的予後因子.福岡医誌 98:287-294, 2007, 表2より)

① 東京医科歯科大学大学院医歯学総合研究科・先端医療開発学系・分子細胞遺伝学 http://www.tmd.ac.jp/mri/cgen/framepage3.htm
② 「高密度マイクロアレイを用いたがんゲノムの網羅的な解析」東京大学 21 世紀 COE　小川誠司　http://park.itc.u-tokyo.ac.jp/NBEP/curriculum/nanoBioEngl-2-2007/8.pdf

染色体異常が関連する固形腫瘍の主なものについて解説する.

a. 網膜芽細胞腫（retinoblastoma）

胎生期網膜にみられる未分化な網膜芽細胞から発生する悪性腫瘍．大部分は 2〜3 歳までにみられる.
- 発症率：15,000 人に 1 人．約 10〜30％は両眼性で常染色体優性遺伝，残りは片眼性で散発性　肺や肝に転移しやすい．
- 診断：眼底所見，CT，MRI，超音波診断
- 治療：原則として早期の眼球摘出　放射線治療，抗癌剤（エンドキサン，ビンクリスチン）

※がん抑制遺伝子 RB（13q14）が関与.

b. ウィルムス（Wilms）腫瘍（腎芽腫）

5 歳以下（75％は 3 歳以下）の小児にみられる．腹部の腫瘤や腹痛，血尿で発見される.
- 発症率：100 万人に 7〜8 人
- 治療：腫瘍の進展度と病理検査の結果により化学療法（抗がん剤治療），放射線療法を組み合わせる．

※がん抑制遺伝子 *WT-1*（11p13）が関連

6. 軟部肉腫

最近，一部の軟部肉腫では病型特異的な相互転座と融合遺伝子が認められることが明らかとなった（表 6）.

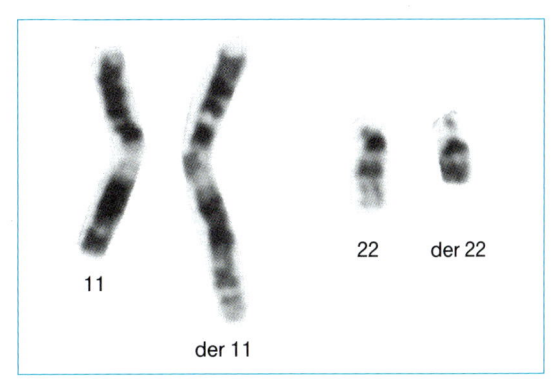

図 19　ユーイング肉腫における t(11；22)転座
（Budarf M, et al：Comparative mapping of the constitutional and tumor-associated 11：22 translocations. Am J Hum Genet. 1989 Jul；45(1)：128-39 の Fig. 1 を改変）

a. ユーイング（Ewing）肉腫　t(11；22)(q24；q12)

Ewing 肉腫（図 19）は主として若年者（好発年齢：5〜15 歳）の骨（好発部位：大腿骨と骨盤）に発生する未分化で悪性度の高い腫瘍である．組織起源は神経由来の腫瘍であろうと推定されている．東洋人よりも白人に多く，黒人発生は極めて稀である．

ユーイング肉腫症例の約 85％に t(11；22)転座が認められる.

参考文献
1) 阿部達生（編）：造血器腫瘍アトラス　改訂第 4 版．日本医事新報社，2009
※造血器腫瘍の WHO 新分類（2008）をはじめ，最新情報を網羅している．血液像はもちろん，分子病理学アプローチも加え，ゲノム解析研究成果としての関連遺伝子をも解説している
2) 佐藤裕子：血液疾患と染色体異常．中外医学社，1993
※血液腫瘍にみられる疾患特異性のある主な染色体異常について，詳しく解説してあるが，1993 年出版なので，責任遺伝子についての記述は古い

3 環境変異原と染色体異常

学習のポイント
1. 後天性(体細胞系列)の異常
2. 染色体異常を誘発する環境変異原
   - 放射線
   - 化学物質
   - ウイルス

本項を理解するためのキーワード

① 環境変異原
環境のなかに存在し，細胞の遺伝物質DNAに作用して損傷を与え遺伝子突然変異あるいは染色体異常を引き起こす物質または物理的作用．

② 放射線
X線，γ(ガンマ)線，β(ベータ)線，α(アルファ)線などがある．

　変異原とは，細胞の遺伝物質DNAに作用して損傷を与え遺伝子突然変異あるいは染色体異常を引き起こす物質のことである．遺伝子や染色体は，ごく普通の生活環境中に存在する変異原(自然放射線，自動車の排気ガス，ウイルス，活性酸素などの代謝産物，飲食物，嗜好品など)によって突然変異が誘発されることが知られている．

A 放射線

　電離放射線は最も代表的な環境変異原である．放射線による染色体異常については，生成機序，線量や線質効果について詳しく解析されてきた．

a) 放射線によって誘発される染色体異常

　人体が放射線に被曝すると，放射線の電離作用によってDNAが切断されたり，生じる活性酸素によりDNAが損傷を受ける．これらが正常に修復されないと染色体異常が生じる．染色体異常は染色体型異常と染色分体型異常があり，細胞が放射線照射を受けるタイミングにより違いが生じる．前者はDNA合成前(G_1期)の照射により生じ，後者はDNA合成後(G_2期)の照射により生じる(図20-a)．ヒト末梢血リンパ球では，細胞終期がG_0期にあるため，被曝リンパ球を培養すると主として染色体型異常が観察される．染色体型異常は切断と交換型異常に分けられる．切断によって染色体が断片化して，端部欠失が生じる．交換型異常には染色体内交換と染色体間交換がある．前者では環状染色体や逆位，後者では相互転座や二動原体染色体あるいは挿入などの構造異常が生じる(図20-b)．

　端部欠失，二動原体染色体，環状染色体は細胞分裂死の原因となり長期保存されない不安定型構造異常であり，一方，転座，逆位，挿入などは長期保存されるため安定型構造異常といわれる．安定型染色体異常である転座が健常者で観察される頻度は，加齢や喫煙習慣などの影響で増加する傾向があるが，不安定型染色体異常である二動原体染色体や環状染色体の検出頻度は低く，放射線被曝を反映すると考えられる．また，形態から識別が容易なことから，二動原体染色体を指標として放射線の影響が調べられている．

b) 染色体異常と線量

　放射線によって誘発される染色体異常の検出頻度は線量を反映し，検出される染色体異常の頻度から被曝線量が正確に推定できる．全身急性被曝例のリンパ球にみられる二動原体染色体と環状染

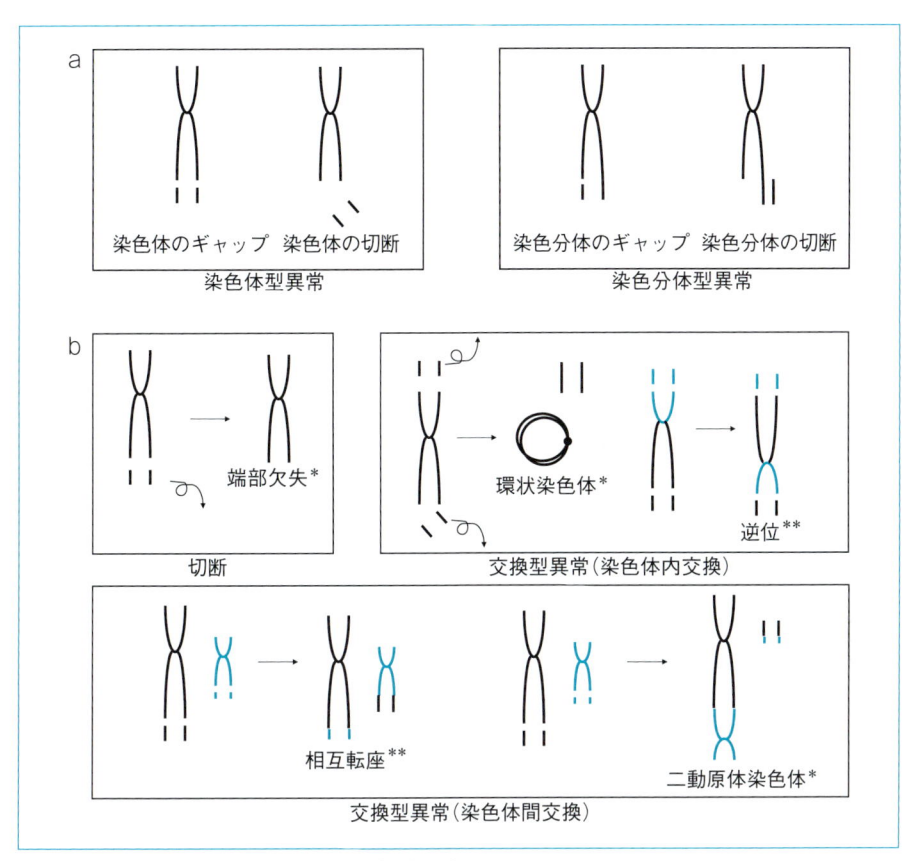

図20 放射線によって誘発される染色体異常
a．細胞が放射線照射を受けるタイミングにより，染色体型異常と，一方の染色体分体のみに異常を認める染色分体型異常がある．
b．切断と交換型異常．
　＊形態から識別が容易なため線量相関を求めるのに有用であるが，細胞分裂死の原因となり，不安定型異常といわれる．
　＊＊形態からの識別が困難な場合もあり線量相関を求めるためには難点があるが，細胞分裂における障害がなく長期保持されるので，安定型異常といわれる．

色体の出現頻度は，物理学的推定被曝線量と相関性を示し，X線による in vitro 実験とも一致する．このことは，二動原体染色体や環状染色体の出現頻度を基にした生物学的被曝線量測定に応用されている．

B 化学物質

生活環境中に存在するさまざまな化学物質のなかには変異原性を有するものが存在する（化学変異原）．

化学物質ではほとんど染色体型異常は誘発されず，染色分体型異常が誘発される．染色体分体型異常には，染色分体切断と染色分体交換がある．染色分体交換には染色体内交換と染色体間交換があり，前者には，環状染色分体と染色分体型逆位がある．後者には，四放射状交換と三放射状交換がある．これらの構造異常のほかに，細胞分裂時に紡錘糸などの分裂機構への障害によって生じる染色体の数的異常がある．

化学物質の染色体異常誘発は，哺乳類培養細胞（ヒト培養リンパ球など）を用いて調べられており，メチルメタンスルホネートなどのアルキル化

剤やDNAの架橋を形成するマイトマイシンCなどの抗がん剤，ベンゾピレンなどの発がん剤，1,6-ジニトロピレンなどのディーゼルエンジン排出物質などがある．化学物質の変異原性については，労働安全衛生法第57条の3に基づき届けのあった化合物のうち672物質において強い変異原性が認められており，化学物質の一覧と変異原性試験(エームス・染色体異常)結果が記載されている(厚生労働省・職場のあんぜんサイト http://anzeninfo.mhlw.go.jp/user/anzen/kag/ankgc02.htm)．

C ウイルス

ウイルス感染により染色体異常が誘発されることが知られている．誘発される染色体異常は，主に染色体分体型の異常で，感染初期では，多くは切断とギャップである．さらに，染色体細粉化，紡錘糸形成異常も認められる．また，大きく分けてrandomな染色体異常と特定の染色体に異常を起こすnon-randomな異常がある．Epstein-Barrウイルスが成因であるとされるバーキットリンパ腫では，8番と14番染色体の転座〔t(8;14)(q24;q32)〕が代表的な染色体異常として知られている．

参考文献

1) 古庄敏行(監)，吉田廸弘，阿部達生，福嶋義光，他(編)：臨床染色体診断法．金原出版，1996
   ※染色体検査・診断の専門書，染色体異常症候群について染色体ごとにまとめられている
2) 福嶋義光(監訳)：トンプソン＆トンプソン 遺伝医学．メディカル・サイエンス・インターナショナル，2009
   ※Thompson & Thompson GENETICS IN MEDICINE Seventh Editionの訳本．遺伝医学を基礎から臨床まで網羅した遺伝医学の教科書
3) 臨床検査法提要．金原出版，2010
   ※染色体検査結果の解釈など詳細に解説されている
4) 梶井正：染色体異常をみつけたら　http://www16.ocn.ne.jp/~chr.abn/download.htm#05
   ※染色体異常や症候群など詳細にわかりやすく解説されている
5) 日本臨床病理同学院，遺伝子分析科学認定士制度委員会(編)：遺伝子分析科学．宇宙堂八木書店，2011
   ※環境変異原と染色体異常について詳しい記載がある

第10章 応用・実践編

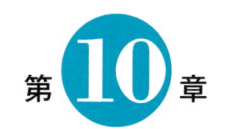

1 遺伝子

学習のポイント

❶ 現在，臨床検査室で行われている遺伝子関連検査を実践する．
❷ 核酸抽出：
RNA抽出では有機溶媒を用いた液相分離によるAGPC法(グアニジン，酸性フェノール法)を，DNA抽出ではシリカを用いたスピンカラム法を行う．
❸ 遺伝学的検査：
・一塩基多型(SNP)解析法のアレル特異的PCR法とリアルタイムPCR法を用いてアルコールの体質診断に関係する*ALDH2*遺伝子型を判定する．
・DNAシークエンス解析を用いてトリプレットリピート病の1つである脊髄小脳運動失調症3型(SCA3)の責任遺伝子内にあるCAGリピート数を調べる．
❹ 体細胞遺伝子検査：
RT-PCR法の定性法(ネステッドPCR法)と定量法(リアルタイムPCR法)で白血病融合遺伝子*BCR-ABL1* mRNAの測定を行う．
❺ 病原体遺伝子検査：
LAMP核酸増幅法と電流検出型DNAチップを組み合わせた方法(DNAマイクロアレイ)で子宮頸がんのリスクと関係するHPV遺伝子型判定を行う．

本項を理解するためのキーワード

❶ **アガロースゲル電気泳動法**
アガロースは寒天の主成分で，沸騰水近くの温度で溶解し，冷ますとゲル化する．数百bpから数kbのDNAの電気泳動に用いられる．遺伝子関連検査の検出法としては最もよく使われている．

❷ **ネステッドPCR(nested-PCR)法**
2組のPCRプライマーを用いて1つの遺伝子座を2段階のPCRステップで増幅する．2組目のプライマーははじめのPCR産物の内側に設計する．通常のPCR法より特異性と検出感度に優れる．

❸ **リアルタイムPCR装置**
サーマルサイクラーと蛍光検出器を一体化した装置で，遺伝子(核酸)定量に加えて遺伝子型判定や遺伝子変異スクリーニングを行うことができる．増幅と検出を一度に行い簡便であるため，臨床検査室では欠くことのできない装置である．

❹ **LAMP (loop-mediated isothermal amplification)法**
国産の核酸増幅技術の1つで，標的遺伝子の6つの領域を認識する4種類のプライマーと鎖置換性をもつDNAポリメラーゼを用い，60〜65℃付近の一定温度で連続的に増幅反応が進行する．増幅効率と特異性が高い．

A サザンブロットハイブリダイゼーション

1. 検査法(図1)

① 試料DNA(約10 μg)を検出目的とする遺伝子に適切な制限酵素を用いて切断・処理(制限酵素の至適条件，バッファーの種類は添付文書にしたがう)を行う．アガロースゲル電気泳動を行い紫外線照射の下で泳動像を写真撮影し，DNAの制限酵素処理後の泳動像を観察・記録する．

② ①のアガロースゲルを変性溶液(0.5 M NaOH, 1.5 M NaCl)に浸し，室温で30分間ゆっく

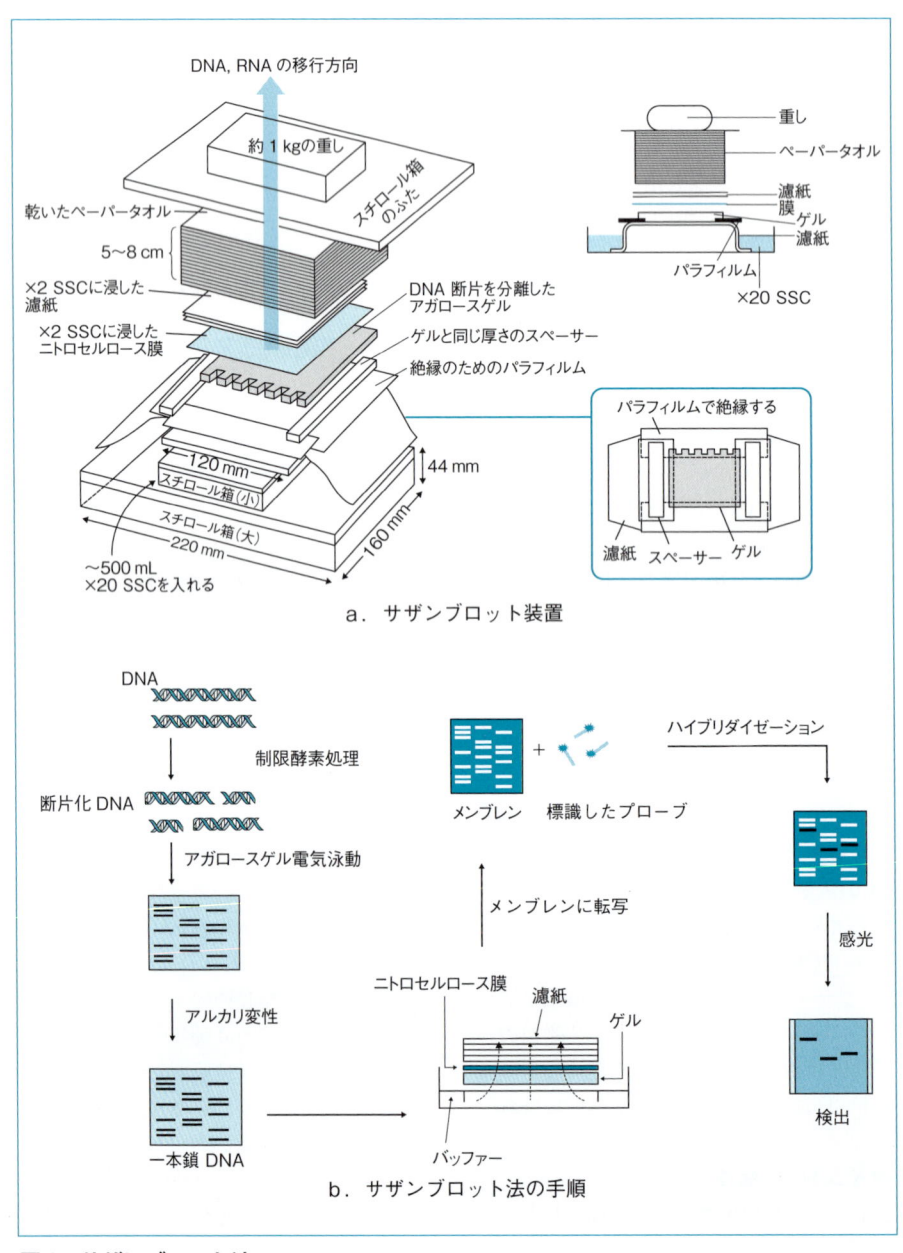

図1 サザンブロット法

り震とうする．その後，ゲルを蒸留水ですすぐ．
③ 中和溶液(0.5 M Tris-HCl(pH 7.2)，1.5 M NaCl)にゲルを浸し，室温で30分間ゆっくり震とうする．途中1回新しい中和溶液と交換し，30分間ゆっくり震とうする．
④ 図のようにブロッティングの準備をし，ゲルのバンドパターンをメンブレンに一晩かけて転写する．または簡易ブロッティング装置を用いて短時間で移行させてもよい．メンブレンに転写後，メンブレンをゲルから剥がし，低塩液(2×SSC)ですすぐ．
⑤ 80℃で1～2時間乾燥することで，DNAをフィルタに焼き付け固定する．
⑥ 熱処理後のメンブレンはこのままハイブリダイゼーションに用いてもよいし，ビニール袋に密封すれば室温で長期間保存することが可能となる．
⑦ ハイブリダイゼーションバッグにメンブレンとハイブリダイゼーションバッファーを入れ42℃で1時間以上インキュベートする（プレハイブリダイゼーション）．
⑧ 準備した標識DNAプローブを100℃で加熱後，冷却し一本鎖にする．
⑨ 標識DNAプローブとハイブリダイゼーション（42℃で6時間以上）を行う．
⑩ SSCおよびSDS溶液を用いて震とう洗浄を行う．
⑪ 化学発光法などで標識DNAプローブを対象に検出を行う．

B 一塩基多型（SNP）解析

本項では，一塩基多型（SNP）解析の代表例として，酒の飲める/飲めないに関係するALDH2（アルデヒド脱水素酵素2）遺伝子型の判定について解説する．専用の装置を必要とせずPCR法とアガロースゲル電気泳動で判定できる方法とリアルタイムPCR装置を用いた方法で判定する．

1. 検査法

a. ハイブリダイゼーションプローブ法（リアルタイムPCRを用いた方法）

ALDH2遺伝子のエクソン12に位置するp.E487Kの一塩基置換を含むPCR産物に対し特異的に結合するプローブを用いた融解曲線分析法で判定する．プローブ上の変異に対応する塩基はCで合成してあるため，ALDH2*1アレルではプローブ上の塩基がすべて相補的に結合するのに対し，ALDH2*2アレルでは1か所ミスマッチが起きる．この違いをTm値の違いとして図2下側のような曲線のピークとして表し，遺伝子型判定を行う．

2. 対象とする疾患

a. 責任遺伝子の構造と変異

ALDH2遺伝子は12番染色体（12q24.2）に存在し，13個のエクソンからなり517個のアミノ酸からなるサブユニットを産生する．ALDH2は四量体の酵素で，活性維持のためには4つのサブユニットがすべて正常である必要がある．
ALDH2遺伝子のエクソン12に存在する487GluのコドンGAAにG→Aの点変異が起こりLysに変化したものが活性欠損遺伝子（ALDH2*2）である．ALDH2*1/*1は正常酵素活性型，ALDH2*1/*2は低活性型であり，ALDH2*2/*2はほとんど活性を示さない．

b. 臨床的意義

ヒトのアルコール代謝関連酵素の遺伝子多型の中で，臨床的意義が最も明確にされているのはALDH2の多型である．ALDH2の変異型（不活性型）ALDH2*2，正常活性型ALDH2*1の組み合わせにより3群に分かれるが，*1/*1：*1/*2：*2/*2はわが国の一般集団では55：40：5であるのに対し，アルコール依存症では90：10：0と変異型を有する例はきわめて少ない．ALDH2*1/*2は飲むとすぐに赤くなるが，ゆっくりであればビール大瓶1本程度は飲める人

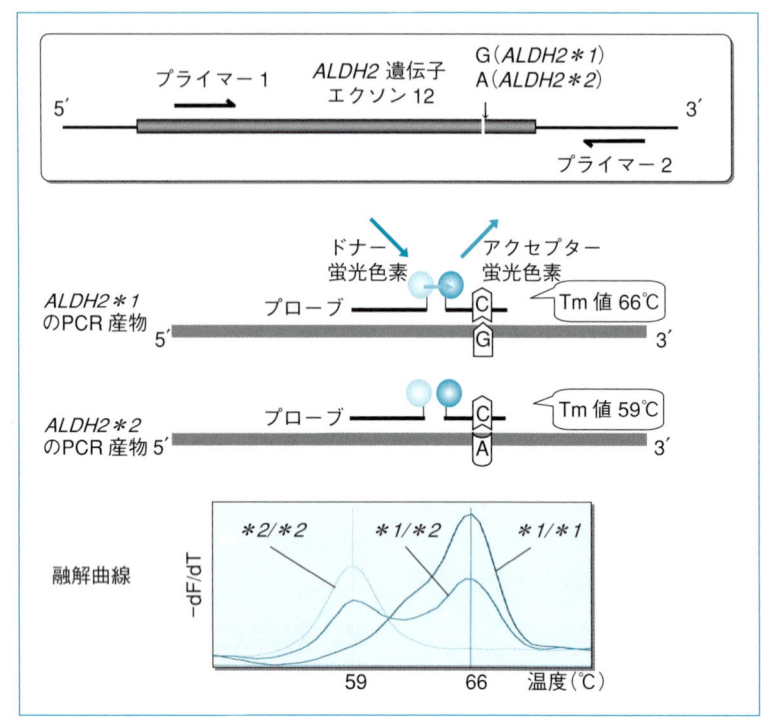

図2 ハイブリダイゼーションプローブ法による ALDH2 遺伝子型の判定

に相当する．ALDH2*2/*2はビールをコップ半杯程度がやっとの人にあたるが，ALDH2*2をもつことにより飲酒に強力なブレーキがかかる．すなわちALDH2*2はアルコール依存症における疾患抵抗性遺伝子といえる．

ALDH2遺伝子型は飲酒量に影響する要因であるほか，食道がんをはじめとする悪性腫瘍のリスクとの関連が指摘され，健診検体などで多数検体の処理も必要と考えられる．

3. 実習

a. アレル特異的 PCR 法

a）準備

材料

　ETDA 加末梢血　2 mL

試薬・機器・器具

1) DNA 抽出
   ① 備品　マイクロチューブ立て，ピペットマン（p1000, p200, p20），フィルタチップ（1000 μL，100 μL，20 μL），マイクロチューブ（1.5 mL）…各2個，2 mL コレクションチューブ…各2個，QIAamp スピンカラム…各1個
   ② 試薬（各1本）Protease，バッファー ATL，100%エタノール，バッファー AW1，バッファー AW2，バッファー AE（QIAGEN）
   ③ 共用で使用　ボルテックスミキサー，卓上高速遠心機，ヒートブロッカー（56℃）
2) DNA の確認
   ① 試薬
   ・2%アガロースゲル
   　1×TAE バッファー　　　　　　150 mL
   　アガロース　　　　　　　　　　3 g
   　電子レンジで加熱し均一に溶解して型に流し込む．
   ・1×TAE バッファー
   　50×TAE バッファー　　　　　20 mL
   　精製水　　　　　　　　　　　980 mL
   　エチジウムブロマイド　　　　40 μL
   ・50×TAE バッファー

表1　ALDH2遺伝子型判定に用いるプライマーとプローブ

a．ALDH2(Genebank Accession #M20455 J03043)

名称	配列(5→'3')	位置
Primer F	CAAATTACAGGGTCAACTGCT	1 〜 21
Primer C	CCACACTCACAGTTTTCACTCC	115 〜 135
Primer T	CCACACTCACAGTTTTCACTCT	115 〜 135

b．ALDH2(Genebank Accession #AF164120)

名称	配列(5→'3')	位置
Primer F	GATGTGTTTGGAGCCCAG	23 〜 40
Primer R	GCAGGTCCTGAACTTCCA	267 〜 284
Probe-flu	CAGTTTTCACTTCAGTGTATGCCT-flu	102 〜 125
Probe-LC	LC- CAGCCCGTACTCGCCCAACTCCCGGCCACTCCC-P	68 〜 100

flu：3' terminal fluorescein，P：3' terminal phosphate，
LC：5' terminal fluorophore LightCycler RED640

　TRIZMA base　　　　　　　　242 g
　氷酢酸　　　　　　　　　　57.1 mL
　0.5 M EDTA(pH 8.0)　　　　100 mL
　滅菌精製水で全量を1 Lにする．オートクレーブ滅菌後，室温保存．
・0.5 M EDTA(pH 8.0)
　EDTA・2Na・H₂O　　　　　93.1 g
　滅菌精製水　　　　　　　　400 mL
　NaOHでpHを調整した後，滅菌精製水で全量を500 mLにする．オートクレーブ滅菌後，室温保存．
・6×ローディングバッファー・100 bp DNA ladder(タカラバイオ)
② 機器・消耗品
・パラフィルム・ミニゲル泳動槽(ミューピット-2)
・トランスイルミネーター Macro Vue(ファルマシア)
・電気泳動ゲル撮影/解析システム Kodak Digital Science EDAS290(スクラム)

3) アレル特異的PCR法
① 機器・消耗品
・PCRチューブ立て(氷入り)，PCRチューブ(0.2 mL)
・サーマルサイクラー
・ミニゲル泳動槽(ミューピット-2)
・トランスイルミネーター Macro Vue，電気泳動ゲル撮影/解析システム Kodak Digital Science EDAS290

② Primer 配列(表1-a)
③ 試薬
・QIAGEN Multiplex kit (QIAGEN #206143)注，PCRグレード水(Roche #3315932)
・Mix primer(C, T)…各濃度 0.45 μM
　Primer F(100 mM)　　　　4.5 μL
　Primer C(100 mM)または
　primer T(100 mM)　　　　4.5 μL
　PCRグレード水　　　　　991 μL
　Total　　　　　　　　　1,000 μL
・NuSieve® 3：1 Agarose(タカラバイオ)，1×TAEバッファー，100 bp DNA Ladder，パラフィルム

注：Multiplex用の試薬を用いているためプライマーを混合して使用することができる．さらに，ADH1B遺伝子型など関連する遺伝子型をMultiplex PCRで組み合わせることも可能である．

b) 測定法
1) シリカメンブレン法によるDNA抽出：QIAamp DNA Blood Mini Kit(図3)
① 1.5 mLマイクロチューブの底にProtease 20 μLを分注する．
② このマイクロチューブに血液サンプル200 μL(注1)を添加する．
③ バッファーATL 200 μLをサンプルに添加後，15秒間ボルテックス(注2)する．

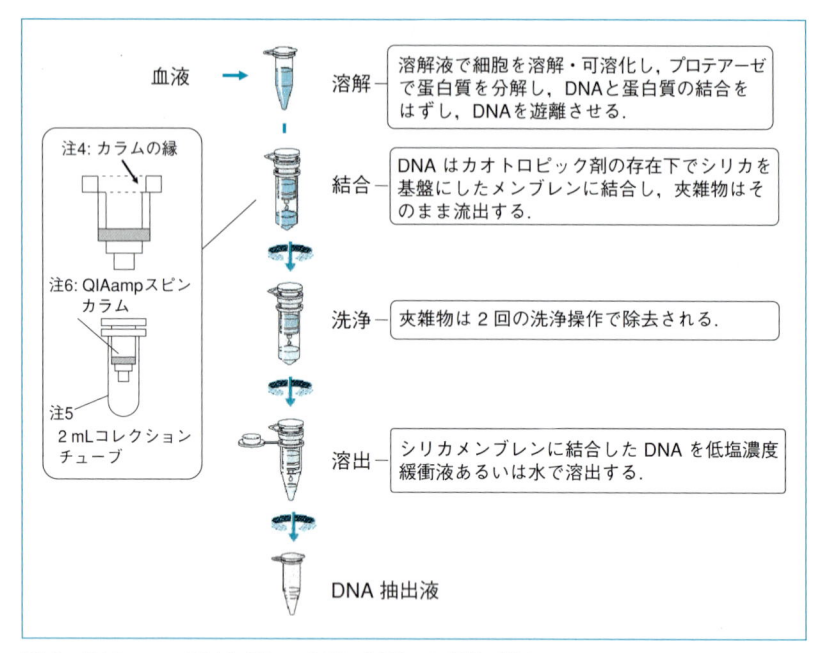

図3　QIAamp DNA Blood Mini Kit の操作手順

④ 56℃で10分間インキュベートする．
⑤ 1.5 mL マイクロチューブを数秒間スピンダウン(注3)してチューブの蓋に付着した溶液を集める．
⑥ サンプルに100%エタノール200 μL を添加し，再び15秒間ボルテックスした後，数秒間スピンダウンする．
⑦ ステップ⑥の混合液をカラムのふち(注4)を濡らさないように注意して2 mL コレクションチューブ(注5)中のQIAampスピンカラム(注6)に移し，蓋を閉めて8,000 rpm で1分間遠心分離する．QIAampスピンカラムを新しい2 mL コレクションチューブに移し，濾液の入っているコレクションチューブは捨てる．
⑧ 注意深く QIAamp スピンカラムの蓋を開き，カラムのふちを濡らさないようバッファー AW1 500 μL を添加する．蓋を閉めて 8,000 rpm で1分間遠心分離する．QIAamp スピンカラムを新しい2 mL コレクションチューブに設置し，濾液の入っているコレクションチューブは捨てる．
⑨ 注意深く QIAamp スピンカラムの蓋を開き，カラムのふちを濡らさないようバッファー AW2 500 μL を添加する．蓋を閉めて 13,000 rpm で3分間遠心分離する．
⑩ QIAamp スピンカラムを新しい1.5 mL マイクロチューブに移し，濾液の入っているコレクションチューブは捨てる．注意深く QIAamp スピンカラムの蓋を開き，カラムの縁を濡らさないようバッファー AE 200 μL を添加する．室温で1分間放置した後，8,000 rpm で1分間遠心分離する．

注1：血液サンプルを採取する前に採血管をよく転倒混和する．
注2：ボルテックスミキサーで混和する．
注3：数秒間，遠心分離機にかける．
注4～6：図3に記載．

2) アガロースゲル電気泳動法による DNA の確認
① 6×ローディングバッファー2 μL と抽出した DNA 溶液5 μL を図4のように混和し，全量を2%アガロースゲルのウェル内へ加え，電気泳動(100 V 30分)する．
注：1枚のゲルの端にサイズマーカー(100 bp DNA

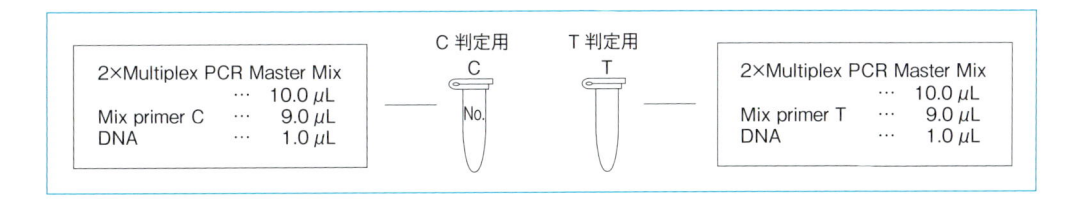

```
┌─────────────────────────────┐   C判定用   T判定用   ┌─────────────────────────────┐
│ 2×Multiplex PCR Master Mix  │      C         T      │ 2×Multiplex PCR Master Mix  │
│                  … 10.0 μL  │     No.              │                  … 10.0 μL  │
│ Mix primer C     …  9.0 μL  │                      │ Mix primer T     …  9.0 μL  │
│ DNA              …  1.0 μL  │                      │ DNA              …  1.0 μL  │
└─────────────────────────────┘                       └─────────────────────────────┘
```

Ladder)を流す.
アガロースゲル中には発がん物質のエチジウムブロマイド(EtBr)が添加してあるので取り扱いに注意する.

② EtBr を含むアガロースゲルに紫外線を照射し撮影する(ゲル撮影装置).

3) アレル特異的 PCR 法

① DNA 抽出液を PCR グレード水で 10 ng/μL に調製する.

② PCR 反応試薬調製(20 μL 反応, 各 primer 終濃度 0.2 μM)

③ PCR 条件…サーマルサイクラーを使用.

熱変性：95℃(15 分)
↓
熱変性：94℃(30 秒) ┐
アニーリング：60℃(30 秒) ├ 33 サイクル注
伸長反応：72℃(30 秒) ┘
↓
伸長反応：72℃(10 分)
↓
保存：4℃

注：陽性コントロールの判定結果より 30〜35 サイクルで変更可能である.

④ ALDH2 遺伝子型判定

PCR 産物を DNA の確認と同様に電気泳動し, 撮影する. プライマー C では増幅されるが, プライマー T で増幅されないものを ALDH2*1/*1, 両プライマーとも増幅されるものを ALDH2*1/*2, プライマー T でのみ増幅されるものを ALDH2*2/*2 と判定する(図 2).

b. ハイブリダイゼーションプローブ法

a) 準備

【機器・消耗品】

- LightCycler 480(Roche), または LightCycler 2.0(Roche)
- プレート専用遠心機(KUBOTA PlateSpin), カローセル遠心機または 1.5 mL チューブ用遠心機
- LightCycler 480 マルチウェルプレートまたは LightCycler Capillaries(Roche)

【試薬】

- プライマー配列(表 1-b)
- PCR グレード水, $MgCl_2$ 溶液(25 mM)
- LightCycler 480 Genotyping Master (Roche #4707524) または LightCycler FastStart DNA Master Hybridization Probes (Roche #4887301)

b) 測定法

1) DNA 抽出液を PCR グレード水で 10 ng/μL に調整する.

2) PCR 反応試薬調製

① LightCycler 480 の場合(20 μL 系)

PCR グレード水	11.0 μL
Primer F(10 mM)	1.0 μL
Primer R(10 mM)	1.0 μL
Probe-flu(8 mM)	1.0 μL
Probe-LC(4 mM)	1.0 μL
5×LightCycler 480 Genotyping Master	4.0 μL
DNA 溶液	1.0 μL

② LightCycler 2.0 の場合(20 μL 系)

PCR グレード水　　　　　　　　11.4 μL

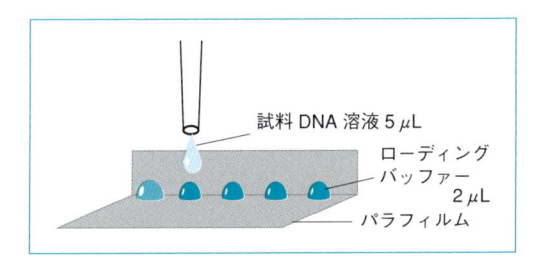

図 4　DNA 溶液とローディングバッファーとの混和
（試料 DNA 溶液 5 μL，ローディングバッファー 2 μL，パラフィルム）

```
MgCl₂溶液(25 mM)                              1.6 μL
Primer F(10 mM)                               1.0 μL
Primer R(10 mM)                               1.0 μL
Probe-flu(8 mM)                               1.0 μL
Probe-LC(4 mM)                                1.0 μL
10×FastStart DNA Master Hybridization Probes  2.0 μL
DNA 溶液                                      1.0 μL
```

3）リアルタイム PCR 条件

熱変性：95℃（10 分）
↓
熱変性：95℃（15 秒）　┐
アニーリング：55℃（15 秒）├ 40 サイクル
伸長反応：72℃（11 秒）　┘
↓
融解曲線反応：95℃（1 秒）
　　　　　　　40℃（2 分）
　　　　　　　80℃（1 秒）
↓
冷却：4℃

4. 精度管理

① 陰性コントロールとして PCR グレード水を検体として測定し，試薬へのコンタミネーションの有無を調べる．
② 陽性コントロールとして各遺伝子型（*1/*1，*1/*2，*2/*2）サンプルの測定が必要である．特に，アレル特異的 PCR 法では調整プライマー溶液の劣化などにより，特異性が低下することがあるため，陽性コントロール判定結果との比較が重要である．ALDH2*2/*2 は低頻度であるため，あらかじめボランティアをリストアップしておくとよい．

C DNA シークエンス解析

DNA シークエンサーを用いたダイレクトシークエンス法は，PCR 産物をクローニングすることなくダイレクトに，迅速かつ簡便に塩基配列を決定することを目的とする．

現在，最も一般的に遺伝子検査室で使用されている検査法は，ダイデオキシヌクレオチド（ddNTP）を使用するダイデオキシ法と PCR 法を組み合わせたサイクルシークエンス法を原理とし，電気泳動にキャピラリータイプの蛍光オートシークエンサーを用い，ddNTP を 4 色の異なる蛍光色素で標識したダイターミネーター法である．

1. 対象とする疾患

a. 神経変性疾患の種類と特徴

神経変性とは，特定の神経細胞が変性し，死に至り，脱落していく病態を示す．無限に増殖するがんなどと対極的であり，神経変性疾患は，このような神経変性を主病態とする疾患群である．神経疾患には，ハンチントン病など各種のポリグルタミン病，各種の筋ジストロフィーなどの単一遺伝子の異常によるものと，アルツハイマー病，パーキンソン病，筋萎縮性側索硬化症などの患者の大部分は孤発性だが一部にメンデル遺伝をとる家系が存在するものがあり，後者は生活習慣病などと同様に多因子遺伝性疾患と考えられている．

図 5 と表 2 には，遺伝子診断が可能な単一遺伝性の神経変性疾患のうち，3 塩基の繰返し配列の異常伸長が原因であるトリプレットリピート病についてまとめた．

b. 脊髄小脳変性症（spinocerebellar degeneration；SCD）

小脳と脳幹を中心とし，大脳や脊髄などの神経系が障害される変性疾患の総称である．遺伝性のものと孤発性のものがある．日本では遺伝性は約 30％で有病率は数人/10 万人である．脊髄小脳変性症は遺伝的異質性がきわめて顕著で，責任遺伝子座位が同定されているものだけでも 17 を数える．常染色体優性遺伝の脊髄小脳変性症の日本での割合は，脊髄小脳失調症 3 型（SCA3）が 30.2％，SCA6 が 29.9％，歯状核赤核淡蒼球ルイ体萎縮症（DRPLA）が 13.0％，SCA1 が 3.8％，SCA2 が 3.0％の順となっている（2005 年厚労省報告）．

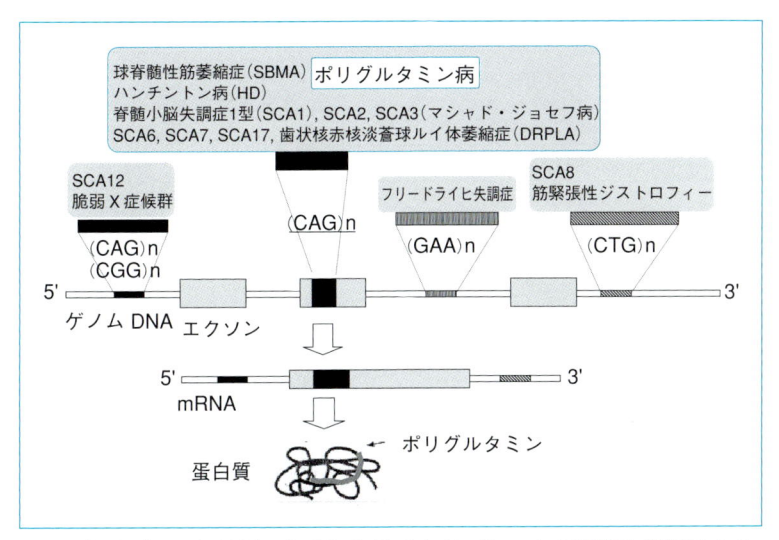

図5 トリプレットリピート病におけるトリプレットの種類と遺伝子上の位置

表2 トリプレットリピート病におけるリピート数の異常伸長

疾患名	遺伝子座	責任遺伝子	変異形式	変異部位	Normal	Intermediate	Abnormal
脊髄小脳失調症1型（SCA1）	6p23	ataxin-1 (ATXN1)	CAGリピート	coding exon	6〜44	36〜38	39〜91
脊髄小脳失調症2型（SCA2）	12q24	ataxin-2 (ATXN2)	CAGリピート	coding exon	≤30	—	33->500
脊髄小脳失調症3型（SCA3）	14q32	ataxin-3 (ATXN3)	CAGリピート	coding exon	≤47	48〜51	53〜86
脊髄小脳失調症6型（SCA6）	19p13	CACNA1A	CAGリピート	coding exon	≤18	19	20〜33
脊髄小脳失調症7型（SCA7）	3p14	ataxin-7 (ATXN7)	CAGリピート	coding exon	4〜35	28〜35	36->450
脊髄小脳失調症8型（SCA8）	13q21	SCA8 (ATXN8OS)	CTGリピート	3'-UTR	15〜50	(50〜70)	80->800
脊髄小脳失調症12型（SCA12）	5q31	PPP2R2B	CAGリピート	5'-UTR	7〜31	—	55〜78
脊髄小脳失調症17型（SCA17）	6q27	TBP	CAGリピート	coding exon	25〜44	—	45〜63
歯状核赤核淡蒼球ルイ体萎縮症（DRPLA）	12p13.31	atrophin-1 (ATN1)	CAGリピート	coding exon	≤35	—	48〜93
ハンチントン病（HD）	4p16.3	huntington (HTT)	CAGリピート	coding exon	≤26	27〜35	>36
球脊髄性筋萎縮症（SBMA）	Xq11.2-q12	androgen receptor (AR)	CAGリピート	coding exon	≤34	—	38≤
筋強直性ジストロフィー（DM1）	19q13	MDRV	CTGリピート	3'-UTR	≤35	—	50≤

Gene Tests(http://www.geneclinics_org/)
Hereditary Ataxia Overview Table2. より

表3 SCA3の遺伝子解析に用いるプライマー

名称	配列(5'→3')	PCR産物の長さ(bp)	文献
SCA3-F	CCAGTGACTACTTTGATTCG	160＋(CAG)n	Nature Genet. 8, 221-227(1994)
SCA3-R	TGGCCTTTCACATGGATGTGAA		

2. 実習

本項では，DNA シークエンス解析を用いた SCA3 の CAG リピート数の算出を解説する．

a. 目的

SCA3 の責任遺伝子 *ATXN3*(Ataxin 3)内に存在する CAG リピート配列を DNA シークエンス解析を用いて CAG リピート数を調べる(表3)．

a) 準備

材料

ETDA 加末梢血　2 mL

試薬

Big Dye Terminator v.3.1 Cycle Sequencing Ready Reaction Kit, 3130 POP-7

BigDye XTerminator Purification Kit, Buffer (10×) with EDTA(以上はライフテクノロジーズ)

シーブカラム G50(エーエム技研)

機器と器具

3130 Genetic Analyzer, GeneAmp® PCR System 9700(ライフテクノロジーズ)，マイクロピペット(0.5〜10 μL，10〜100 μL)，フィルタ付きピペットチップ，広径チップ(250 μL)，微量簡易遠心機，ボルテックスミキサー

b) 測定法

1) 末梢血からの DNA 抽出〔B-3. 実習 a-1)(→ p. 220)参照〕

2) PCR 増幅および PCR 産物の確認

PCR を 25 μL のスケールで LA Taq with GC Buffer キット(タカラバイオ)を使用行う．

① 反応液の組成

　　　　　　　　　　　　　1 検体あたり

PCR グレード水　　　　　　　3.8 μL

2×GC Buffer I　　　　　　　12.5 μL

dNTP(2.5 mM)　　　　　　　4.0 μL

Primer F(10uM)　　　　　　　1.0 μL

Primer R(10uM)　　　　　　　1.0 μL

LA Taq　　　　　　　　　　　0.2 μL

DNA 抽出液　　　　　　　　　2.5 μL

計　　　　　　　　　　　　　25.0 μL

② PCR 条件

94℃(5 分)→[94℃(30 秒) 60℃(30 秒) 72℃(1 分)](35 回)→72℃(7 分)→4℃(保存)

③ PCR 産物 5 μL をアガロース電気泳動し，予測サイズの DNA 断片が増幅していることを確認する．テンプレートの量は PCR 産物 100 塩基あたり数 ng 程度で十分であり，多すぎないことが肝心である．λDNA/HindⅢマーカーなどを同時に泳動して量を確認するのが望ましいが，0.5 kb 程度までの長さの PCR 産物であれば通常のエチジウムブロマイド染色にて薄くみえる程度の量を使用すればよい．

3) PCR 産物のカラム精製(PCR 産物が電気泳動上，単一のバンドである場合)

鋳型となる DNA の条件として，PCR 産物の場合は PCR 反応溶液中の PCR プライマーおよび dNTP が十分に除去されていること，特に PCR プライマーをそのままシークエンス反応にも用いるときは非特異的 PCR 産物が含まれていないことが必須であるため，PCR 産物を分離精製する過程が必要となる．

① シーブカラム G50 の蓋をとり，下側のつめを折り，1.5 mL チューブに入れて，3,000 rpm，1 分間遠心分離する．

② カラムを新しいチューブに移し，PCR 反応液全量をのせ，3,000 rpm，2 分間遠心分離する．

4) ゲルからの分離・精製(非特異的な増幅がみられる場合)

PCR 産物をアガロースゲル電気泳動し，目的の

```
cttttaataccagtgactactttgattcgtgaaacaatgtatttccttatgaatagtttttctcatggtgtatttattctttt
        SCA3-F→

aagttttgttttttaaatatacttcacttttgaatgtttcagA CAGCAGCAG CAAAAG CAG CAGA CAGCAGCAGCAGCAGCAGCAGCA
                                                                G

GCAGCAGCAGCAGCAGCAGCAGCAG CGGGACCTATCAGGACAGAGTTCACATCCATGTGAAAGGCCAGCCACCAGTTCAGGAGC
           G                                            ←SCA3-R
```

図6 SCA3責任遺伝子内のCAGリピート配列
矢印：プライマー配列，青枠：CAGリピート領域22回を示す（黒枠のCAA，AAGもリピート数へ加える），小文字アルファベット：イントロン配列，大文字アルファベット：エクソン配列，塩基の上下の重なりは遺伝子多型部位を示す．

サイズのPCR産物を切り出してQIAquick gel extraction kit（QIAGEN）で精製する．

5）サイクルシークエンス反応

鋳型とするPCR産物（200〜500 bp）の濃度は，1反応あたり3〜10 ngにし，Big DyeTM Terminator v.3.1試薬を使用する．

① 反応液の組成

	1検体あたり
PCRグレード水	3.0 μL
Big Dye v3.1	4.0 μL
Primer（2 μM）	2.0 μL
PCR産物	1.0 μL
計	10.0 μL

② 反応条件

サーマルサイクラーを以下のようにセットし，スタートさせ，サーマルサイクラー内の温度が96℃に達したら，PCRチューブをセットする．

96℃（1分）→［96℃（10秒）50℃（5秒）60℃（4分）］（25回）→4℃（保存）

6）BigDye XTerminator精製キットによるサイクルシークエンス産物の精製

① 下記の産物と試薬を3130用96穴プレートに分注，シールをする．

サイクルシークエンス産物	10 μL
SAM溶液	45 μL
XTerminator溶液	10 μL

② 最大目盛りで20分間ボルテックス
③ 1,000 gで2分間遠心分離

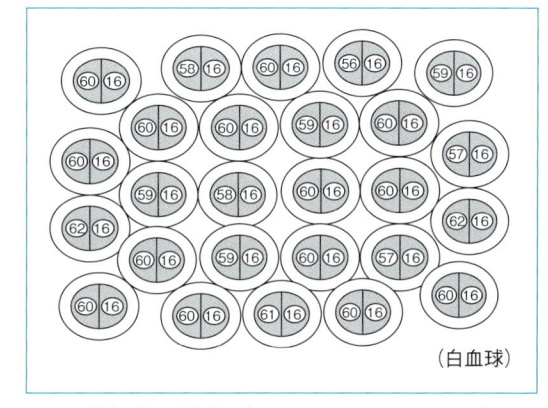

図7 体細胞モザイク（somatic mosaicism）
リピート数が40回程度を超えると，DNA複製の際に不安定性を示し，体細胞ごとにリピート数の異なる現象がみられる．

7）ABI PRISM 3130 Genetic Analyzerでの電気泳動

Run 3130 Data Collectionソフトウエアのプレート定義画面にて以下に設定し，電気泳動を行う．

Result Group→Seq_Result_Group, Instrument Protocol→BDx_UltraSeq36_POP7_v3（シグナル強度に応じてBDx_UltraSeq36_POP7_x0.5_v3をセレクト），Analysis Protocol→KB_3130_POP7_BDTv3_Ns.

操作法とデータ解析は付属の取扱い説明書に従って行う．

c）結果の解析

図6のCAGリピート配列を参考にCAGリ

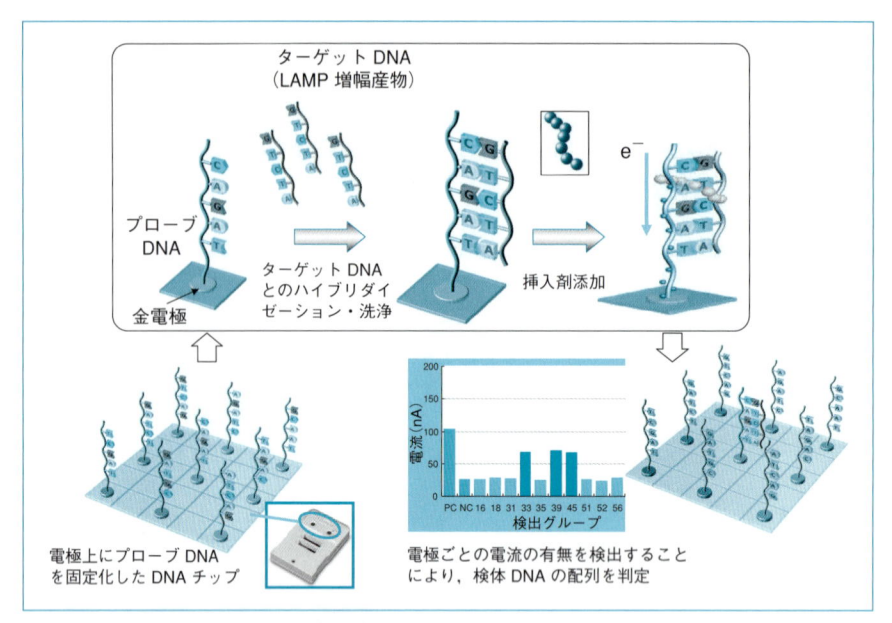

図 8　クリニチップ HPV の測定原理
① LAMP 増幅産物(ターゲット DNA)を HPV-DNA チップに注入する.
② チップの表面の電極に固定化された 13 種の高リスク HPV の遺伝子と相補的な配列をもったプローブがターゲット DNA を補足し二本鎖を形成する.
③ HPV-DNA チップに挿入剤を注入すると, 二本鎖を形成したプローブに特異的に結合する.
④ HPV-DNA チップに電圧をかけ, 挿入剤が結合したプローブに発生する電流を検出する.

ピート数を調べる. リピート数がヘテロの場合は, CAG リピート配列とその下流の配列の重なりを考慮してリピート数を数える. 異常伸長した CAG リピートでは, 体細胞モザイク(図7)を示すため正確な CAG リピート数の算定は難しい.

D DNA マイクロアレイ

DNA マイクロアレイの例として, 本項では, HPV 遺伝子型判定法として 2011 年 5 月に保険適用となった「クリニチップ HPV」(積水メディカル)を取り上げる. クリニチップ HPV は LAMP 核酸増幅法と電流検出型 DNA チップを組み合わせて 13 種類の HPV 遺伝子型を判定する.

1. 測定原理 (図8)

子宮頸部細胞から抽出した DNA を試料として, 子宮頸がんのハイリスク因子である 13 タイプの HPV の DNA を各々タイプ特異的に増幅する 13 種類のプライマーを用いて LAMP 増幅法にて増幅する. LAMP 増幅産物(ターゲット DNA)を 13 タイプ HPV 各々に特異的な 13 種類のプローブが基板上に固定してある電流検出型 DNA チップに滴下すると, 増幅産物中の HPV-DNA がプローブとハイブリダイゼーションし二本鎖 DNA を形成する. 次に挿入剤溶液を DNA チップに添加すると二本鎖を形成した DNA プローブに特異的に挿入剤が結合する. これに電圧をかけると, 挿入剤が結合した二本鎖 DNA プローブに対応する位置の基板に電流が発生し, その強さを測定することにより検体中に存在する 13 タイプの HPV-DNA おのおのの有無を検出する.

2. 対象とする疾患

子宮頸部浸潤がんの 99％以上から検出されるヒトパピローマウイルス(HPV)は全長約 8,000 塩基の環状二本鎖 DNA ウイルスで, 現在 100 種類以上のタイプが発見されており, この内の約 40

種が外陰部等の粘膜組織に選択的に感染することが知られている．またそのうちの13種類HPV(16, 18, 31, 33, 35, 39, 45, 51, 52, 56, 58, 59, 68)が子宮頸がんの高リスク群として分類されている．さらに日本における研究から，これら13種HPVのなかで疾患の進展に関連が強いウイルスタイプとして7種のHPV(16, 18, 31, 33, 35, 52, 58)が報告されており，HPVの遺伝子型検査が重要となっている．

3. 実習

a. クリニチップHPVを用いたHPV遺伝子型判定

a) 準備

材料

子宮頸部擦過細胞検体の細胞診固定液

試薬

① クリニチップHPVキットの内容
LAMP増幅試薬(13種類のHPVに特異的なプライマーセットを含むLAMP試薬)[プライマー試薬A(16, 35, 59型)，プライマー試薬B(18, 39, 56型)，プライマー試薬C(45, 68型)，プライマー試薬D(51, 58型)，プライマー試薬E(31, 33, 52型)，プライマー試薬F(βグロビン)]，HPV DNAチップ(基板上に13種類のHPV-LAMP増幅産物とハイブリダイゼーションするDNAプローブを搭載し，電流検出型遺伝子解析装置でHPVの遺伝子型を判定する)，検出用試薬(二本鎖を形成させるためのハイブリ緩衝液，二本鎖DNAに結合する挿入剤と挿入剤の希釈液で構成)

② ジェネライザー装置用配管洗浄液とハイブリ洗浄液

機器と器具

① マイクロピペット(0.5～10 μL，10～100 μL，50～200 μL)，フィルタ付きピペットチップ

② チューブ冷却用アルミ製ラック，氷およびアイスボックス，微量簡易遠心機，ボルテックスミキサー，サーマルサイクラー，ジェネライザー(電流検出型チップ測定装置)，クリーンベンチ(LAMP増幅産物の分注と注入時に使用)，廃棄用蓋付ボトル，使用済みチップ廃棄用蓋付ボトル．

b) 測定法(図10)

1) DNA抽出 QIAamp® MinEluteTM Mediaキット(QIAGEN)

2) 増幅

① 検体より抽出したDNA溶液を95℃で5分間熱変性させた後，氷上で急冷する．

② 氷上で増幅試薬を融解し，スピンダウンする．

③ DNA溶液各1 μLを各24 μLの増幅試薬の入った6連のチューブに各々加え，軽く指でたたき，スピンダウンする．

④ 63℃で90分間加温し，さらに80℃で5分間加温した後，氷上または4℃で冷却し保存する．

3) 検出(LAMP増幅産物の分注はクリーンベンチ内で行う)

① ジェネライザーに挿入剤溶液，ハイブリ洗浄液，配管洗浄液とを設置する．装置立上げ時に送液チューブ内の試薬の交換を行う．

② LAMP増幅産物の入った6連チューブを混和し，スピンダウンする．

③ 6連チューブから各々10 μLずつ分取し，滅菌チューブに混合する．

④ ハイブリ緩衝液6 μLを滅菌チューブへ添加し，ボルテックスし，スピンダウンする．

⑤ 増幅産物混合液50 μLを分取して，HPV DNAチップへ全量を加える．その際，ピペットチップをHPV DNAチップの検体注入口から電極基板に当たるまで垂直に挿入することと，HPV-DNAチップに気泡が入らないように注意する．

⑥ 混合液注入後速やかにHPV DNAチップをジェネライザーへ挿入し，ジェネライザーの操作手順に従って操作し，電流シグナルの測定を行う．

c) 結果の判定

1) 陽性：検体の平均電流値と陰性コントロール

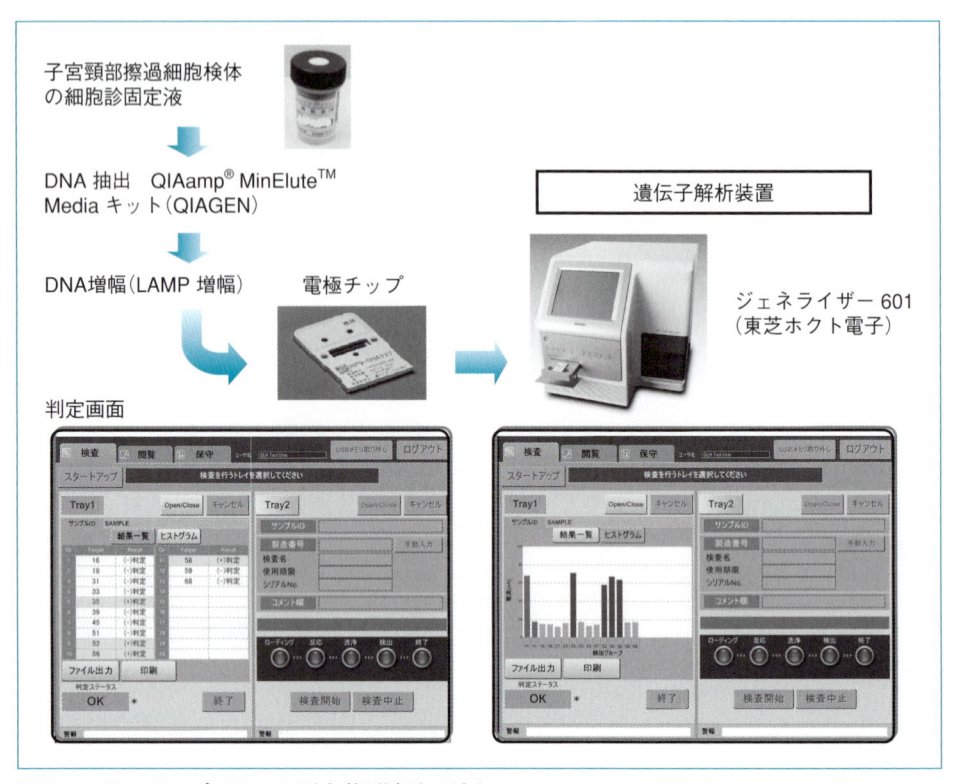

図9　クリニチップHPVの測定(操作)法の流れ

の平均電流値の差が10 nA以上の場合，陽性と判定する．
2) 陰性：検体の平均電流値と陰性コントロールの平均電流値の差が10 nA未満の場合，陰性と判定する．
3) 再検査：陰性コントロールの平均電流量の差が45 nA以上の場合，または陽性コントロールの平均電流値と陰性コントロールの平均電流値の差が10 nA未満の場合，無効と判定する．無効の場合は，増幅操作から再検査する．再検査してもなお無効と判定された場合は，改めて検体採取を行う．

なお，上記の判定はジェネライザーによって自動的に行われる．判定結果一覧とヒストグラムで表示され，複合感染も判定できる(図9)．

E RT-PCR法

本項では慢性骨髄性白血病の診断と治療効果判定のために必須な *BCR-ABL1* p210の検出について，RT(reverse transcription)-PCRを用いた定性法と定量法による検出を解説する(図10)．

1. 原理

a. ISOGEN試薬を用いたRNA抽出(図11)

ISOGEN(ニッポンジーン)はAGPC法を基本原理とする一段階式のRNA抽出試薬で，フェノールとチオシアン酸グアニジンを含む均一な液体である．試料にISOGENを加えて混和し溶解した後，クロロホルムを添加するとフェノールとクロロホルムとが溶け合うため水溶液と有機溶媒が分離してくる．遠心分離すると三相に分離し，上相の水相にはRNAが含まれるため，水相を採取して二段階のアルコール沈殿を行う．はじめに疎水性の強い2-プロパノールを等量用いてアルコール沈殿し，次により蒸発しやすいエタノールで2回目のアルコール沈殿を行う．最後に，エタノールを蒸発させてRNaseフリーの滅菌水に溶

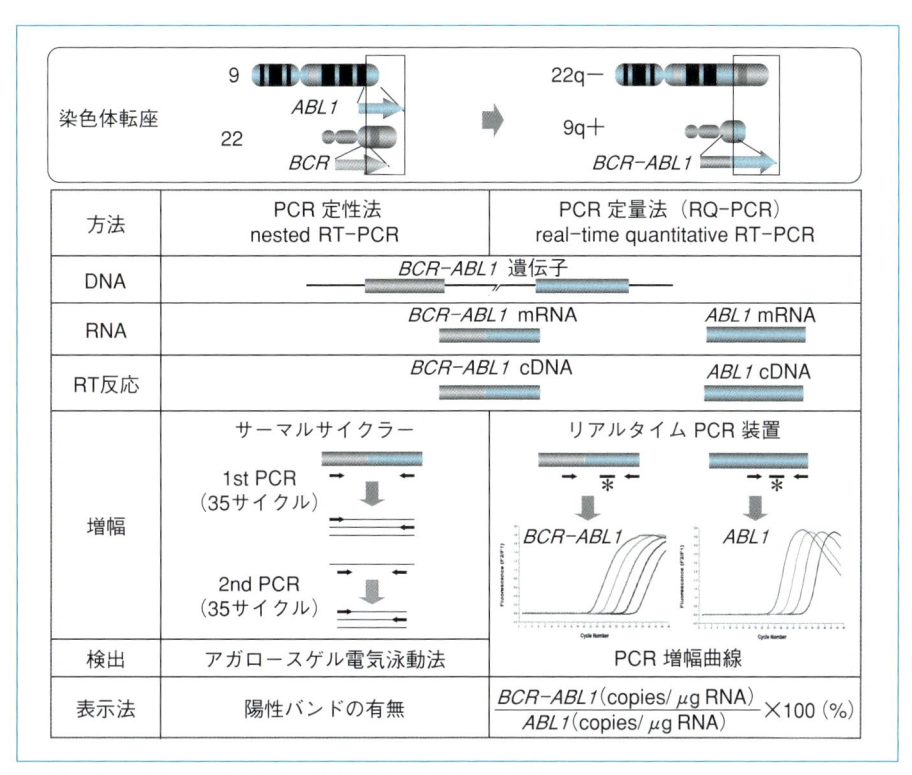

図10 白血病キメラ遺伝子の検出方法(BCR-ABL1)

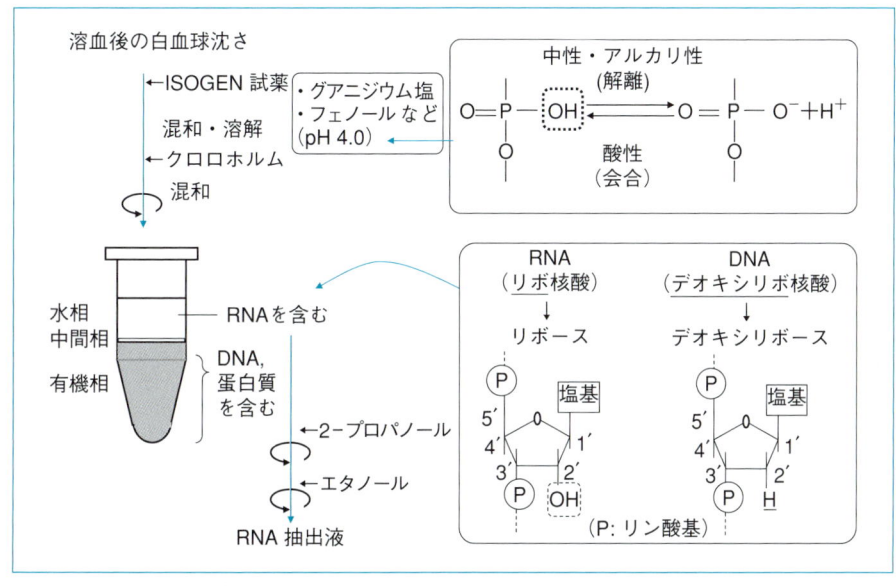

図11 AGPC法を基本原理とするISOGEN試薬によるRNA抽出

解する．

b. RT-PCR法の原理(図12)

PCR法で用いる Taq DNA ポリメラーゼは RNA には作用しないので，RNA を鋳型として PCR を行うには，まず逆転写酵素を用いて RNA 鎖より相補的な DNA (complementary DNA；cDNA)を合成する必要がある．

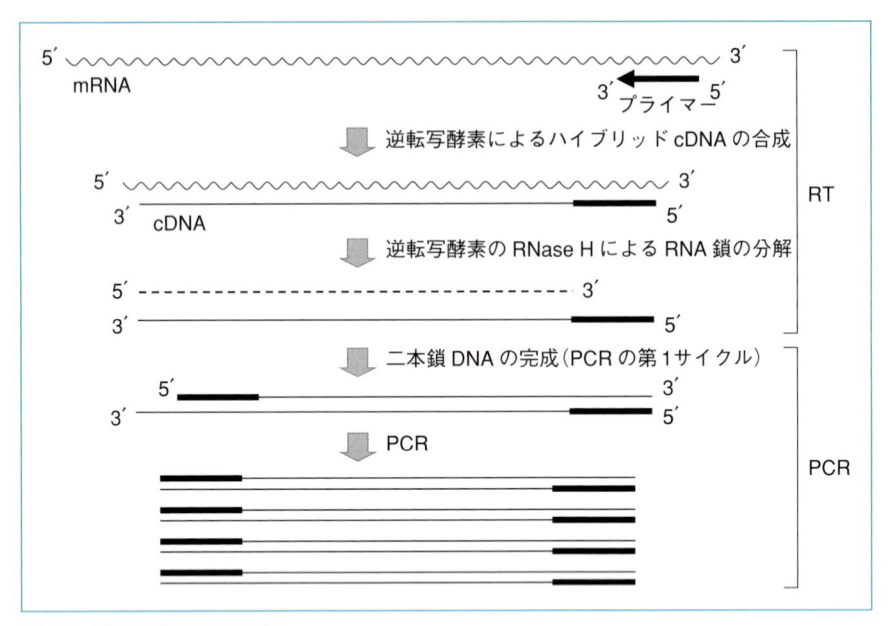

図12　RT-PCR法の原理

表4　1ステップ法と2ステップ法の比較

名称	方法	適する実験	コンタミネーションの危険性	逆転写反応用プライマーの種類	酵素の種類
1ステップ法	RTとPCRを同一のチューブ内で連続的に行う.	ピペット操作が少なく簡便であるため，サンプル数が多い場合に適する.	低い	配列特異的プライマー	使用する酵素が限定される．（例：T*th* DNAポリメラーゼ）
2ステップ法	RTとPCRを別々のチューブ内で2段階に分けて行う.	複数のPCR解析が可能であるため，解析対象の遺伝子数が多い場合に適する.	高い	プライマーの選択が可能(オリゴdT，ランダムヘキサマー，配列特異的プライマー)	目的に応じてRTおよびPCRに最適な酵素を用いることができる.

　逆転写酵素によりcDNAを合成してRNA-DNAハイブリッドを形成する．このハイブリッドは，逆転写酵素のリボヌクレアーゼ(RNase)H活性によってRNAが加水分解を受け，一本鎖cDNAとなる．さらに，逆転写酵素は一本鎖cDNAを鋳型にして二本鎖cDNAを合成することもできる．これらのDNAを鋳型としてPCRを行う．

　RT-PCR法は大きく分けて1ステップRT-PCR法と2ステップRT-PCR法の2種類がある．1ステップRT-PCR法は，RTとPCRを同一のチューブ内で連続的に行い，2ステップRT-PCR法は，RTとPCRを別々のチューブ内で行う．それらの特徴を**表4**にまとめた．

a) RT-PCR用プライマーの設計

　ゲノムDNAを増幅しないように設計する．そのためには，プライマー対をイントロンを挟んだ2つのエクソンに設計する．これにより，ゲノムDNA由来のPCR産物はcDNA由来のものに比べて格段にサイズが大きくなる．さらに，プライマーを隣接するエクソン間にまたがるように設計するとゲノムDNAは増幅されない．

　逆転写反応での一本鎖cDNA合成に用いるプライマーは3種類ある(**図13**)．その特徴を**表5**にまとめた．

表5 逆転写反応用プライマーの特徴

名称	合成の仕方	利点	欠点
オリゴdTプライマー	ポリAの付いているmRNAをすべてcDNAに合成する.	リボソームRNAは鋳型として含まれず, 特異的にmRNAのみが逆転写される.	目的領域が非常に長く上流まで及ぶ場合や, GCリッチ領域が多く含まれる場合は合成されにくい.
ランダムプライマー	ランダムヘキサマーを用いてcDNAを合成する.	ポリAテールを含まないRNAからもcDNA転写物を得ることが可能である. mRNA内のすべてのRNA配列から均一の転写物を得ることができる. オリゴdTプライマーでは得にくい比較的上流の配列まで合成が可能である.	リボソームRNAも鋳型として含まれるため目的とする遺伝子のcDNAの割合は低くなる.
配列特異的プライマー	目的とする遺伝子の特異的配列の相補鎖をプライマーとしてcDNAを合成する.	特定のRNAだけを選択的に転写する. 1ステップRT-PCR法で利用できる.	特異的に反応を行うので, 複数の遺伝子のスクリーニングをするような用途には向かない.

①オリゴdTプライマーを用いる方法

②ランダムヘキサマーを用いる方法

③配列特異的プライマーを用いる方法

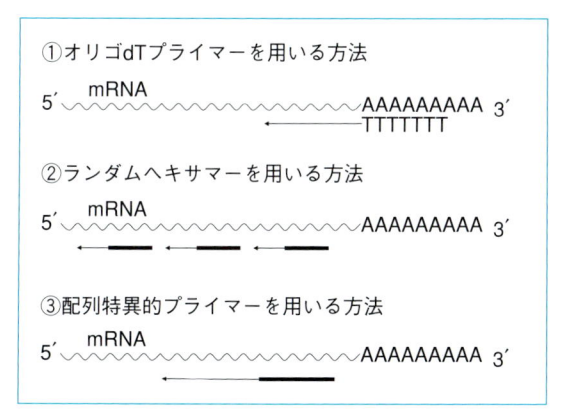

図13 逆転写反応用プライマーの種類

b) 逆転写酵素の種類

2ステップ法には, MMLV(モロニーマウス白血病ウイルス), AMV(トリ骨髄芽球ウイルス)由来の逆転写酵素が多く使用されている. さらに, RNase H活性をなくしたり, 耐熱性に優れるように改変された酵素もある. 1ステップ法には, Tthなどの逆転写活性をもった耐熱性ポリメラーゼが用いられる.

c. リアルタイムPCRを用いた遺伝子・核酸定量法(図14)

リアルタイムPCRを用いた遺伝子・核酸定量法は, サーマルサイクラーと蛍光検出器を一体化した装置を用いて, PCR中の増幅産物の増加を蛍光シグナルの増加としてリアルタイムでモニタリングして増幅曲線を描き, PCR増幅が指数関数的に起こっている領域を特定し, 最初の鋳型核酸量を推定する方法である. PCR増幅曲線は縦軸を蛍光強度, 横軸をPCRサイクル数で表すと図14aのようなシグモイド曲線を示す. 定量したい核酸について希釈系列を作りリアルタイムPCR法で測定すると, 希釈倍数に応じて右側にシフトした増幅曲線が得られる. 次に, 増幅が指数関数的に起こる領域で(青い矢印), 一定の増幅産物量になるサイクル数(threshold cycle; Ct値)を縦軸, 核酸量を横軸にプロットする直線関係が得られ, これを検量線として用いる(図14b). 目的の試料についても同じ条件でPCRを行い, Ct値を求めることにより, 検量線から試料中の目的産物の量を測定することができる.

2. 実習

a. RNA抽出

a) 準備

材料

末梢血(EDTA・2K血算検査用採血管2 mL), 骨髄穿刺液(骨髄検査専用または血算用採血管0.2〜0.5 mL)

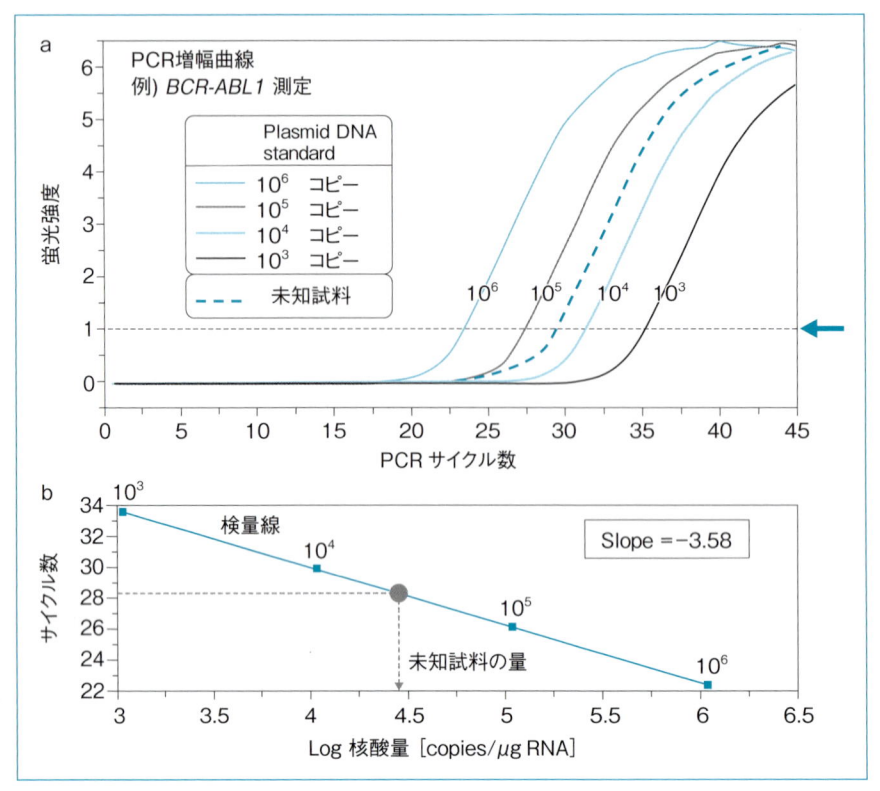

図14 リアルタイム PCR を用いた定量法の原理

a) PCR増幅曲線
例) *BCR-ABL1* 測定

Plasmid DNA standard
- 10^6 コピー
- 10^5 コピー
- 10^4 コピー
- 10^3 コピー
- 未知試料

縦軸：蛍光強度
横軸：PCR サイクル数

b) 検量線　Slope = −3.58
縦軸：サイクル数
横軸：Log 核酸量 [copies/μg RNA]
未知試料の量

試薬
ISOGEN（ニッポンジーン），クロロホルム，2-プロパノール，70％エタノール（DEPC 水で希釈），DEPC 水

機器と器具
孵卵器（37℃），遠心機（50 mL を 2,000 rpm），卓上高速遠心機，15～50 mL 遠心管

マイクロチューブ立て，マイクロピペット（100，1,000 μL），フィルターチップ（100，1,000 μL），マイクロチューブ（1.5 mL），トランスファーピペット

b) 操作手順
① サンプルに対して10倍量の溶血液（注1）を加える（末梢血 2 mL → 溶血液 20 mL）．サンプルは細胞数 10^6〜10^7 個を用いる．
② 37℃（孵卵器）で 5〜10 分間インキュベートする．血液 1 mL 以上のときは10分間程度にする．
③ 2,000 rpm で 2 分間，遠心分離する（注2）．
④ 上清を除く．デカンテーション（遠心管をゆっくり逆さまにする）でよい．
⑤ 溶血液 1 mL を加え再浮遊させる．
⑥ 1.5 mL チューブに移し，約 2 分間放置する．
⑦ 5,000 rpm で 1 分間遠心分離し，上清を除く（注3）．
⑧ ペレット上の赤みをできるだけなくすように ⑤→⑦ を数回繰り返す．
⑨ ISOGEN 1 mL を添加し，ピペッティングで混和する（注4）．
⑩ 約 5 分間放置し，スピンダウンする．この段階で −70℃ 以下で少なくとも 1 か月保存可能である．
⑪ クロロホルム 0.2 mL を添加する（注5）．
⑫ 激しく 15 秒間混和後，3 分間放置する．
⑬ 12,000 rpm で 15 分間，遠心分離する．
⑭ 上層（水層）の 2/3 をトランスファーピペットなどで，新しい 1.5 mL チューブに移す．
⑮ 2-プロパノール 0.5 mL を添加後，10 分間放

置する.
⑯ 12,000 rpm で 15 分間遠心分離し，上清を除く（注6）．
⑰ 70％エタノール 1 mL を加え転倒混和する．この段階で−70℃以下で少なくとも 1 年間保存可能である．
⑱ 12,000 rpm で 10 分間遠心分離し，上清を除く（注7）．
⑲ 風乾または減圧乾燥する．
⑳ DEPC 水（注8）30 μL を加え，55〜60℃にて 10〜15 分間保温し RNA を溶解する．−70℃以下で保存する．

c）注意点

注1：溶血液（0.75％ NH₄Cl，0.01 M Tris-HCl（pH 7.4）の作製．
NH₄Cl ······································· 3.75 g
1 M Tris-HCl（pH 7.4） ················· 5 mL
DEPC 水 ······················500 mL（メスアップ）
1 M Tris-HCl（pH 7.4）の作り方
Tris（分子量 121.1）······················ 12.11 g
DEPC 水 ································· 80 mL
濃 HCl 約 6 mL で pH 7.4 調整
DEPC 水 ·····················100 mL（メスアップ）

注2：溶血が不十分で白血球のペレット以外に赤い色の沈殿物が多量にみられた場合は，混和して再浮遊させ②を繰り返す．

注3：トランスファーピペット（SAMCO No. 232-1S）を使うと便利である．

注4：ピペッティングで混和するときは，ISOGEN 1 mL を一度にすべて吐き出さず，少量（100 mL 程度）だけをチップに出し入れしてペレットを溶解するとよい．

注5：クロロホルムを分取する際は，1 回ピペッティングを行うとチップからもれずに分注できる．

注6：RNA の沈殿物は，白いゲル状のペレットとしてチューブの内壁や底に付着するので，それを除かないように上清を除去する．

注7：トランスファーピペットなどで上清を除いた後で，さらにスピンダウンして残った液を除くと⑲の乾燥の時間が短くてすむ．

注8：DEPC 水の作製．DEPC 1 mL を精製水 1 L に加え，ときどき激しく攪拌し，室温に 8 時間以上放置した後，オートクレーブで 2 回滅菌し，DEPC を完全に分解する．

b. cDNA 合成

a）準備

材料

RNA 抽出液

試薬

1st Strand cDNA Synthesis Kit for RT-PCR（Roche 社）

機器と器具

分光光度計（ナノドロップなど），サーマルサイクラー，マイクロピペット（10 μL，100 μL），フィルターチップ（10 μL，100 μL），PCR チューブ

b）操作手順

1）RNA 抽出液の濃度測定

分光光度計より RNA 濃度を測定する．濃度は 260 nm の吸光度が 1.0 のとき，RNA 濃度 40 μg/mL として計算する．260 nm と 280 nm の吸光度の比（A260/A280）比は，蛋白質の混入により値が小さくなる．1.7 以上であることが望ましい．1.6 以下であれば，蛋白質やフェノールの混入など精製が不十分であることや，核酸の分解がおこっているサンプルであることが考えられ，再抽出か場合によってはサンプルの再採取を行う．cDNA 合成に用いる下記のキットは RNA 1 μg 付近での反応が至適であるため，次の式より必要量を求め，cDNA 合成に用いる．

1 μg に必要な量 X（μL）＝1÷測定した RNA 濃度（μg/μL）

2）cDNA 合成

RNA 抽出液 X μL（RNA 1 μg にするための必要量）と DEPC 水 8.2-X μL を PCR チューブへ入れる．サーマルサイクラーで 65℃，10 分間インキュベートした後，氷上で 5 分間急冷する．これに**表6**の RT 反応液を加え，サーマルサイクラーで次の温度変化を行う．

25℃ 10 分→ 42℃ 60 分→ 94℃ 5 分→ 4℃

表6　逆転写反応液組成（1 検体当たり）

試薬	容量（μL）
① 10×Reaction バッファー	2.0
② 25mM MgCl₂	4.0
③ デオキシヌクレオチド Mix（dNTP）	2.0
⑥ Random Primer p[dN]₆	2.0
⑦ RNase Inhibitor	1.0
⑧ AMV Reverse Transcriptase	0.8
RNA 抽出液（1 μg）	8.2
合計	20.0

*①〜⑧の番号はキットの試薬番号

表7　BCR-ABL1 定性法に用いるプライマー

名称		配列(5'→3')	PCR産物の長さ
BCR-ABL1 p210 (1st PCR)	F	CAGAGAGAGAAGAGGGCGAA	b3a2タイプ 642 bp
	R	GACCCAGCCTTGGCCATTTT	b2a2タイプ 567 bp
BCR-ABL1 p210 (2nd PCR)	F	AAGGCTACGGAGAGGCTGAAG	b3a2タイプ 579 bp
	R	ACACCATTCCCCATTGTGAT	b2a2タイプ 504 bp
ABL1 (内部コントロール遺伝子)	F	TTCACACCATTCCCCATTGTG	271bp
	R	CTGCAAATCCAAGAAGGGGC	

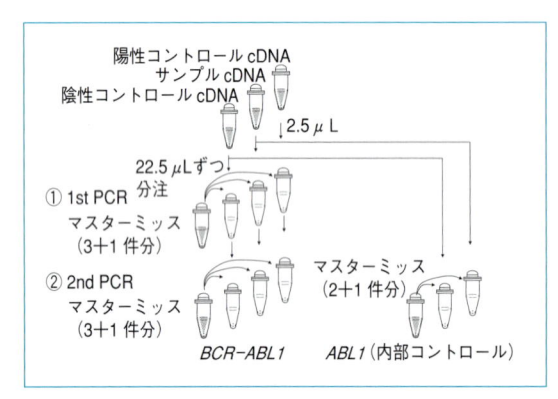

図15　BCR-ABL1 定性法でサンプルcDNAを1件測定する場合

表8　PCRの反応液組成(1検体あたり)

試薬	容量(μL)
PCRグレード水	5.2
2×GC Buffer I	12.5
dNTP Mixture(2.5 mMずつ)	4.0
Forward Primer (33 μM)	0.3
Reverse Primer (33 μM)	0.3
TaKaLa LA Taq (5U/μL)	0.2
cDNA	2.5
合計	25.0

c. 定性法(nested-PCR法)

a) 準備

材料

サンプルcDNA, 陰性コントロール(健常者末梢血 cDNA), 陽性コントロール(K562培養細胞 cDNA)

試薬

TaKaRa LA Taq with GC Buffer(タカラバイオ), プライマー(表7), 6×ローディングバッファー, 100bp DNA Ladder(タカラバイオ)

機器と器具

PCRチューブ立て(氷入り), PCRチューブ(0.2 mL), マイクロピペット(10 μL, 100 μL), フィルターチップ(10 μL, 100 μL), サーマルサイクラー, パラフィルム・ミニゲル泳動槽(ミューピット-2), トランスイルミネーター Macro Vue(ファルマシア), 電気泳動ゲル撮影/解析システム Kodak Digital Science EDAS290(スクラム)

b) 操作手順(図16)

1) 1st PCR

表8(プライマーは1st PCR用を使用する)に従い, 必要件数分(図15①)のマスターミックスを調製し, 22.5 μLずつPCRチューブへ分注する. 汚染を防ぐため試薬類をしまった後, cDNA 2.5 μLを加え, 以下の温度変化をサーマルサイクラーで行う.

95℃(5分)→[94℃(30秒) 62℃(30秒) 72℃(30秒)](35回)→72℃(7分)→4℃

2) 2nd PCR

BCR-ABL1 の2nd PCR用プライマーと内部コントロール用のABL1のプライマー(表7)を用いて, BCR-ABL1(2nd PCR)とABL1の2系列を表8に従い, 必要件数分(図16②)のマスターミックスを調製し, 22.5 μLずつPCRチューブへ分注する. 1st PCRと同様に試薬をしまった後, 2nd PCR系列には1st PCR産物, ABL1系列にはcDNAをそれぞれ該当する2.5 μLを加え, 以下の温度変化をサーマルサイクラーで行う.

95℃(5分)→[94℃(30秒) 58℃(30秒) 72℃(30

秒)](35回)→72℃(7分)→4℃

3) PCR産物の検出(アガロースゲル電気泳動法)

6×ローディングバッファー2μLとPCR産物5μLを混和し,全量を2%アガロースゲルのウェル内へ加え,電気泳動(100 V 30分)する.エチジウムブロマイドを含むアガロースゲルに紫外線を照射し撮影する.

c) 結果の判定

b3a2タイプとb2a2タイプのそれぞれの陽性例を図16に示した.目的バンドの有無により陽性,陰性を判定する.その際,サンプル BCR-ABL1 での目的バンドが検出されるかだけでなく,陰性コントロール(試薬へのコンタミネーションの影響),内部コントロール(RNA抽出またはcDNA合成の良否),陽性コントロール(PCRの良否)を考慮して判定する.結果の判定の仕方を表9に示した.目的以外のバンドがみられた場合は,再測定またはDNAシークエンス法で塩基配列の確認を行う.

d. 定量法(リアルタイムPCR法)

a) 準備

材料

cDNA,陽性コントロール(K562培養細胞1μgより作製したcDNAの100倍希釈液)

Plasmid DNA standard(*BCR-ABL1*用,*ABL1*用)

試薬

LightCycler 480 Probes Master(ロシュ・ダイアグノスティックス),Standard dilution buffer

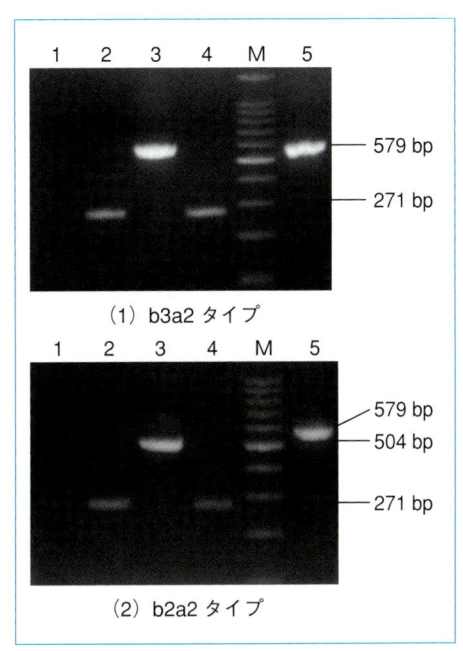

図16 *BCR-ABL1* 定性法の検出結果の例

1:陰性コントロール(*BCR-ABL1*),2:陰性コントロール(*ABL1* 内部コントロール),3:検体(*BCR-ABL1*),4:検体(*ABL1* 内部コントロール),M:分子量マーカー(100 bp DNA ladder),5:陽性コントロール(*BCR-ABL1*)
陽性コントロールにはb3a2タイプ(579 bp)陽性のK562培養細胞を用いた.(1)はb3a2タイプ陽性,(2)はb2a2タイプ(504 bp)陽性の例である.

表9 *BCR-ABL1* 定性法の結果の判定

陰性コントロール		サンプル		陽性コントロール	判定結果
BCR-ABL1	*ABL1*	*BCR-ABL1*	*ABL1*	*BCR-ABL1*	
(−)	(+)	(−)	(+)	(+)	陰性
(−)	(+)	(+)	(+)	(+)	陽性
(−)	(+)	(−)	(+)	(−)	判定保留[*1]
(−)	(+)	(−)	(−)	(+)	判定保留[*2]
(+)	(+)	(+)	(+)	(+)	判定保留[*3]
(−)	(−)	(−)	(−)	(+)	判定保留[*4]

(+)(−)はそれぞれの目的バンドの陽性,陰性を示す.
[*1]陽性コントロールが陰性:*BCR-ABL1* PCRが不良の可能性あり,"陰性"とは報告できない.再測定する
[*2]内部コントロールが陰性:RNA抽出またはcDNA合成が不良の可能性あり,"陰性"とは報告できない.RNA抽出から再測定する
[*3]陰性コントロールが陽性:試薬へのコンタミネーションの可能性あり,"陽性"とは報告できない.再測定または,試薬を交換して測定する
[*4]内部コントロールが陰性:内部コントロール増幅不良のため,RNA抽出またはcDNA合成の評価ができない

表10 BCR-ABL1 定量法に用いるプライマーとプローブ

a．BCR-ABL（Genebank Accession AJ131466）

名称	配列（5'→3'）	位置
Primer F	GATGCTGACCAACTCGTGTG	231〜250
Primer R	GCAGATACTCAGCGGCATTG	696〜715
Probe-flu	CCGGGTCTTAGGCTATAATCACAATGG-flu	548〜584
Probe-LC	LC-GAATGGTGTGAAGCCCAAACCAAAA-P	586〜610

flu, 3'terminal fluorescein；P, 3'terminal phosphate；LC, 5'terminal fluorophore LightCycler RED640

b．ABL1（Genebank Accession X16416）

名称	配列（5'→3'）	位置
Primer F	CCAGTGGAGATAACACTCTAAGC	368〜390
Primer R	GATGTAGTTGCTTGGGACC	477〜495
Probe Fl	GCCATTTTGGTTTGGGCTTCACACCATTCC-flu	408〜438
Probe LC	LC-CATTGTGATTATAGCCTAAGACCCGGAGCTTTTCACCTT-P	360〜398

Fl：3'terminal fluorescein, P：3'terminal phosphate, LC：5'terminal fluorophore LightCycler RED640

表11 リアルタイムPCRの反応液組成（1検体あたり）

試薬	容量（μL）
PCRグレード水	1.0
Primer F（10 μM）	1.0
Primer R（10 μM）	1.0
Probe Fl（4 μM）	1.0
Probe LC（8 μM）	1.0
LC480 Probes Master（2×）	10.0
cDNA	5.0
合計	20.0

（日本遺子研究所），プライマーとプローブ（表10）

機器と器具

LightCycler® 480（Roche），プレート専用遠心機（KUBOTA PlateSpin），LightCycler®480マルチウェルプレート（Roche）

報告値

BCR-ABL1 mRNA 定量値（copies/μg RNA）/ABL1 mRNA 定量値（copies/μg RNA）×100（％表示）

b）操作手順（サンプル2件の場合）

1）反応液の調製

BCR-ABL1 については，スタンダード5点，サンプル2件，陽性コントロール1件，陰性コントロール（水対照）1件を測定するため予備の1件分を含め合計10件分のマスターミックスを表11に従い調製する．同様に内部コントロール ABL1 についても調製する．ABL1 はスタンダードが4点であるため9件分のマスターミックス調製となる．そして，マスターミックスを15 μLずつ，96ウェルプレートへ分注する．

2）サンプル分注（表12）

サンプル，陽性コントロール，陰性コントロール用のPCRグレード水を5 μLずつ，96ウェルプレートへ分注する．

3）検量線スタンダード希釈系列の作製と分注

BCR-ABL1 と ABL1（内部コントロール遺伝子）について表13のように検量線用スタンダードの希釈系列を作製し，サンプルと同様に5 μLずつ分注する．

4）PCR 増幅

LightCycler 480 を用いて，表14の反応条件でPCRを行う．約1時間で終了する．

c）結果の解析

LightCycler 480の絶対定量の解析アプリケーションには，2nd Derivative（自動解析）と Fit points（手動解析）の2つがある．基本的には2nd Derivative 解析を行い，発現量が少なく40サイクル以下の定量値であった場合などは Fit points 解析を行う（図17，表15）．そして，同時に測定している内部コントロール ABL1 についても 2nd Derivative 解析を行う（図18，表16）．得られた定量値は表17のように International scale（サイドメモ参照）に準じて計算し報告値とする．

表12 96ウェルプレートの位置

		1	2	3	4	5
A	Sample Name	BCR-ABL1-1	BCR-ABL1-2	BCR-ABL1-3	BCR-ABL1-4	BCR-ABL1-5
	Type	Standard	Standard	Standard	Standard	Standard
	Concentration (copies/μg RNA)	1.07E+6	1.07E+5	1.07E+4	1.07E+3	1.07E+2
B	Sample Name	sample 1	sample 2	K562	H_2O	
	Type	Unknown	Unknown	Unknown	Unknown	
C	Sample Name	ABL1-1	ABL1-2	ABL1-3	ABL1-4	
	Type	Standard	Standard	Standard	Standard	
	Concentration (copies/μg RNA)	7.42E+6	7.42E+5	7.42E+4	7.42E+3	
D	Sample Name	sample 1	sample 2	K562	H_2O	
	Type	Unknown	Unknown	Unknown	Unknown	

A行：BCR-ABL1
C行：ABL1

表13 検量線用スタンダードの希釈系列

a. BCR-ABL1

希釈系列 No.	1	2	3	4	5
Standard dilution buffer	90	90	90	90	90
BCR-ABL1 standard (1.07E+7 copies/μg RNA)	10	10	10	10	10

（単位 μL）

b. ABL1（内部コントロール遺伝子）

希釈系列 No.	1	2	3	4
Standard dilution buffer（μL）	90	90	90	90
ABL1 standard (7.16E+6 copies/μg RNA)	10	10	10	10

（単位 μL）

表14 リアルタイムPCR反応条件

	Target (℃)	Hold (分:秒)	Ramp Rate (℃/秒)	Acquisition Mode
熱変性	95	10:00	4.40	None
熱変性	95	00:10	4.40	None
アニーリング	62	00:10	2.20	Single
伸長反応	72	00:15	4.40	None
冷却	50	00:30	1.50	None

熱変性・アニーリング・伸長反応の3ステップを45サイクル

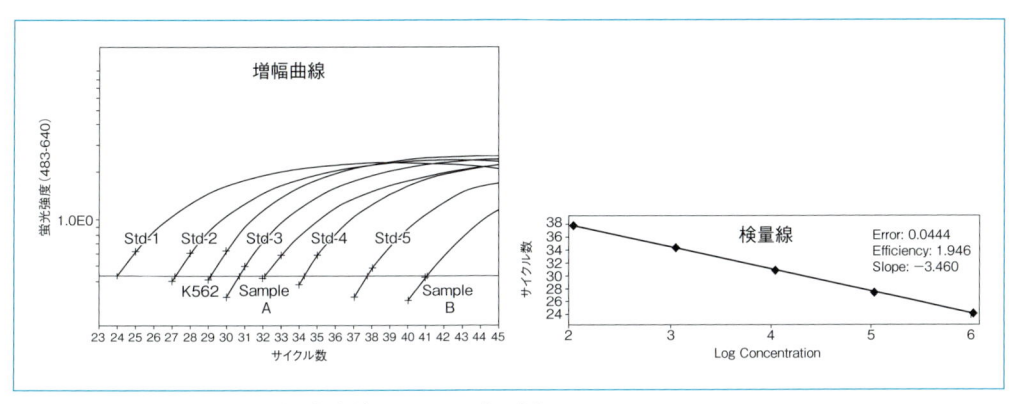

図17 BCR-ABL1 定量法の解析（Fit points）の例

表15 *BCR-ABL1* 定量法の解析（Fit points）

Samples		Results			
Position	Name	Cp	Concentration	Standard	Status
A1	Standard-1	24.01	9.78E+05	1.07E+06	
A2	Standard-2	27.19	1.18E+05	1.07E+05	
A3	Standard-3	30.71	1.13E+04	1.07E+04	
A4	Standard-4	34.30	1.04E+03	1.07E+03	
A5	Standard-5	37.75	1.04E+02	1.07E+02	
B1	Sample A	32.11	4.45E+03		
B2	Sample B	41.06	1.15E+01		
B3	K562	29.15	3.19E+04		
B4	H_2O				

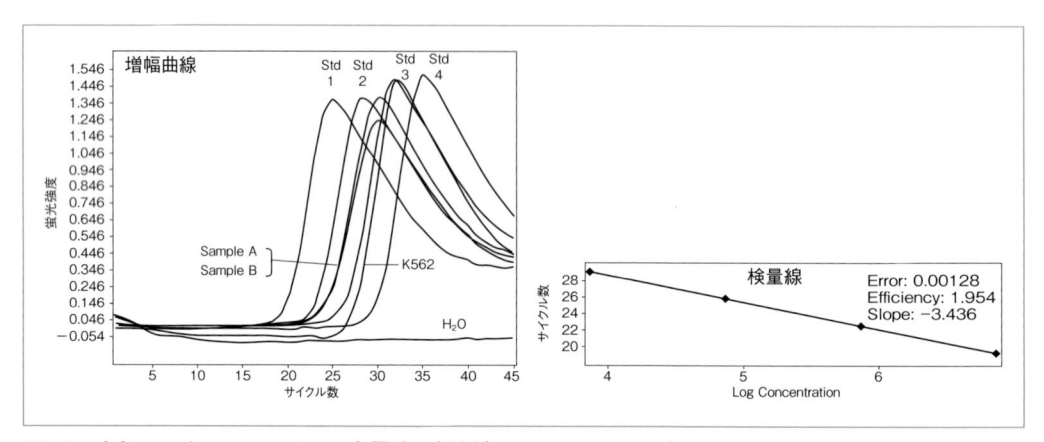

図18　内部コントロール *ABL1* 定量法の解析（2nd Derivative）の例

表16　内部コントロール *ABL1* 定量法の解析（2nd Derivative）

Samples		Results			
Position	Name	Cp	Concentration	Standard	Status
A1	Standard-1	19.04	7.42E+06	7.42E+06	
A2	Standard-2	22.47	7.42E+05	7.42E+05	
A3	Standard-3	25.85	7.51E+04	7.42E+04	
A4	Standard-4	29.19	7.40E+03	7.42E+03	
B1	Sample A	23.93	2.78E+05		
B2	Sample B	23.85	2.94E+05		
B3	K562	26.46	4.94E+04		
B4	H_2O				

表17　報告値の計算

Name	*BCR-ABL1* (copies/μg RNA)	*ABL1* (copies/μg RNA)	$\frac{BCR\text{-}ABL1}{ABL1}$	$\times 100 (\%)$
Sample A	4.45E+03	2.78E+05		1.6
Sample B	1.15E+01	2.94E+05		0.004
K562	2.82E+04	4.94E+04		57.1

> **サイドメモ：*BCR-ABL1* 定量値の標準化**
>
> 　近年，慢性骨髄性白血病（CML）の治療においては分子標的薬の登場より治療効果判定のため *BCR-ABL1* 定量検査の重要性が増し，この測定法の標準化に向けた活動が世界的に活発に進められている．IRIS試験において *BCR-ABL1* 定量値が3 log減少した症例で予後が良好であったことから，これがMMR（major molecular response）の定義となった．その後，2005年10月にNIHで行われたCMLの分子モニタリングに関するコンセンサス会議でInternational scale（IS）が提唱された．ISとは，*BCR-ABL1*/内部コントロール遺伝子（%）で表し，どの施設でも基準値が100%，MMRが0.1%と表現できるように換算したものである．その際，内部コントロール遺伝子としては，*ABL1*, *BCR*, *GUS* が推奨されている．ISで報告するためには各施設が各測定系固有のConversion factor（CF）を取得する必要があり，現在その動きが世界的に行われている．

参考文献

1) 糸賀栄，野村文夫：アルコールの体質診断．機器・試薬 35(3)：323-330，2012
   ※アルコール代謝関連酵素のALDHに加えてADHについても意義と遺伝子診断法が記載してある．
2) 北條浩彦（編）：原理からよくわかるリアルタイムPCR実験ガイド．羊土社，2008
   ※リアルタイムPCRについて基礎から実践まで幅広く記載されている．
3) 検査室のためのわかりやすいSNP解析マニュアル Ver. 1.0 第36巻 Suppl. 1．日本臨床検査自動化学会誌，2011
   ※臨床検査の現場でSNP解析を行うに際して知っておくべき基礎知識から各種SNP解析法の実例が記載されている．
4) 「神経疾患の遺伝子診断ガイドライン」作成委員会（編）：神経疾患の遺伝子診断ガイドライン2009．医学書院，2009
   ※遺伝性神経疾患の多くで病因遺伝子が発見されつつあるなかで，代表的な遺伝性神経疾患が類型的に整理・解説してある．
5) 野島博（編）：DNAチップとリアルタイムPCR．講談社サイエンティフィク，2006
   ※DNAマイクロアレイとリアルタイムPCRの解説に加えて，電流検出型DNAチップの記載がある．

2 染色体

学習のポイント

　現在，染色体検査室で行われている染色体の検査法（分染法，FISH法，CGH法，SKY法）を実践する．

❶ 分染法にはGバンド法とQバンド法がある．Gバンド法は条件設定が難しいが，細かいバンドの解析ができるので，多くの商業ベースの染色体検査センターや染色体検査室で用いられている．

❷ Qバンド法は高価な蛍光顕微鏡を必要とするが，失敗がなく，しかも染色体を傷めない方法であるので，同一スライドをその後，他の解析に利用できるきわめて有用な分染法である．

❸ FISH法はいろいろなプローブを蛍光色素で標識し，染色体上にハイブリダイズすることで，当該プローブの染色体上の位置情報を得る方法．従来の方法に比べると，実験時間が短縮され，分析精度も格段に向上した．また，分裂細胞が得られない場合にも使える利点がある．

❹ CGH法を用いると正常な染色体上に正常組織由来のDNAと腫瘍組織由来のDNAとを同一量，ハイブリダイズすることで，腫瘍組織由来のDNAのコピー数の増幅と欠失を明らかにすることができる．これまで，染色体異常が著しいために，解析が困難であった固形腫瘍の解析に威力を発揮している．

❺ SKY法は24種類の染色体（1～22番までの常染色体とX，Y染色体の24種類）を別々の蛍光色素で染め分けることで，複雑な染色体異常の解析が可能となる方法である．しかし，原理自体の限界として，同一染色体上に起こった異常（欠失や逆位）は固定できない．また，転移があっても，そのサイズが10 Mb以上でなければ固定できない．

本項を理解するためのキーワード

❶ 相互転座
2種類の染色体間で起こる染色体異常の一型．2種類の染色体でそれぞれに切断が起こり，切断部分を相互に交換して，再度，結合が起こったもの．

❷ 融合遺伝子
相互転座で切断が起こる部位＝切断部位にはそれぞれ遺伝子（A遺伝子とB遺伝子）が存在している．転座により，切断部位に存在していた遺伝子（A遺伝子）は分断され，さらに転座先に移動させられ，その部位に在った遺伝子（B遺伝子）と融合する．その結果，転座先ではA/B遺伝子とB/A遺伝子との2つの融合遺伝子が生まれる．こうした融合遺伝子は自然界には存在しなかった遺伝子であり，ヘテロ遺伝子ともよばれる．白血病で起こる相互転座では，新たに生まれた融合遺伝子が生成する異常な融合蛋白質が病態の本態を形づくる．

A 染色体検査

ここでは，通常の核型分析によく使われるGバンドとQバンドの分染法プロトコールを紹介する．

1. Gバンド分染法 (図18, 19)

Gバンドは基本的にトリプシン溶液にスライドを浸水してバンドを表出する方法であるが，浸水する至適処理時間はスライド標本の作製条件（空気乾燥法か火炎固定法か），エイジングの方法（自然乾燥法かオーブンによる乾燥法か）によって大幅に異なる．また，空気・水・湿度の3要素に極めて左右されやすい．つまり，同じ条件で作製したスライド標本であっても，場所が異なると（空気・水・湿度が異なる）至適処理時間は異なる．したがって，外部施設で習った条件が自分の施設に戻って，そのまま通用するとは限らない．また，同じ施設で同日に作製したスライド標本であっても，病型（骨髄性かリンパ性か）によって至適処理時間が異なる場合もある．以下に述べるプロトコールは，トリプシン溶液を低温（4℃）にすることによって，トリプシン活性を弱め，至適処理時間を長くして，標本毎の分染バラツキを極力小さくしたものである．

試薬類と準備

① 0.25％トリプシン溶液（DIFCO 1：250）：トリプシンは粉末でも購入できるが，トリプシン粉末は溶解しにくく，自分で粉末を溶かして溶液を作るよりも，高価でも市販のトリプシン溶液を購入したほうがロットのばらつきもなく安定した活性が得られる．原液の0.25％溶液はストック溶液とし，ワーキング溶液（実際の染色に用いる溶液）は，1/15 Mリン酸緩衝液 pH 6.8で25倍希釈して0.01％溶液を毎回，作製する．ストック溶液はワーキング溶液の容器に合わせて，1回分の使用量をマイクロチューブに小分けして冷凍保存しておく（例：コプリン・ジャーの場合は50 mLなので，2 mLずつ小分けする．トリプシン溶液は解凍凍結を繰り返すと活性が落ちるので，一度，解凍した溶液は再度，凍結せずに使い捨てにすること．トリプシン原液を無駄にしないため，また，活性度を一定に保つために（＝至適処理時間が一定になる），購入直後にトリプシン原液を小分けして冷凍保存するのは重要なステップである）．

② 10％ FBS：トリプシンの活性を止めるため．100％ FBS（商品多数）を1/15 Mリン酸緩衝液 pH 6.8で希釈して10％ FBS溶液を作製する．

③ 1/15 Mリン酸緩衝液 pH 6.8（武藤化学）

④ 50％メタノール（商品多数）：ギムザ染色前にスライドをメタノール固定することにより，ゴミなどが除かれ，染色が鮮明となる．100％メタノールを蒸留水で希釈して50％メタノールを作製する．

⑤ 3％ギムザ染色液（商品多数），100％ギムザ染色液（商品多数）を1/15 Mリン酸緩衝液 pH 6.8で希釈して3％ギムザ染色液を作製

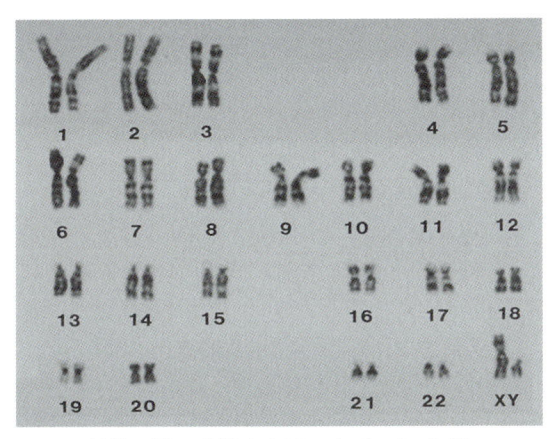

図18　健常男性の末梢血を用いたGバンド像

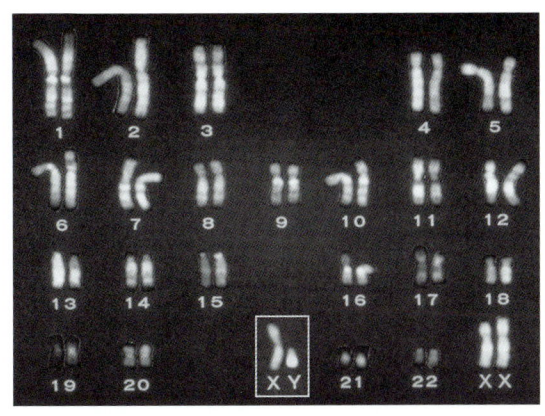

図19　健常女性の末梢血を用いたQバンド像
囲みの中は男性の性染色体．

⑥ 各々溶液を入れる容器：(例)コプリン・ジャー(容量50 mL)，オートラジオグラフィー壺(容量10〜15 mL)など
⑥ ジャンボ・ブロアー(キング)：スライドの水気を吹き飛ばすため．
⑧ 試験用スライド2〜3枚：その日の至適処理時間を設定するためのスライド．症例の標本スライド作製時に，細胞株や健常者の末梢血を用いた試験用スライドを必ず，作製しておく．
⑨ カバー・スライド・グラス(マツナミ，60×24 mm)
⑩ マリノール液：封入剤

手順

① 0.25%トリプシン溶液を1/15 Mリン酸緩衝液　pH 6.8で希釈して，0.01%トリプシン溶液とする．これを容器ごと，氷の中に入れて，4℃に保つ．試験用スライドをこの0.01%トリプシン溶液(4℃)に60秒前後の時間(例：50秒・60秒・70秒の3種類の条件で試す．この秒数は各々ラボによって，またその日によって異なる可能性がある)，浸水し，以下の工程を経た後，染色の状態をみて，その日の至適処理時間を決定する．
② 直ちに，10% FBSに移し，トリプシンの活性を止める．
③ スライドを取り出し，ジャンボ・ブロアーで水気を飛ばし，50%メタノールで固定する．
④ スライドを取り出し，ジャンボ・ブロアーで水気を飛ばし，3%ギムザ染色液で5分間染色する．
⑤ 分染の具合を顕微鏡下で観察して，その日の至適処理時間を決定する．
⑥ 症例のスライドを至適処理時間に沿って，一度に染め上げる．
⑦ 症例のスライドは乾燥後，カバー・スライド・グラスを掛けて，マリノールで封入する．

2. Qバンド分染法(図20)

　Qバンドは原則的にキナクリンマスタード(Quinacrine Mustard)を使用する分染法である．表出されるバンドはGバンド法とほぼ同じであるが，①蛍光色素を用いるために，退色しやすい，②濃淡バンドのコントラストが弱い，という難点がある．しかし，Gバンド法と違って，①条件設定は容易で，失敗する危険性がない，②染色体の異型性/多様性(variationあるいはheteromorphism)が効率よく検出できる，③Y染色体の長腕先端部は強い蛍光を発するので，セックスチェックや性染色体異常のスクリーニングに適している，という利点ももつ．また，最大の長所は染色体の形態が損なわれないために，Qバンド分染後に脱色をして，同一スライドを他の染色やFISH法に用いることができる，という点である．

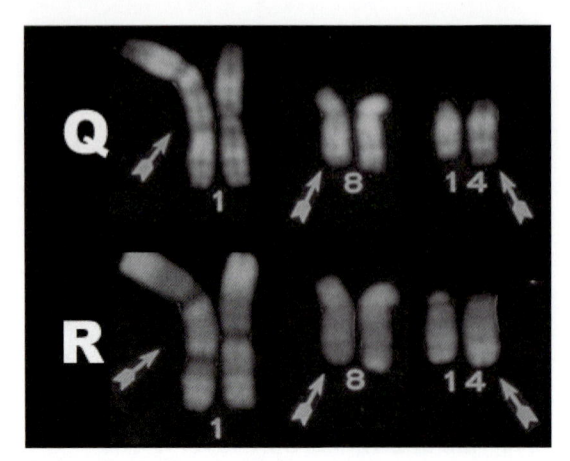

図20 QバンドとRバンド
Qバンドで染めた(上段)後，脱色し，同一スライドを用いてRバンドを行った(下段)．t(8;14)転座もRバンドでは8番と14番の長腕末端の転座であることがよくわかる．1qトリソミーでは，1番の長腕に転座した+1q部分がヘテロクロマチンを含んでいないことがわかる．

そこで，①スライド枚数が限られている場合，②バンド分析を行った後で，同一核型を用いて，Rバンド解析やFISH解析を行いたい場合などに重宝する分染法である．ここでは，退色しやすいという欠点をカバーしたキナクリンマスタードとヘキスト33258を用いた二重染色法を紹介する．

試薬類と準備

① キナクリンマスタード(QM)溶液(Sigma)：キナクリンマスタード粉末は難溶性であるため，極少量のアルコールで溶かした後，McIlvaine緩衝液pH 7.0で希釈して，2.5 mg/mL溶液を作製してストック溶液とする．ワーキング溶液はMcIlvaine緩衝液pH 7.0で希釈して25 μg/mL溶液とする．そこで，ストック溶液を1回分の使用量ずつマイクロチューブに小分けして冷凍保存しておく．一度，作製したワーキング溶液は容器に防カビ剤としてチモール粒を入れて，遮光冷所保存すれば，1か月間は使用可能．

② ヘキスト33258溶液(Sigma)：ヘキスト33258粉末を蒸留水で溶解して50 μg/mL溶液を作製し，ストック溶液とする．ワーキング溶液はMcIlvaine緩衝液pH 7.0で希釈して，1 μg/mLとする．同様にストック溶液を使用量ずつ小分けして冷凍保存する．QM溶液と同様に，作製したワーキング溶液は容器にチモール粒を入れて，遮光冷所保存すれば，1か月間は使用可能．

③ McIlvaine緩衝液pH 7.0
McIlvaine緩衝液とはA液：0.1 Mクエン酸($C_6H_8O_7$)溶液(クエン酸19.2 gを蒸留水に溶かして1 Lとする)とB液：0.2 Mリン酸2ナトリウム(Na_2HPO_4)溶液(リン酸2ナトリウム28.4 gを蒸留水に溶かして1 Lとする)をさまざまな割合で混合してpHを調節できる溶液である．pH 7.0のMcIlvaine緩衝液を作製するにはA液18.2 mL + B液81.8 mL = 100 mLとする．

④ 封入剤：McIlvaine緩衝液と無蛍光グリセリン(蛍光顕微鏡用オイルでもよい)を等量混合して作製する．

⑤ 各々溶液用のコプリン・ジャー

⑥ ジャンボ・ブロアー(キング)：スライドの水気を吹き飛ばすため

⑦ バー・スライド・グラス(マツナミ)(60×24 mm)

⑧ 標本用スライドグラス：白研磨フロストスライドグラス(マツナミ：商品コードS021110)：蛍光色素には無蛍光スライドグラスを用いるべき，との意見もあるが，無蛍光スライドグラスは非常に高価であり，またこの製品で問題ない．白研磨フロストスライドグラスには厚さが2種類ある(商品コードS021110 = 厚さ：0.8～1.0 mm，商品コードS021120 = 厚さ：1.0～1.2 mm)．商品コードS021110の薄いスライドグラスを使用すると，標本箱のスリットに背中合わせで2枚収納することができる(つまり，標本箱に倍量のスライドが収納できる)ので，どんどん貯まるスライド標本箱のスペースの節約になる．0.8～1.0 mmの厚さでも，あえて乱暴な取り扱いをしなければ，操作中に破損することはない．

⑨ チモール(Thymol 25 g　武井薬局)：染色液の防腐剤として使用する．

手順

① スライドを 25 μg/mL キナクリンマスタード溶液で 10 分間,染色する.以下の過程を経て,検鏡し,染色具合をチェックした時に,染色体全体に黄色味が強くて暗いようであれば,McIlvaine 緩衝液 pH 7.0 で倍量希釈して 12.5 μg/mL にするとよい.

② スライドを取り出し,裏から流水をかけて洗った後,水気をきる.

③ スライドを 1 μg/mL ヘキスト 33258 溶液で 10 分間,染色する.

④ スライドの裏から流水をかけて洗った後,水気をきる.

⑤ 封入剤 80~100 μL をスライド上に垂らして,空気が入らないように注意してカバーグラス 60×24 mm をかける.このようにしておくと,封入液が乾燥しないかぎり,Q バンドが退色せずに,最低 1 か月間は検鏡可能.これは,厳密な意味での封入ではないので,同一スライドを他の目的に使用したいときには,カバーガラスを剝がし,脱色して使用できる.また,時間が経ちすぎて,退色してしまった場合には,以下の脱色を行い,再度,Q 染色をし直すとよい.

脱色法

カバーガラスを剝がし,McIlvaine 緩衝液 pH 7.0 に 10 分間漬けて封入液や Q バンドを落とした後,スライドの裏から流水をかけて洗い,水気をきる.

B FISH 法

FISH 法(第 8 章を参照)では,目的に応じて種々のプローブを用いる.プローブの種類により,FISH 方法も異なる(例:転座検出用に市販されているプローブ,ペインティング・プローブはすでに標識されているので,自施設内で標識する必要がない).ここでは,DNA プローブに標識する過程から示す.また,プローブの標識はニックトランスレーションキットを使用するのが,簡便で失敗も少ないが,頻回に行う,費用を抑えたいなどの場合には,市販の DNase と DNA polymerase I を購入し,条件を設定して行うとよい.FISH 法を行うためには,プローブとスライドの両方を処理・調製する必要があり,その過程は以下のとおりである.

① プローブ DNA の標識⇒エタノール沈殿(同時に,標識されなかった DNA も除く)

② スライド枚数分に必要な標識プローブ DNA の調製⇒エタノール沈殿

③ プローブの変性

④ スライドの変性

⑤ プローブとスライドのハイブリダイゼーション

⑥ スライドの洗浄

⑦ スライドのブロッキングと蛍光の検出・染色,および退色防止液による封入

試薬類と準備 (各々工程に必要な試薬類をあげる)

① プローブ DNA の標識・エタノール沈殿,② スライド枚数分に必要な標識プローブ DNA の調製・エタノール沈殿・変性,および,③ プローブの変性

- Biotin-16-dUTP(ベーリンガー,1093070)
- dGTP, dATP, dCTP(デオキシヌクレオチド set,各 10 mM,0.5 mL each:Sigma-Aldrich)
  3 種類の dNTP 液を蒸留水で希釈して,0.4 mM に調製する.
- ニックトランスレーションキット(ベーリンガー Cat No. 976-776)
- 短鎖化サケ精子 DNA(10 mg/mL=10 μg/μL, Sigma, D9156-1ML)
- E. coli tRNA(Sigma-Aldrich, R-4251)— 共沈殿剤
- Human Cot-1 DNA(1 mg/mL,ライフテクノロジーズジャパン 15279-011)
- 特級エタノール(商品多数)
- 2.5 M 酢酸ナトリウム(商品多数)
- 特級ホルムアミド(商品多数)
- 硫酸デキストラン(Sigma-Aldrich)
- ハイブリ・ミックス液(50%ホルムアミド/

10％硫酸デキストラン/2×SSC)：以下を混和して1N HClでpH 7.0に調整後，1 mLずつ小分けして，冷凍保存する．
　　100％　ホルムアミド　50 mL
　　20％　硫酸デキストラン/4×SSC　50 mL

④ スライドの変性
- 20×SSC(塩化ナトリウム　175.3 gとクエン酸ナトリウム　88.2 gを蒸留水に溶して1Lとする．これをストック溶液とし，2×SSC，や4×SSCはストック溶液を蒸留水で希釈して作製し，pH 7.4に調整する．
- 70％ホルムアミド/2×SSC(pH 7.4)コプリン・ジャーに入れ，あらかじめ72℃に温めておく．
- 脱水用アルコール・シリーズ(70％・85％・100％のアルコール液)　コプリン・ジャーに入れ，-20℃に保存しておく．
- スライド・ラック

⑤ プローブとスライドのハイブリダイゼーション
- ハイブリ・チャンバー：ハイブリダイゼーションのための容器．スライド・ラックが入る程度の大きさのタッパー容器に，2×SSCに漬けた濾紙を底に敷いたもの．37℃で一晩，スライドが乾燥せずに保存できればよい．スライド・ラックの上に水平になるようにスライドを置く．
- ペーパーボンド(コクヨ)
- カバーグラス(22×22 mm)

⑥ スライドの洗浄：以下の液をpH 7.4に調整した後，あらかじめコプリン・ジャーに入れ，45℃に温めておく．
- 50％ホルムアミド/2×SSC(pH 7.4)　3本
- 2×SSC　1本
- 0.1％ NP/2×SSC　1本
- 4×SSC　1本
- NP(nonidet-P)

⑦ スライドのブロッキングと蛍光の検出・染色，および退色防止液による封入

- ブロッキング液：2％ウサギ血清/1％ウシ血清の混合液を作製し，45 μm フィルタを通す．
- Cy3 アビジン(Cy3 avidin)(Invitrogen)
- パラ・フィルム 60×24 mm：あらかじめ，60×24 mmのサイズに切っておく．市販されているものでもよい．
- ヘキスト 33258液　1 μg/mL(Qバンドで使用したもの)
- DAPI(ナカライテスク　110-34)：1 mg/mLの溶液を作製し，ストック溶液とする．これを1 mLずつ，小分けして冷凍保存する．DAPI原液はストック溶液をMcIlvaine緩衝液 pH 7.0で希釈して，20 μg/mLとする．DAPI染色液はDAPI原液をさらにMcIlvaine緩衝液 pH 7.0で希釈して0.4 μg/mLとしたもの．
- 0.1 M リン酸バッファー(pH 7.4)
  ⅰ) NaH_2PO_4 1.56 gを蒸留水に溶かして100 mLとする．
  ⅱ) Na_2HPO_4 1.42 gを蒸留水に溶かして100 mLとする．
  　ⅰ) 10 mLとⅱ) 40 mLを混和し，さらにⅰ)を数滴加えて，pH 7.4に調整する．
- 0.5 M carbonate-bicarbonate バッファー(pH 9.0)
  ⅰ) Na_2CO_3 1.06 gを蒸留水に溶かして20 mLとする．
  ⅱ) $NaHCO_3$ 4.20 gを蒸留水に溶かして100 mLとする．
  　ⅰ) 10 mLとⅱ) 90 mLを混和し，さらにⅰ)を数滴加えて，pH 9.0に調整する．
- 退色防止液：以下のように作製する．
  ① PPP (p-phenylene diamine) 100 mgを0.1 M リン酸バッファー(pH 7.4) 10 mLに溶解する．② 0.45 μm フィルタを通す．③ 上記の液5 mLと45 mLのグリセロールを混和し遮光してから，ローテーターで一晩，よく混和する．④ 0.5 M carbonate-bicarbonate バッファー(pH 9.0)を加えて，pH 8.0に調整後，小分けし，遮光して

−20℃で保存する．冷凍保存で1〜3か月間は使用可能と思われるが，液体が褐色になってきたら，退色防止効果は弱いので，新たに作り直す．

手順

① プローブDNAのニックトランスレーションによる標識

以下のプローブDNA量は実際に行うFISH法のスライド10枚分の量である．プローブを標識した後，冷蔵保存しておき，FISH法を行うときには，スライド1枚分の分量を取り出して，プローブの調整・変性を行う．

(1) 以下の試薬をマイクロチューブに入れてよく混和する．

Probe DNA（0.5〜1.0 μg）	x μL
dGTP, dATP, dCTP（おのおの2 μLずつ）	6 μL
Biotin-16-dUTP	1 μL
*酵素液（DNase/DNA polymerase Ⅰの混合液）	3 μL
*10x バッファー	2 μL
蒸留水	(8-x) μL
総量	20 μL

（*はニックトランスレーションキットの中に入っている）

(2) 15℃の冷水に90分間漬け，標識する．

(3) 1 μLを1%アガロースゲルに流して，DNA断片化の状態を確認する（DNAの長さが200〜500 bpになっているはず．長すぎる場合には，反応時間を延長する．短すぎる場合には最初からやり直す）．

(4) 70℃で10分間処理して，酵素の反応を止める．

(5) 氷上で5分間冷却

(6) 標識したプローブのエタノール沈殿による回収（同時に，標識されなかったDNAも除く）

a） 以下の試薬を加えてよく混和する．

標識したDNAプローブ液	19.0 μL
短鎖化サケ精子DNA（10 μg/μL）	2.0 μL
E. coli tRNA（10 μg/μL）	2.0 μL
2.5 M 酢酸ナトリウム	1.8 μL
特級エタノール	80.0 μL

b） −80℃で20分間，静置する（−20℃で一晩，置いてもよい）．

c） 15,000 rpm，4℃で15分間遠心する．

d） 上清をマイクロチップで吸い取る．

e） 70%特級エタノール 150 μLを入れて，マイクロチューブの壁面を流すように洗う．

f） 15,000 rpm，4℃で5分間遠心する．

g） 上清をマイクロチップで吸い取る（ペレットを乾燥させないように．乾燥させてしまうと，その後，ホルムアミドに溶解しにくい）．

h） 20 μLのホルムアミドによく溶解させ，冷蔵保存する．

② スライド1枚分に必要な標識プローブDNAの調製⇒エタノール沈殿・変性（スライド2枚のときにはチューブを2本に増やす）

(1) 以下の試薬をマイクロチューブに入れてよく混和する．

標識したプローブ（DNA 0.05〜0.1 μg/スライド）	x μL
Human Cot1 DNA（10 μg/μL）	1 μL
短鎖化サケ精子DNA（1 μg/μL）	1 μL
蒸留水	(18-x) μL
総量	20 μL

(2) 上記のチューブに以下を入れ，よく混和する（エタノール沈殿）．

2.5 M 酢酸ナトリウム	2.0 μL
特級エタノール	50.0 μL

(3) −80℃で20分間，静置する（−20℃で一晩置いてもよい）．

(4) 15,000 rpm，4℃で15分間遠心する．

(5) 上清をマイクロチップで吸い取る．

(6) 70%特級エタノール 100 μLを入れて，マイクロチューブの壁面を流すように洗う．

(7) 15,000 rpm，4℃で5分間遠心する．
(8) 上清をマイクロチップで吸い取り，軽く乾燥させる．
(9) ハイブリ・ミックス液 10 μL を入れてピペッティングで，ペレットをよく溶解させる．

③ プローブの変性
(1) ヒートブロックで75℃，10分間処理する．
(2) 氷中で5分間冷却

④ スライドの変性
(1) コプリン・ジャーに70%ホルムアミド/2×SSC(pH 7.4)を入れ，72℃に熱しておく（温度を頻回にチェックして，必ず72℃になってから，スライドを入れる）．
(2) スライドを素早く，コプリン・ジャーに入れ，正確に2分間漬けて変性させる．このとき，70%ホルムアミド/2×SSCの温度は約70℃に下がっている．
(3) アルコール・シリーズ脱水(70%・85%・100%アルコール液 −20℃)：コプリン・ジャーから，スライドを取り出し，−20℃ 70%アルコール液に移し，急冷させる(2分間)．その後，85%アルコール液，100%アルコール液に2分間ずつ漬けて，脱水する．
(4) スライドラックに取り出し，風乾する．

⑤ プローブとスライドのハイブリダイゼーション（プローブとスライドの両方が同じ時刻に準備できているように，実験の時間を調整する）
(1) スライド上の染色体が載っている部分に標識して熱変性の済んだプローブ液 10 μL を載せ，空気が入らないように注意して，カバーグラス(22×22 mm)をかけ，ペーパーボンドで周囲を封入する．これをしないと，ハイブリ・チャンバー内は湿度が高いので，ハイブリダイゼーション中にハイブリ液の濃度が変わってしまうので，必ず，封入すること．
(2) ハイブリ・チャンバーにスライドを並べ，37℃，一晩(16～18時間)静置する．

⑥ スライドの洗浄（以下の洗浄液はあらかじめ，45℃に温めておく）
(1) スライドを傷つけないように注意しながら，ペーパーボンドを取り除く．
(2) 50%ホルムアミド/2×SSC(pH 7.4)，45℃にスライドを移し，カバーグラスが剥がれるまで静置する(～5分間)．
(3) 50%ホルムアミド/2×SSC(pH 7.4)，45℃にスライドを移し，振動させながら，15分間，洗浄する．2回繰り返す．
(4) 2×SSC，45℃で振動させながら，7分間，洗浄する．
(5) 0.1% NP/2×SSC(pH 7.4)に室温で5分間漬ける．
(6) 4×SSC(pH 7.4)に室温で10分間漬ける．

⑦ スライドのブロッキングと蛍光の検出・染色，および退色防止液による封入
(1) ブロッキング（バックグラウンドのノイズを抑えるため）処理
ブロッキング液 200 μL をスライドに載せ，24×60 mm のパラフィルムをかけて，ハイブリ・チャンバーに入れ，37℃で30分間，静置する．
(2) 蛍光シグナルの検出
スライドは洗わずに，ブロッキング液を除き，スライド1枚につき，(Cy3アビジン 2 μL＋ブロッキング液 100 μL)の割合で混和した液をスライド上に載せ，24×60 mm のパラフィルムをかける．ハイブリ容器に入れ，37℃で30分間，静置する．
(3) スライドの洗浄
・パラフィルムを外す．
・0.1% NP/4×SSC に室温で3分間漬ける．これを3回繰り返す．
(4) スライドの染色と退色防止液による封入
・DAPI染色液(0.4 μg/mL)で60秒間，染める．
・退色防止液 70 μL をスライドに載せ，空気が入らないように注意して 24×60 mm のカバーグラスをかける．遮光可能な標本箱に入れ，冷蔵庫に保存する．

C　CGH法

　CGH(comparative genomic hybridization)法とは全染色体を対象にして被検試料のゲノムDNAのコピー数の欠失，増幅などの異常を短時間で検出する方法である．その原理を**図21**に示す．被検試料の高分子DNAを利用して，染色体コピー数変化の検出が可能であるため，従来の染色体分析法では詳細な解析が困難であった固形腫瘍のゲノム異常の解析法として，現在，広く利用されている．

　染色体レベルの物理サイズで起きたコピー数の減少(loss)，増幅(gain)を決定することができるが，本法により，コピー数の変化を伴わない均衡型染色体転座を検出することは不可能である．また，1コピーの減少を検出するには，変化の起きた領域が少なくとも10 Mb程度の大きさでなければ検出は不能であり，一方，遺伝子増幅領域は1 Mb未満のものでも検出可能とされている．FISH法の手順が理解できていれば，CGH法原理の理解と手技の習得は容易である．以下に標準的なプロトコールを示す．使用する試薬類はFISH法と同様であるが，足りないもののみを挙げる．

試薬類とその準備

- 被検試料の高分子DNA：調べたい腫瘍組織などから抽出したDNA．
- レファレンス高分子DNA：正常の組織から抽出したDNA．臓器腫瘍の場合，理想的にはレファレンスDNAは同じ臓器の正常部分から抽出したDNAがよい(手術で腫瘍を摘出する際には，通常，腫瘍周囲の正常組織をも含む範囲を切除するので，その正常組織を入手するとよい)．
- SpectrumGreen-dUTP，SpectrumRed-dUTP(Vysis，藤沢薬品)：原液を蒸留水で希釈して1 mM液とする．1 mM液を10 μL+蒸留水15 μL+dTTT 58 μLと混和して83 μLとする．通常，腫瘍由来DNAをSpectrumGreen-dUTPでレファレンス由来DNAをSpectrumRed-dUTPで標識する．

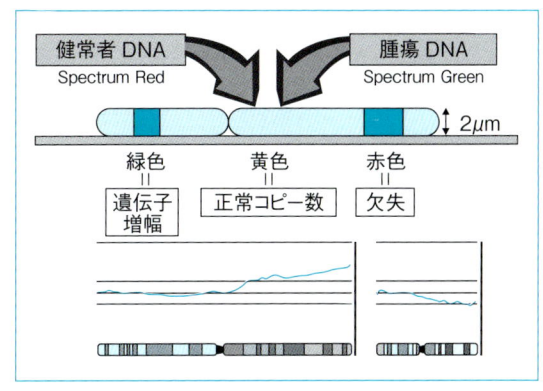

図21　CGH法の原理
CGH法の原理を示す．腫瘍由来のDNAに正常組織由来のDNAと同じコピー数が含まれている場合には，赤色と緑色の強さが同じなので，その染色体部分は黄色に標識される．腫瘍由来のDNAにコピー数が増幅している場合には，その部分は緑色に，コピー数が欠失している場合には赤色に発色する．

- dTTP

装置

CGH解析システム

手順

① ニックトランスレーションによる検体または，レファレンスDNAの標識

(1) 以下の試薬をマイクロチューブに入れてよく混和する．

検体，またはレファレンスDNA(1.0 μg)	x μL
0.2 mM dTTP	2.5 μL
dNTP(0.2 mM dGTP，dATP，dCTPの混合液)	5.0 μL
SpectrumGreen-dUTP または SpectrumRed-dUTP	2.5 μL
*酵素液(DNase/DNA polymerase Iの混合液)	3.5 μL
*10x バッファー	5.0 μL
蒸留水	(31.5-x) μL
総量	50 μL

(2) 15℃の冷水に90分間漬け，標識する．

(3) 5 μLを1%アガロースゲルに流して，DNA断片化の状態を確認する(DNAの長

さが300〜3,000 bpになっていることを確認する．長すぎる場合には，さらに反応時間を延長する．短すぎる場合には最初からやり直す）．
(4) 70℃で10分間処理して，酵素の反応を止める．
(5) 氷上で5分間冷却後，冷蔵保存する．

② プローブの調製
(1) 以下の試薬をマイクロチューブに入れてよく混和する．
SpectrumGreen-dUTPで標識した腫瘍由来DNA　　　　　　　　　　　　　9 μL
SpectrumRed-dUTPで標識したレファレンスDNA　　　　　　　　　　　　9 μL
Human Cot-1 DNA（1 μg/μL）　　15 μL
総量　　　　　　　　　　　　　33 μL

(2) さらに以下を足し，よく混和した後，−80℃で20分間，静置する（−20℃で一晩，置いてもよい）．
2.5 M　酢酸ナトリウム　　　　3.3 μL
特級エタノール　　　　　　　80.0 μL

(3) 15,000 rpm，4℃で15分間遠心する．
(4) 上清をマイクロチップで吸い取る．
(5) ハイブリ・ミックス液　10 μLを入れ，よく混和する．

③ プローブの熱変性
(1) 75℃，10分間処理する．
(2) 氷中で5分間冷却

④ 標本スライドの熱変性：FISH法のときと同様にスライドの熱変性を行い，アルコール脱水の後，スライドラックに立てて，自然乾燥させる．

⑤ プローブとスライドのハイブリダイゼーション（プローブとスライドの両方が同じ時刻に準備できているように，実験の時間を調整する）
(1) スライド上の染色体が載っている部分に標識して熱変性の済んだプローブ液10 μLを載せ，空気が入らないように注意して，カ

バーグラス（22×22 mm）をかけ，周囲をペーパーボンドで封入する．
(2) ハイブリ・チャンバーにスライドを並べ，37℃，3〜5日間，静置する．

⑥ スライドの洗浄：FISH法のときと同様に行う．

⑦ スライドの染色
(1) 洗浄が終わったら，風乾後，スライド上の染色体が載っている部位にDAPI染色液1滴と退色防止液1滴を滴下し，カバーグラスを掛ける．
(2) 遮光可能な標本箱に入れて，冷蔵庫で一晩寝かした後，検鏡する．

⑧ データの解析
(1) 染色状態がよく，染色体の重なりがないメタフェーズを選び，SpectrumGreenとSpectrumRedの色を感知するフィルタで別々の映像を撮る．2つの映像を重ねて，最終の映像を得る(図22〜26)．
(2) それぞれの染色体の中心線を描く(chromosome skeletonization)．
(3) コンピュータはこの中心線を基に，染色体上をスキャンして，それぞれの染色体の各部のコピー数増減の程度をグラフに描画していく．
(4) この作業を10〜15個のメタフェーズで繰り返し行い，各々染色体ごとにデータを集積する．つまり，染色体の左側にはコピー数減少の部位を赤線で，右側にはコピー数増加の部位を青線で示していく．

D SKY法

　SKY（spectral karyotyping）法とは，異なった5色の蛍光色素（Cy3，Cy3.5，Cy5，Cy5.5，FITC）を組み合わせることにより，ヒト24種類（1番から22番までの常染色体とX,Yの2種類の性染色体の合計24種類）の染色体をそれぞれ異なった色調で検出する染色体解析法である．本法の実施には専用の蛍光顕微鏡装置であるマルチカラー染色

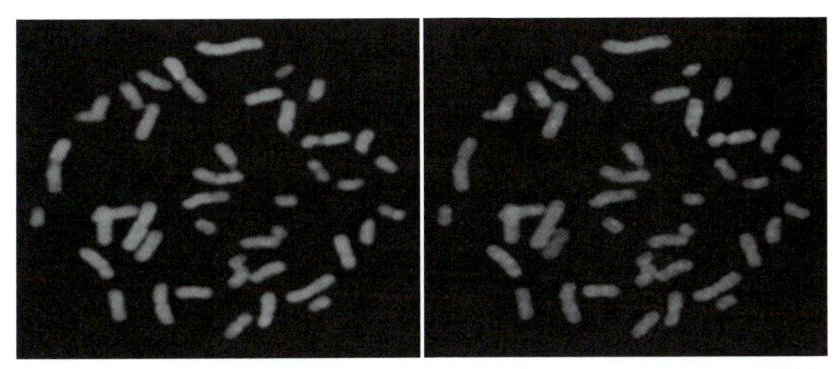

図22 1つのCGHの画像をSpectrum Green（左）とSpectrum Red（右）を感知するフィルタで撮影したもの

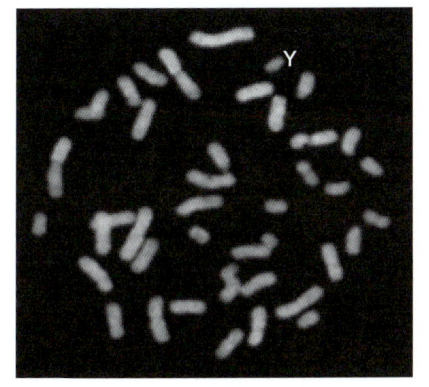

図23 図22の2つの画像を重ね合わせて合成した画像

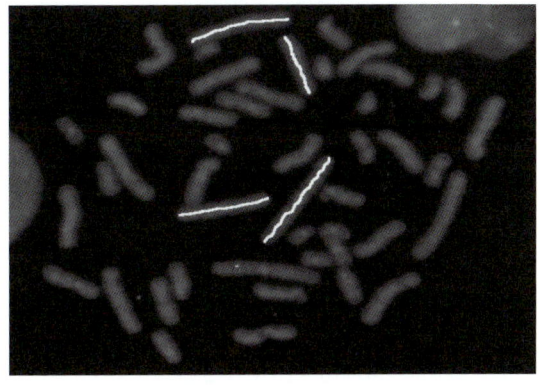

図24 各々の染色体の中心線を描かせたもの（chromosome skeletonization）

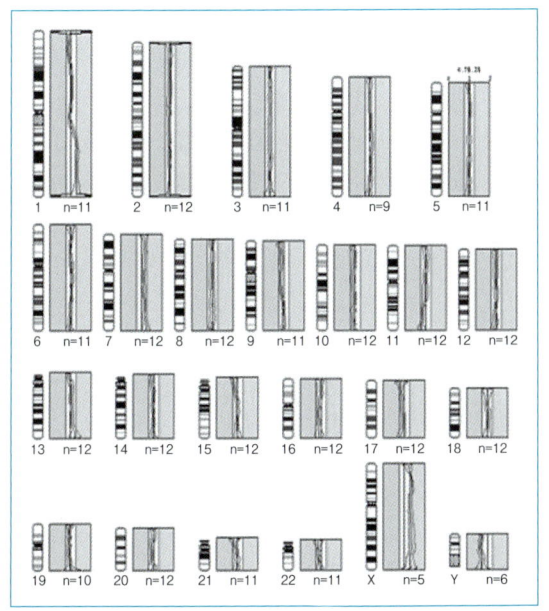

図25 1つのメタフェーズで各々染色体をスキャンして，染色体の各部のコピー数増減の程度をグラフに描画したもの

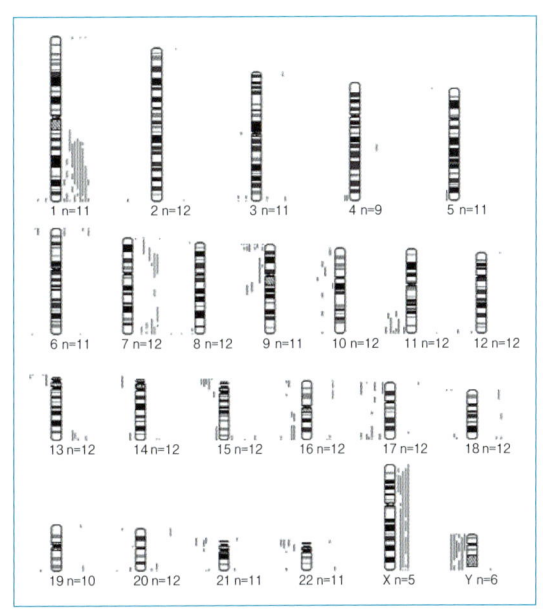

図26 図25の作業を10～15個のメタフェーズで繰り返し行い，おのおのの染色体ごとにデータを集積したもの

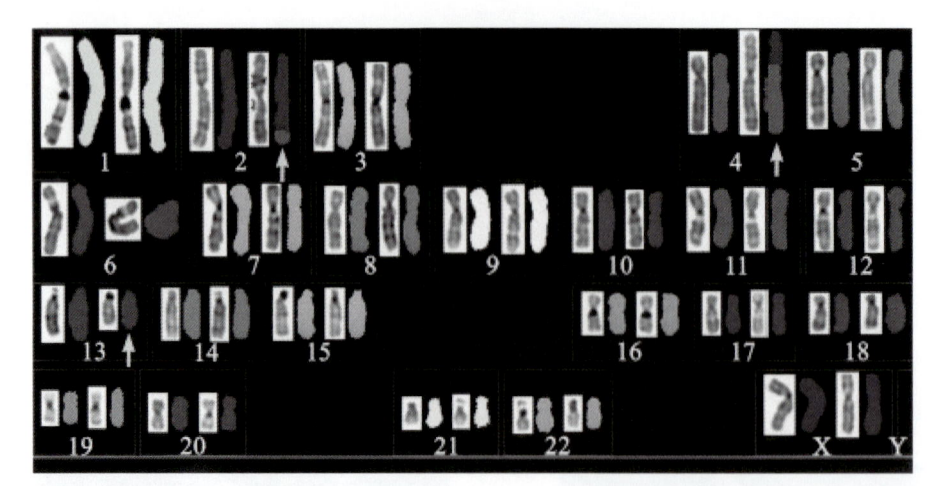

図 27　SKY 法
2 番，4 番，13 番の構造異常がみられる．左側には Q バンドをコンピュータで白黒を反転させた G バンドに似た画像を並べている．
〔George Imataka, et al：Cell Biochem Biophys. 2012 January；62(1)：13-17〕

体解析システムが必要である．本法は，由来不明な付加染色体部分や由来不明染色体(Marker 染色体)の解析に有用である．当然ながら，同一染色体内に起こった変異(欠失・逆位)の検出には弱い．また，検出限界は 10〜20 MB とされている．G 分染法を併用することにより，さらに詳細な結果を得ることができる(図 27)．

試薬類と準備
（プローブ以外は，基本的に FISH 法と同様に試薬類・準備と操作・方法を用いる）

Star★FISH Multicolor FISH (M-FISH) Kit（各社からさまざまな名称のプローブが市販されている）

- スライド変性液：70 mL Formamide/30 mL 2×SSC（よく混合し，pH 7.4 に調整）
- 0.5 mL ペプシン溶液(1%水溶液) + 49.5 mL 10 mM HCl　1%ペプシン溶液は小分けして，−20℃で保存しておく．

操作・方法

① スライドのペプシン処理(細胞質が染色体に被さっている場合に必要)
(1) 通常の空気乾燥法で染色体標本スライドを作製する．
(2) アルコール脱水(100%，5 分間)をした後，室温で乾燥させる．
(3) ペプシン溶液に 2〜5 分間(かぶさっている細胞質の量により，時間を決める)浸水させ，その後，2×SSC 溶液に 1 分間漬ける．これを 2 回繰り返す．
(4) 蒸留水で軽く洗い，アルコール・シリーズ脱水(70%，80%，90%を 2 分間ずつ，100%を 5 分間)をした後，空気乾燥させる．

② プローブの準備と変性
(1) 10 μL/スライドの量のプローブを取り出し，37℃に温める．軽くボルテックスした後，1〜3 秒間，遠心する．
(2) 65℃で 10 分間，熱変性する．その後，30〜60 分間は 37℃で，その後は 4℃に保存しておく．

③ スライドの変性
(1) あらかじめ，変性液を温めておき，65℃に 1.5〜2.0 分間，スライドを漬けて変性する．
(2) 直ちに，氷冷させておいた 70%アルコールにスライドを移し，4 分間漬ける．
(3) アルコール・シリーズ脱水(70%，80%，90%を 2 分間ずつ，100%を 5 分間)をした後，空気乾燥させる．

④ スライドとプローブのハイブリダイゼーション
(1) プローブ 10 μL をスライド上に置き，24×

24 mm サイズのカバースリップをかける．静かに気泡を追い出して，周囲をペーパーボンドで封入する．
(2) ハイブリ・チャンバーにスライドを入れて，37℃で36～48時間反応させる．

⑤ スライドの洗浄

(1) あらかじめ，以下の溶液をコプリン・ジャーに入れて，45℃に温めておく．
  ⅰ 50%ホルムアミド/0.5×SSC(pH 7.4) 2個——Stringency wash solution
  ⅱ 1×SSC(pH 7.4) 2個
  ⅲ 0.05% NP/4×SSC(pH 7.4) 1個——Detergent wash solution

(2) ハイブリ・チャンバーからスライドを取り出し，ペーパーボンドを剥がし，カバースリップをスライドを傷つけないように剥がす．

(3) 1×SSC液に5分間漬ける．

(4) ⑤で準備した洗浄液に，それぞれ，10分間ずつ漬けて，洗浄する．

⑥ ブロッキング：ブロッキング液 125 μL をスライドに載せ，24×60 mmのパラフィルムをかけて，ハイブリダイゼーション容器に入れ，37℃で15～20分間，静置する．

⑦ パラフィルムを剥がし，0.05% NP/4×SSC(pH 7.4)で室温で3～4回，洗浄する．

⑧ DAPI Ⅱ染色液を50 μLをスライドに置き，カバーガラスを掛けて，周囲をエナメルで封入する．4℃で暗所に保存する．

参考文献

1) 安部達生(監修)，稲澤譲治(編)：臨床FISHプロトコール 目で見る染色体・遺伝子診断法．秀潤社，1997
  ※染色体標本の作製方法から，分染法，FISH法，CGH法に至るまで，細胞遺伝学的研究手法のほとんどすべてをカバーする教科書的な本．図が豊富で初心者にもわかりやすく書かれており，細胞遺伝学の研究者や臨床医学に従事する検査技師に大変有用である

和文索引

あ

アガロースゲル 42,52
アガロースゲル電気泳動 77
アキュプローブ法 104
アクチンフィラメント 3,7
アディポネクチン 137
アデニル酸 23
アデニン(A) 21
アデノシン 5'-1 リン酸；AMP 23
アデノシンデアミナーゼ欠損症 153
アドヘレンスジャンクション 3
アニーリング 65
アノテーション 128
アポトーシス 37
アミノアシル-tRNA 30
アミノ酸輸送体遺伝子 133
アルカリ法 94
アルデヒド脱水素酵素 2 遺伝子型 219
アレイ CGH 199
アレル 129
アレル特異的 PCR 法 67,220
アレル表記法 147
アンジェルマン症候群 36
アンチセンス鎖 27
アンチセンスプライマー 73
アンチトロンビン異常症 120
悪性腫瘍関連遺伝子 121
悪性リンパ腫 118,205,210
安全キャビネット 40
安定型構造異常 214

い

イソ染色体 18
イソプロピル-β-チオガラクトシド 91
イニシエーション 121
イノシン酸 23
イマチニブ 116,125
インサート DNA 断片 94
インスリン抵抗性 137
インスリン非依存型糖尿病 133
インターフェロン 109,110
イントロン 24
インフォームド・アセント 150,166
インフォームド・コンセント 145,150,163,164
インフォームド・チョイス 153
インベーダー法 112
いでんネット 155
位置的クローニング 127
医療における遺伝学的検査・診断に関するガイドライン 163,166
易罹患検査, 遺伝子検査による 87
易罹患性診断 136
異常 Hb 症 118
異数性異常 15,174,201
異性クロマチン 14
異物貪食胞 5
移植片対宿主病 147
遺伝暗号 28
遺伝医療 148
遺伝カウンセリング 153,164,201
遺伝学的検査 150,162
—— に関するガイドライン 167
遺伝子 DNA 領域 24
遺伝子異常と疾患 129
遺伝子異常の検出, 固形腫瘍における 124
遺伝子型, 細菌の 112
遺伝子関連検査の標準化 157
遺伝子組み換え 91
遺伝子検査技術の応用 101
遺伝子工学 91
遺伝子情報 154,159
遺伝子刷り込み現象 174
遺伝子治療 153
遺伝子同定の精度管理 88
遺伝子導入ベクター 153
遺伝子の構造 24
遺伝子発現 35
遺伝子発現マーカー, 白血病の 115
遺伝子分析科学認定士制度 159
遺伝子変異 30,121
—— の記載法 31
遺伝子領域特異的プローブ 197
遺伝情報管理 145,167
遺伝性球状赤血球症 119
遺伝性くる病 133
遺伝性疾患 126
遺伝性楕円赤血球症 119
遺伝性難聴 134
遺伝性乳がん・卵巣がん 151
遺伝性非ポリポーシス性大腸がん 125,151
遺伝的異質性 130
遺伝率 132
遺伝倫理 162

鋳型 DNA 27
一塩基多型 79,98,136,141,162
一塩基多型解析の実践 219
一塩基置換 30
一時的染色体異常 14
一倍体 173
陰性コントロール 88
陰性率 87

う

ウイルス
—— による染色体異常 216
—— の高感度検出 102
ウイルス関連血球貪食症候群 112
ウイルス性肝炎 106
ウイルスベクター 153
ウインドウ期 108
ウィルソン(Wilson)病 132,153
ウィルムス(Wilms)腫瘍 213
ウシ胎仔血清 182
ウラシル(U) 21
ウリジル酸 23
ウリジン 1 リン酸(UMP) 23
ウリジン 2 リン酸(UDP) 23
ウリジン 3 リン酸(UTP) 23

え

エーラス・ダンロス症候群Ⅳ型 134
エキソサイトーシス 5
エキソン 24
エチジウムブロマイド 44,94,194
エピジェネティクス 35
エレクトロポレーション法 95
エレクトロポレータ 49
エンテカビル 109
エンドサイトーシス 5
エンハンサー 25
エンベロープ 108
液相ハイブリダイゼーション 104
液体培養 92
遠心分離装置 43
塩基除去修復 34
塩基対 12,21
塩基置換 30,31
塩基配列情報 128
塩基配列データバンク 128

お

オーストラリア抗原　108
オートクレーブ　44, 182
オートノミー　164
オーファンネット・ジャパン　154
オリゴヌクレオチドアレイ　85
オルガネラ　2
オロト酸　23
折りたたみの異常　130
黄色ブドウ球菌　107
大型異型細胞　211
岡崎フラグメント　26

か

カウンセリング　153
カタラーゼ　5
カラーセレクション　96
カルノア液　187
カルバモイルリン酸　23
カンピロバクター　107
ガラクトース血症　153
ガンシクロビル　111
ガンマ線　34
がん　135
がん遺伝子　121
がん関連遺伝子　212
がん原遺伝子　205
がん発生過程における 2 ヒット説　123
がん抑制遺伝子　121, 205
化学的要因，遺伝子損傷の　33
化学変異原　215
家族性アミロイドポリニューロパチー　130, 132
家族性アルツハイマー病　130
家族性腫瘍　125, 150
家族性大腸腺腫症　125, 151
家族性乳がん　125
家族性パーキンソン病　130
過剰マーカー染色体　203
開環状構造　93
開始因子　29
開始コドン　28
開放隅角緑内障　134
解糖系　6
解離因子 (RF)　30
外殻　108
外部精度管理，遺伝子検査における　87, 89
外部精度管理調査　158
画線法　92
核　3
核外喪失　15
核型
　—— の記載法　178
　—— の命名法　171
核型進化　205
核型分析　173, 175, 176
核酸検査
　——, CMV の　111
　——, EB ウイルスの　112
　——, HBV の　109
　——, HCV の　110
　——, HIV の　108
　——, 抗酸菌感染症の　102
　——, 食中毒の　107
核酸
　—— の構造　21
　—— の代謝　23
　—— の電気泳動　77
　—— の保存　64
核酸増幅装置　46
核酸増幅法　65, 102
核酸抽出　60
核酸プローブ法　104
核小体　3
核小体形成部位　192
喀痰の採取・保存　58
片親性ダイソミー　19, 174, 212
滑面小胞体　4
活性酸素　33
鎌状赤血球症　118
肝がん　110
肝硬変　110
乾燥法，標本展開時の　188
乾熱滅菌装置　43, 182
間期　7
間期核 FISH 法　196, 197
間接標識プローブ，FISH 法の　195
寛解維持療法　116
感染症における遺伝子検査　101
感染型食中毒　106
感染性プリオン病　106
感度　86, 150
還元分裂　11
環境変異原と染色体異常　214
環状染色体　18, 214
環状染色分体　215

き

キナクリンマスタード　190, 244
キメラ　16, 173, 175
キメラ抗体　124
キャピラリー電気泳動装置　42
ギテルマン症候群　133
ギムザ染色　176, 188
ギムザ単染色　173
ギャップジャンクション　3
気管支肺胞洗浄液　56
基底層　3
機能喪失型　130
機能的クローニング　127
機密保持　150, 167
偽性副甲状腺機能低下症　133
偽陽性回避法　150
逆位，染色体の　17, 175
逆浸透法　47
逆転写酵素　68, 71
吸収 (absorption)　140
吸収フィルタ　175
急性肝炎　109
急性骨髄性白血病　115, 179, 206
急性前骨髄球性白血病　116
急性白血病　114
急性リンパ性白血病　207
球状赤血球　119
虚血性心疾患　135
共有性，遺伝学的検査の　163
胸水の採取・保存　56
均衡型構造異常　201, 202
均衡型転座　202
均衡型保因者　202
近半数性 ALL　209
筋強直性ジストロフィー　132
筋緊張性ジストロフィー　82, 130
筋ジストロフィー　132

く

クラインフェルター症候群　179, 203
クリーンベンチ　39, 182
クリゾチニブ　125
クリニチップ HPV　228
クリプトスポリジウム　107
クレチン症　133, 153
クローニング　91, 97
クロイツフェルト・ヤコブ病　106
クロマチン　4, 13, 169
クロモソーム　4
クロロホルム／イソアミルアルコール　51
グアニル酸　23
グアニン (G)　21
グアノシン 5'-1 リン酸 (GMP)　23
グリーンフィルタ　176
グリコーゲン　6
グリセロールストック　92
グロビン遺伝子　118
繰り返し配列領域　147

け

ケラチン　7
ゲノタイプ　162
　——, HBV の　108
　——, HCV の　110
ゲノミクス　98, 139
ゲノム　24

ゲノムインプリンティング 18,36
ゲノムシークエンサー 83
ゲノムプロジェクト 99
ゲノム薬理学 98,139,162,164
ゲノム薬理学研究 145
ゲノムワイド関連解析 127
ゲフィチニブ 125
ゲル撮影装置 45
ゲル電気泳動 77
形質 127
形質転換 95
経験的再発率 131
蛍光 in situ ハイブリダイゼーション法 41,173,194
蛍光共鳴エネルギー転移 70,75
蛍光顕微鏡 44,175
蛍光シグナル，FISH 法における 194
蛍光ビーズ法 147
血液疾患 114
血液培養検査 106
血友病 120,129
血流感染症 106
欠失 17,30,31,174
欠失異常 205
血清学的レベルタイピング 147
血清の採取と保存 56
結核菌抗酸菌 102
検査施設要員の教育と訓練の基準 157,159
検査前確率 150
検体の採取と保存 55
顕微鏡 44
顕微鏡観察，染色体の 175
限外濾過法 47
原虫・寄生虫感染症 106
減圧濃縮遠心機 43
減数分裂 10

こ

コドン 28
コヒーシン 14
コピー数変化 199
コラゲナーゼⅡ液 184
コルセミド 183
コロニーダイレクト PCR 法 96
コロニーハイブリダイゼーション法 97
コンタミネーション 40,88
コンパニオン検査診断 139,143
コンピテントセル作製法 95
ゴルジ体 4
固形腫瘍 121,211
　──の細胞培養 184
固定，培養細胞の 187
個人遺伝情報取扱協議会 160
個人遺伝情報の取り扱い 167

個人遺伝情報保護ガイドライン 160
個人識別 146
個人情報保護 163
誤差要因 88
口腔粘膜細胞の採取・保存 57
口唇裂 132
甲状腺ホルモン不応症 133
交換型異常 214
光学顕微鏡 44
抗 CD20 モノクローナル抗体 118
抗がん剤耐性 123
抗凝固因子 120
抗凝固剤，採血時の 182
抗原 3
抗酸菌感染症 102
抗体 3
後期，体細胞分裂の 9
後期遅滞 15
後天性の異常 173
後天性免疫不全症候群 108
高 2 倍性 ALL 209
高圧蒸気滅菌法 44,182
高血圧 135
高血糖 135
高精度ゲノムアレイ 212
高精度タイピング 147
高精度分染法 193
高速液体クロマトグラフィー 42
高密度 SNP アレイ 212
高齢妊娠 152
構成性ヘテロクロマチン領域 191
構成的染色体異常 14
構造異常 14,16,174,201
　──，性染色体の 203
　── をもつ ALL 群 207
構造遺伝子 25
構造的多型現象 67
酵素活性 141
骨形成不全症 130,134
骨髄血の採取・保存 55
骨髄細胞の培養 183
骨髄性白血病 115,205
骨髄穿刺 184
混数性異常 16

さ

サーマルサイクラー 46
サイクリン-CDK 複合体 8
サイクリン依存性キナーゼ 8
サイトメガロウイルス 111
サイレント変異 31
サザンブロット法 78,218
サテライトプローブ 195,196,197
サブテロメア 196
サブマリン型電気泳動装置 42
サラセミア 118,119

サルモネラ 106
サンガー法 79
差別 150
鎖置換型 DNA 合成酵素 71,73
座位異質性 130
再発率，遺伝病の 130
再発率，染色体異常の 131
細菌性食中毒 106
細胞骨格 6
細胞質 6
細胞周期 7
細胞小器官 2
細胞の構造 2
細胞培養 173,181
　──，固形腫瘍の 184
細胞浮遊液 184
細胞分裂 169
細胞分裂促進因子 183
細胞分裂中期細胞 181
細胞膜 2
酢酸ナトリウム 51
雑種形成 78
三倍体 174
三放射状交換 215
残存検体 165

し

シクロホスファミド 118
シチジン 3 リン酸（CTP） 23
シトシン（C） 21
シャルコー・マリー・トゥース病 130
シリカメンブレン法 61,221
ジーンガン法 95
ジアゾベンジルオキシメチル紙 79
ジャイレース 26
ジャンクション 3
ジュネーブ宣言 165
子宮頸がん 112
四倍体 174
四放射状交換 215
糸球体濾過量 139
姉妹染色体 9
姉妹染色体交換 204
姉妹染色分体 169
姉妹染色分体交換 193
施設技能試験 157,158
脂質異常 135
脂質二重膜構造 2
紫外線 34
歯状核被殻ルイ小体変性症 132
試薬，遺伝子検査に用いる 50
次中部着糸型 169
自家骨髄移植 117
自己決定権の尊重 164
自動塩基配列解析装置 42
自律性 164

自律的選択　153
地固め療法　116
質的形質　132
質保証システム　157, 158
疾患感受性　136
疾患サーベイランス　150
疾患抵抗性遺伝子　220
疾患特異的染色体異常　205
疾患プロテオミクス　99
煮沸法　94
主要組織適合性抗原　146
腫瘍細胞　181
腫瘍と染色体異常　204
受精卵　201
受動輸送　3
受容体　3
修復
　——, DNA の　34
　——, 遺伝子の　33
終止コドン　29
重症複合免疫不全症候群　153
重複　18, 31
絨毛　152, 173, 181
絨毛組織の培養　185
縦列型反復配列　81
出血凝固系疾患　120
出生前診断　152, 173, 185, 201
純水　45, 50
小サブユニット（40S）　29
小児非ホジキンリンパ腫　210
小胞体　4
小リンパ球性リンパ腫　210
消化管間質腫瘍　125
症候性難聴　134
娘細胞　9
常染色体　12, 169
常染色体異常　201
常染色体優性遺伝　129
常染色体劣性遺伝　129
蒸留水　45
食作用　3, 5
食中毒　106
食胞　5
心奇形　132
心筋症　130
浸透率　150
真性クロマチン　14
真の陰性率　87
真の陽性率　86
新生鎖　26
新生児スクリーニング検査　152
仁　4
腎芽腫　213
腎疾患　133
腎性尿崩症　133

す

スプライシング　27
スプライシング異常　130
スラブ型電気泳動装置　42
水痘帯状疱疹ウイルス　111
随伴辺縁帯リンパ腫　210
髄液の採取・保存　56
数的異常　14, 15, 173
　——, 性染色体の　203
　——をもつ ALL 群　209

せ

セキュリン　14
セツキシマブ　125
セパリン　14
セルフライゲーション　95
セロタイプ，HCV の　110
センス鎖　27
センチネルリンパ節　123
セントラルドグマ　27
セントロメア　12, 169
正確度　87
正常型コントロール　89
正常男性核型　179
生活習慣病　132, 135
生検材料　58, 173
生殖幹細胞　37
生殖細胞系列遺伝子検査　162
生殖細胞系列の染色体異常　201
生殖細胞分裂　10
成熟分裂　10
成人病　135
成長障害　201
制限酵素　93, 96
制限酵素断片長多型　67, 112
性感染　112
性器クラミジア・トラコマチス　112
性染色体　12, 169
性染色体異常　203
星状体　9
精製水　50
精度管理
　——, 遺伝子検査の　86
　——, 一塩基多型解析の　224
精度管理法　88
精度保証　150, 156
精度保証手段　150
脆弱 X 症候群　82, 132, 203
脊髄小脳変性症　132, 151, 224
責任遺伝子　127, 205, 219
責任遺伝子異常の同定　130
切断　214
赤血球膜異常症　119
赤血球溶血除去法　56
接着分子　3

絶対的保因者　152
先天奇形　132
先天性 QT 延長症候群　133
先天性異常　173
先天性甲状腺機能低下症　153
先天性難聴　134
先天性風疹症候群　134
先天性副腎過形成　153
先天性緑内障　134
先天多発奇形・精神遅滞症候群　197
染色質　4
染色体　4
　——の機能　13
　——の形態　14
　——の構造　12
　——のバンドパターン　170
　——の複製　13
　——の分類　169
染色体異常　14, 173
　——, ホジキンリンパ腫における　211
　——と線量　214
染色体異常症　152, 201
染色体異常保因者　185
染色体解析システム　41
染色体検査　169, 172, 181, 242
染色体検査技術の応用　201
染色体切断　174, 203
染色体地図　19
染色体着色プローブ　195
染色体標本　188
染色体不安定性症候群　204
染色体不分離　15
染色体分染法　170
染色体ペインティング法　197
染色体末端　196
染色分体　9, 169
染色分体型異常　215
選択的スプライシング　27
選択的透過性　3
全身性炎症反応症候群　106
全トランスレチノイン酸　116
全能細胞　37
前処理，G 分染法の　189

そ

粗面小胞体　4
組織幹細胞　37
組織適合抗原　3
相互転座　16, 174, 205
相同組み換え修復　35
相同性検索　99
相同染色体　9
相補鎖　94
挿入　17, 30, 31, 174
挿入 DNA 断片　95

躁うつ病　132
造血幹細胞移植　117
造血器腫瘍　183
増殖性獲得　121
臓器移植の組織適合性　146
測定原理，DNAマイクロアレイの　228
測定前の工程　88
存在診断，固形腫瘍の　124
損傷乗り越え修復　34

た

ターナー症候群　203
タイトジャンクション　3
タモキシフェン　125
タンデムリピート　81
ダイソミー　174
ダイデオキシヌクレオチド　79
ダイデオキシ法　79
ダイレクトシークエンス　79
ダウン症候群　179
多因子疾患　131,136
多型検査の精度管理　89
多型マーカー　128
多臓器不全症候群　106
多段階発がん過程　122
多発奇形　201
多発性内分泌腫瘍症　125,130
多発性囊胞腎　133
多面性　130
楕円赤血球　119
大量培養　92
代謝(metabolism)　140
代謝酵素の遺伝子多型　139
対立遺伝子　129
体細胞遺伝子検査　162
体細胞分裂　9
体性幹細胞　37
耐性遺伝子変異の検出　104
胎児試料の検査　152
胎児由来細胞　185
胎生幹細胞　37
胎盤絨毛　181,185
大規模外部精度管理調査　158
大サブユニット(60S)　29
大腸菌培養法　92
大腸ポリポーシス　151
第1分裂，減数分裂の　10
脱イオン水　45
脱出部位　30
単一遺伝子疾患　129
　──の遺伝学的検査　162
　──のネットワーク　154
単核球分離剤　56
単純反復配列　81
単純ヘルペスウイルス　111

炭酸ガス培養装置　41
短腕(p)　13,169
　──の部分欠失　203
端部欠失　214
端部着糸型　169
端部着糸点染色体　17
男性思春期早発症　133

ち

チェック機構，細胞周期の　8
チェックポイント　8
チトクロームP450　141
チミジン3リン酸(dTTP)　23
チミン(T)　21
チャネル　3
チロシンキナーゼ阻害薬　124
治療反応性遺伝子　141
治療反応性診断，固形腫瘍の　124
着糸点　169
着床前診断　152
中間径フィラメント　7
中心小体　5
中心体　5,9
中部着糸型　169
長腕(q)　13,169
　──の同腕染色体　203
超純水　45,50
超らせん構造　93
腸炎ビブリオ　106
腸管出血性大腸菌　107
調整済み液体培地　182
直接標識プローブ，FISH法の　195
直接プローブ法，FISH法の　196
直線状構造　93

て

テイ・サックス病　129
テトラソミー　174
テラプレビル　111
テロメア　13
テロメラーゼ　124
ディプロイド　173
デオキシアデノシン3リン酸　23
デオキシウリジン2リン酸　23
デオキシグアノシン3リン酸　23
デオキシシチジン3リン酸　23
デオキシリボ核酸　21,169
デスミン　7
デスモソーム　3
デュシェンヌ型筋ジストロフィー　129
デュシェンヌ/ベッカー型筋ジストロフィー　132
低カリウム血漿性アルカローシス　133

低身長　131
低張処理　187
低頻度モザイク　202
定量検査の精度管理　88
適正利用のためのガイドライン，PGxの　145
転移RNA　5,22
転写　27
転写促進因子結合配列　25
転写調節領域　24
伝令RNA(mRNA)　22
電気泳動装置　42
電子天秤　48
電離放射線　214

と

トポイソメラーゼ　26
トラスツズマブ　124
トランジション変異　30
トランスイルミネーター　44
トランスバージョン変異　30
トランスファーRNA　22,27
トランスフォーメーション　95
トリソミー　15,174,197,201
トリプシン溶液　187
トリプトン　92
トリプレットコドン　28
トリプレットリピート　81,130
トリプレットリピート病　130
ドキソルビシン　118
ドナー　178
等温遺伝子増幅法　73
等電点電気泳動　99
統合失調症　132
糖原病　132
糖尿病　133,135,137
同腕染色体　18
動原体　169
動原体微小管　9
匿名化，試料の　167
特異度　86,150
特発性心筋症　133
毒素型食中毒　106

な

ナンセンス変異　31,130
内臓脂肪型肥満　135
内部コントロール　89
内部精度管理プログラム　150
軟部肉腫　213
難治性疾患克服研究事業　156
難聴　130,134

に

ニューロフィラメント　7
ニュルンベルグ倫理綱領　165
二次リソソーム　5
二重らせん構造　21
二動原体染色体　214
二倍体　173
日本版ベストプラクティス・ガイドライン　157
日本臨床検査標準協議会　162
乳酸アシドーシス　131
尿細管性アシドーシス　133
尿酸　23
尿の採取・保存　56
認定遺伝カウンセラー制度　153
認定臨床染色体遺伝子検査師制度　159

ぬ

ヌクレオシド　21
ヌクレオチド　21
　——の合成　23
　——の分解　23
ヌクレオチド除去修復　34
塗り広げ法　92

ね・の

粘膜関連リンパ組織　210
ノーザンブロットハイブリダイゼーション法　79
ノロウイルス　107
能動輸送　3
脳血管疾患　135
嚢胞性線維症　153

は

ハイブリダイゼーション　78,195
ハイブリダイゼーションプローブ　70,81,219,223
ハイブリダイゼーション・プロテクションアッセイ　112
ハウスキーピング遺伝子　113
ハプロイド　173,177
ハプロ不全　130
ハンチントン病　82,130,132,150
バーキットリンパ腫　207,216
バーター症候群　133
バイオインフォマティクス　99
バイオ技術者認定試験　159
バイオハザード対策用キャビネット　41
バイオマーカー　99
バソプレシン受容体遺伝子　133
バンコマイシン耐性腸球菌　105
バンドパターン　170
バンドレベル　175
パイロシークエンス法　83
パイロット試験　150
パニツムマブ　125
パルスフィールドゲル電気泳動　42,78
胚発生　201
配偶子　11,201
排泄(excretion)　140
敗血症　106
倍数性異常　16,174
培地　182
　——，大腸菌の　92
培養
　——，骨髄細胞の　183
　——，絨毛組織の　185
　——，皮膚線維芽細胞の　183
　——，羊水細胞の　185
培養液の作製　182
培養細胞　58
培養操作上の注意　182
発がん関連ウイルス　124
発がん物質　33
発症前検査・診断　150
白血病　114
白血病細胞の形態学的分類　206
白血球中細菌核酸同定検査　106
白血球分離剤　56
白血球融解酵素　105
発達遅滞　201
半数体　11,173
半透膜　3
半保存的複製，DNAの　25
万能細胞　37
伴性遺伝　129

ひ

ヒストン8量体　13
ヒストンアセチル化酵素　36
ヒストン脱アセチル化酵素　35
ヒストン蛋白　13,169
ヒストンメチル化酵素　36
ヒト遺伝子検査　162
ヒト遺伝情報に関する国際宣言　163
ヒト化抗体　124
ヒトゲノムシークエンス　136
ヒト抗体　124
ヒト染色体検査　182
ヒトパピローマウイルス(HPV)　112,228
ヒト白血球抗原　139,146
ヒト免疫不全ウイルス　107
ヒポキサンチン　23
ヒルシュスプルング病　130
ビメンチン　7
ビンクリスチン　118
ピペット吸引機　49,182
ピリミジン体　23
皮膚線維芽細胞の培養　183
皮膚組織　173
非遺伝子DNA領域　24
非ウイルスベクター　153
非結核性抗酸菌　102
非症候性難聴　134
非定型抗酸菌　102
非発症保因者　152,164
非ホジキンリンパ腫　210
非翻訳領域　24
費用対効果　144
微細欠失　204
微細重複　204
微小管　5,6
微小残存病変　115
表現型　127
表現促進現象　130
表皮剥奪毒素　105
表面マーカー，ALLにおける　207
標本作製，染色体検査における　186
病型診断，骨髄性白血病の　114
病原体遺伝子検査　162
病原体の同定　102
病原微生物　106

ふ

ファージDNA　92
ファーマコゲノミクス　98,138,162
ファーマコジェネティクス　139
ファブリ病　133
ファンクショナルクローニング　127
ファンコニ貧血　204
フィトヘマグルチニン　183
フィラデルフィア染色体　205
フェニルケトン尿症　129,132,153
フェノール・クロロホルム法　51,60
フォトリソグラフィ　85
フォン・ヴィレブランド病　120
フリードライヒ失調症　132
フルオレセイン　70
フレームシフト変異　31,130
ブルーホワイトセレクション　96
ブルーム症候群　204
ブルガダ症候群　133
プライバシー保護　153
プライマーダイマー　66
プラスミド　92
プラスミドDNA　93
プラスミドベクター　93,95
プラダー・ウィリー症候群　36
プラトー効果　69
プリン体　23

プレート培養 92
プレアナリシス 88
プレドニゾロン 118
プレメッセンジャーRNA 27
プログレッション 121
プロセシング，RNAの 24
プロテアーゼ阻害薬 111
プロテアソーム阻害薬 124
プロテインC欠乏症 120
プロテオーム 98
プロテオミクス 98
プロドラッグ 141
プロモーション 121
プロモーター 24
　──の過剰メチル化 124
不安定Hb症 118,119
不安定型構造異常 214
不活化，X染色体の 36
不均衡型構造異常 202
父性ダイソミー 174
付加的染色体異常 205
浮遊細胞 187
部分テトラソミー 203
部分トリソミー 202,203
部分モノソミー 202
副腎白質ジストロフィー 152
福山型先天性筋ジストロフィー 132
腹腔内洗浄液の採取・保存 56
腹水の採取・保存 56
複雑型Ph転座 205
複製，DNAの 25
複製開始点 93
複製フォーク 26
物理的地図 19
物理的要因，遺伝子損傷の 34
粉末状培地 182
糞便検査のポイント 58
分化誘導 37
分光光度計 45
分子疫学 113
分子雑種形成 195
分子標的療法 116,124
分子病理，固形腫瘍の 124
分析的妥当性 87,136,149
分染法 173,177,188
分泌作用 3
分布 (distribution) 140
分裂間期 194
分裂期 7
分裂細胞 173
分裂阻害剤 183
分裂中期 172,175,181

へ

ヘテロ核RNA 27
ヘテロクロマチン 14,36
ヘテロ接合性の消失 122
ヘテロプラスミー 131
ヘパリン 182
ヘミ接合体 129
ヘモグロビン異常症 118
ヘリカーゼ 26
ヘルシンキ宣言 165
ヘルスケア関連感染 113
ヘルペス属ウイルス 111
ベースペア 13,21
ベイズの定理 131
ベクター 92
ベストプラクティス・ガイドライン 157
ペインティングFISH法 199
ペインティングプローブ 195,197
ペプチジル転移酵素 30
ペプチジル部位 29
ペプチド鎖 30
ペプトン 92
ペルオキシソーム 5
ペルチェ素子 46
ペントースリン酸回路 6
平滑末端化 95
平均赤血球容量 119
平板培地 92
閉環状構造 93
変異型Ph転座 205
変異型コントロール 89
変異データベース 155

ほ

ホジキン細胞 211
ホジキンリンパ腫 210,211
ホモシスチン尿症 132,153
ホモジナイズ 58
ホモプラスミー 131
ホルマリン固定パラフィン包埋組織ブロック 58
ボツリヌス菌 107
ボルテックスミキサー 49
ポアサイズ 182
ポジショナルクローニング 127
ポリアクリルアミドゲル 42
ポリアクリルアミドゲル電気泳動 77
ポリグルタミン病 130,132
ポリソーム 29
ポリメラーゼ連鎖反応法 65
保因者検査・診断 152
母細胞 9
母性ダイソミー 174
放射線と染色体異常 214
法的課題 150
紡錘糸 9
紡錘体 9
膨化 187

翻訳 27
翻訳開始複合体 29
翻訳領域 24

ま

マーカー染色体 203
マイクロアレイ比較ゲノムハイブリダイゼーション 128
マイクロインジェクション法 95
マイクロサテライト 81,128,147
マイクロサテライト不安定性 83,124,151
マイクロチューブ 49
マイクロピペット 49,182
マイクロフィラメント 3,6
マイクロプレートハイブリダイゼーション 104
マイトジェン 183
マキサム・ギルバート法 79
マススクリーニング 152
マスタープレート 92
マラビロク 143
マルチカラーFISH法 197
マルチクローニングサイト 93
マルチコピー性 131
マルファン症候群 134
マントル細胞リンパ腫 210
膜流動 3
末梢血の採取・保存 55
末梢血リンパ球培養 182
末梢血管拡張性運動失調症 204
慢性B型肝炎 109
慢性C型肝炎 110
慢性骨髄性白血病 116,205
慢性リンパ性白血病 210

み

ミクロトーム 59
ミススプライシング変異 31
ミスセンス変異 31,130
ミスフォールディング 130
ミスマッチ修復遺伝子 82,151
ミトコンドリア 4
ミトコンドリアDNA型鑑定 148
ミトコンドリア遺伝病 131
ミトコンドリアゲノム 131
ミニサテライト 147
未分化大細胞リンパ腫 210
水チャネル遺伝子 133
水の精製装置 45
密度勾配遠心法 94

む・め

無菌操作 181

メープルシロップ尿症　132,153
メタフェーズ　172,175
メタフェーズファインダー　41
メタボリックシンドローム　135
メチオニル tRNA　29
メチオニン　28
メチシリン感受性黄色ブドウ球菌　104
メチシリン耐性黄色ブドウ球菌　104
メチル化 DNA 結合蛋白　35
メチル化シトシン　36
メチル化領域　36
メッセンジャー RNA　5,22,27
メディウムビン　49
メンデル遺伝病　130
メンブレン　79
滅菌水　50
滅菌装置　43
滅菌培養容器　182
滅菌ピペットチップ　182
滅菌メスピペット　182
免疫グロブリン　118
免疫受容体遺伝子　118
免疫反応　3

も

モガムリズマブ　125
モザイク　16,173,175
モニタリング，MRD の　117
モノクローナル抗体　124
モノソミー　15,174,197,202
網膜芽細胞腫　125,130,213
網膜色素変性症　134

や

野生型コントロール　89
薬剤耐性遺伝子　93
薬物代謝酵素　139
薬物代謝酵素遺伝子の多型検査　144
薬物動態　140
薬理遺伝学　139
薬力学　140

ゆ

ユーイング肉腫　213

ユークロマチン　14
油浸レンズ　175
輸血副作用　146
輸入感染症　106
有角赤血球　119
有核細胞の分離　56
有糸分裂促進物質　183
有病率　150
融解温度　66
優性阻害効果　130

よ

予見性，遺伝学的検査の　162
羊水　173
　　　の採取・保存　56
羊水検査　152
羊水細胞の培養　185
葉酸欠乏培地　203
陽性コントロール　88
陽性率　86

ら

ライオニゼーション　36
ライゲーション　94
ラギング鎖　26
落射式蛍光読取装置　45

り

リーディング鎖　26
リアルタイム PCR 法　219,233,237
リガーゼ　95
リガンド　3
リスク診断，発症前検査の　150
リスボン宣言　165
リソソーム　5
リソソーム病　133
リツキシマブ　118
リバビリン　111
リファレンスゲノム　199
リボース　21
リボース 5-リン酸　23
リボ核酸　21
リボソーム　5,22
リング染色体　203
リンチ症候群　125,151

リンパ球細胞株の樹立　186
リンパ性白血病　205
リンパ節郭清の判断　124
理論的再発率　131
罹患率　150
量的形質　132,135
領域特異的プローブ　195-197
倫理的・社会的弊害　150
倫理的・法的・社会的な課題　149
淋菌　112
隣接遺伝子症候群　204
臨床遺伝医学情報網　155
臨床遺伝専門医制度　153
臨床細胞遺伝学認定士制度　159
臨床的妥当性　87,136,149
臨床的有用性　87,136,149

る

ルシフェラーゼ　83
ルシフェリン　83

れ

レシピエント　178
レジスチン　137
レセプター　3
レトロウイルス科　107
レプリコン　26
冷却遠心機　43
励起フィルタ　175
劣性の遺伝様式　129
連結可能匿名化　167
連結酵素　95
連鎖解析地図　19
連鎖解析法　127
連続的形質　132

ろ

ロバートソン型転座　16
濾過滅菌法　182

わ

腕間逆位　175
腕内逆位　175

欧文索引

数字

1 型糖尿病　137
1 倍体　11
2′-デオキシリボース　21
2-メルカプトエタノール　51
2 塩基リピート　81
2 型糖尿病　137
2 倍体(2n)　16
3 塩基リピート　81
3 倍体(3n)　16
4 倍体(4n)　16
5-ブロモ-4-クロロ-3-インドリル-β-D-ガラクトピラノシド　91
13 トリソミー　201
16S rDNA 配列　113
18 トリソミー　201
21 トリソミー　179, 201
24 色 FISH 法　197
550 バンドレベル　177

A

A260/A280 比　47
ACCE モデル　149
Acid Guanidinium-Phenol-Chloroform 法　62
acquired immunodeficiency syndrome (AIDS)　108
acute lymphocytic leukemia(ALL)　207
acute myelocytic leukemia(AML)　115, 206
adenosine deaminase(ADA)欠損症　153
ADME　140
Ag-NOR　192
AGPC 法　62
AIDS　108
ALDH2 遺伝子型　219
ALK 陽性リンパ腫　210
ALL　207
all-trans retinoic acid(ATRA)　116
allele specific primer-PCR 法　67
allele typing　147
allelic heterogeneity　130
alternative splicing　27
Alzheimer 病　130
AML　115, 206
AMP　23

An International System for Human Cytogenetic Nomenclature　171
analytic validity　149
anaplastic large cell lymphoma (ALCL)　210
Angelman 症候群　36
anticipation　130
aquaporin　133
arginine vasopressin receptor 2　133
ASP-PCR 法　67
ataxia telangiectasia　204
ATP 産生　4
AT 含量　66
Avian myeloblastosis virus-Reverse transcriptase(AMV-RT)　71
A 型肝炎　106
A 群染色体　170

B

Bartter 症候群　133
base pair(bp)　21
Bayes の定理　131
BcaBEST DNA ポリメラーゼ　73
BigDye terminator　79
bioinformatics　99
bite cell　119
BLAST(Basiclocal Alignment Search Tools)　99
Bloom 症候群　204
body surface area(BSA)　139
Brugada 症候群　133
Burkitt's lymphoma(BL)　207
B 型肝炎ウイルス　108
B 群染色体　170
B 細胞性白血病　207
B 細胞性非ホジキンリンパ腫　118
B 細胞性リンパ腫　210

C

C-banding(C 分染法)　191
C-MRSA　105
CAAT box　27
CAP 外部精度管理調査　158
CAP 認定　158
Carcinogen　33
CBG　192
CCD カメラ　176
CCR5 阻害薬　143

CD4 陽性リンパ球細胞　143
CDK インヒビター　8
cDNA　68, 235
Center of Disease Control and Prevention(CDC)　149
centromere　178
CGH 法　41, 199, 249
Charcot-Marie-Tooth 病　130
chimera　16
Chlamydia trachomatis　112
chromatin　4, 13
chromosome　4
chronic myeloid leukemia(CML)　205
CKI　8
clinical utility　149
clinical validity　149
clonal evolution　205
CML　205
CO_2 インキュベーター　41, 182
coagulation factor　120
cohesin　14
common disease　132
community associated(-acquired) MRSA　105
Companion Diagnostic test　139, 143
comparative genomic hybridization　41, 199, 249
constitutive hetrochromatin　191
copy number variation(CNV)　128, 199
cost-effectiveness　144
CpG アイランド　35
crizotinib　125
CTP　23
cyclin-dependent kinase　8
CYP3A4　141
cystic fibrosis　153
cytomegalovirus(CMV)　111
C 型肝炎ウイルス　109
C 群染色体　170

D

D-amino acid oxidase　5
dATP　23
DBM 紙　79
dCTP　23
DDBJ　128
ddH_2O　50

DDH法　104
ddNTP　79
deletion　31, 178
deoxynucleotide triphosphate　84
deoxyribonucleic acid (DNA)　21, 169
DEPC処理水　50
dGTP　23
Direct-to-Consumer testing　159
DNA　21, 169
　——の組み換え　94
　——の修復　34
　——の複製　25
　——の保存　64
DNAウイルス　108
DNAオリゴマー　73
DNA型鑑定　147
DNAシークエンサー　42, 46
DNAシークエンス法　79, 224
DNA多型マーカー　174
DNA抽出の実践　60, 221, 226, 229
DNAデータバンク　128
DNAプローブ法　76
DNAポリメラーゼ　26, 66
　——, HBVの　108
DNAマイクロアレイ　84, 228
DNAリガーゼ　26
dNTP　65, 84
dominant negative effect　130
double minute染色体　197
Down's syndrome　179
dTTP　23
Duchenne型筋ジストロフィー　129
Duchenne/Becker型筋ジストロフィー　132
dUDP　23
duplication　31, 178
D群染色体　170

E

EDTA　51
effectiveness　144
Ehlers-Danlos症候群Ⅳ型　134
eIF　29
EMBL　128
embryonic stem cell　37
endoplasmic reticulum (ER)　4
entecavir　109
Epstein-Barr virus (EBV)　111, 186, 216
ES細胞　37
EtBr　94
Ethical, Legal and Social Implications (ELSI)　149
ethidium bromide (EtBr)　94
eukaryotic initiation factor (eIF)　29
EuroGentest　155

Ewing肉腫　213
exfoliative toxin (ET)　105
extensive metabolizer　141
E型肝炎　106
E群染色体　170

F

FAB分類　115, 206
Fanconi貧血　204
FISH (fluorescence in situ hybridization)法　41, 173, 194
　——, MRD検出における　117
　——の実践　245
fluorescein isothiocyanate (FITC)　70
fluorescence resonance energy transfer (FRET)　70, 75
Fukuyama type congenital muscular dystrophy　132
F群染色体　170

G

G-banding　173, 188
gap (G期)　7
gastrointestinal stromal tumor (GIST)　125
GC含量　66
gefitinib　125
GenBank　128
GENDIA　155
GeneDx　155
generic typing　147
GeneTests　155
genetic heterogeneity　130
genomics　98
GIST　125
Gitelman症候群　133
GMP　23
golgi body　4
Good Clinical Practice (GCP)　145
growth hormone receptor　133
GTG-banding　188
GVHD　147
G_1期での放射線照射　214
G_2期での放射線照射　214
G群染色体　170
G分染法　173, 175, 177, 188, 242

H

H-MRSA　105
H_2O_2産生酸化酵素　5
HAT　36
Hb　118
HbM症　118
HBs抗原　108

HBV DNA　108
HCV RNA定量法　110
HDAC　35
health-care associated (-acquired) MRSA　104
healthcare-associated infection (HAI)　113
hemoglobin (Hb)　118
hepatitis B virus (HBV)　108
hepatitis C virus (HCV)　109
HEPAフィルタ　40
heritability　132
hereditary breast cancer and ovarian cancer (HBOC)　151
high resolution typing　147
highly active antiretroviral therapy (HAART)　108
Hirschsprung病　130
HIV RNA定量法　108
HIV (human immunodeficiency virus)感染症　107
　——の薬物治療　142
HIV検査　108
HLA　139, 146
HLA DNAタイピング法　147
HMT　36
hnRNA　27
Hodgkin's lymphoma (HL)　211
horse radish peroxidase　76
HP1　36
HPLC　42
HPV　112
HPV遺伝子型判定の実践　229
HPV遺伝子型判定法　228
HRP標識プローブ　76
human leukocyte antigens (HLA)　139, 146
human papilloma virus (HPV)　112
Huntington病　130, 151
hybridization capture法　112
hybridization protection assay (HPA)　112

I

ICAN法　73
IFN　109, 110
IgG型CMV抗体　111
imatinib mesylate　116, 125
insertion　31, 178
interferon (IFN)　109, 110
interferon sensitivity determining region (ISDR)　110
ISCN　171
ISO/TC212委員会　158
ISO15189　158
ISOGEN　62, 230

isothermal and chimeric primer initiated amplification of nucleic acids 法　73

J・K

Japanese Committee for Clinical Laboratory Standards（JCCLS）　162
Klinefelter 症候群　179, 203

L

L-2-hydroxy acid oxidase　5
LAMP 法　71
Laron 型小人症　133
LC Red 640　70
LC Red ラベル　81
LightCycler®480　238
linkage analysis　127
long arm of chromosome　178
loop-mediated isothermal amplification 法　71
loss of heterozygosity（LOH）　82, 122, 212
low resolution　147
luciferase　83
luciferin　83
lymphoblastoid cell line（LCL）　186
Lynch 症候群　125, 151
Lyonization　36
Lysis バッファー　52
lysosome　5

M

M-FISH 法　41, 197
major histocompatibility complex（MHC）　146
MALDI（SELDI）-TOFMS　99
malignant lymphoma　210
MALT リンパ腫　210
manifesting carrier　152
maraviroc　143
Marfan 症候群　134
maturity onset diabetes of the young（MODY）　133
mBAND 法　199
MCA/MR 症候群　197
McIlvaine 緩衝液　190, 244
MCV　119
MDB　35
mecA 遺伝子　104
meiotic mitosis　10
MELAS　131
melting temperature（Tm）　66
metaphase　172, 175
methicillin-resistant Staphylococcus aureus（MRSA）　104
methicillin-susceptible Staphylococcus aureus（MSSA）　104
MHC　146
micro RNA　23
microarray comparative genomic hybridization（microarray CGH）　128
microsatellite instability（MSI）　83, 151
minimal residual disease（MRD）　116
miRNA　23
mitochondorial myopathy, encephalopathy, lactic acidosis, and stroke-like episodes　131
mitochondria　4
mitotic phase（M 期）　7
mixploidy　16
MODS　106
mogamulizumab　125
MOPS バッファー　52
mosaic　16
MRD　115, 116
mRNA　5, 22, 27
mtDNA　4
multicolor-FISH　41
multiple cloning site（MCS）　93
multiple organ dysfunction syndrome（MODS）　106
multiplex-FISH 法　197

N

N-banding　192
NASBA 法　71
Neisseria gonorrhoeae　112
nested-PCR 法　68, 235
NHL　210
NK 細胞性リンパ腫　210
nonsense-mediated decay（NMD）　130
northern blot hybridization 法　79
NOR 分染法　192
nucleic acid sequence based amplification 法　71
nucleolar organizer regions（NORs）　192
nucleolus　4

O

obligate carrier　152
Okamoto 分類　110
organelles　2
ornithine carbamoyltransferase 欠損症　132
Orphan Net Japan（ONJ）　154
OTC 欠損症　132

P

panitumumab　125
Panton-Valentine leukocidin（PVL）　105
Parkinson 病　130
PCR 法　46, 65
──, MRD 検出における　117
PCR-RFLP 法　67, 79
PCR-SSCP 法　67
PCR 増幅の実践　238
PGx 検査　139
── の臨床的有用性　144
Ph⊕CML　205
PHA　183, 186
pharmacodynamics（PD）　140
pharmacogenetics（PGt）　139
pharmacogenomics（PGx）　98, 139, 162
pharmacokinetics（PK）　140
phenotype　127
Ph 染色体　205
Ph 陽性慢性骨髄性白血病　205
pH メーター　48
plasma membrane　2
pleiotropy　130
polymerase chain reaction　65
poor metabolizer　141
potassium voltage-gated channel　133
── KQT-like subfamily　133
Prader-Willi 症候群　36
proteinase K　51
proteomics　98
PWS　36

Q

Q-banding　173, 190
QFQ　190
QIAamp　60, 62
QT 延長症候群　130
Q バンド分染法の実践　243
Q 分染法　173, 190

R

R-banding（R 分染法）　173, 191
real-time PCR　46, 69
recurrent cytogenetic abnormalities　115
Reed-Sternberg（RS）細胞　211
reference strand conformation polymorphism 法　147
replication　25
replication error　82
RER　82

restriction fragment length polymorphism(RFLP)法　67, 112, 147
retinoblastoma　213
reverse osmosis(RO)法　47
reverse transcription-PCR 法　68, 230
RF　30
ribavirin　111
ribonucleic acid　21
ring chromosome　178
rituximab　118
RNA　21, 22
── の抽出法　62
── の不安定性　63
── の保存　64
RNase free 超純水　50
RNaseA　51
RNaseH　71
RNA 抽出の実践　233
RNA プライマー　26
RNA 分解酵素　71
RNA ポリメラーゼ　27
Robertsonian translocation　178
RPMI1640　182
rRNA　5, 22
RSCA 法　147
RT-nested-PCR 法　68
RT-PCR 法　68, 231
RT-PCR 用プライマーの設計　232
Rx-FISH 法　199
Rye 分類　211

S

SBT 法　147
SCC*mec*　104
Scissors probe　73
SDS　51
SDS ポリアクリルアミドゲル(PAGE)電気泳動　99
SepaGene　60
sequence-specific oligonucleotide probe 法　147
sequence-specific 法　147
sequencing based typing 法　147
serpin peptidase inhibitor　120
sexually transmitted disease(STD)　112
SHEA ガイドライン　105
short arm of chromosome　178
short tandem repeat(STR)　81, 147
Simmonds 分類　110
simple sequence repeat(SSR)　81
single nucleotide polymorphisms (SNP)　79, 136, 141, 162
single-stranded conformational polymorphism　67, 147
sister-chromatid exchange(SCE)　193
SKY 法　197, 250
── の実践　250
small nucler RNA　23
smart amplification process (SmartAmp)法　75
SNaPShot 法　79
SNP　79, 98, 136, 141
── による個人識別　146
SNP 解析の実践　219
snRNA　23
sodium dodecyl sulfate　51
solute carrier family 3・7・12　133
somatic mitosis　9
southern blot hybridization 法　77
spectral karyotyping 法　197, 250
spinocerebellar degeneration(SCD)　224
splicing　27
SSC　52
SSCP 法　147
SSOP 法　147
SSPE　52
SSP 法　147
SSR　81
standard displacement amplification (SDA)法　74
Staphylococcal cassette chromosome *mec*　104
STR　81, 147
STR-PCR 法　147
substitution　31
survivor's guilty　151
SYBR Green　44, 70
synthetic phase(S 期)　7
systemic inflammatory response syndrome(SIRS)　106

T

T/NK-L　210
T/NK 細胞性リンパ腫　210
T-PLL　210
T7 RNA polymerase　71
TAE バッファー　52
TaqManPCR 法　80
TaqMan プローブ　69
TATA box　27
Tay-Sacks 病　129
TA クローニング法　95
TBE バッファー　52
telaprevir　111
telomere　178
terminal　178
TE バッファー　50
TE 飽和フェノール　51
three band path filter　195
thyroid stimulating hormone receptor　133
TNFα 阻害薬　124
trait　127
transcription reverse transcription concerted reaction 法　72
transcription-mediated amplification (TMA)法　72
──, MRD 検出における　117
transition 変異　30
translation　27
translocation　178
transversion 変異　30
trastuzumab　124
TRC 法　72
Tris-HCl　50
tRNA　5, 22, 27
Turner 症候群　203
T 細胞抗原受容体　118
T 細胞性白血病　207, 210
T 細胞性リンパ腫　210

U

UDP　23
UDP-グルクロン酸転移酵素　144
UMP　23
uniparental disomy(UPD)　174, 212
UTP　23

V

vancomycin-resistant *enterococcus* (VRE)感染症　105
van 遺伝子　105
virus-associated hemophagocytic syndrome(VAHS)　112
VNTR　147

W・X・Y

WHO 分類, 急性白血病の　115
Wilms 腫瘍　213
Wilson 病　153
XXX 女性　203
X 染色体の不活化　36
X(染色体)連鎖劣性遺伝　129
YY 男性　203

臨床検査技師国家試験出題基準対照表

章	カリキュラム	国試出題基準※ 大項目	『標準臨床検査学』シリーズ タイトル
I章 臨床検査総論	検査総合管理学	1 臨床検査の意義	臨床検査医学総論
		2 検査管理の概念	検査機器総論・検査管理総論
		3 検査部門の組織と業務	
		4 検査部門の管理と運営	
		5 検体の採取と保存	
		6 検査の受付と報告	
		7 精度管理	
		8 検査情報	
		9 検査情報の活用	
	生物化学分析検査学	1 尿検査	臨床検査総論
		2 脳脊髄液検査	
		3 糞便検査	
		4 喀痰検査	
		5 その他の一般的検査	
	形態検査学	1 寄生虫学	微生物学・臨床微生物学・医動物学
		2 寄生虫検査法	
II章 臨床検査医学総論	臨床病態学	1 総論	臨床医学総論 / 臨床検査医学総論
		2 循環器疾患	臨床医学総論
		3 呼吸器疾患	
		4 消化器疾患	
		5 肝・胆・膵疾患	
		6 感染症	
		7 血液・造血器疾患	
		8 内分泌疾患	
		9 腎・尿路・男性生殖器疾患	
		10 女性生殖器疾患	
		11 神経・運動器疾患	
		12 アレルギー性疾患・膠原病・免疫病	
		13 代謝・栄養障害	
		14 感覚器疾患	
		15 中毒	
		16 染色体・遺伝子異常症	
		17 皮膚及び胸壁の疾患	
		18 検査診断学総論	臨床検査医学総論
		19 循環器疾患の検査	
		20 呼吸器疾患の検査	
		21 消化器疾患の検査	
		22 肝・胆・膵疾患の検査	
		23 感染症の検査	
		24 血液・造血器疾患の検査	
		25 内分泌疾患の検査	
		26 腎・尿路疾患の検査	
		27 体液・電解質・酸-塩基平衡の検査	
		28 神経・運動器疾患の検査	
		29 アレルギー性疾患・膠原病・免疫病の検査	
		30 代謝・栄養異常の検査	
		31 感覚器疾患の検査	
		32 有毒物中毒の検査	
		33 染色体・遺伝子異常症の検査	遺伝子検査学
		34 悪性腫瘍の検査	臨床検査医学総論 / 遺伝子検査学
III章 臨床生理学	人体の構造と機能／生理機能検査学	1 臨床生理検査の特色	生理検査学・画像検査学
		2 循環系検査の基礎	
		3 心電図検査	
		4 心音図検査	
		5 脈管疾患検査	
		6 呼吸器系検査の基礎	
		7 呼吸機能検査	
		8 神経系検査の基礎	
		9 脳波検査	
		10 筋電図検査	
		11 超音波検査の基礎	
		12 心臓超音波	
		13 腹部超音波	
		14 その他の超音波検査	
		15 磁気共鳴画像検査〈MRI〉	
		16 その他の臨床生理検査	
IV章 臨床化学	人体の構造と機能／生物化学分析検査学	1 生命のメカニズム	基礎医学 / 臨床化学
		2 生物化学分析の基礎	臨床化学
		3 生物化学分析の原理と方法	
		4 無機質	基礎医学 / 臨床化学
		5 糖質	
		6 脂質	
		7 蛋白質	
		8 生体エネルギー	
		9 非蛋白質性窒素	
		10 生体色素	
		11 酵素	
		12 薬物・毒物	
		13 微量金属(元素)	
		14 ホルモン	
		15 ビタミン	
		16 機能検査	
		17 遺伝子	遺伝子検査学
		18 放射性同位元素	臨床検査医学総論

章	カリキュラム	国試出題基準※ 大項目	『標準臨床検査学』シリーズ タイトル
V章 病理組織細胞学	人体の構造と機能／医学検査の基礎と疾病との関連	1 解剖学総論	基礎医学
		2 病理学総論	病理学・病理検査学
		3 解剖学・病理学各論	基礎医学 / 病理学・病理検査学
	形態検査学	1 病理組織標本作製法	病理学・病理検査学
		2 病理組織染色法	
		3 電子顕微鏡標本作製法	
		4 細胞学的検査法	
		5 病理解剖〈剖検〉	
		6 病理業務の管理	
VI章 臨床血液学	人体の構造と機能／形態検査学／病因・生体防御検査学	1 血液の基礎	基礎医学 / 血液検査学
		2 血球	
		3 止血機構	
		4 凝固・線溶系	
		5 血球に関する検査	血液検査学
		6 形態に関する検査	
		7 血小板，凝固・線溶系検査	
		8 赤血球系疾患の検査結果の評価	
		9 白血球系疾患の検査結果の評価	
		10 造血器腫瘍系の検査結果の評価	
		11 血栓止血検査結果の評価	
		12 染色体の基礎	遺伝子検査学 / 血液検査学
		13 染色体の検査法	
		14 染色体異常	
VII章 臨床微生物学	医学検査の基礎と疾病との関連	1 分類	微生物学・臨床微生物学・医動物学
		2 形態，構造及び性状	
		3 染色法	
		4 発育と培養	
		5 遺伝と変異	
		6 滅菌と消毒	
		7 化学療法	
		8 感染と発症	
	病因・生体防御検査学	1 細菌	
		2 真菌	
		3 ウイルス	
		4 プリオン	
		5 検査法	
		6 微生物検査結果の評価	
VIII章 臨床免疫学	病因・生体防御検査学	1 生体防御の仕組み	免疫検査学
		2 抗原抗体反応による分析法	
		3 免疫と疾患の関わり	
		4 免疫検査の基礎知識と技術	
		5 免疫機能検査	
		6 輸血と免疫血清検査	
		7 輸血の安全管理	
		8 移植の免疫検査	
		9 妊娠・分娩の免疫検査	
IX章 公衆衛生学	保健医療福祉と医学検査	1 医学概論	臨床医学総論
		2 公衆衛生の意義	
		3 人口統計と健康水準	
		4 疫学	
		5 環境と健康	
		6 健康の保持増進	
		7 衛生行政	
		8 国際保健	
		9 関係法規	
X章 医用工学概論	医療工学及び情報科学	1 臨床検査と生体物性	
		2 電気・電子工学の基礎	
		3 医用電子回路	
		4 生体情報の収集	
		5 電気的安全対策	
		6 情報科学の基礎	
		7 ハードウェア	
		8 ソフトウェア	
		9 コンピュータネットワーク	
		10 情報処理システム	
		11 医療情報システム	
	検査総合管理学	1 検査機器学総説	検査機器総論・検査管理総論
		2 共通機械器具の原理・構造	

※平成23年版

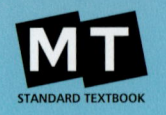

MT STANDARD TEXTBOOK

標準臨床検査学

全12巻

シリーズ監修　矢冨　裕　横田浩充

巻	編集
臨床医学総論　臨床医学総論　放射性同位元素検査技術学　医用工学概論　情報科学・医療情報学　公衆衛生学	小山高敏・戸塚　実
臨床検査医学総論	矢冨　裕
基礎医学──人体の構造と機能	岩谷良則
臨床検査総論	伊藤機一・松尾収二
検査機器総論・検査管理総論	横田浩充・大久保滋夫
臨床化学	前川真人
免疫検査学	折笠道昭
血液検査学	矢冨　裕・通山　薫
遺伝子検査学	宮地勇人・横田浩充
微生物学・臨床微生物学・医動物学	一山　智・田中美智男
病理学・病理検査学	仁木利郎・福嶋敬宜
生理検査学・画像検査学	谷口信行